NEURO
LOGIA
ESSENCIAL

Nota

A medicina é uma ciência em constante evolução. À medida que novas pesquisas e a própria experiência clínica ampliam o nosso conhecimento, são necessárias modificações na terapêutica, onde também se insere o uso de medicamentos. Os autores desta obra consultaram as fontes consideradas confiáveis, num esforço para oferecer informações completas e, geralmente, de acordo com os padrões aceitos à época da publicação. Entretanto, tendo em vista a possibilidade de falha humana ou de alterações nas ciências médicas, os leitores devem confirmar estas informações com outras fontes. Por exemplo, e em particular, os leitores são aconselhados a conferir a bula completa de qualquer medicamento que pretendam administrar, para se certificar de que a informação contida neste livro está correta e de que não houve alteração na dose recomendada nem nas precauções e contraindicações para o seu uso. Essa recomendação é particularmente importante em relação a medicamentos introduzidos recentemente no mercado farmacêutico ou raramente utilizados.

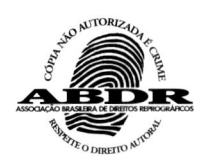

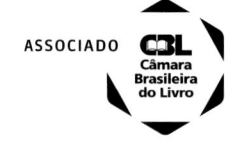

T365n Thaler, Alison I.
     Neurologia essencial / Alison I. Thaler, Malcolm S. Thaler ; tradução: Patricia Lydie Josephine Voeux ; revisão técnica: Raphael Machado de Castilhos. – Porto Alegre: Artmed, 2023.
     xvi, 456 p. : il. color. ; 25 cm.

     ISBN 978-65-5882-142-7

     1. Neurologia. I. Thaler, Malcolm S. II. Título.

CDU 616.8

Catalogação na publicação: Karin Lorien Menoncin – CRB 10/2147

ALISON I. **THALER**
MALCOLM S. **THALER**

NEURO LOGIA ESSENCIAL

Tradução
Patricia Lydie Josephine Voeux

Revisão técnica
Raphael Machado de Castilhos
Neurologista do Hospital de Clínicas de Porto Alegre (HCPA).
Professor do Programa de Pós-Graduação em Medicina:
Ciências Médicas da Universidade Federal do Rio Grande do Sul (UFRGS).
Mestre em Ciências Médicas e Doutor em Ciências:
Genética e Biologia Molecular pela UFRGS.

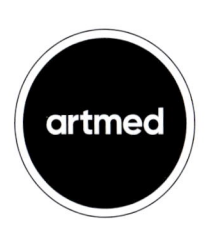

artmed

Porto Alegre
2023

Obra originalmente publicada sob o título
The only neurology book youll ever need
ISBN 9781975158675

Copyright © 2023 Wolters Kluwer
Published by arrangement with Lippincott Williams & Wilkins/Wolters Kluwer Health Inc. USA
Lippincott Williams & Wilkins/Wolters Kluwer Health did not participate in the translation of this title.

Gerente editorial: *Letícia Bispo de Lima*

Colaboraram nesta edição:

Editora: *Mirian Raquel Fachinetto*

Assistente editorial: *Alexandra Martins Vieira*

Capa: *Tatiana Sperhacke – Tat Studio*

Preparação de originais: *Luísa Féres de Aguiar Rabaldo*

Leitura final: *Carine Garcia Prates*

Editoração: *Clic Editoração Eletrônica Ltda.*

Reservados todos os direitos de publicação, em língua portuguesa, ao
GRUPO A EDUCAÇÃO S.A.
(Artmed é um selo editorial do GRUPO A EDUCAÇÃO S.A.)
Rua Ernesto Alves, 150 – Bairro Floresta
90220-190 – Porto Alegre – RS
Fone: (51) 3027-7000

SAC 0800 703 3444 – www.grupoa.com.br

É proibida a duplicação ou reprodução deste volume, no todo ou em parte, sob quaisquer formas ou por quaisquer meios (eletrônico, mecânico, gravação, fotocópia, distribuição na Web e outros), sem permissão expressa da Editora.

IMPRESSO NO BRASIL
PRINTED IN BRAZIL

Apresentação

Neste livro, Alison I. Thaler e Malcolm S. Thaler conseguiram dar conta de uma tarefa quase impossível: trabalhar uma disciplina clínica tão complexa quanto a neurologia e dividi-la em componentes simples e compreensíveis. Você aprenderá sobre acidente vascular cerebral, convulsões, aneurismas, neuropatias, migrâneas e todos os tipos de doenças neurológicas, mas também sobre a *abordagem* do paciente neurológico, explicada com as palavras de quem já esteve lá e viu tudo. *Neurologia essencial* é um companheiro que você quer ter sempre ao seu lado.

Nos primeiros anos de treinamento pré-clínico, os alunos são apresentados às intermináveis e complicadas vias neuroanatômicas. Mais tarde, quando se defrontam com pacientes que sofrem de doenças ou lesões neurológicas, podem sentir dificuldade em usar o conhecimento sobre essas vias na prática clínica. Como você deve abordar um paciente que apresenta um problema neurológico? Quando os pacientes lhe dizem que não conseguiram mover a perna direita nas últimas duas horas, o que você deve fazer? O quão preocupado deve ficar, e, nessa situação, deve pedir ajuda? O que poderá acontecer, e que processos patológicos podem deixar o paciente devastado se você não tomar uma atitude adequada rapidamente? Este livro fornece as ferramentas fundamentais e necessárias, em linguagem simples e concisa, para você adquirir a capacidade de pensar em questões como essas.

É importante destacar que este livro não é um manual de neurologia. Tampouco é uma revisão enciclopédica de neuroanatomia ou fisiopatologia. Em vez disso, este livro destaca *o que você precisa saber* – como aluno de medicina para formação acadêmica; como residente de neurologia ao se preparar para o plantão noturno; ou como enfermeiro, assistente ou médico para avaliação e manejo de doenças neurológicas. A neuroanatomia e a fisiopatologia relevantes são estudadas de maneira interessante e aplicadas ao contexto clínico.

Procure neste livro dicas preciosas sobre condutas em vários cenários clínicos – como fazer uma triagem, como ter uma noção dos tipos de apresentações neurológicas que devem ser consideradas como emergências e que situações podem esperar até o dia seguinte para investigação da causa. Você aprenderá a diagnosticar e tratar esses pacientes de maneira direta e sempre com base em evidências. E, enquanto estiver aprendendo sobre essas condições neurológicas, também será levado a fazer um maravilhoso passeio pelos fundamentos da neurologia clínica.

Michael Fara, MD, PhD
Assistant Professor of Neurology
Interim Director, Stroke Center at Mount Sinai Hospital
Icahn School of Medicine at Mount Sinai
New York, New York

Steven Galetta, MD
Chair of the Department of Neurology
Professor of Neurology and Neuro-Ophthalmology
NYU Grossman School of Medicine
New York, New York

Prefácio

A neurologia tem a reputação – bem merecida, embora talvez exagerada – de ser difícil. Fascinante – sim. Intelectualmente estimulante – é claro. Vale o investimento de tempo e neurônios sobrecarregados? Sem dúvida! Porém é difícil. E é por isso que estamos aqui e porque escrevemos este livro. Não para facilitar – esta seria uma pretensão que você poderia identificar a uma milha de distância – mas para tornar *mais fácil*. Para ajudar a entender tudo. Para reunir toda essa anatomia e fisiologia, todas essas síndromes, categorias e protocolos de tratamento e envolvê-los em pacotes acessíveis que sejam claros, concisos e práticos. E enquanto estivermos nessa missão, vamos torná-la divertida. De verdade. Prometemos que você gostará de dominar todo esse material (tudo bem, admitimos que memorizar a localização e função do plexo braquial pode não ser sua versão ideal de diversão, mas faremos o nosso melhor!).

Neurologia essencial é diferente de outros livros da área que você possa já ter encontrado. O texto segue um estilo de conversa. Há inúmeras ilustrações e imagens. Dicas clínicas – que você não encontrará em outros livros – estão espalhadas generosamente por toda parte. Mais importante ainda, concentramos a nossa atenção nos elementos da neurologia que são mais importantes para os cuidados ao paciente. Nosso objetivo não é impressioná-lo com vastas quantidades de esoterismo neuroanatômico; em vez disso, insistiremos repetidamente nos princípios básicos subjacentes ao diagnóstico e tratamento neurológicos.

E há algo mais que, acreditamos, torne este livro especial. Ele oferece uma dupla perspectiva da neurologia. Um de nós é neurologista; o outro, internista. Ambos dedicamos grande parte do nosso tempo ao ensino clínico acadêmico. Ao combinar as perspectivas de nossas duas especialidades, podemos compartilhar com você detalhes atualizados e da vida real que só um neurologista conheceria, bem como a perspectiva mais ampla e a abordagem orientada para o paciente que constituem a marca de um internista. Apresentamos um estudo mais profundo quando necessário e, em seguida, retornamos para assegurar que tudo o que discutimos seja clinicamente relevante e centrado no paciente.

Este livro pode e deve ser usado de maneira diferente, dependendo de quem e como você é, e do que deseja obter dele. Ele abrange tudo o que é preciso saber para avaliações acadêmicas de estudantes de medicina, mas algumas vezes vai além, de modo que, se você quiser apenas informações de forma simplificada e verificável, concentre-se nos nos negritos e itálicos do texto; use o restante do livro como referência para ajudar a esclarecer quando algo não fizer sentido, quando você quiser saber mais sobre determinado tópico, ou quando precisar preparar uma apresentação para *rounds*. Para alunos de estágio e residentes de neurologia, deve ser lido de ponta a ponta. Fizemos o possível para garantir que a sua leitura seja feita com leveza e rapidez (pelo menos o máximo que os livros de medicina permitem!), e ele contém tudo o que gostaríamos de ter sabido no início de nossas carreiras. Prometemos que você estará tão bem preparado quanto possível para a sua residência em neurologia. E para médicos e enfermeiros não especializados em neurologia que tratam pacientes com doença neurológica, sugerimos manter este livro ao seu lado como companheiro – um guia compreensível sobre *o que você realmente precisa saber* para o diagnóstico e tratamento de doenças neurológicas.

Não podemos deixar você começar o seu estudo sem primeiro agradecer a todos os extraordinários médicos e acadêmicos que revisaram nossos capítulos, ofereceram sua sabedoria especializada, viraram os olhos em algumas ocasiões, demonstrando descontentamento, mas sempre foram gentis, solidários e tão entusiasmados com este livro quanto nós. Em particular, queremos agradecer aos Drs. Laura Stein, Michael Fara, Stephen Krieger, Rajeev Motiwala, Susan Shin,

Joanna Jen, Allison Navis, Mark Green, Anna Pace, Anuradha Singh, Caroline Crooms, Noam Harel, Amy Chan, Praveen Raju, Joshua Friedman, Benjamin Brush, Kenneth Leung, Emily Schorr e Steven Galetta. Sem eles, não teríamos conseguido fazer este livro. Queremos também agradecer à maravilhosa equipe da Wolters Kluwer que acompanhou este livro desde a sua concepção até a sua conclusão: Sharon Zinner, Lindsay Ries, Oli Raj, Thomas Celona, Chris Teja, Joe Cho e os ilustradores incrivelmente talentosos da TNQ. E, por último, queremos expressar nossa gratidão aos nossos alunos por nos tornarem professores mais bem preparados, bem como a nossos pacientes que a cada dia nos tornam seres humanos melhores.

Dedicamos este livro às nossas famílias. É um chavão cansativo dizer como eles permaneceram ao nosso lado mesmo quando os enlouquecemos com todo o tempo e a energia dedicados a este projeto, mas clichês são clichês por um motivo. Então, obrigado Ben e Nancy e Jon e Tracey – nós amamos vocês, não poderíamos viver sem vocês, e prometemos que entraremos em contato assim que terminarmos o planejamento da próxima edição!

Alison I. Thaler
Malcolm S. Thaler

Sumário

Capítulo 1
Para começar: a caixa de ferramentas neurológicas 1
Caso 1 2
Fundamentos de neuroanatomia 3
    Eletrofisiologia em duas páginas 8
As boas notícias! 9
Anamnese neurológica 10
Exame neurológico 13
    Estado mental 14
    Nervos cranianos 16
    Sistema motor 18
    Sistema somatossensitivo 23
    Reflexos 26
    Coordenação 28
    Marcha 29
    Modelo: exemplo de como você pode documentar um exame neurológico normal 30
O problema é neurológico? 31
Ferramentas diagnósticas 33
    Uma rápida visão geral do exame de imagem de crânio 34
    Punção lombar 39
    Eletrencefalograma 41
    Estudos de condução nervosa e eletromiografia 42
Caso 1: Acompanhamento 43

Capítulo 2
Acidente vascular cerebral e doença cerebrovascular 45
Caso 2 46
Más notícias, mas também boas notícias 46
Fundamentos 47
Anatomia cerebrovascular 48
Acidente vascular cerebral isquêmico 52
    Etiologia 52

Síndromes de AVC   58
Manejo   70
Hemorragia intracerebral (HIC)   76
Sintomas   77
Etiologia   78
Manejo   79
Hemorragia subaracnóidea (HSA)   81
Apresentação   81
Diagnóstico   81
Tratamento e complicações   82
Alguns outros distúrbios cerebrovasculares a serem conhecidos   84
Dissecção arterial cervicocefálica   84
Trombose venosa cerebral (TVC)   85
Síndrome de vasoconstrição cerebral reversível (SVCR)   87
Vasculite   88
Caso 2: Acompanhamento   89

Capítulo 3
Cefaleia   91
Caso 3   92
Sinais de alerta das cefaleias   93
Distúrbios de cefaleia primária   94
Migrânea (enxaqueca)   95
Tratamento   99
Cefaleia do tipo tensional   104
Cefaleias trigêmino-autonômicas (CTAs)   105
Cefaleia sinusal   107
Neuralgias   107
Cefaleia episódica *versus* crônica   110
Distúrbios de cefaleia secundária   111
Cefaleia por uso excessivo de medicamentos (CUEM)   111
Arterite de células gigantes (ACG)   112
Hipotensão intracraniana espontânea (HIE)   113
Pseudotumor cerebral   115
Síndrome da encefalopatia posterior reversível (PRES)   117
Cefalalgia cardíaca   118
Cefaleia pós-traumática   118
Abordagem geral ao paciente com cefaleia   121
Caso 3: Acompanhamento   122

Capítulo 4
Concussão (lesão cerebral traumática leve)   125
Caso 4   126
É leve ou grave?   126
Então, o que é uma concussão?   129
Concussão relacionada com esportes   131
Síndrome pós-concussional   132
Encefalopatia traumática crônica   133
Caso 4: Acompanhamento   135

Capítulo 5
Tontura   137
Caso 5   138
Uma maneira simples de categorizar a tontura   139
Vertigem: visão geral   139
    Anatomia   139
    Vertigem periférica *versus* central   141
Vertigem periférica   144
Vertigem central   150
Algumas palavras sobre síncope   151
Caso 5: Acompanhamento   153

Capítulo 6
Convulsões   155
Caso 6   156
Epilepsia   157
    Convulsões provocadas *versus* não provocadas   157
    Quais são as condições que aumentam o risco de recorrência após uma única convulsão?   157
    Primeira convulsão   159
Tipos de convulsões   162
    Uma rápida observação sobre o diagnóstico diferencial das convulsões   165
Etiologia das convulsões   168
    Lesões epileptogênicas   168
    Distúrbios toxicometabólicos   169
    Medicamentos e outras substâncias   169
    Síndromes epilépticas   170
Fármacos antiepilépticos (FAEs)   173
Estado de mal epiléptico   177

Convulsões não epilépticas psicogênicas (CNEP) *180*
Caso 6: Acompanhamento *181*

Capítulo 7
Transtornos neurocognitivos e demência *183*
Caso 7 *184*
Comprometimento cognitivo *184*
Demência (também conhecida como transtorno neurocognitivo maior) *188*
    Doença de Alzheimer (DA) *188*
    Demência vascular *192*
    Demência por corpos de Lewy (DCL) *193*
    Demência frontotemporal (DFT) *195*
    Doenças priônicas e doença de Creutzfeldt-Jakob *196*
Demências reversíveis *199*
Caso 7: Acompanhamento *202*

Capítulo 8
Meningite, encefalite e outras doenças infecciosas do sistema nervoso *203*
Caso 8 *204*
Meningite *205*
    Meningite bacteriana *205*
    Outras causas de meningite *210*
    Meningite crônica *215*
Encefalite *215*
    Visão geral *215*
    Encefalite por herpes *216*
    Encefalite transmitida por artrópodes *217*
Infecção por HIV: complicações neurológicas *218*
Neurossífilis *220*
Doença de Lyme: manifestações neurológicas *223*
Covid-19: manifestações neurológicas *224*
Algumas outras infecções do SNC que precisam ser conhecidas *225*
    Neurocisticercose *225*
    Hanseníase *226*
    Poliomielite *227*
    Botulismo *228*
Abscesso cerebral *228*
Caso 8: Acompanhamento *230*

Capítulo 9
Esclerose múltipla (e outras doenças imunológicas do sistema nervoso central)   231
Caso 9   232
Esclerose múltipla   233
    Alguns fatos básicos importantes   234
    Definição da EM   234
    Sinais e sintomas clínicos   236
    Como estabelecer o diagnóstico   239
    Diagnóstico diferencial   242
    Evolução clínica   245
    Tratamento   245
    Prognóstico   247
    EM e gravidez   248
Encefalite autoimune: outra doença imunológica do SNC que precisa ser conhecida   248
    Apresentação   248
    Diagnóstico   250
    Tratamento   250
Caso 9: Acompanhamento   250

Capítulo 10
Medula espinal   253
Caso 10   254
Anatomia básica   254
Compressão aguda da medula espinal   257
    Causas   258
    Apresentação clínica   259
    Exame   262
    Triagem e avaliação   262
Síndromes da medula espinal   263
    Síndrome de Brown-Séquard   263
    Síndromes medulares anterior e central   264
    Síndromes do cone medular e da cauda equina   265
Mielite transversa   267
Distúrbios tóxicos/metabólicos da medula espinal   269
Estenose lombar   270
Caso 10: Acompanhamento   271

Capítulo 11
Neuropatias periféricas e esclerose lateral amiotrófica *273*

Caso 11 *274*
Esclerose lateral amiotrófica (ELA) *275*
Neuropatias periféricas: considerações gerais *279*
Polineuropatias *280*
    Polineuropatias sensitivo-motoras dependentes de comprimento *280*
    Polineuropatias desmielinizantes inflamatórias (síndrome de Guillain-Barré) *284*
    Neuropatia de fibras finas *288*
Mononeurite múltipla *289*
Plexopatias *290*
    Plexopatias braquiais *290*
    Plexopatias lombossacrais *293*
Mononeuropatias *293*
    Síndrome do túnel do carpo *293*
    Neuropatia ulnar *295*
    Neuropatias fibular e tibial *295*
    Paralisia de Bell *297*
    Meralgia parestésica *298*
Caso 11: Acompanhamento *301*

Capítulo 12
Doenças dos músculos e da junção neuromuscular *303*

Caso 12 *304*
Como descobrir a causa da fraqueza *304*
Doenças da junção neuromuscular *307*
    Miastenia *gravis* *307*
    Outras doenças da junção neuromuscular *315*
Miopatias *317*
    Miopatias inflamatórias *318*
    Miopatias não inflamatórias *321*
Caso 12: Acompanhamento *329*

Capítulo 13
Doença de Parkinson e outros distúrbios do movimento *331*

Caso 13 *332*
Doença de Parkinson *332*
    Etiologia *333*

Apresentação clínica   *335*
Diagnóstico   *338*
Tratamento   *339*
Prognóstico   *341*
Diagnóstico diferencial: distúrbios capazes de mimetizar a doença de Parkinson   *341*
Tremor   *341*
Síndromes parkinsonianas atípicas   *342*
Parkinsonismo secundário   *344*
Outros distúrbios do movimento   *346*
Distúrbios coreiformes e doença de Huntington   *346*
Discinesia tardia   *348*
Distonia   *348*
Mioclonia   *349*
Tiques e síndrome de Tourette   *350*
Distúrbios do movimento relacionados ao sono   *350*
***C**aso **13: Acompanhamento**   351*

Capítulo 14
Cuidados neurointensivos   353
***C**aso **14**   354*
Edema cerebral   *355*
Pressão intracraniana elevada   *357*
Fisiologia   *357*
Causas e apresentação da PIC elevada   *359*
Manejo da PIC elevada   *360*
Síndromes de herniação   *363*
Morte cerebral   *367*
***C**aso **14: Acompanhamento**   370*

Capítulo 15
Alteração do estado mental   373
***C**aso **15**   374*
Encefalopatia *versus* afasia   *375*
Causas neurológicas da AEM   *376*
Causas não neurológicas de AEM   *377*
AEM: avaliação em poucas palavras   *385*
***C**aso **15: Acompanhamento**   386*

Capítulo 16
Neuro-oncologia   389
Caso 16   390
Breves palavras sobre lesões expansivas   390
Tumores cerebrais primários   391
    Tumores gliais   391
    Tumores neuronais   394
    Outros tumores cerebrais primários   396
Cistos   400
Síndromes paraneoplásicas   402
Caso 16: Acompanhamento   404

Capítulo 17
Doenças e síndromes genéticas   407
Caso 17   408
Doença de depósito lisossômico   409
Doenças de depósito de glicogênio (DDGs)   411
Doenças neurocutâneas   413
Doenças mitocondriais   418
Caso 17: Acompanhamento   420

Capítulo 18
Nervos cranianos   423
Caso 18   424
Noções básicas dos nervos cranianos   424
    Reflexos do tronco encefálico   427
Patologia comum dos nervos cranianos   431
    Defeitos dos campos visuais   431
    Paralisias oculomotoras (paralisias do terceiro, quarto e sexto nervos cranianos)   433
    Paralisia do nervo facial (sétimo nervo craniano)   437
    Paralisia de múltiplos nervos cranianos   440
Caso 18: Acompanhamento   442

Capítulo 19
Isso é tudo o que existe?   443

Índice   445

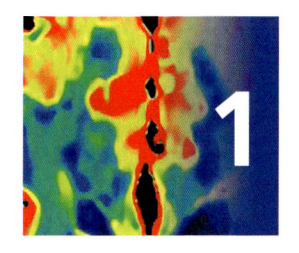

Para começar: a caixa de ferramentas neurológicas

Neste capítulo, você aprenderá:

1   A anatomia básica do sistema nervoso de forma eficiente e clara para que possa aplicá-la diretamente na prática clínica.

2   Como obter uma anamnese neurológica útil.

3   Os fundamentos do exame neurológico e o que cada exame pode lhe revelar sobre a localização (i.e., anatomia) do problema do paciente.

4   As ferramentas para ajudá-lo no diagnóstico e no manejo dos problemas neurológicos; estes incluem exames de imagem (tomografia computadorizada [TC], ressonância magnética [RM] e alguns outros exames com os quais você pode não estar tão familiarizado), punção lombar, eletrencefalograma (EEG), estudos da condução nervosa (ECN) e eletromiografia (EMG).

CASO 1

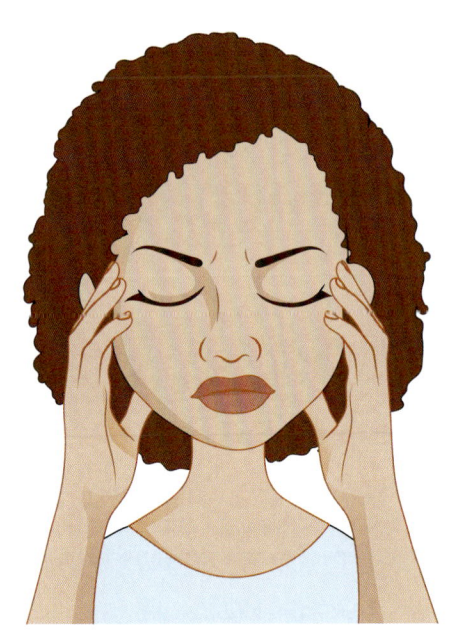

Sua paciente: Hailey, uma mulher de 30 anos de idade sem história médica pregressa, procura o serviço de emergência com queixa de piora da dor de cabeça. A paciente tem um longo histórico de cefaleias, que normalmente desaparecem com ibuprofeno e uma boa noite de sono. Entretanto, essa dor de cabeça persistiu por mais de 7 dias, e nada parece conseguir aliviá-la. Os sinais vitais estão estáveis, e o exame neurológico é normal. A paciente recebe metoclopramida e cetorolaco e, depois de 1 hora, sente-se muito melhor. O médico assistente lhe pergunta se você pensa que essa paciente está pronta para receber alta. Qual a sua resposta: Hailey está pronta para voltar para casa?

Quando terminar de estudar este capítulo, você estará exausto (não existe nenhuma maneira de escapar; há realmente muito material para aprender), mas também estará pronto para enfrentar o mundo das doenças neurológicas!

Em sentido mais amplo, toda doença é experimentada por meio do sistema nervoso. A dor física e a dor emocional – na verdade, qualquer tipo de sensação, seja boa ou ruim – são sentidas, transmitidas e percebidas pelo sistema neurológico. Nossos pensamentos, sentimentos e memórias também são neurológicos, e, quando não funcionam adequadamente, você pode apontar o dedo para o cérebro como a parte responsável.

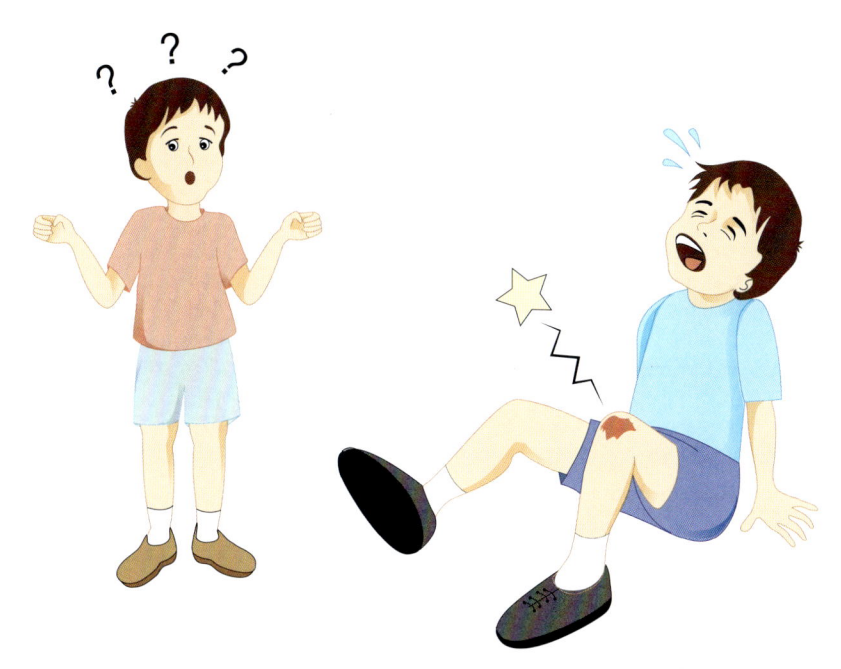

Está tudo na sua cabeça, seja confusão mental ou um joelho esfolado.

Entretanto, quando falamos de doença neurológica, o que queremos dizer – e o que você espera ao abrir este livro – é qualquer distúrbio *cuja patologia primária reside no cérebro, na medula espinal ou nos nervos periféricos* (a *junção neuromuscular e os músculos* também estão incluídos no domínio da neurologia, e não vamos ignorá-los). De modo que temos muitas condições desse tipo para nos manter ocupados nas próximas páginas deste livro!

Fundamentos de neuroanatomia

Antes de prosseguirmos, analisaremos brevemente a estrutura básica do sistema nervoso. O sistema nervoso pode ser dividido em três partes: sistema nervoso central, periférico e autonômico.

1. O **sistema nervoso central (SNC)** é constituído por cérebro, tronco encefálico e medula espinal. Todos estão protegidos por osso e por três membranas finas denominadas *meninges*: a *dura-máter*, a *aracnoide* e a *pia-máter*. A maior parte do cérebro também é protegida pela *barreira hematencefálica*, um termo que se refere a uma propriedade especial dos vasos sanguíneos cerebrais, que limita a passagem de muitas substâncias potencialmente nocivas, como hormônios circulantes, toxinas e patógenos, do sangue para o líquido extracelular do cérebro.

2. O **sistema nervoso periférico (SNP)** inclui todos os neurônios e gânglios (i.e., grupos de corpos celulares) situados fora do cérebro e da medula espinal. Os nervos cranianos, com exceção do nervo olfatório (NC I) e do nervo óptico (NC II), fazem parte do SNP. Diferentemente do SNC, o SNP não é protegido por osso, meninges ou barreira hematencefálica e, portanto, é mais vulnerável a lesões. O SNP é dividido em divisões somática e autônoma.

    a. A *divisão somática* é constituída por neurônios sensitivos e motores. Especificamente, falamos de *aferentes sensitivos* (o termo aferente significa que conduz para dentro), que recebem e transmitem informações sensitivas do mundo exterior, e *eferentes motores* (o termo eferente significa que conduz para fora), que possibilitam o movimento voluntário. Esses neurônios também são responsáveis pelos reflexos tendíneos profundos (ver página 26).

  b. A *divisão autônoma* faz parte do sistema nervoso autônomo geral (ver adiante) e inclui os nervos tanto simpáticos quanto parassimpáticos. Os nervos simpáticos usam os neurotransmissores acetilcolina e norepinefrina para se comunicar, enquanto os nervos parassimpáticos usam apenas acetilcolina. Esses dois sistemas normalmente atuam em oposição um ao outro, desencadeando um evento ou uma resposta que é revertido pelo outro sistema. Os nervos simpáticos medeiam a resposta de "luta ou fuga" (p. ex., dilatação das pupilas para possibilitar a entrada de mais luz no olho; broncodilatação para promover a troca de oxigênio; e vasoconstrição para deslocar o fluxo sanguíneo do trato gastrintestinal [GI] e da pele e redirecioná-lo para os músculos esqueléticos). Os nervos parassimpáticos medeiam a resposta de "repouso e digestão" (p. ex., constrição pupilar; broncoconstrição; e vasodilatação do trato GI e da pele).

3. O **sistema nervoso autônomo** regula as funções viscerais, como digestão, temperatura, frequência cardíaca e pressão arterial. É formado por componentes do SNP (divisão autônoma, conforme anteriormente) e do SNC (incluindo estruturas que ainda não mencionamos – o córtex insular, o tronco encefálico e o hipotálamo, entre outros). O sistema nervoso autônomo também contém o sistema nervoso entérico, que integra as informações sobre o trato GI e fornece impulsos para controlar e coordenar as funções do trato GI e o fluxo sanguíneo local.

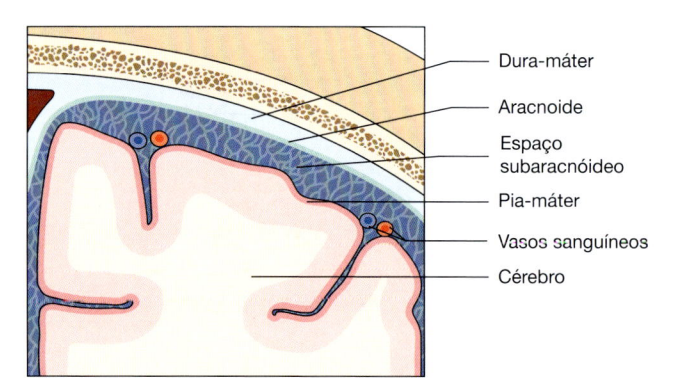

As meninges. A dura-máter é a camada mais externa e resistente localizada diretamente abaixo do crânio. A aracnoide, uma membrana mais fina e semelhante a uma teia de aranha, é separada da dura-máter por um espaço potencial; em outras palavras, em condições normais, a dura-máter e a aracnoide estão em contato direto uma com a outra, porém, em condições patológicas (p. ex., hemorragia subdural), podem tornar-se separadas à medida que o espaço é preenchido com líquido. A pia-máter é a camada mais interna e mais delicada; adere aos giros (dobras) do cérebro. O líquido cerebrospinal (LCS) flui entre a aracnoide e a pia-máter no espaço subaracnóideo. Juntas, a aracnoide e a pia-máter são conhecidas como leptomeninges.

> **Quadro 1.1 O cérebro**
>
> O cérebro – inclusive o seu (e até mesmo o nosso!) – é incontestavelmente incrível. O cérebro humano pesa cerca de 1,350 kg e possui a aparência e consistência de tofu. As estimativas variam, porém o cérebro tem, em média, cerca de 100 bilhões de neurônios, com trilhões de conexões entre eles. Toda a nossa vida é vivida dentro do nosso cérebro. Tudo o que percebemos sobre o mundo ao nosso redor nada mais é do que uma profusão de sinais elétricos passando em alta velocidade de um neurônio para outro. O céu, afinal, não é realmente "azul" da maneira que podemos ser tentados a pensar na cor azul – os fótons não são intrinsecamente azuis –; em vez disso, eles têm um comprimento de onda que aparece azul para nós, devido ao modo pelo qual o cérebro interpreta os sinais elétricos gerados pelo nosso olhar para o céu. Nem as ondas sonoras soam intrinsecamente como a música de Beyoncé ou de Beethoven. E o que é um pensamento ou um sentimento ou uma memória senão uma forma de integrar e interpretar correntes eletroquímicas conduzidas através de nosso córtex cerebral? É muito incrível quando você para um instante para pensar nisso.

Cada um desses sistemas possui uma anatomia muito complexa. Entretanto, em vez de sobrecarregá-lo com todas essas informações de uma vez, apresentaremos agora os fundamentos e forneceremos muitos dos detalhes posteriormente, conforme necessário.

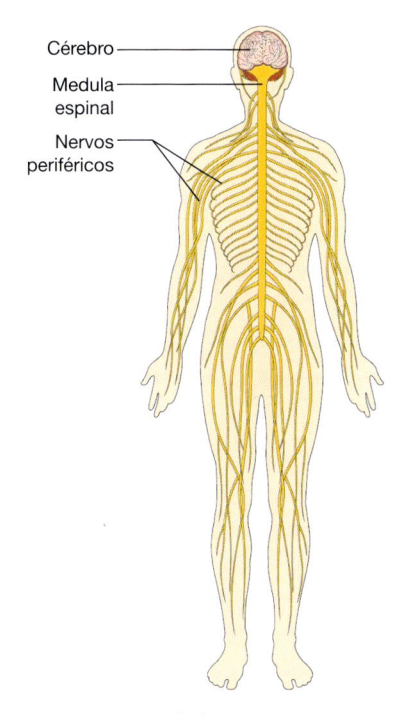

O sistema nervoso.

Anatomia do cérebro. O encéfalo é constituído pelo *cérebro*, *tronco encefálico* e *cerebelo*. O cérebro é dividido em dois hemisférios (esquerdo e direito), que se comunicam eletricamente por meio de uma faixa de fibras nervosas denominadas *corpo caloso*. Existem quatro lobos de cada lado: os lobos frontal, parietal, temporal e occipital. A camada mais externa do cérebro, o córtex cerebral, contém *substância cinzenta* – os corpos celulares dos neurônios –, enquanto o interior é constituído de *substância branca* – as fibras nervosas ou axônios. As estruturas situadas profundamente dentro do cérebro (incluindo o tálamo e os núcleos da base) também consistem em substância cinzenta. O tronco encefálico é formado pelo mesencéfalo, ponte e bulbo. O cerebelo situa-se posteriormente ao cérebro e tronco encefálico.

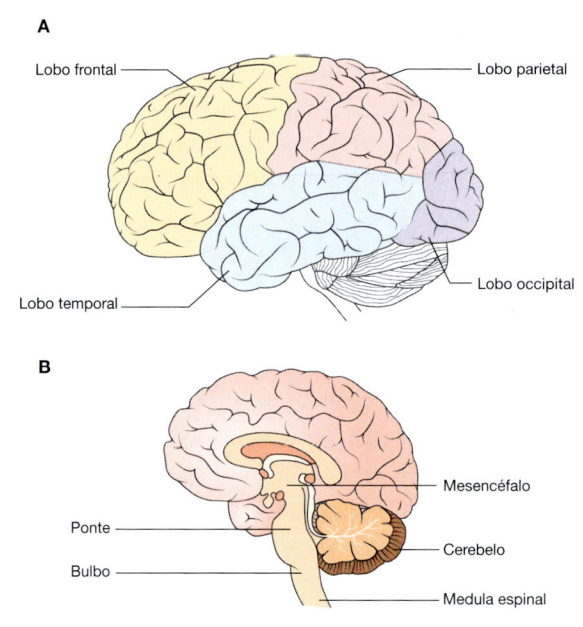

(A) Os quatro lobos do cérebro. (B) O tronco encefálico e o cerebelo.

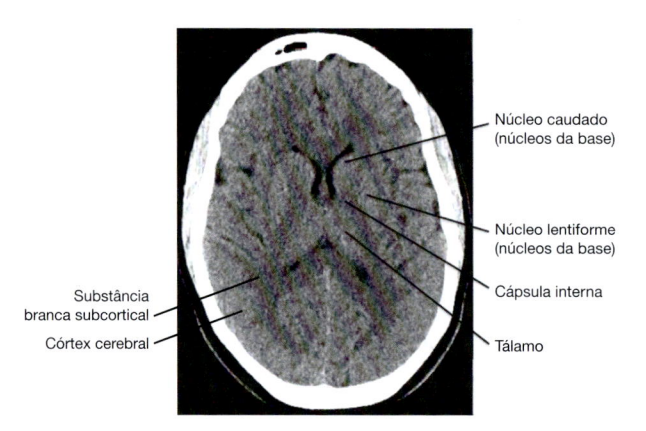

Tomografia computadorizada (TC) de crânio, mostrando o córtex cerebral, a substância branca subcortical e as estruturas profundas de substância cinzenta, incluindo o tálamo e os núcleos da base (que incluem os núcleos caudado e lentiforme). Conforme discutido mais adiante neste capítulo, a substância branca (como a cápsula interna) na verdade aparece escura na TC (em virtude do alto teor de mielina, que é uma substância gordurosa e, portanto, de densidade relativamente baixa em comparação com a substância cinzenta celular), enquanto a substância cinzenta (como o córtex, os núcleos da base e o tálamo) aparece brilhante. (Modificada de Farrell TA. *Radiology 101*. 5th ed. Wolters Kluwer; 2019.)

O cérebro é protegido pelo crânio e pelas três meninges. O suprimento sanguíneo para o cérebro pode ser dividido em duas origens: (1) a circulação anterior (carótida) e (2) a circulação posterior (vertebrobasilar). Estão ligadas por anastomoses na base do cérebro, em uma estrutura denominada círculo arterial do cérebro (círculo de Willis) (ver Capítulo 2, página 50). Existem seios venosos dentro da dura-máter, que drenam tanto o sangue quanto o líquido cerebrospinal (LCS).

O cérebro também abriga quatro ventrículos: dois ventrículos laterais, o terceiro ventrículo e o quarto ventrículo. Os ventrículos são espaços ocos dentro do cérebro e do tronco encefálico, que contêm o LCS. O LCS é produzido por células ependimárias modificadas, conhecidas como plexo corióideo, que estão localizadas dentro dos ventrículos. O LCS flui dos ventrículos laterais para baixo através do terceiro ventrículo, quarto ventrículo e canal central da medula espinal e para o espaço subaracnóideo, onde finalmente sofre reabsorção passiva pelas vilosidades aracnóideas (também denominadas granulações aracnóideas, que consistem em pequenas protrusões de aracnoide na dura-máter) dentro dos seios durais.

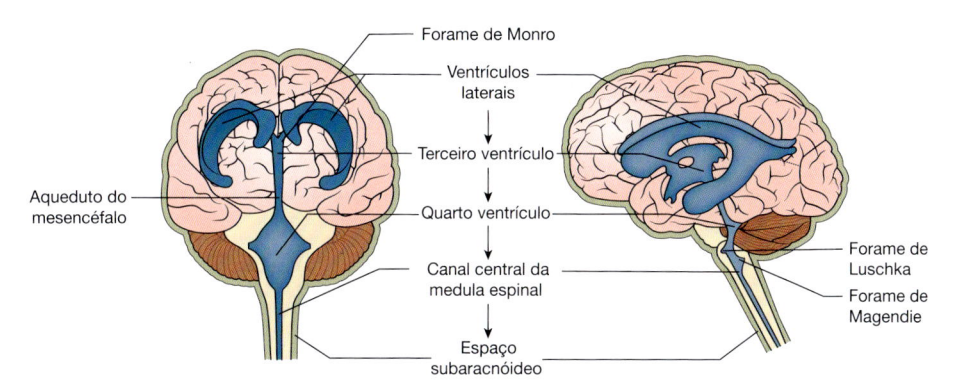

A via do sistema ventricular. O LCS flui dos ventrículos laterais para o terceiro ventrículo (por meio do forame de Monro), no quarto ventrículo (por meio do aqueduto do mesencéfalo), no canal central da medula espinal (por meio dos forames de Magendie e de Luschka) e, por fim, no espaço subaracnóideo que envolve a medula espinal e o cérebro.

Eletrofisiologia em duas páginas

A unidade básica do sistema nervoso é o *neurônio,* uma célula especializada que tem a capacidade de transmitir corrente elétrica. Os neurônios não são apenas condutores passivos de eletricidade; eles também recebem, integram, transformam e enviam sinais para outros neurônios. Os neurônios do SNP são, em sua maioria, unipolares, conectando-se apenas com outro neurônio-alvo ou célula muscular. Os neurônios do SNC podem ser multipolares, estabelecendo frequentemente conexões com milhares de outros neurônios.

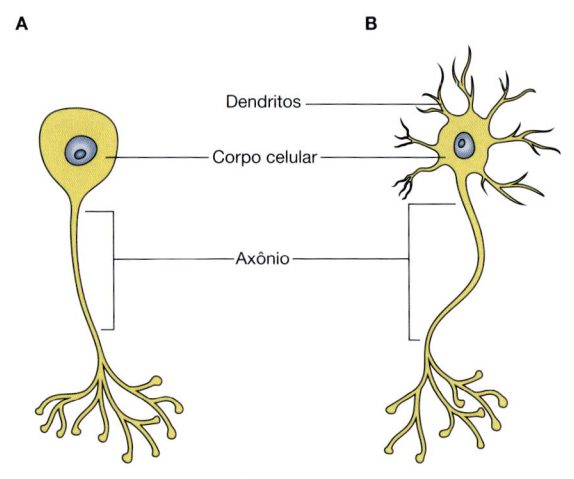

Neurônios (*A*) unipolares e (*B*) multipolares.

Os potenciais de ação são eventos elétricos cuidadosamente coreografados, que envolvem a abertura e o fechamento de canais de potássio, de sódio e de cálcio na membrana neuronal e que se propagam pelo neurônio, criando uma corrente elétrica. A capacidade dos neurônios de conduzir potenciais de ação é amplificada por uma camada isolante externa, denominada *mielina,* produzida por tipos específicos de *células gliais* (denominadas células de Schwann na periferia e oligodendrócitos no cérebro), o que impede efetivamente o vazamento da corrente para fora dos neurônios e, assim, acelera significativamente a condução nervosa.

Os neurônios comunicam-se entre si através de um espaço denominado *sinapse*, e essa comunicação é realizada por substâncias químicas denominadas *neurotransmissores*, que são liberados com a chegada de um potencial de ação na sinapse. Existem muitos tipos de neurotransmissores, e a maioria dos que você já conhece consiste em pequenos peptídeos, como acetilcolina, ácido γ-aminobutírico (GABA, do inglês *gamma-aminobutyric acid*), glutamato, serotonina e catecolaminas (dopamina, epinefrina e norepinefrina).

Quadro 1.2 Toxinas dos canais de sódio dependentes de voltagem

Os canais de sódio dependentes de voltagem representam um componente crucial dos potenciais de ação e, portanto, são fundamentais para o funcionamento neuronal. Como você pode imaginar, a ingestão de toxinas que bloqueiam esses canais pode ter um efeito devastador. A *tetrodotoxina*, presente no peixe baiacu e outros animais, é um potente bloqueador dos canais de sódio que, quando ingerida, impede a comunicação dos neurônios entre si. Os sintomas, que se desenvolvem rapidamente, consistem em parestesias, tontura, náusea, vômitos, tremor e, quando graves, convulsões, paralisia, arritmias cardíacas e até mesmo morte. O tratamento consiste em carvão ativado (para ligar-se à toxina) e em lavagem intestinal (para retirá-la do corpo). Não existe nenhum antídoto específico conhecido.

Na presença de doença, podem ocorrer alterações em qualquer um desses locais – a célula nervosa, a bainha de mielina ou a sinapse.

Todavia, tenha em mente que, à medida que passamos de um distúrbio para outro, o nosso sistema neurológico também é o que faz a vida valer a pena. Nem tudo é doença. Nossa capacidade de sentir prazer e de apreciar a beleza tem a sua origem nos neurônios. Com tanto em jogo, não é de se admirar que as doenças neurológicas possam ser catastróficas.

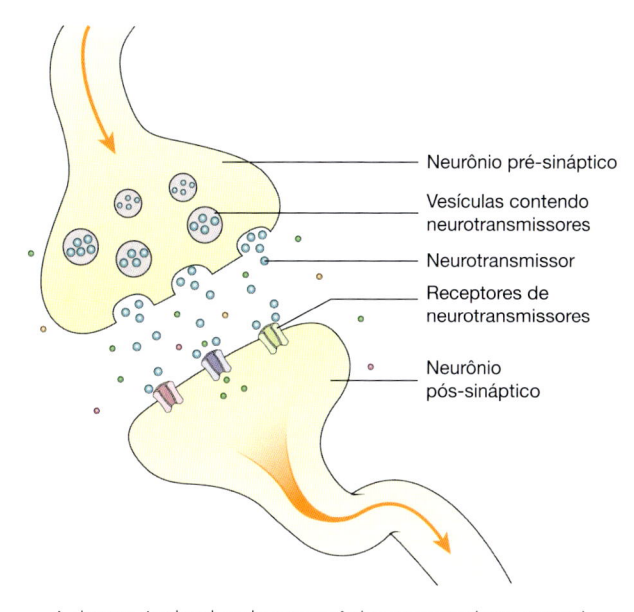

A sinapse é o local onde os neurônios se comunicam entre si.

As boas notícias!

Sendo nosso sistema neurológico responsável por tantas funções, seria fácil erguer as mãos em desespero e proclamar que deve ser impossível descobrir o que está acontecendo quando as coisas saem do controle. Porém, nossa caixa de ferramentas neurológicas – os instrumentos que temos à nossa disposição para diagnosticar distúrbios neurológicos – é compacta, e, com a ajuda deste livro, você logo se sentirá confortável ao aplicá-las a quaisquer problemas neurológicos. Aprenda a usar essas ferramentas, e o mundo da neurologia se descortinará à sua frente. Os elementos mais essenciais de nossa caixa de ferramentas neurológicas são os seguintes:

- Anamnese.
- Exame neurológico.
- Punção lombar (para análise do LCS).
- EEG.
- Exames de imagem (TC e RM, entre outros).
- ENC e EMG.

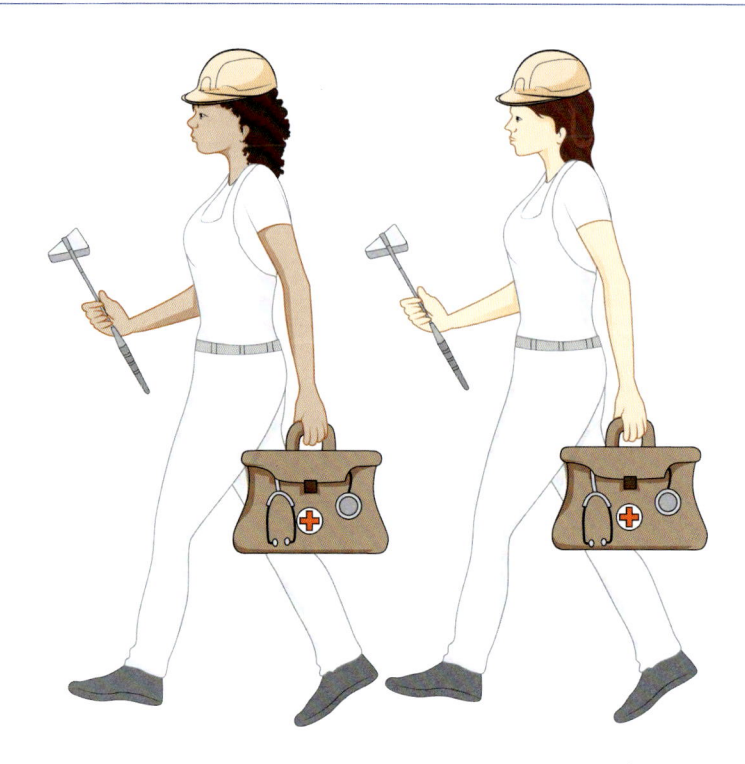

Vamos, então, nos familiarizar com cada item de nossa caixa de ferramentas e, em seguida, poderemos discutir os distúrbios neurológicos com os quais você precisa se familiarizar. Consideraremos cada item, um por um, começando com a anamnese neurológica.

Anamnese neurológica

Antes de usar uma agulha espinal ou de solicitar uma RM, os neurologistas – provavelmente mais do que em qualquer outro campo da medicina – dependem de uma boa anamnese para orientar o diagnóstico diferencial e o manejo posterior. Uma concepção errônea é acreditar que, para obter uma boa história neurológica, é preciso dedicar um tempo significativo, como a leitura de *Guerra e Paz*. Isso não é verdade. Com efeito, afirmaríamos que, quanto mais habilidoso você se torna nisso, mais concisa e direcionada a sua anamnese. Você quase certamente já aprendeu a essência disso em seu treinamento anterior.

Passo 1: O mnemônico básico OPQRST. Não poupe esforços nessa etapa!

> Agradeço por ter mnemônicos (o termo é derivado de Mnemosyne, a deusa grega da memória). OPQRST é o primeiro mnemônico que você encontrará neste livro, mas está longe de ser o último.

O mnemônico OPQRST é um guia para os itens fundamentais de sua anamnese, que o ajudará a identificar os detalhes da doença de um paciente e também o ajudará no diagnóstico e tratamento subsequente:

- **O – *Onset*/Início** – O sintoma surgiu de repente ou gradualmente, e o que estava acontecendo quando o sintoma começou?
- **P – Provocação** – O que mais alivia o sintoma e o que o agrava?
- **Q – Qualidade** – Peça ao paciente para descrever o sintoma. Isso pode ser difícil até mesmo para o paciente mais eloquente, de modo que é necessário que tenha paciência.
- **R – Região ou Irradiação** – Onde está localizado o sintoma? É localizado ou generalizado? Move-se para outras áreas do corpo?
- **S – Severidade (gravidade)** – Qual é a gravidade do sintoma? Se o sintoma for fraqueza, por exemplo, ela é sutil, consiste em paralisia completa ou encontra-se em um nível intermediário? Se o sintoma for dor, muitos médicos utilizam uma escala de dor de 0 a 10, porém uma boa descrição verbal frequentemente é mais útil.
- **T – Tempo** – Há quanto tempo isso está ocorrendo? Já aconteceu anteriormente? A dor/sensação modificou-se com o passar do tempo?

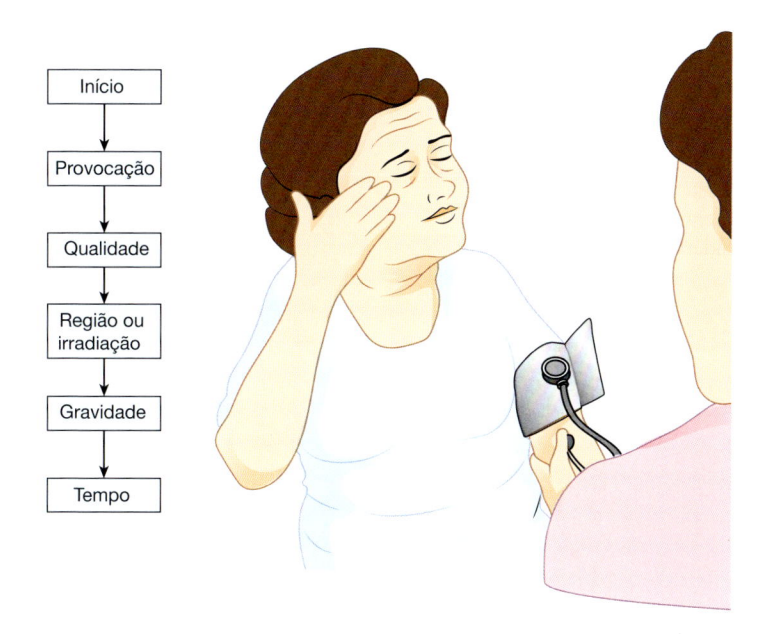

Quando a doença neurológica afeta o cérebro, pode ser impossível que o paciente lhe forneça uma história coerente. Nesse caso, recorra a familiares, amigos, auxiliares de saúde domiciliar – qualquer pessoa que puder encontrar! – para ajudá-lo.

Passo 2: Comece o processo de localização. Este é o "pão com manteiga" da neurologia. Enquanto você está realizando o OPQRST, comece a pensar sobre o local do sistema nervoso onde poderia situar a queixa principal de seu paciente. Comece no topo e prossiga de cima para baixo, fazendo o seu percurso do cérebro até os músculos. Por que não fazer o contrário – de baixo para cima? Anatomicamente, "de cima para baixo" é a maneira simples e comprovada de garantir que você não omitirá nada. Porém, talvez a melhor razão para começar a pensar dessa maneira seja que a maior parte dos diagnósticos mais graves que não devem ser omitidos localiza-se mais acima no neuroeixo. Por exemplo, uma mão parética (i.e., fraca) pode ser causada por lesões tanto "inferiores" (p. ex., lesão de nervos periféricos) quanto "superiores" (p. ex., acidente vascular cerebral [AVC] ou tumor cerebral). Todos são diagnósticos importantes, porém as etiologias de localização "superior" são mais perigosas e mais urgentes de descartar.

Essa abordagem de cima para baixo funciona melhor para as queixas motoras (essencialmente, você está rastreando a via motora de seu início ao fim; ver página 18); entretanto, pode ser usada para praticamente qualquer queixa neurológica. Por exemplo, a dormência nas mãos, um problema sensitivo, pode ser causada exatamente pelas mesmas lesões assinaladas anteriormente (lesão de nervos periféricos, AVC ou tumor cerebral); apenas esteja atento de que está seguindo o caminho anatômico de modo retrógrado (do fim para o início, por assim dizer; isso fará sentido logo adiante; ver página 23).

Via de localização básica

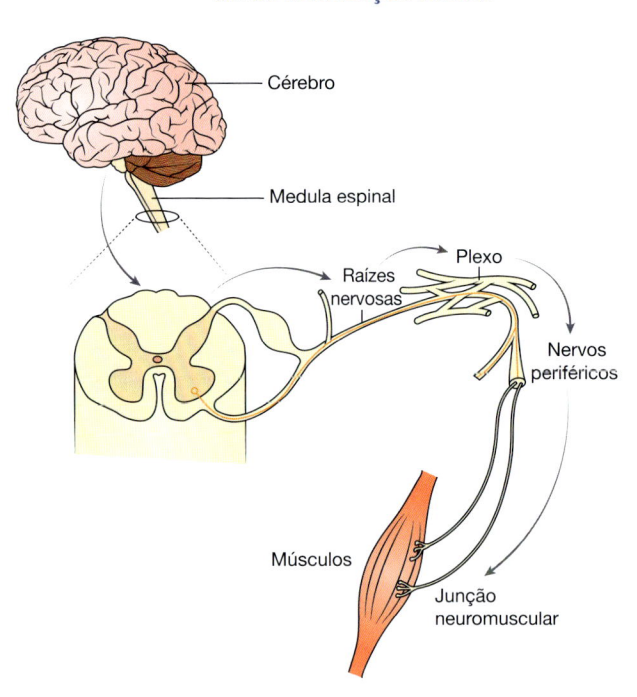

Via de localização básica: Cérebro → Medula espinal → Raízes nervosas → Plexo → Nervos periféricos → Junção neuromuscular → Músculos.

Vamos dar um exemplo de como você poderia localizar uma lesão neurológica. Não desanime por toda a neuroanatomia apresentada neste parágrafo; estamos apenas fazendo uma observação aqui e consideraremos todos os detalhes confusos mais adiante. Suponhamos que o seu paciente tenha uma fraqueza aguda do lado esquerdo na face, braço e perna. Você começa no ponto mais alto possível, na faixa motora do lado direito do córtex cerebral. Em seguida, você acompanha o trajeto dessas fibras motoras pela substância branca subcortical e tronco encefálico, porém você interrompe o caminho uma vez alcançada a medula espinal cervical. Por quê? Como o seu paciente apresenta comprometimento facial, os sintomas não podem ser causados por uma lesão inferior na medula espinal. Agora, pare e pense. Se o seu paciente tiver uma lesão no cérebro, onde ela poderia estar localizada? É mais provável que seja superficial, no córtex ou mais profunda no cérebro?[1] O seu paciente poderia ter sofrido um AVC? Poderia ter um tumor? Uma infecção? Sua avaliação posterior pode agora ser direcionada para descobrir isso.

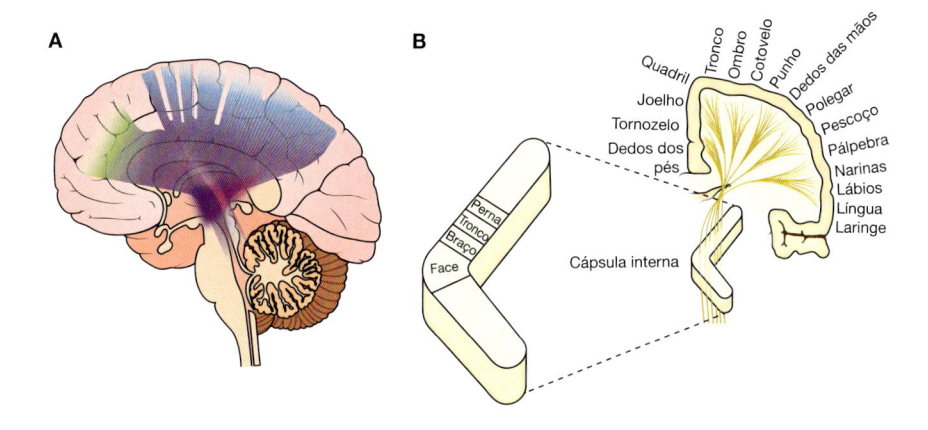

As vias motoras convergem à medida que descem, do córtex para a cápsula interna e o tronco encefálico. Você pode constatar que isso exigiria uma lesão cortical muito grande, porém uma lesão relativamente pequena da cápsula interna para resultar em fraqueza da face, do braço e da perna.

Exame neurológico

O exame neurológico é o orgulho e a alegria da neurologia. Não é pelo fato de ser complicado nem porque exige uma caixa cheia de ferramentas (caneta lanterna, martelo de reflexo, diapasão, alfinetes de segurança etc.), mas porque *funciona:* quando adequadamente utilizado e executado, o exame neurológico pode revelar fatos que até mesmo a anamnese obtida mais meticulosamente e a RM de alta resolução não conseguem. No contexto certo, um desvio para baixo de um braço em extensão pode exigir terapia trombolítica de emergência para dissolver um coágulo sanguíneo; uma fraqueza sutil na flexão do pescoço pode representar um sinal de alerta para a

---

[1] A propósito, a resposta é que a lesão mais provavelmente esteja localizada na substância branca subcortical do cérebro. Como as vias motoras convergem à medida que elas descem (conforme mostrado na figura), é muito mais fácil "atingir" a face, o braço e a perna todos juntos com uma única lesão na cápsula interna, por exemplo, do que no córtex, onde as fibras motoras da face, do braço e da perna estão muito mais espalhadas. Se isso ainda não faz muito sentido para você, não se preocupe: você entenderá em breve!

necessidade iminente de intubação; um reflexo diminuído ou um sorriso assimétrico podem modificar drasticamente o diagnóstico diferencial, o manejo e o tratamento de um paciente.

É verdade, o exame neurológico pode parecer intimidador. Vamos, então, fazer esse percurso, passo a passo.

Os componentes de um exame neurológico abrangente são os seguintes:

1. **Estado mental.** Nível de consciência, função intelectual, linguagem e praxia (a praxia refere-se à capacidade cognitiva de executar tarefas motoras aprendidas, desde escrever até arremessar uma bola curva).
2. **Nervos cranianos.** II a XII (por que não o nervo craniano I? O nervo craniano I é o nervo olfatório, e não haverá necessidade de testar o olfato na maior parte do tempo).
3. **Sistema motor.** Volume, tônus e força.
4. **Sistema somatossensitivo.** Tato leve, dor, temperatura, vibração e propriocepção.
5. **Reflexos.** São testados seis reflexos comuns: os reflexos braquiorradial, bicipital, tricipital, patelar, aquileu e plantar (também conhecido como sinal de Babinski).
6. **Coordenação.** Movimentos alternados rápidos, teste do dedo-nariz e teste do calcanhar-canela.
7. **Marcha.** Apoio, equilíbrio, balanço do braço e capacidade de caminhar com o calcanhar, na ponta dos dedos e ao longo de uma linha reta, com os dedos de um pé tocando o calcanhar do pé à frente (em *tandem*).

Agora, examinaremos cada um desses sete domínios individualmente, ressaltando a maneira como cada um é avaliado durante o seu exame neurológico. Incluímos apenas a neuroanatomia necessária para que você possa compreender o contexto e a importância de cada achado do exame. Admitimos que tudo isso representa muito material, de modo que é importante não se apressar. Você não precisa dominar todas essas informações de uma vez, embora certamente seja encorajado a tentá-lo, e a importância disso para o diagnóstico neurológico ficará evidente à medida que analisamos os vários distúrbios neurológicos que compreendem a maior parte deste livro.

Estado mental

O exame do estado mental avalia uma multiplicidade de capacidades e funções mentais, porém é frequentemente fácil determinar o estado mental de um indivíduo no primeiro minuto após conhecê-lo. Seu paciente está acordado e alerta, o reconhece e sorri apropriadamente? O seu paciente pode manter uma conversa coerente? Se assim for, você provavelmente está pronto para prosseguir.

Entretanto, o exame do estado mental pode ser muito complexo e detectar anormalidades sutis que você poderia não identificar na primeira impressão. Apresentaremos a seguir uma simplificação para incluir apenas os componentes mais relevantes e clinicamente úteis.

1. **Nível de consciência.** Você precisa reconhecer os termos listados a seguir, visto que eles são utilizados; entretanto, esteja ciente de que, como não há nenhuma definição padronizada e unificada desses termos, a melhor maneira de descrever o nível de consciência de um paciente é simplesmente especificar o que você de fato vê. Se o paciente estiver zonzo e não responder a estímulos verbais, por exemplo, apenas descreva isso. Todo mundo emprega e define esses termos de maneira ligeiramente diferente, porém seguem aqui algumas das definições mais comuns:
    a. *Desperto e alerta.* Normal.
    b. *Letárgico.* Zonzo, porém responsivo a estímulos verbais.

c. *Obnubilado.* Pode ser despertado brevemente por estímulos dolorosos, porém em seguida volta a dormir.
d. *Comatoso.* Não consegue ser despertado.

2. **Função intelectual.** A função cognitiva de um paciente é estabelecida por alguns testes simples:
   a. Orientação para pessoa, lugar e tempo.
   b. Atenção e concentração. Podem ser testadas pedindo ao paciente para soletrar a palavra "MUNDO" ao contrário ou subtrair em série 7 de 100. Você pode considerar aqui a formação educacional do paciente.
   c. Memória. Teste de lembrança de três itens: forneça ao paciente uma lista de três palavras para lembrar; em seguida, peça para que ele repita essas palavras depois de vários minutos. Testes cognitivos e de memória mais detalhados, como o *Miniexame do Estado Mental (MEEM)* e a *Avaliação Cognitiva de Montreal (MOCA),* serão discutidos posteriormente (ver Capítulo 7).

3. **Linguagem.** Abrange a expressão e a compreensão[2]:
   a. *Nomeação.* Comece com objetos de "alta frequência" (fáceis), como "dedo", e passe para objetos de "baixa frequência" (mais difíceis), como "prego".
   b. *Compreensão.* Comece com comandos simples em uma etapa: "mostre a língua" ou "feche os olhos". Progrida para comandos mais complexos que exigem que o paciente "cruze a linha média". Por exemplo, peça ao paciente para "pegar a sua mão esquerda e tocar a sua orelha direita".
   c. *Repetição.* Peça ao paciente para repetir uma frase: gostamos destas duas frases "está um dia ensolarado em Nova Iorque" e "nem aqui, nem ali, nem lá".

4. **Praxia.** A praxia refere-se à capacidade cognitiva de executar tarefas motoras aprendidas. Peça ao paciente para mostrar como ele escova os dentes ou penteia os cabelos. Se for incapaz de fazê-lo, apesar de uma função motora normal, significa que ele é "apráxico".

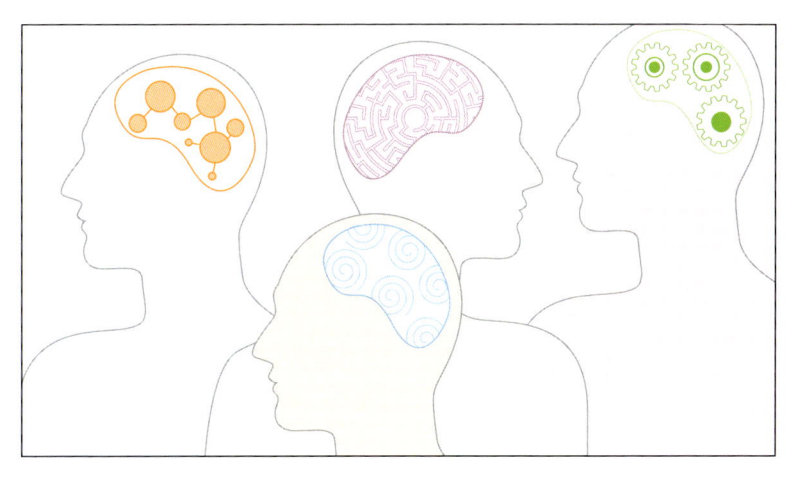

O exame do estado mental abrange uma ampla variedade de domínios essenciais.

---

[2]Consulte o Capítulo 2, páginas 59 e 60, para uma revisão abrangente dos componentes da linguagem e localização.

Nervos cranianos

Anatomia dos nervos cranianos (NC). Isso pode ficar complicado, e estudaremos de forma mais detalhada a anatomia dos nervos cranianos no Capítulo 18; entretanto, por enquanto, tudo que você precisa saber é que os nervos cranianos (com exceção do NC I e do NC II, que surgem a partir da cavidade nasal e da retina, respectivamente) originam-se no tronco encefálico, a parte do SNC que conecta o cérebro à medula espinal e é formada pelo mesencéfalo, ponte e bulbo. Os nervos cranianos estão envolvidos na maioria das ações não cognitivas que fazemos com a nossa cabeça, desde ver, cheirar, ouvir e degustar até mover os olhos, virar a cabeça, mastigar e deglutir. Cada nervo pode conter, em graus variáveis, fibras sensitivas, motoras e autonômicas.

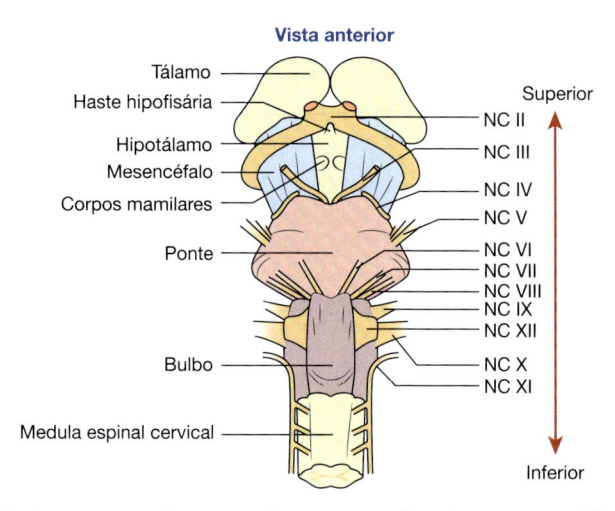

Entrada e/ou saída dos nervos cranianos para dentro ou para fora do tronco encefálico. As fibras sensitivas dos nervos cranianos são aferentes: entram no tronco encefálico (em outras palavras, recebem informações sensitivas do ambiente e as transmitem para o tronco encefálico). As fibras motoras são eferentes: saem do tronco encefálico (recebem comandos motores do tronco encefálico e transmitem as instruções para os músculos-alvo).

Ao avaliar a função dos nervos cranianos, prossiga sempre na ordem de II a XII, de modo a não omitir nenhum nervo craniano.
- **Fundoscopia (NC II).** Realize uma oftalmoscopia para visualizar o disco óptico e os vasos circundantes.
- **Acuidade visual (NC II).** Segure uma tabela de acuidade visual (denominada tabela de Snellen) a uma distância aproximada de 30 cm em frente ao olho esquerdo de seu paciente, com o olho direito coberto. Em seguida, teste o outro olho. Os pacientes devem usar lentes de contato ou óculos, se necessário.
- **Campos visuais (NC II).** Cubra o olho esquerdo de seu paciente, enquanto cobre o seu próprio olho direito (isso permite comparar o campo visual do paciente com o seu). Coloque-se diretamente na frente do paciente e peça para que mantenha os olhos dirigidos para o seu nariz. Passe rapidamente alguns dedos em cada quadrante visual e peça ao paciente para dizer o número de dedos que ele vê. Em seguida, realize o teste com o outro olho.
- **Reflexos pupilares (NC II, NC III).** Reduza o máximo possível a intensidade da luz na sala. Movimente a sua lanterna em sentido lateral medial várias vezes entre os olhos de seu paciente, avaliando o tamanho das pupilas, bem como o grau e frequência de constrição.

- **Movimentos extraoculares (NC III, NC IV, NC VI).** Peça a seu paciente para seguir o seu indicador com os olhos, enquanto mantém a cabeça imóvel. Desenhe um "H" no ar para movimentar os olhos do paciente para cima, para baixo e pelos lados. Avalie os movimentos oculares completos e simétricos, bem como a presença de pálpebra caída (ptose) e nistagmo (movimentos oscilatórios involuntários rápidos, que serão discutidos de forma mais detalhada posteriormente). Trataremos das contribuições específicas de cada um desses três nervos cranianos no Capítulo 18, quando isso se tornar importante.
- **Sensibilidade facial (NC V).** Toque levemente ambos os lados da fronte, bochechas e queixo do paciente e pergunte se os lados esquerdo e direito apresentam sensibilidade igual. Você está avaliando aqui os ramos V1, V2 e V3 do quinto nervo craniano, respectivamente. O teste da força da mandíbula (os "músculos da mastigação"), ao pedir para o paciente que abra e feche a mandíbula contra a resistência, também avalia o ramo V3.
- **Movimentos faciais (NC VII).** Peça ao paciente para fechar firmemente os olhos, levantar as sobrancelhas, encher as bochechas e sorrir. Você está examinando predominantemente a simetria. A fraqueza facial pode ser óbvia à primeira vista ou pode exigir "ativação" – sorrir, levantar as sobrancelhas – para ser identificada. O achatamento da prega nasolabial é um sinal sutil de fraqueza do sorriso.
- **Audição (NC VIII).** Esfregue os dedos uns com os outros em frente à orelha do paciente. Cada orelha deve ser testada separadamente.
- **Desvio da úvula (NC IX, NC X).** Peça ao paciente para dizer "ah", de modo que você possa avaliar o movimento e a posição do palato e da úvula.
- **Encolhimento dos ombros e rotação da cabeça (NC XI).** Solicite ao paciente que gire a cabeça para a esquerda. Coloque a sua mão no lado esquerdo da face e peça para que aplique resistência contra a sua mão e tente virar a cabeça para a direita. Teste os dois lados. Peça ao paciente para encolher os ombros, enquanto você aplica resistência com a mão.
- **Movimentos da língua (NC XII).** Peça ao paciente para mostrar a língua e movê-la de um lado para outro. Para testar a força, peça para que empurre a língua contra a bochecha dentro da boca, enquanto você empurra do lado de fora.

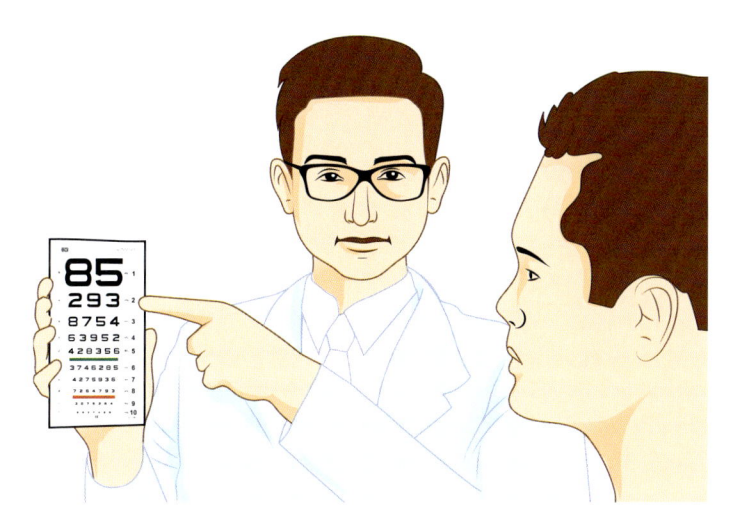

Uso da tabela de Snellen para avaliar o nervo craniano II.

Mas você pode indagar: o que aconteceu com o nervo craniano I? É o nervo olfatório, cuja avaliação é, com frequência, desnecessária. Se você acredita que seja relevante – por exemplo, em um paciente com suspeita de covid-19 (a perda do olfato – *anosmia* – é uma complicação dessa doença) –, você pode usar qualquer estímulo que encontrar (gostamos de café forte!) para testar cada narina, separadamente.

Sistema motor

Anatomia do sistema motor. O *trato corticospinal* constitui a principal via motora responsável pelo movimento voluntário dos membros e do corpo. As fibras originam-se no córtex motor (que está localizado no giro pré-central do cérebro – ver a figura a seguir) e descem pela substância branca subcortical (incluindo a coroa radiada), a cápsula interna e o tronco encefálico. Decussam (ou cruzam) no bulbo nas pirâmides, exatamente onde o tronco encefálico une-se à medula espinal; essa é a razão pela qual o lado esquerdo do cérebro controla o movimento do lado direito do corpo e vice-versa.

Esses neurônios, os *neurônios motores superiores*, continuam a sua descida pela medula espinal (no lado contralateral de seu local de origem) no trato corticospinal lateral. Fazem sinapse imediatamente antes de deixar a medula espinal nos *neurônios motores inferiores* (também denominados células do corno anterior), que saem da medula espinal e seguem o seu trajeto até os músculos-alvo.

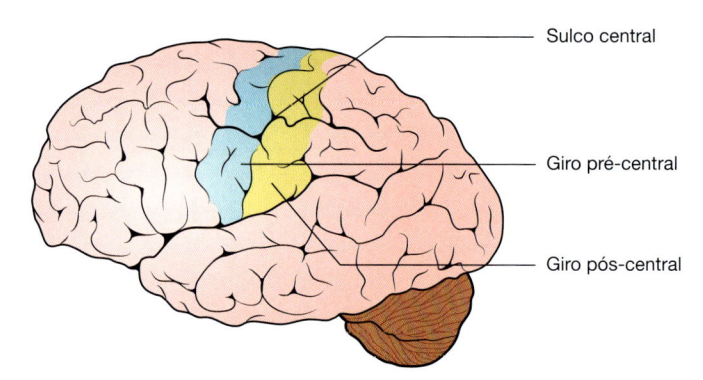

O sulco central divide os lobos frontal e parietal. O giro imediatamente anterior a ele é denominado giro pré-central e atua como o córtex motor primário; o giro imediatamente posterior a ele é denominado giro pós-central e funciona como córtex sensitivo primário.

Quadro 1.3 Tratos piramidais

Você ouvirá o termo *trato piramidal* usado como sinônimo de trato corticospinal. Todavia, na verdade, existem dois tratos piramidais: (1) o *trato corticospinal* – conforme discutido, são neurônios motores superiores que se originam no córtex motor e que terminam nos neurônios motores inferiores, na medula espinal, e (2) o *trato corticobulbar* – esses neurônios motores superiores também se originam no córtex motor, porém terminam no tronco encefálico, nos núcleos motores dos nervos cranianos.

Trato corticospinal.

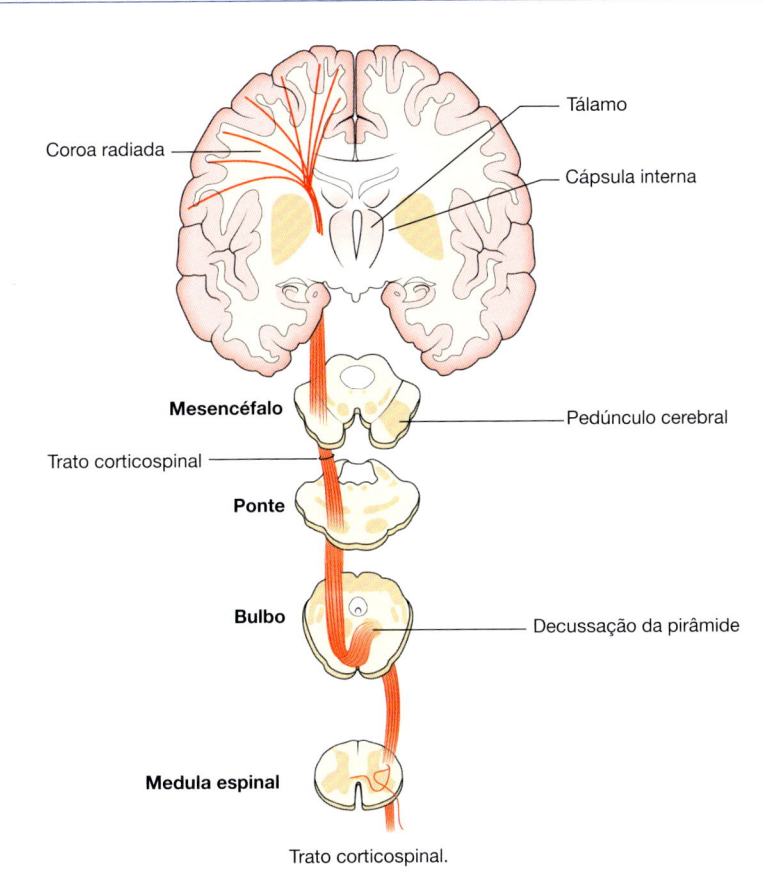

- Um segundo sistema motor, o *sistema extrapiramidal,* segue o seu trajeto fora das pirâmides (portanto, *extrapiramidal*) e inclui neurônios dentro dos núcleos da base e cerebelo, entre outros locais. Diferentemente dos neurônios do sistema piramidal, esses neurônios fazem sinapse em todos os locais e são importantes nos movimentos indiretos e, em grande parte, *involuntários,* na sua modulação, coordenação e regulação. Por conseguinte, as lesões do sistema extrapiramidal resultam em movimentos anormais e desregulados. A depleção de dopamina nos núcleos da base, por exemplo, como na doença de Parkinson, pode resultar em tremor e bradicinesia (lentidão dos movimentos). Os medicamentos antipsicóticos (que atuam como antagonistas dos receptores de dopamina) também podem provocar sintomas extrapiramidais, incluindo parkinsonismo, distonia (postura anormal frequentemente associada a movimentos repetitivos de torção) e acatisia (um distúrbio do movimento caracterizado por inquietação e incapacidade de permanecer imóvel). Veremos alguns desses distúrbios no Capítulo 13.

Quadro 1.4 Neurônios motores superiores e inferiores

O dano ao longo das vias motoras provoca diferentes tipos de déficits, dependendo do envolvimento dos neurônios motores superiores ou inferiores. Por esse motivo, é importante conhecer a diferença para a localização:

- **Os neurônios motores superiores** (NMSs) incluem todos os neurônios que se encontram nas vias motoras acima dos neurônios motores inferiores. Compreendem os neurônios dos tratos corticospinal e corticobulbar. Os achados clássicos de dano ao NMS consistem em fraqueza, aumento do tônus e espasticidade, hiper-reflexia e movimento dos dedos dos pés para cima (também conhecido como sinal de Babinski; ver página 28).
- **Os neurônios motores inferiores** (NMIs) constituem os nervos finais nas vias motoras que inervam os músculos (por meio da junção neuromuscular). Compreendem as células do corno anterior da medula espinal e os nervos cranianos com componentes motores (i.e., todos os nervos cranianos, com exceção dos nervos I, II e VIII). À semelhança da doença do NMS, a doença do NMI manifesta-se com fraqueza; entretanto, diferentemente da doença do NMS, ela também pode causar atrofia muscular, diminuição do tônus muscular, hiporreflexia e fasciculações (ou espasmos musculares).

Déficit do neurônio motor inferior	Déficit do neurônio motor superior
Hiporreflexia	Hiper-reflexia
Atrofia muscular acentuada	Atrofia menos significativa
Fasciculações musculares e fibrilações	Não são observadas fasciculações nem fibrilações
Diminuição do tônus (músculos flácidos)	Aumento do tônus (músculos espásticos)
Ausência do sinal de Babinski	Presença do sinal de Babinski

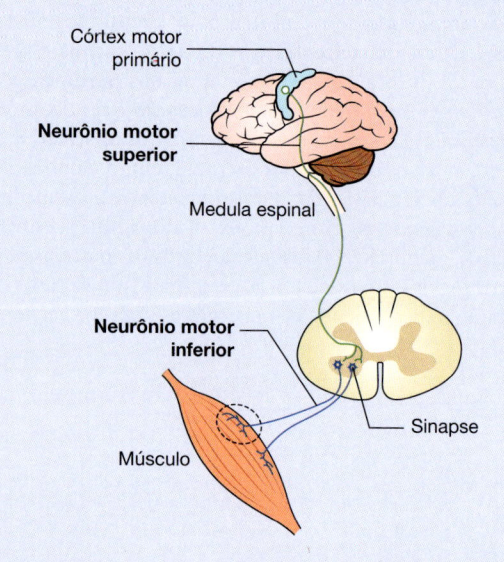

Neurônios motor superior e motor inferior. O dano a um ou outro desses neurônios pode causar sintomas muito diferentes.

O sistema motor é complicado, mas, por enquanto, isso é tudo que você precisa saber para entender o que está fazendo e por que está fazendo isso durante o seu exame neurológico. Posteriormente, forneceremos mais detalhes quando for importante analisar mais profundamente.

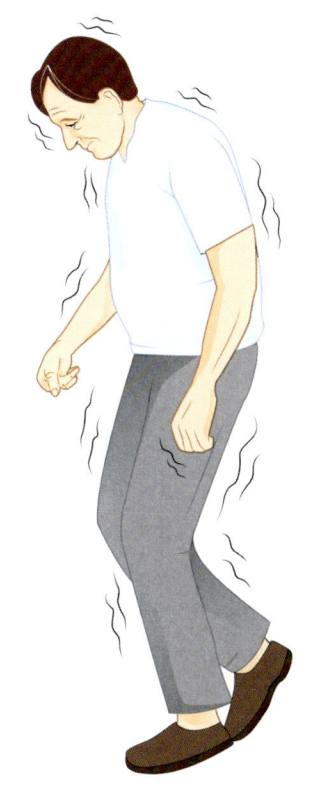

A disfunção extrapiramidal é responsável por muitas das manifestações da doença de Parkinson, incluindo tremor, postura anormal e disfunção da marcha.

Exame motor. O exame motor é dividido em três componentes:

1. *Massa muscular.* Proceda à inspeção e palpação à procura de atrofia. Tenha em mente que "massa muscular normal" para um atleta universitário significa algo diferente de massa muscular normal para um avô idoso.
2. *Tônus muscular.* Peça ao paciente para relaxar e deixá-lo manipular seus membros. Avalie a presença de:
   a. *Hipotonia.* Diminuição da resistência à manipulação passiva.
   b. *Hipertonia.* Aumento da resistência à manipulação passiva. Isso pode se manifestar de duas maneiras:

i. A *espasticidade*, habitualmente devido a uma doença do trato piramidal (p. ex., após AVC da artéria cerebral média esquerda; ver Capítulo 2), depende da velocidade; o tônus aumenta conforme o membro é movido mais rapidamente.

ii. A *rigidez*, geralmente devido a uma doença extrapiramidal (p. ex., doença de Parkinson; ver Capítulo 13), é independente da velocidade; o tônus não se modifica, independentemente do movimento.

3. **Força muscular.** Teste um músculo de cada vez, usando uma das mãos para produzir resistência e a outra para estabilizar a articulação adjacente, pedindo ao paciente para empurrar ou puxar com a maior força possível na sua direção ou contra você. Este é o denominado "*teste de confrontação*". Os neurologistas empregam uma escala de graduação de 5 pontos, com sinais de mais e menos para especificar ainda mais o grau de força muscular (p. ex., 4+ indica uma força muscular maior do que 4, porém sem alcançar a força classificada como 5):

   a. 0 – Sem contração muscular.
   b. 1 – Esboço de movimento.
   c. 2 – Capaz de se mover em um plano horizontal, mas não contra a gravidade.
   d. 3 – Capaz de se mover contra a força da gravidade, porém sem resistência.
   e. 4 – Capaz de se mover contra alguma resistência.
   f. 5 – Normal.

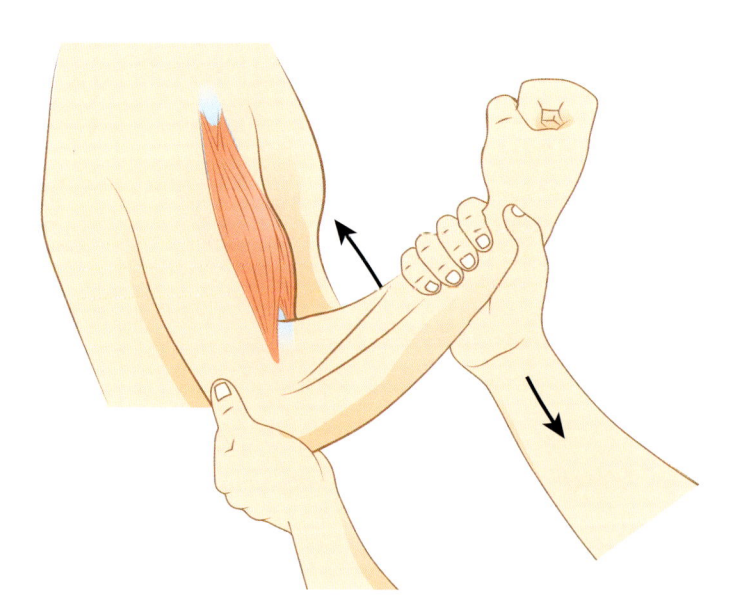

Avaliação da força motora com teste de confrontação.

Quadro 1.5 Desvio pronador

Esse termo refere-se a um sinal patológico que indica fraqueza sutil do braço e que pode constituir a única anormalidade motora que você detectará. Mesmo (e principalmente) de forma isolada, trata-se de um importante achado físico, *de modo que deve ser investigado em todos os seus exames de avaliação do sistema motor*. Peça ao paciente para estender os dois braços para a frente, com as palmas das mãos voltadas para cima e os olhos fechados. Se os dois braços permanecem no lugar, significa que a força está intacta. Se um dos braços começa a se mover para baixo e sofre pronação, de modo que a palma começa a virar em direção para o solo, seu paciente tem fraqueza leve, que facilmente pode passar despercebida no teste de confrontação formal. Trata-se de um teste de fraqueza do *neurônio motor superior*.

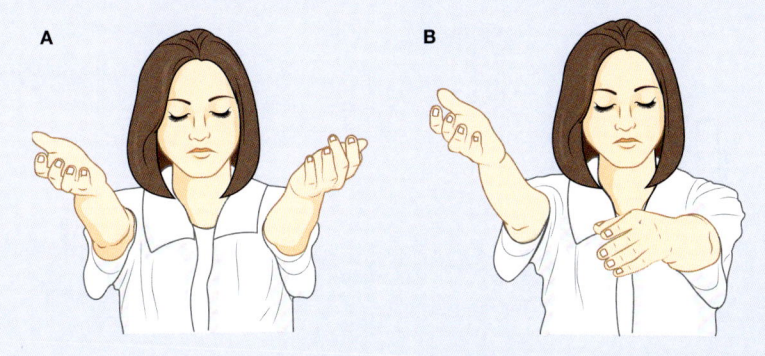

Desvio pronador em uma paciente com pequeno AVC envolvendo as vias motoras.

Sistema somatossensitivo

Anatomia do sistema somatossensitivo. O sistema somatossensitivo surge na periferia. Existem várias modalidades sensitivas, incluindo *tato leve, vibração, dor, temperatura* e *propriocepção* (também conhecida como sensação de posição articular, a propriocepção permite que você saiba onde o seu corpo se encontra no espaço).

Sentimos essas várias modalidades por meio de diferentes receptores sensitivos que estão localizados na pele e nos músculos. Os neurônios estendem-se a partir desses receptores até a medula espinal, onde ascendem por meio de diversas vias para o cérebro. Os corpos celulares desses neurônios de "primeira ordem" (i.e., os primeiros neurônios nas vias sensitivas) estão localizados nos gânglios das raízes dorsais (GRD), que consistem em aglomerados de corpos celulares localizados ao longo da medula espinal.

Existem duas vias importantes que precisam ser conhecidas:

- A **via da coluna posterior/lemnisco medial** conduz as fibras de pressão, vibração e propriocepção. O neurônio de primeira ordem entra na medula espinal e ascende ipsilateralmente no trato da coluna posterior e, em seguida, faz sinapse no bulbo ipsilateral. O neurônio de segunda ordem decussa imediatamente, ascende contralateralmente no trato do lemnisco medial e, em seguida, faz sinapse no tálamo. O neurônio de terceira ordem estende-se do tálamo até o córtex somatossensitivo primário, localizado no giro pós-central.
- O **trato espinotalâmico** conduz as fibras para dor e temperatura. Diferentemente do trato da coluna posterior/lemnisco medial, o neurônio de primeira ordem entra na medula espinal e, logo após, faz sinapse imediatamente no corno posterior ipsilateral. Em seguida, o neurônio de segunda ordem decussa (por meio da comissura branca anterior), ascende contralateralmente no trato espinotalâmico e, então, faz sinapse no tálamo. O neurônio de terceira ordem

alcança em seguida os neurônios do trato da coluna posterior/lemnisco medial à medida que ascende para o córtex somatossensitivo.

Esses tratos são menos complicados do que parecem. Dedique um minuto para analisar estes diagramas e você saberá tudo o que precisa saber.

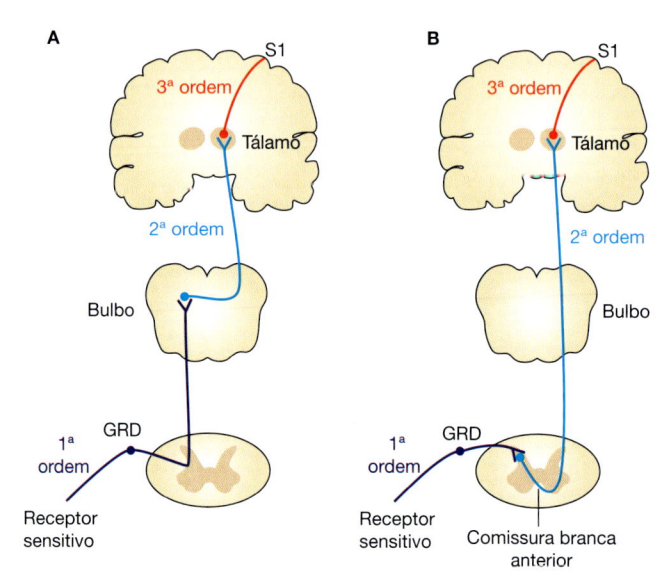

(A) Trato da coluna posterior/lemnisco medial e (B) trato espinotalâmico. Observe que, embora as vias se cruzem em diferentes níveis no neuroeixo, ambas terminam no lado contralateral de onde começaram. Esta é a razão pela qual o lado esquerdo do cérebro é responsável por impulsos sensitivos do lado direito do corpo e vice-versa. GRD: gânglios das raízes dorsais.

Quadro 1.6 Trato de Lissauer (trato posterolateral)

O neurônio de primeira ordem do trato espinotalâmico na verdade segue o seu trajeto ascendente junto à medula espinal – no denominado trato de Lissauer – por cerca de dois segmentos vertebrais antes de entrar na medula espinal. Pode ser importante conhecer o trato de Lissauer quando tentar localizar lesões da medula espinal, de modo que vamos arquivá-lo por enquanto e voltar a considerá-lo posteriormente (ver Capítulo 10).

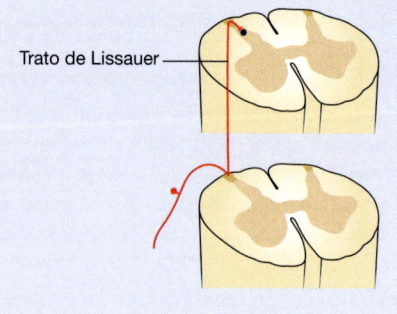

Existem várias outras vias que conduzem a informação sensitiva, mas não precisamos nos preocupar com elas agora. As fibras para tato leve encontram-se dispersas em várias dessas vias, de modo que a perda do tato leve não pode ser localizada em qualquer trato específico.

Exame sensitivo. As várias modalidades sensitivas são testadas da seguinte maneira:

1. *Dor.* Teste com um alfinete de segurança limpo ou com a extremidade pontiaguda de um palito de dente partido ao meio.
2. *Temperatura.* Teste com a parte lateral de um diapasão de metal.
3. *Vibração.* Teste com um diapasão.
4. *Propriocepção* (sensação de posição articular). Peça ao paciente para fechar os olhos. Em seguida, com seus dedos, mova o hálux do paciente para cima e para baixo. Seu paciente deve reconhecer, sem olhar, a direção para a qual o hálux está apontando. Certifique-se de colocar seus dedos nas laterais do hálux, e não na parte superior ou inferior; você está permitindo efetivamente que o paciente o "engane" se ele sentir a pressão exercida pelos seus dedos empurrando para cima ou para baixo.
5. *Tato leve.* Teste com as pontas dos dedos.

Quadro 1.7 Teste de Romberg

O *teste de Romberg* é outra maneira de avaliar a propriocepção. Peça ao paciente para ficar de pé com os braços frouxamente soltos ao lado do corpo, com os pés juntos e os olhos fechados, certificando-se de que você está posicionado para segurá-lo caso venha a cair. Em seguida, observe a sua capacidade de se manter estável. Ele é capaz de manter uma postura perfeita, ele balança de um lado para outro ou começa a cair? O equilíbrio exige uma propriocepção intacta, bem como uma função visual e função vestibular normais[3]. Com os olhos fechados, o paciente só pode depender da propriocepção, de modo que, se ela estiver comprometida, ele perderá o equilíbrio.

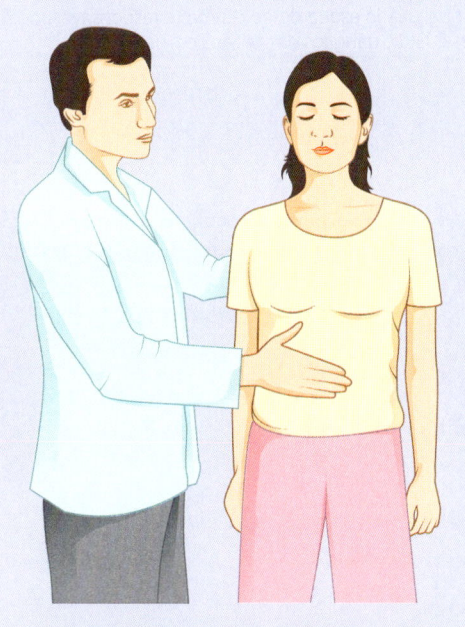

Como realizar o teste de Romberg.

[3] Se a função vestibular estiver comprometida, o paciente oscilará com os olhos abertos e fechados; por conseguinte, para pacientes com disfunção *vestibular,* um teste de Romberg "positivo" não é diagnóstico de disfunção *proprioceptiva*.

Reflexos

Os reflexos tendíneos profundos são circuitos simples compostos por um neurônio sensitivo e por um neurônio motor (e, algumas vezes, um "interneurônio" interposto entre os dois; ver a figura adiante), que fazem sinapse dentro da medula espinal. O nervo aferente sensitivo, ativado pela percussão leve de um martelo, ativa o nervo eferente motor, que subsequentemente provoca contração muscular. Existem diversos tipos de martelos de reflexo, e cada pessoa tem o seu preferido, mas não se engane: tudo está no punho!

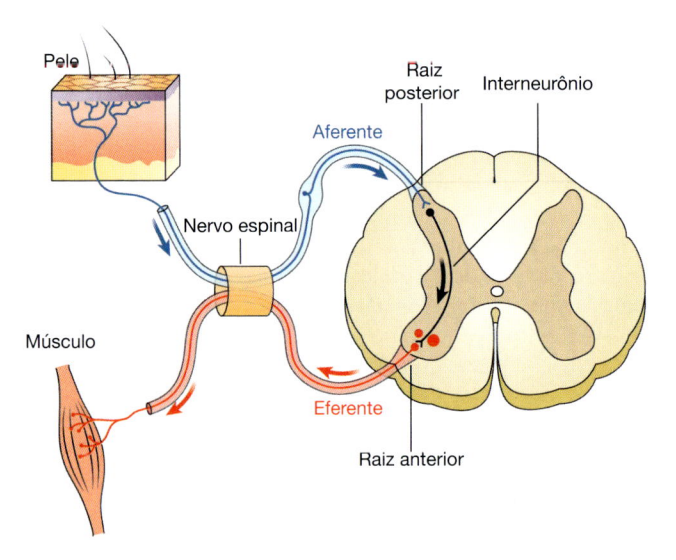

Arco reflexo simples.

Os reflexos são graduados em uma escala de 4 pontos. O clônus (4+), que consiste em uma série de contrações musculares rítmicas involuntárias e relaxamento, é patológico, enquanto o reflexo exacerbado (3+) pode ser ou não normal, dependendo do contexto. A simetria esquerda-direita é particularmente importante aqui, visto que qualquer assimetria pode indicar uma lesão neurológica focal.

- 0 – Ausência de resposta.
- 1+ – Ligeiramente diminuído.
- 2+ – Normal.
- 3+ – Exacerbado.
- 4+ – Clônus.

Quadro 1.8 Raízes nervosas

A medula espinal emite duas raízes nervosas em cada nível vertebral. A raiz posterior (que contém as fibras aferentes sensitivas) e a raiz anterior (que contém as fibras eferentes motoras) unem-se para formar um nervo espinal, como mostra a figura na página 26. Raízes nervosas específicas são responsáveis por reflexos específicos. É importante conhecê-los, visto que podem ajudá-lo a localizar o dano quando um reflexo é anormal.

- Braquiorradial: C5-6.
- Bicipital: C5-6.
- Tricipital: C7-8.
- Patelar: L2-4.
- Aquileu: S1.

Reflexos básicos e raízes nervosas responsáveis por eles.

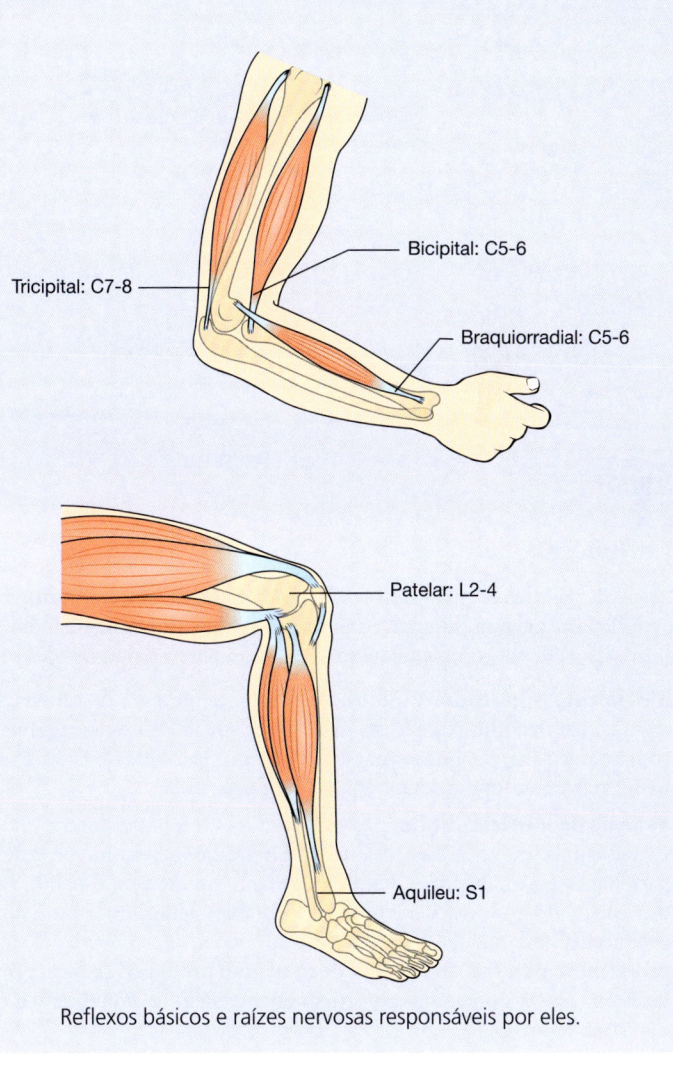

> **Quadro 1.9 Reflexos plantar e de Hoffmann**
>
> Os reflexos plantar e de Hoffmann indicam lesão do neurônio motor superior. O reflexo plantar (comumente designado como resposta de Babinski, embora o termo na verdade se refira a um sinal físico que está presente quando o reflexo plantar é extensor e ausente quando é flexor) é observado ao nascimento, porém normalmente desaparece com cerca de 1 ano de idade. É produzido pela estimulação da planta do pé (ver figura). Quando presente, o hálux move-se para cima (resposta extensora); quando ausente, ocorre flexão do dedo para baixo (resposta flexora). O reflexo de Hoffmann é o equivalente no membro superior e é produzido movendo a ponta do dedo médio para baixo. Quando presente, o polegar e o indicador da mesma mão são flexionados juntos. Em indivíduos com mais de 1 ano de idade, a presença de qualquer um desses reflexos é anormal.
>
> Teste — Ausente — Presente
>
> Sinal de Babinski.

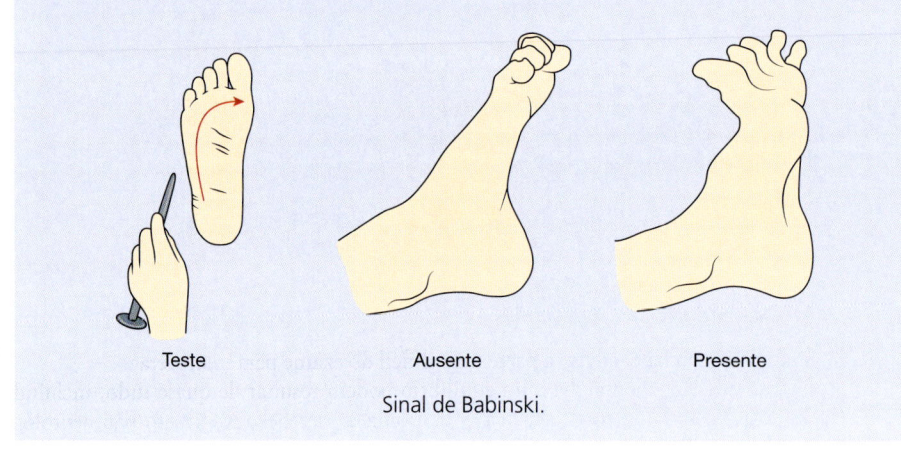

Coordenação

Os testes de coordenação são testes da função *cerebelar*. Existem muitos desses testes, de modo que selecionamos alguns dos mais comumente usados. Experimente todos eles, visto que as anormalidades podem ser extremamente sutis e podem passar despercebidas com facilidade.

1. **Movimentos alternados rápidos.** Peça ao paciente para descansar as mãos no colo e, em seguida, para virar as palmas das mãos de trás para frente repetidamente. A dificuldade encontrada nessa tarefa, que se manifesta pela incapacidade de manter um ritmo adequado de frente-trás-frente-trás, é denominada *disdiadococinesia*.

2. **Teste do dedo-nariz.** Peça ao paciente para mover o indicador até tocar a ponta do seu nariz e, em seguida, movê-lo para tocar o dedo indicador do examinador, de modo que o braço do paciente esteja totalmente estendido na sua frente. Repita isso várias vezes, movendo o seu dedo de modo que o paciente procure constantemente alcançar um novo alvo. A dificuldade encontrada nessa tarefa – se o paciente apresentar um movimento de zigue-zague do dedo para frente e para trás, for incapaz de tocar com precisão e de forma confiável a ponta de seu dedo ou o nariz ou apontar consistentemente além da ponta de seu dedo – é denominada *dismetria*.

3. **Teste do calcanhar-canela.** Peça ao paciente para colocar o calcanhar esquerdo sobre o joelho direito; em seguida, deslizar a perna esquerda para baixo e, então, de volta para a perna direita, repetidamente, mantendo-se diretamente em cima da tíbia. O paciente deve ser capaz de fazê-lo sem problemas. Qualquer incoordenação (normalmente manifestada por um movimento em zigue-zague semelhante ao que pode ser observado no teste do dedo-nariz) pode indicar uma lesão cerebelar.

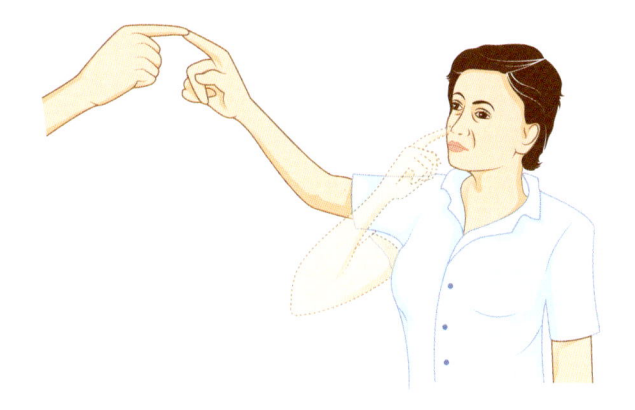

Teste do dedo-nariz.

Marcha

O exame da marcha é, talvez, a parte mais difícil do exame para interpretar.

Anormalidades na marcha e no equilíbrio podem resultar de quase tudo, incluindo causas tanto neurológicas (motoras, sensitivas, vestibulares, cerebelares) quanto não neurológicas (ortostase, descondicionamento). Dito isso, é extremamente importante observar a marcha, visto que a capacidade de deambular *faz a diferença*. Digamos que você esteja decidindo se deve ou não administrar terapia trombolítica a um paciente com AVC que, na maca, parece apresentar leve fraqueza da perna esquerda. Se o paciente consegue deambular normalmente apesar disso, os riscos da terapia podem superar os benefícios. Entretanto, se o paciente tenta deambular e não consegue, é provável que esse paciente queira que você faça tudo a seu alcance para melhorar o seu estado.

Sempre que conseguir fazê-lo, teste a marcha regular, a marcha na ponta dos dedos e no calcanhar e a marcha em *tandem* (com um pé colocado diretamente na frente do outro, calcanhar-dedos dos pés).

Dois distúrbios específicos da marcha para conhecer:

1. **Marcha atáxica.** A marcha atáxica, mais frequentemente provocada por patologia cerebelar, caracteriza-se por uma fase de apoio de base larga e movimentos cambaleantes, instáveis e descoordenados. Esses pacientes algumas vezes podem ser confundidos com pessoas em estado de embriaguez.
2. **Marcha arrastada.** Essa marcha, que é clássica da doença de Parkinson, também pode ser observada na hidrocefalia de pressão normal. Caracteriza-se por pequenos passos curtos, com pouca elevação do pé do solo.

Certamente, isso foi muita informação, e provavelmente você esteja pensando que a realização de um exame neurológico completo levará pelo menos 1 semana! Na realidade, o exame completo frequentemente leva apenas alguns minutos. À medida que adquire mais experiência, você pode selecionar e escolher entre os vários domínios. Por exemplo, você provavelmente não precisa testar todos os aspectos do estado mental de um jovem saudável de 25 anos de idade que apresenta uma história de migrânea de 10 anos de duração. Entretanto, particularmente no início, é importante passar por cada um dos componentes do exame, de modo que você não omita nada ao longo do caminho.

Modelo: exemplo de como você pode documentar um exame neurológico normal

Se você está se perguntando como todas essas informações de um exame neurológico são documentadas, confira este exemplo de uma avaliação neurológica normal:

Estado mental. Alerta e orientado para pessoa, lugar e tempo (AOx3), atenção intacta, fluência da fala, nomeação intacta de objetos de alta e de baixa frequência, repetição intacta, capaz de obedecer a comandos simples e complexos através da linha média, reconhecimento e memória intactos.

Nervos cranianos. Discos ópticos normais bilateralmente, campos visuais completos na contagem dos dedos, pupilas igualmente redondas e reativas à luz e acomodação, músculos extraoculares intactos sem nistagmo, sensibilidade facial intacta ao tato leve (V1-3 intactos ao tato leve), face simétrica com ativação igual, audição intacta, linha média da língua/úvula/palato intacta, músculos esternocleidomastóideos e encolhimento dos ombros simétricos.

Motor. Massa e tônus musculares normais, 5/5, sem desvio pronador.

Sensitivo. Sensibilidade intacta ao tato leve, temperatura, alfinete, vibração e sensação de posição articular, sem extinção à dupla estimulação simultânea (ver Quadro 1.10), teste de Romberg negativo.

Reflexos. 2+ e simétricos, dedos dos pés para baixo.

Coordenação. Dedo-nariz, movimentos alternados rápidos e calcanhar-canela intactos.

Marcha. Marcha estável em base estreita, marcha com o calcanhar/na ponta dos dedos/em *tandem* sem dificuldade.

Não é tão ruim, certo? A parte mais difícil pode ser classificar todas as abreviaturas rabiscadas por alunos, residentes e colegas ocupados. Incluímos muitas das abreviaturas neste livro, de modo que, mais tarde, você não sentirá que está se deparando com uma língua desconhecida.

Quadro 1.10 Heminegligência e extinção à dupla estimulação simultânea

A *heminegligência* é uma condição neurológica em que os pacientes perdem consciência de um lado do espaço. A heminegligência pode ser dramática, como no caso em que o paciente não consegue reconhecer o próprio braço ou apenas consegue vestir adequadamente metade do corpo, ou pode ser mais sutil, como no caso em que o paciente apresenta extinção a estímulos simultâneos duplos. No mundo da neurologia, a *extinção* é definida como a capacidade prejudicada de perceber dois estímulos do mesmo tipo simultaneamente e indica uma forma relativamente sutil de negligência.

Segue um exemplo: digamos que um paciente desenvolveu dormência leve do lado esquerdo e negligência em decorrência de AVC do lado direito. Se você tocar a mão esquerda do paciente enquanto estiver com os olhos fechados, ele será capaz de dizer que você está tocando a mão esquerda; a sensação é "menor" do que se você tocasse a mão direita, porém o paciente é capaz de perceber o estímulo. Entretanto, se você tocar as duas mãos ao mesmo tempo (mais uma vez estando o paciente com os olhos fechados), ele consistentemente apresentará "extinção" dos estímulos do lado esquerdo e afirmará que você só está tocando a sua mão direita. O paciente provou para você que ele pode sentir o estímulo do lado esquerdo; entretanto, com "duplos estímulos simultâneos", ele negligencia seguramente esse lado do corpo. A extinção a estímulos visuais também pode ser testada.

Como não existe nenhuma categoria específica para "negligência" no exame neurológico, se você constatar a existência de extinção sensitiva durante o exame, você poderá documentá-la como parte do exame sensitivo; a extinção visual pode ser documentada nos nervos cranianos (em seguida aos campos visuais); a incapacidade de reconhecer o próprio braço pode ser incluída dentro do estado mental. Caso escolha documentar a negligência, o aspecto importante aqui é lembrar a necessidade de testá-la. É um exemplo de como o exame neurológico pode ser importante: você pode detectar um déficit muito sutil, porém grave, que, quase por definição, o paciente não tem conhecimento dele.

O problema é neurológico?

Um dos maiores desafios da neurologia é como distinguir queixas e doenças neurológicas das não neurológicas. Por exemplo, se um paciente apresentar confusão de início recente, o que faria você pensar que o problema *principal* está relacionado com o cérebro e não, por exemplo, com os rins (uremia) ou com o fígado (encefalopatia hepática)?

A resposta mais honesta é que frequentemente não sabemos. A distinção pode ser difícil, e até os neurologistas mais experientes lhe dirão que você deve ter um baixo limiar para considerar todas e quaisquer possibilidades neurológicas. A resposta mais satisfatória é que existem achados – realmente, apenas alguns achados – que investigamos para ajudar a nos orientar. Como sinais vermelhos de "pare" na testa do paciente, esses achados devem nos interromper em nossa procura por pistas e nos dar confiança de que um diagnóstico neurológico primário é provável.

Número um: SINAIS FOCAIS. Um déficit neurológico focal é um sintoma que pode ser localizado em um sítio anatômico específico no sistema nervoso. A fraqueza ou a perda sensitiva unilaterais são sintomas focais clássicos. Alterações na fala, na linguagem, na visão, na audição e na coordenação também podem ser sintomas focais. O restante deste livro o ajudará a esclarecer esses sintomas – como eles normalmente se manifestam e de onde, anatomicamente, provêm (ou, na linguagem neurologista, "estão localizados"). Em geral, os sintomas neurológicos focais constituem o resultado de doença neurológica, porém existem exceções. Por exemplo, a hipoglicemia e a hiperglicemia graves também podem causar sintomas focais.

Número dois: OLHAR PREFERENCIAL. Um paciente com olhar preferencial para a direita prefere olhar para a direita. Se o olhar preferencial for leve, o paciente em certas ocasiões pode olhar voluntariamente para a esquerda. Se for um pouco mais acentuado, ele só olhará para a esquerda quando adequadamente estimulado (p. ex., se agitar um item familiar ou se gritar para o paciente de seu campo visual esquerdo). Se for grave, o paciente pode nunca olhar para a esquerda, independentemente da altura de seu grito do lado esquerdo. Quando você constata um olhar preferencial, devem restar poucas dúvidas de que o paciente esteja com algum problema neurológico subjacente.

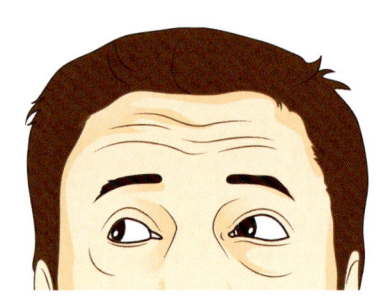

Paciente com olhar preferencial para o lado direito.

Número três: FALTA DE EXPLICAÇÃO ALTERNATIVA. Voltemos ao nosso paciente confuso. E se ele for um paciente renal em estágio terminal e você descobre que ele não realizou as últimas três sessões de diálise? Com toda probabilidade, esse paciente está confuso devido à encefalopatia urêmica, e ele apresentará uma melhora com o tempo e a realização de diálise. Não há necessidade urgente de considerar etiologias neurológicas primárias, a não ser que ele não melhore ou – e isso é crítico – se ele também tiver um *sinal focal* ou *olhar preferencial*. Entretanto, e se o seu paciente confuso não estiver clinicamente doente? E se ele esteve completamente saudável até hoje? Na ausência de um gatilho médico óbvio para explicar a confusão, precisamos pensar um pouco mais. Com frequência, isso é muito mais difícil. Aqui é onde um bom exame neurológico e testes neurológicos adicionais se tornam essenciais.

> **Quadro 1.11 Dicas para um exame neurológico "funcional"**
>
> Alguns pacientes, seja consciente (transtornos factícios) ou inconscientemente (transtornos de conversão), fingem distúrbios neurológicos quando, na verdade, não têm nenhum desses distúrbios. O sintoma neurológico pode ser qualquer coisa: podem alegar que não conseguem enxergar com um olho ou podem insistir que não conseguem mover as duas pernas. A importância de identificar pacientes com exames funcionais não é identificar a sua mentira, mas sim poupá-los de exames
>
> (Continua)

> **Quadro 1.11 Dicas para um exame neurológico "funcional"** *(Continuação)*
>
> neurológicos desnecessários e abordar o problema real, que pode ser psiquiátrico. Existem testes específicos para queixas específicas, porém dois princípios básicos serão importantes para você. São frequentemente úteis, e um deles aborda o aspecto sensitivo, enquanto o outro considera o aspecto motor:
>
> - **Divisão da linha média.** O paciente pode se queixar de que a sua sensibilidade está anormal ou diminuída em um lado da face, e a avaliação revelará uma divisão precisa na linha média do nariz, entre o lado normal e o lado afetado. Isso não é fisiológico. Os ramos cutâneos dos nervos trigêmeos simplesmente não estão conectados dessa maneira; eles apresentam uma sobreposição com o lado contralateral, de modo que os déficits neurológicos orgânicos de fato cruzam a linha média, geralmente por uma distância de vários centímetros.
> - **Fraqueza colapsante.** O teste de força pode ser limitado pela dor e pelo esforço, e, com frequência, os pacientes necessitam de incentivo significativo para demonstrar uma força total. Todavia, em certas ocasiões, um paciente inicialmente e de forma breve oferecerá uma resistência total e, em seguida, apresentará "colapso" súbito e não fará nenhum esforço adicional. Isso não é uma característica da verdadeira fraqueza motora.

Ferramentas diagnósticas

As possibilidades diagnósticas podem parecer infinitas quando você se depara com um paciente com distúrbio neurológico. Em muitos casos, a anamnese e o exame revelarão tudo o que você precisa saber, mas isso nem sempre ocorre. Existem algumas (apenas algumas!) perguntas que você precisa fazer a si mesmo após obter a anamnese e completar o seu exame, de modo a definir o próximo passo imediato:

1. Esse paciente poderá se beneficiar de exames de imagem?
2. Esse paciente poderá se beneficiar de uma punção lombar (PL)?
3. Esse paciente poderá se beneficiar de um EEG?
4. Esse paciente poderá se beneficiar da EMG ou de ECNs?

Essas quatro perguntas, uma vez obtida a anamnese e concluído o exame neurológico, o levam a considerar os itens restantes que se encontram em sua caixa de ferramentas neurológicas. Vários outros testes, como marcadores séricos para infecção, inflamação e doença imunológica e exame de urina para toxicologia, também podem ser úteis, porém esses quatro exames – imagem, PL, EEG e EMG/ECN – formam o cerne da caixa de ferramentas para diagnóstico de doença neurológica. Podem ser usados de forma aguda em situações de urgência para determinar a melhor intervenção que potencialmente pode salvar a vida ou, com menos pressa, para estabelecer o diagnóstico em um paciente com apresentação crônica complexa.

Porém, não utilize esses exames de forma aleatória, como arremessar dardos em um alvo e esperar acertar o centro. Todo exame está associado a certos riscos, entre eles o risco de resultados falso-positivos (levando à realização de mais exames frequentemente invasivos e a um enorme grau de ansiedade para o paciente) e de sobrediagnóstico (identificando lesões reais, mas que podem nunca ser prejudiciais ao paciente). Utilize esses exames com sabedoria, de forma sensata e apenas em circunstâncias apropriadas. Quais são essas circunstâncias? É exatamente para isso que você está lendo este livro!

Uma rápida visão geral do exame de imagem de crânio

Tomografia computadorizada (TC). A TC é rápida e relativamente barata. Esse exame expõe o paciente à radiação ionizante, porém uma TC de crânio não emite mais radiação (cerca de 1,5 mSv) do que uma série de radiografias das costas. Todavia, esse fator precisa ser considerado, em particular na decisão de obter exames de imagem em crianças e mulheres grávidas.

A TC não fornece o mesmo grau de detalhe anatômico do que a RM, porém ela pode detectar anormalidades estruturais e sinais de elevação da pressão intracraniana e, na verdade, é mais sensível do que a RM para a identificação de sangramento agudo.

Você deve examinar todas as TC para:

1. *Densidade.* O sangue agudo é branco brilhante ou "hiperdenso", enquanto o infarto de um AVC isquêmico é mais escuro ou "hipodenso" em comparação com o tecido cerebral normal. Os depósitos de cálcio também aparecem hiperdensos e, com frequência, são observados no plexo corióideo dos ventrículos (que são normais!).
2. *Diferenciação da substância cinzenta e da substância branca.* A TC normal do cérebro mostra um delineamento claro entre a substância cinzenta do córtex e a substância branca subcortical. O embaçamento dessa distinção pode indicar AVC ou outra lesão cerebral anóxica.
3. *Simetria.* Como em todos os exames de imagem do cérebro, a simetria é fundamental. Se você perceber algo em um lado do cérebro que não esteja no outro lado, é muito provável que seja anormal.
4. *Deslocamento.* A foice do cérebro, a prega dural em formato de meia-lua que separa os dois hemisférios cerebrais, deve estar na linha média. Se estiver deslocada para um lado, empurrada por sangue ou por alguma massa, você deve se preocupar imediatamente com o risco de herniação, ou seja, a possibilidade de o tecido cerebral ser forçado para dentro de locais onde não deve estar.

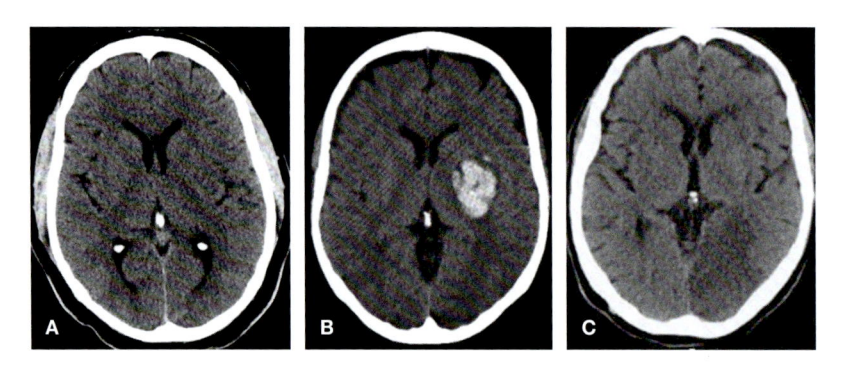

(A) TC normal de crânio. Você pode observar as calcificações do plexo corióideo dentro dos cornos temporais dos ventrículos laterais (um achado fisiológico comum). (B) Sangramento intraparenquimatoso profundo do lado esquerdo. (C) Grande infarto da artéria cerebral posterior (ACP) do lado esquerdo. (A, reimpressa de Herzog E. *Herzog's CCU Book*. Wolters Kluwer; 2017; B, reimpressa de Kollef MH, Isakow W, Burks AC, Despotovic V. *The Washington Manual of Critical Care*. 3rd ed. Wolters Kluwer; 2017; e C, reimpressa de Cheng-Ching E, Baron EP, Chahine L, Rae-Grant A. *Comprehensive Review in Clinical Neurology*. 2nd ed. Wolters Kluwer; 2016.)

Ressonância magnética (RM). A RM tem custo mais elevado e leva mais tempo do que a TC, mas também pode fornecer significativamente mais informações.

Os radiologistas empregam o termo "intensidade" em oposição a "densidade" para descrever o brilho na RM: os elementos que aparecem brilhantes são referidos como "*hiperintensos*" (ou de "sinal aumentado"), enquanto os elementos que aparecem escuros são "*hipointensos*" (ou de "sinal diminuído").

Existem várias sequências básicas de imagens de RM (i.e., diferentes maneiras de modificar o campo magnético, resultando em aparências específicas de imagens) com as quais você deve se familiarizar. Essas sequências estão listadas adiante. As sequências ponderadas em T1 são consideradas as mais anatômicas e são melhores para mostrar a anatomia macroscópica do cérebro. As sequências ponderadas em T2 mostram a patologia, visto que o edema e a gliose (cicatrizes) aparecem brilhantes. As sequências de recuperação de inversão atenuada por fluido (FLAIR, do inglês *fluid-attenuated inversion recovery*) são baseadas em T2, porém com o sinal do LCS suprimido. Isso ajuda a destacar um sinal aumentado anormal em outro local.

	T1	T2	T2 FLAIR
LCS	Escuro	Brilhante	Escuro
Substância cinzenta	Escura	Brilhante	Brilhante
Substância branca	Brilhante	Escura	Escura

FLAIR, recuperação de inversão atenuada por fluido; LCS, líquido cerebrospinal.

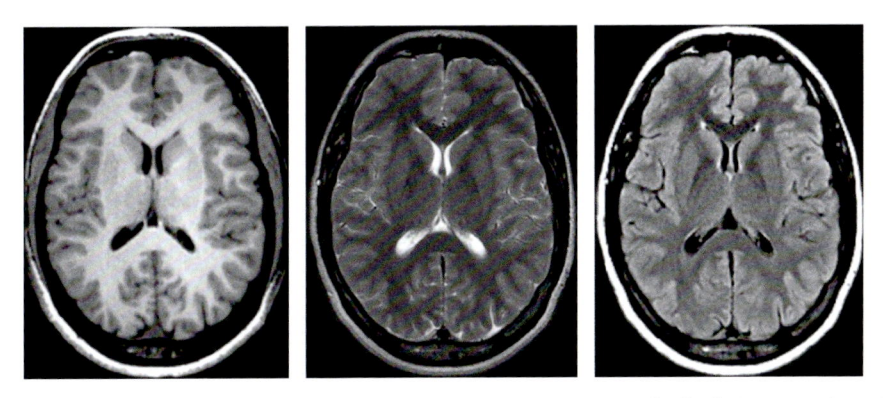

Sequências T1, T2 e FLAIR. FLAIR, recuperação de inversão atenuada por fluido. (Reimpressa de Louis ED, Mayer SA, Rowland LP. *Merritt's Neurology*. 13th ed. Wolters Kluwer; 2015.)

Duas outras sequências importantes de RM que você precisa conhecer são a *imagem ponderada em suscetibilidade* (SWI, do inglês *susceptibility-weighted imaging*) e a *imagem ponderada em difusão* (DWI, do inglês *diffusion-weighted imaging*).

A SWI é usada para a detecção de sangue, que aparece escuro (o cálcio também aparece escuro). O processo de determinar há quanto tempo o sangue está presente (i.e., agudo ou crônico) na RM é complicado e está além do escopo deste livro. As sequências *gradiente-eco (GRE)* assemelham-se às sequências SWI, porém são menos sensíveis para detectar a presença de sangue.

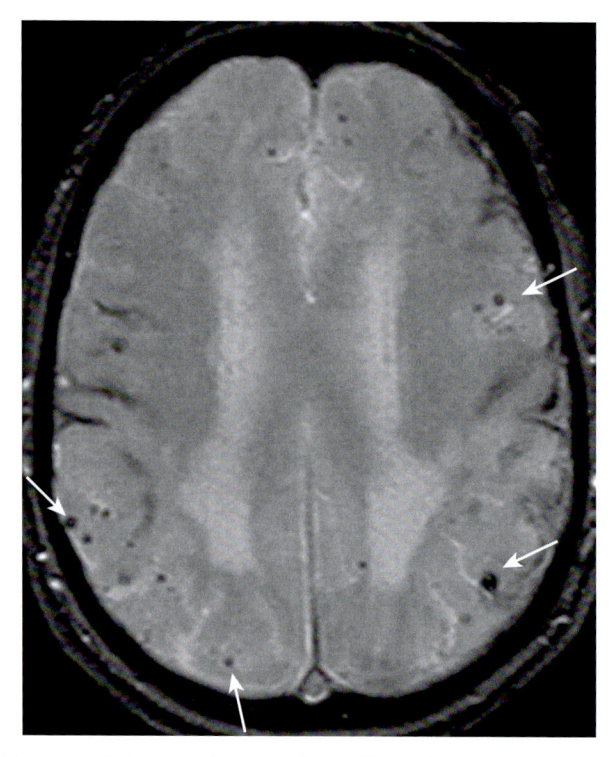

Sequência de SWI mostrando hemorragias corticais multifocais (os pequenos pontos pretos; ver setas brancas), consistente com angiopatia amiloide cerebral (ver página 79 para mais detalhes). (Cortesia de E. Mark Haacke, PhD.)

A DWI é a primeira sequência a ser observada quando você está preocupado com a possibilidade de AVC. É usada para detectar edema citotóxico e tecido infartado, que aparecem em branco brilhante. Aqui, emprega-se o termo "restrição à difusão" para denotar um branco brilhante. Essa sequência é derivada da medição do movimento aleatório das moléculas de água dentro de determinado volume de tecido. Quando morrem, as células incham, o que dificulta a movimentação da água ao seu redor: assim, o tecido infartado "restringe" a difusão da água.

Quadro 1.12 A sequência ADC

Outra sequência, a **sequência de coeficiente de difusão aparente** (*ADC*, do inglês *apparent diffusion coefficient*), é calculada a partir da DWI e pode ser usada para confirmar que o que aparece brilhante na DWI é, de fato, uma verdadeira restrição à difusão, e não o que se designa como "*T2 shine-through*", ou seja, quando o sinal brilhante em T2 "passa seu brilho" para o DWI.

O infarto agudo será brilhante em DWI e escuro em ADC (referimo-nos a isso como "correlação ADC"). Se você identificar uma lesão brilhante em DWI, porém sem lesão escura correspondente ao ADC (i.e., sem correlação ADC), a lesão DWI é mais provavelmente *T2 shine-through*, e não um infarto agudo. O *shine-through* é, com mais frequência, atribuído a infartos subagudos (de mais de 1 semana), mas também pode ser causado por outras lesões, como cistos.

Observe que o AVC permanece brilhante em DWI por cerca de 1 mês após a sua ocorrência, porém permanece escuro em ADC por apenas cerca de 1 semana.

(Continua)

Quadro 1.12 A sequência ADC *(Continuação)*

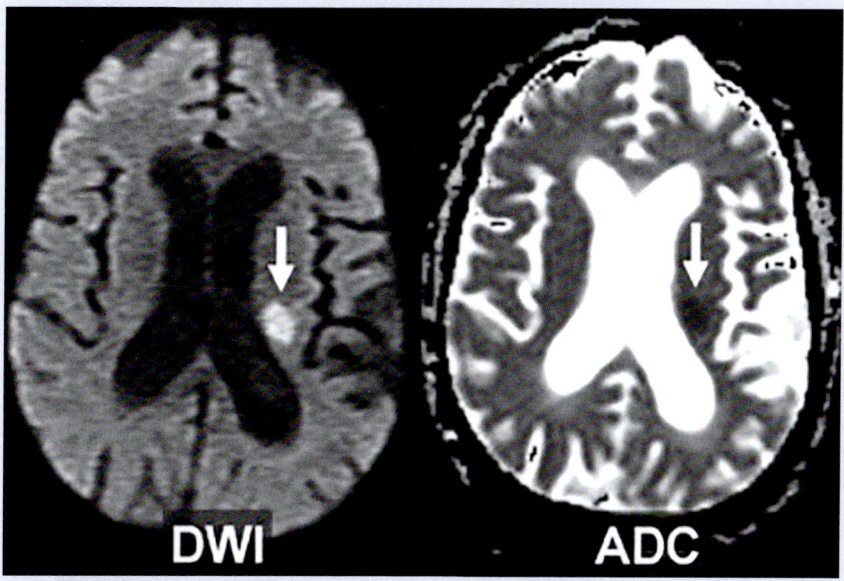

Infarto agudo da coroa radiada esquerda (o feixe subcortical de fibras de substância branca que continuam inferiormente como a cápsula interna e conduzem as fibras motoras descendentes; ver Anatomia do sistema motor), brilhante em DWI (à esquerda) com correlação de ADC escura (à direita). (Reimpressa de Klein J, Vinson EN, Brant WE, Helms CA. *Brant and Helms' Fundamentals of Diagnostic Radiology*. 5th ed. Wolters Kluwer; 2018.)

Quadro 1.13 Lesões com restrição à difusão

Isso está um pouco além do escopo deste livro; entretanto, só para você saber, outras lesões além do infarto podem restringir a difusão. Quando aparece uma cor branca brilhante na DWI com escuro correspondente em ADC, é preciso considerar sempre o AVC em primeiro lugar; todavia, tenha em mente que os tumores hipercelulares (como linfoma e meningiomas) e os abscessos bacterianos, entre outras lesões, também podem restringir a difusão. O contexto clínico e outras sequências de RM frequentemente são suficientes para ajudá-lo a desvendar o que está ocorrendo.

Exame de imagem dos vasos sanguíneos. Não há necessidade de entrar em detalhes, mas você deve saber que existem exames de angiotomografia computadorizada (angio-TC) e angiorressonância magnética (angio-RM). Esses exames permitem examinar especificamente os vasos sanguíneos no pescoço e na cabeça. Com frequência, são utilizados no AVC agudo para a detecção de oclusões vasculares. Além disso, podem ajudar no diagnóstico de dissecção, vasculite e outras angiopatias. A angio-TC sempre exige meio de contraste intravenoso (IV), mas não a angio-RM.

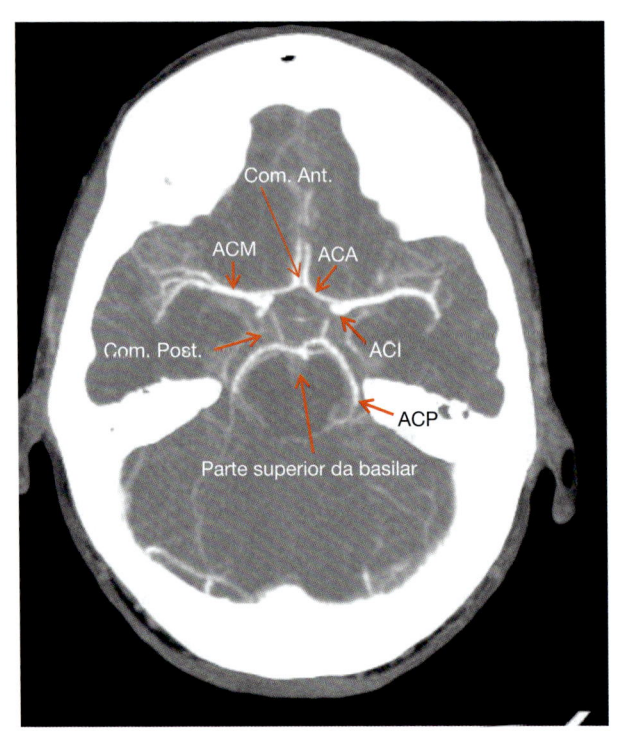

Círculo de Willis (círculo arterial do cérebro) visualizado em uma angiotomografia computadorizada (angio-TC) de crânio. ACM, artéria cerebral média; ACA, artéria cerebral anterior; ACI, artéria carótida interna; ACP, artéria cerebral posterior. (Cortesia de Jonathan Howard.)

Quadro 1.14 Breve nota sobre meio de contraste

Pode-se administrar meio de contraste IV tanto na TC quanto na RM para ajudar a visualizar e realçar anormalidades específicas. Com frequência, os neurologistas solicitam exames contrastados quando estão preocupados com a possibilidade de neoplasia maligna ou abscesso, visto que ambas as lesões normalmente exibem realce nos exames de imagem. A TC utiliza contraste iodado, enquanto a RM usa gadolínio. Ambos causam reações alérgicas, e os pacientes sempre devem ser questionados antes da administração de meio de contraste à procura de qualquer histórico de reações ao meio de contraste, incluindo exantema e dispneia. O contraste iodado pode causar nefropatia induzida por contraste (NIC), que se manifesta como lesão renal aguda (LRA) nas primeiras 24 a 48 horas após a administração de contraste; em geral, é reversível com tratamento de suporte. O gadolínio pode causar esclerose sistêmica nefrogênica (ESN), que se caracteriza por espessamento e endurecimento da pele, podendo provocar contraturas articulares e fibrose difusa que afetam os órgãos vitais. A ESN *só* ocorre em pacientes com doença renal avançada, da mesma forma que a NIC, na maioria das vezes. Por conseguinte, particularmente em pacientes com doença renal, os benefícios e os riscos da administração de contraste precisam ser levados em consideração antes de solicitar o seu uso.

(Continua)

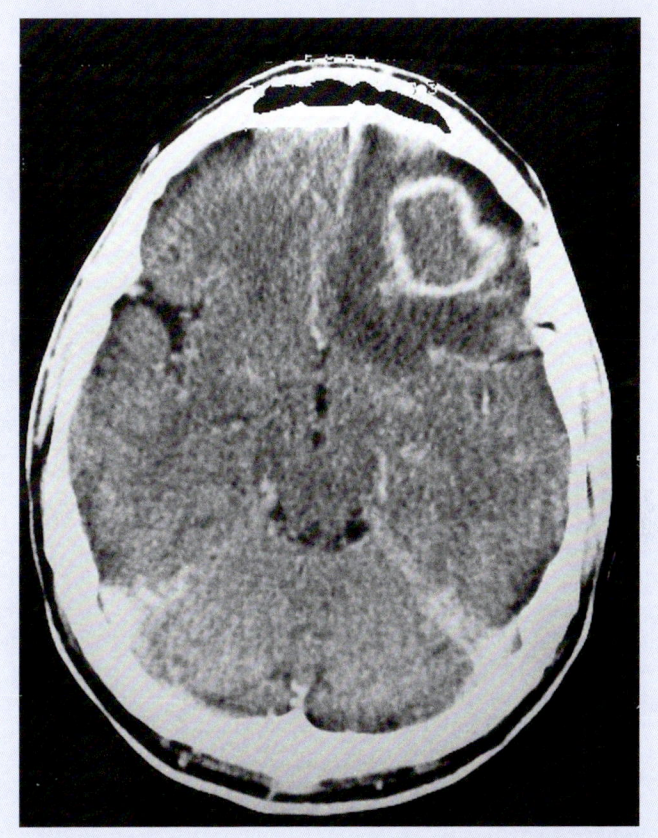

> **Quadro 1.14 Breve nota sobre meio de contraste** *(Continuação)*
>
> Abscesso com realce em anel frontal esquerdo identificado na TC com contraste. Modificada de Daffner RH. *Clinical Radiology*. 3rd ed. Wolters Kluwer; 2007.

Punção lombar

A PL proporciona acesso ao LCS. As indicações para PL incluem as seguintes:

1. **Análise do LCS.** Para detectar a presença de sangramento, infecção, inflamação, células malignas e assim por diante.
2. **Medição da pressão do LCS.** Uma "pressão de abertura" normal no adulto é de 10 a 18 cm H_2O; pode ser apenas obtida de forma acurada com o paciente na posição de decúbito lateral.
3. **Retirada de LCS.** Pode estar indicada tanto para diagnóstico quanto para terapia em condições como hidrocefalia de pressão normal e hipertensão intracraniana idiopática.
4. **Injeção de medicamentos.** Como anestesia ou quimioterapia.

Pode-se efetuar uma PL à beira do leito do paciente. Normalmente, os pacientes são colocados de lado ("posição de decúbito lateral"), com os joelhos flexionados no tórax para ajudar a abrir os espaços entre as vértebras. A medula espinal termina em um ponto ao redor das vértebras

L1-L2, de modo que a agulha é inserida entre as vértebras L3-L4 ou L4-L5 para evitar uma lesão potencial da medula espinal.

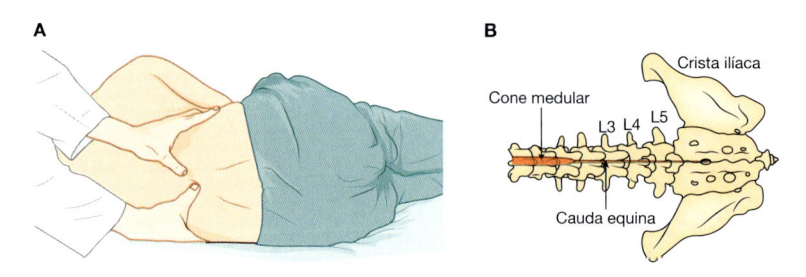

A **B**

Posicione o paciente de lado, em decúbito lateral. Coloque os dedos nas pontas das cristas ilíacas, que estão situadas aproximadamente no nível L4, e estique os polegares na linha média em direção à coluna vertebral. Em seguida, você pode palpar as vértebras e os espaços entre elas para determinar o melhor local – entre os ossos das vértebras, de modo que tenha acesso ao espaço subaracnóideo – para a inserção da agulha.

As complicações da PL são raras. A *cefaleia pós-PL* constitui o efeito adverso mais comum, devido à rápida remoção de LCS e à subsequente situação de "baixa pressão". Pedimos aos pacientes para permanecerem deitados por 1 a 2 horas após o procedimento, o que representa um tempo mais do que suficiente para o corpo substituir o LCS que foi retirado. Isso faz sentido lógico; entretanto, apenas para você saber, não há evidências claras de que isso realmente possa evitar a cefaleia. Outras complicações incluem desconforto lombar, sangramento no local de inserção da agulha ou, raramente, no espaço epidural e – de forma incrivelmente rara, agora que se utiliza a técnica estéril – infecção.

Quadro 1.15

Os adultos têm cerca de 150 mL de LCS a qualquer momento, porém a sua renovação é rápida. O LCS é produzido pelo plexo corióideo na taxa de cerca de 20 mL/hora ou aproximadamente 500 mL/dia. Para fazer uma comparação com esses valores, retiramos normalmente 5 a 20 mL de LCS durante uma PL.

Quadro 1.16   Contraindicações da PL

1. O paciente não consegue ficar deitado (p. ex., em um paciente com insuficiência cardíaca descompensada).
2. Preocupação com pressão intracraniana elevada e risco de herniação (a retirada de LCS na presença de pressão intracraniana elevada pode causar deslocamento descendente do cérebro e compressão do tronco encefálico).
3. Alto risco de sangramento (p. ex., baixa contagem de plaquetas, uso atual de anticoagulação).
4. Presença de abscesso extradural (risco de semeadura do LCS).
5. Cirurgia lombar prévia significativa (com distorção da anatomia).

Eletrencefalograma

O EEG detecta a atividade elétrica no córtex cerebral com o uso de pequenos eletrodos aderentes fixados ao couro cabeludo. O que o EEG registra exatamente (independentemente de a atividade elétrica derivar de potenciais de ação, despolarizações crônicas, potenciais pós-sinápticos ou outras fontes) é complicado e não está totalmente compreendido, embora se acredite que pelo menos tenha a sua origem a partir de neurônios. De qualquer modo, a atividade eletrocortical é muito pequena e precisa ser amplificada por um fator de um milhão para ser detectada em uma tela de computador.

O EEG é usado com mais frequência para diagnosticar epilepsia. As convulsões são surtos de atividade elétrica anormal, e diferentes distúrbios convulsivos exibem padrões característicos distintos no EEG (ver Capítulo 6).

Existem quatro frequências principais de ondas de EEG, cada uma delas associada a diferentes estados de funcionamento normal do cérebro. Em circunstâncias específicas, cada frequência também pode ser o resultado de doença subjacente (p. ex., uma atividade delta excessiva pode indicar encefalopatia). A tabela a seguir não é de forma alguma abrangente, porém será útil para que conheça essas palavras – delta, teta, alfa e beta – e tenha uma compreensão básica do que elas significam.

Frequência	Hz	Estado do cérebro	Notas
Delta	< 4	Sono profundo	Pode ocorrer focalmente, na distribuição geral de lesões cerebrais subjacentes (i.e., pode observar uma "desaceleração delta" em uma área de AVC antigo); ou excessivamente e de forma difusa, indicando encefalopatia de etiologia inespecífica
Teta	4-8	Sonolência, sono	A teta difusa é normal em crianças acordadas; pode ser vista em adultos acordados, mas também pode estar totalmente ausente durante a vigília
Alfa	8-12	Relaxado, com olhos fechados	Você ouvirá o termo "ritmo dominante posterior" (RDP): trata-se do ritmo alfa normal que é observado sobre a região posterior do cérebro quando os pacientes estão relaxados com os olhos fechados (quando abrem os olhos, o "RDP" é atenuado ou até mesmo desaparece)
Beta	12-30	Acordado e ativo	Vários medicamentos (incluindo benzodiazepínicos e barbitúricos) podem aumentar a atividade beta

Beta [12-30 Hz]

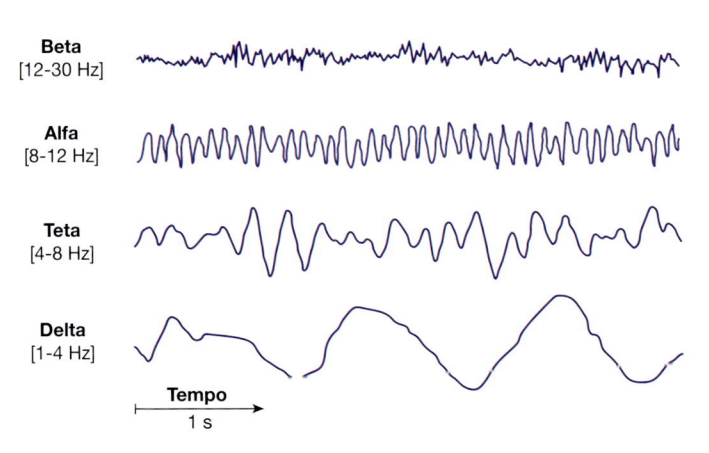

Alfa [8-12 Hz]

Teta [4-8 Hz]

Delta [1-4 Hz]

Tempo
1 s

Frequências do EEG.

Estudos de condução nervosa e eletromiografia

São exames predominantemente ambulatoriais, que podem ajudar a diagnosticar várias doenças neuromusculares. Incluem doenças que envolvem os nervos periféricos (p. ex., neuropatia diabética), a junção neuromuscular (miastenia *gravis*) ou os músculos (dermatomiosite). A EMG mede a resposta muscular à estimulação nervosa por meio de agulhas inseridas nos músculos. O ECN, que frequentemente é realizado ao mesmo tempo, mede a capacidade e velocidade dos nervos periféricos de enviar sinais.

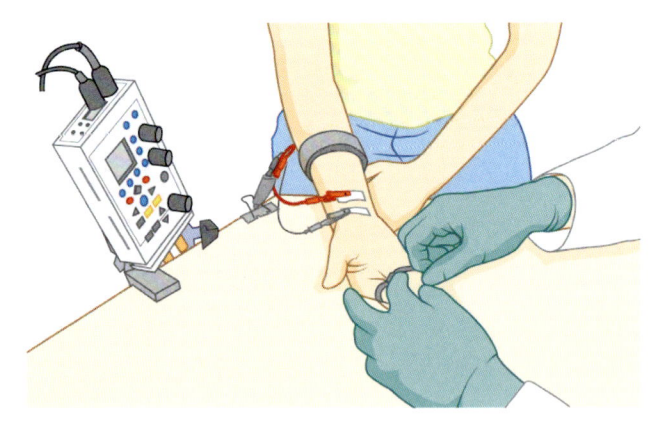

Obtenção de ECN e EMG. Mostraremos a aparência dos traçados no Capítulo 12.

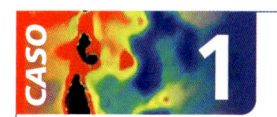

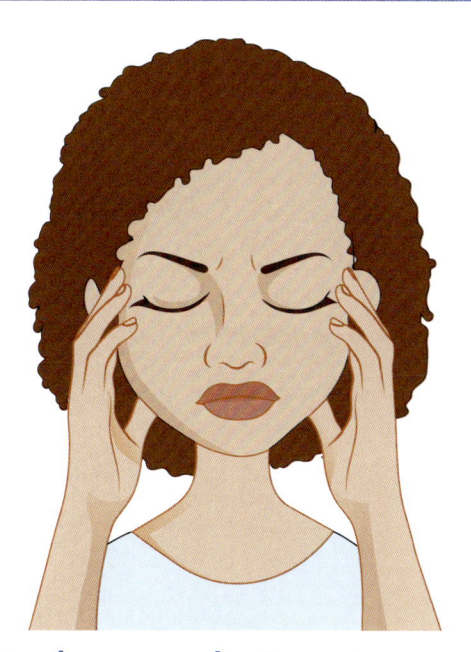

Acompanhamento de sua paciente: Hailey apresentou dor de cabeça que se agravou ao longo de vários dias, mas que agora está muito melhor, após tomar o analgésico. O médico assistente lhe perguntou se ela pode voltar para casa, porém você está preocupado. Você só conseguiu passar alguns minutos com ela, porque tinha que dar prioridade a outros pacientes mais agudamente enfermos. Você pede ao médico assistente para lhe dar mais 5 minutos e volta para a cabeceira de Hailey.

Depois de algumas perguntas adicionais, ela declara que essa cefaleia estava localizada do lado direito (diferentemente de suas dores de cabeça típicas, que são bilaterais), porém nega qualquer outro sintoma associado, como náusea, vômitos ou sensibilidade à luz ou ao som. Você repete rapidamente o exame neurológico e, desta vez, observa o deslocamento para baixo extremamente leve e pronação da mão esquerda quando você testa o desvio pronador. Você repete o teste mais duas vezes e se convence: é sutil, mas está presente. Hailey não percebeu nenhuma fraqueza, porém ela é destra, e você se pergunta se ela pode não ter percebido essa mudança sutil. Tendo em vista essa nova informação (uma nova característica da cefaleia no contexto de achado focal no exame), você solicita uma TC de crânio, que é sugestiva de massa frontal direita, seguida de RM para uma melhor avaliação da lesão. A RM é mostrada adiante, e, no momento em que você a examina, você sabe que aqueles 5 minutos a mais que você levou para falar com ela e examiná-la detalhadamente podem ter salvado a sua vida.

Hailey é finalmente diagnosticada com glioma de baixo grau, e uma cirurgia é rapidamente agendada.

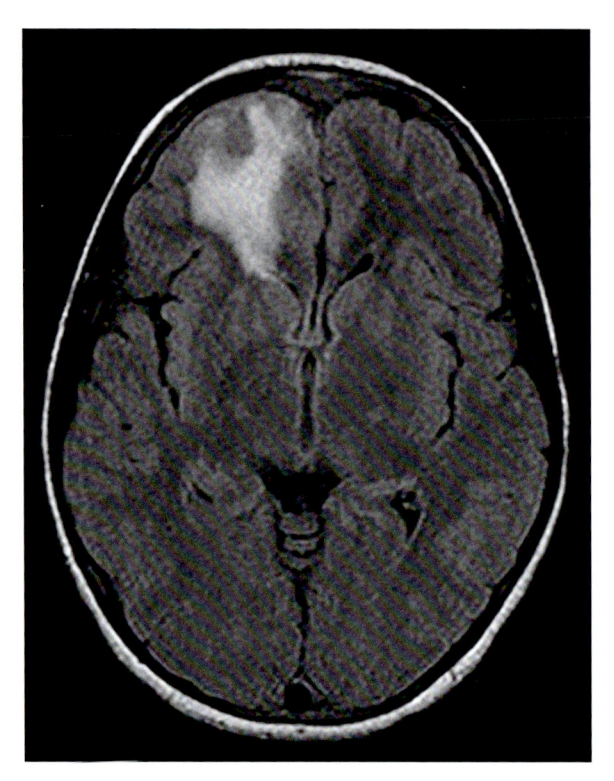

A RM de Hailey (sequência FLAIR) mostra edema vasogênico frontal no lado direito. As imagens pós--contraste (não mostradas) confirmam a massa subjacente. (Reimpressa de Fisher RG, Boyce TG, Correa AG. *Moffet's Pediatric Infectious Diseases*. 5th ed. Wolters Kluwer; 2017.)

Você agora já sabe:

- A neuroanatomia básica. Mais detalhes serão fornecidos, mas, acredite ou não, você agora já aprendeu a maior parte dela. Você conseguiu memorizar tudo? Claro que não, mas você pode consultar novamente essas páginas para lembrar o seu aprendizado.
- Como obter uma anamnese neurológica focada e útil.
- Como realizar um exame neurológico abrangente.
- Como distinguir doenças neurológicas de doenças não neurológicas. Isso nem sempre é fácil, mesmo para neurologistas experientes.
- Os princípios básicos das ferramentas diagnósticas à nossa disposição: exames de imagem, PL, EEG e EMG/ECN.

Você agora possui todas as ferramentas necessárias para entender, diagnosticar e avaliar praticamente todos os distúrbios neurológicos que encontrará nos próximos capítulos. Vamos lhe fazer uma promessa: ficará muito mais interessante a partir daqui!

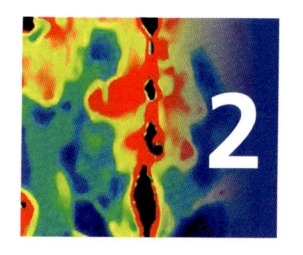

2 Acidente vascular cerebral e doença cerebrovascular

Neste capítulo, você aprenderá:

1 | As numerosas causas de acidente vascular cerebral (AVC) isquêmico e como dividi-las em um número razoável de categorias.

2 | Como reconhecer as síndromes de AVC isquêmico mais comuns.

3 | A avaliação e o tratamento dos AVCs isquêmicos e hemorrágicos agudos.

4 | A apresentação, o manejo e as complicações associadas à hemorragia subaracnóidea (HSA).

5 | Os fundamentos clinicamente mais relevantes e úteis de outras doenças cerebrovasculares importantes, incluindo dissecção arterial, síndrome de vasoconstrição cerebral reversível (SVCR), trombose de seio venoso cerebral e vasculite do sistema nervoso central (SNC).

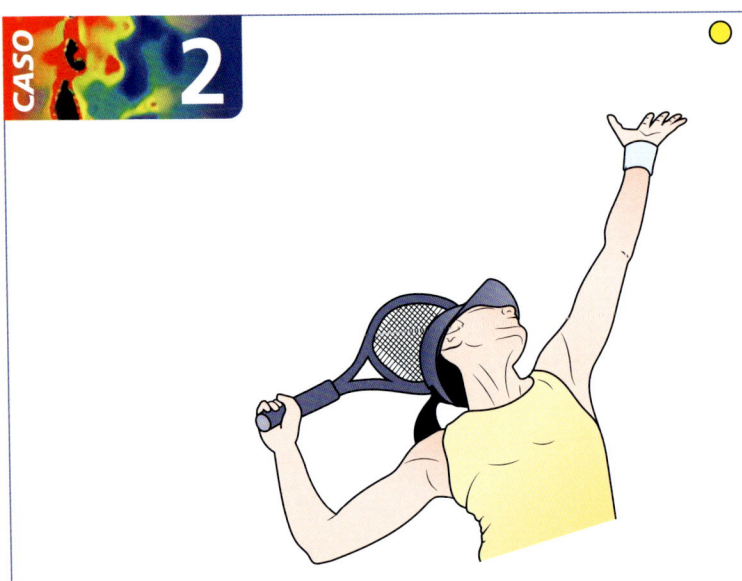

Sua paciente: Laura, uma tenista profissional de 27 anos de idade, chega à emergência 2 horas após apresentar dormência e fraqueza no rosto e no braço do lado esquerdo de início súbito. A enfermeira de triagem chama um membro da equipe de AVC, e você encontra Laura enquanto ela está sendo levada para realizar uma tomografia computadorizada (TC). Ela diz que não tem história médica pregressa e não toma nenhum medicamento. Ao exame, você constata uma leve perda sensitiva envolvendo o lado esquerdo da face e do braço, com extinção à dupla estimulação simultânea no lado esquerdo (ver página 31), achatamento da prega nasolabial esquerda, fraqueza sutil dos extensores do punho do lado esquerdo e perda da destreza da mão esquerda. O escore da escala de AVC do National Institutes of Health (NIHSS) é 3. A TC de crânio é normal. Qual é o próximo passo no manejo dessa paciente?

Más notícias, mas também boas notícias

Nos Estados Unidos, a cada 40 segundos alguém sofre um AVC. A cada 4 minutos, alguém morre de AVC. Trata-se da quinta principal causa de morte nos Estados Unidos e a segunda depois das doenças cardíacas em todo o mundo. O AVC também é uma das principais causas de incapacidade grave em longo prazo. Em uma estimativa conservadora, o AVC custa aos Estados Unidos mais de 30 bilhões de dólares por ano.[1]

Assim, a doença cerebrovascular é, de fato, comum e pode ser devastadora, porém o ritmo das descobertas científicas e dos avanços clínicos nas últimas décadas – e, em particular, nesses últimos anos – tem sido impressionante. Em nenhuma outra área isso é mais evidente do que no rápido desenvolvimento de nossa capacidade de interromper e de reverter os efeitos do AVC *enquanto está em sua fase de progressão*, evitando, assim, a ocorrência de incapacidade e salvando vidas. Além disso, os esforços globais de conscientização e o controle agressivo dos fatores de risco levaram a reduções significativas tanto na incidência quanto na mortalidade do AVC.

---

[1] As estatísticas citadas neste capítulo são de: Virani SS, Alonso A, Benjamin EJ. Heart disease and stroke statistics – 2020 update: a report from the American Heart Association. Circulation. 2020;141:e139- e596. https://www.ahajournals.org/doi/10.1161/CIR.0000000000000757 The National Institute of Neurological Disorders and Stroke rt- PA Stroke Study Group. Tissue plasminogen activator for acute ischemic stroke. N Engl J Med. 1995;333:1581-1588.

Fundamentos

Por mais complicado que tenha se tornado o tratamento do AVC, existem duas (apenas duas!) categorias principais de AVC, que, do ponto de vista etiológico, são condições diametralmente opostas:

- *Isquemia,* que é causada por bloqueio ou acentuado estreitamento dos vasos sanguíneos, resultando em perfusão tecidual inadequada.
- *Hemorragia,* devido ao extravasamento de sangue de um vaso danificado.

Em outras palavras, *muito pouco sangue* vs. *sangue demais.* Cerca de 85% de todos os AVCs são isquêmicos.[2]

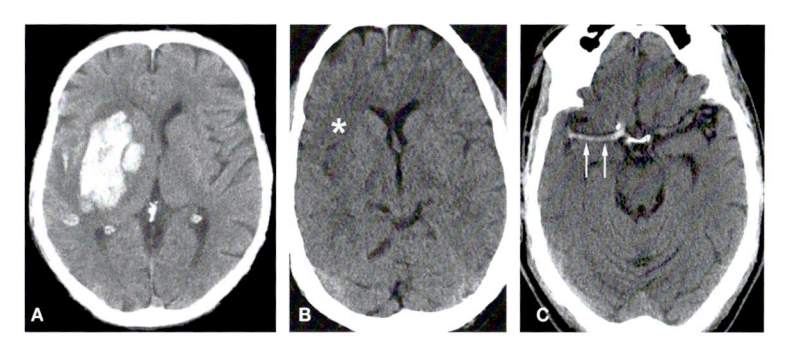

Exemplos de AVCs (*A*) hemorrágico e (*B*) isquêmico agudos. O sangue agudo é branco brilhante ou "hiperdenso" na TC e fácil de reconhecer. A isquemia aguda é mais sutil; caracteriza-se por perda ou indefinição da diferenciação cinzenta/branca (ver imagem B, estrela) e apagamento dos sulcos. Algumas vezes, é possível visualizar o próprio coágulo como segmento hiperdenso de um vaso: (*C*) mostra um coágulo na artéria cerebral média (ACM, conhecido como sinal da "ACM densa") direita. (*A*, reimpressa de Louis ED, Mayer SA, Rowland LP. *Merritt's Neurology*. 13th ed. Wolters Kluwer; 2015. *B*, reimpressa de Daffner RH, Hartman M. *Clinical Radiology*. Wolters Kluwer; 2013. *C*, reimpressa de Pope TL Jr, Harris JH Jr. *Harris & Harris' The Radiology of Emergency Medicine*. 5th ed. Wolters Kluwer; 2012.)

O AVC é, antes de mais nada, um diagnóstico clínico, definido como *o início agudo de sintomas neurológicos focais* causados por morte das células cerebrais, da medula espinal ou da retina.

Quadro 2.1   Ataque isquêmico transitório (AIT)

Os ataques isquêmicos transitórios (AITs) são "quase AVCs", definidos, de forma mais precisa, como breves episódios de disfunção neurológica, devido à isquemia focal do cérebro, da medula espinal ou da retina, *sem infarto tecidual permanente*. A maioria dos AITs tem uma duração de menos de 1 hora. É importante reconhecê-los, visto que aproximadamente 10% dos pacientes com AIT apresentarão AVC no decorrer dos próximos meses. O risco é maior nas primeiras 24 horas após o AIT, e a maioria dos pacientes deve ser hospitalizada para avaliação e monitoramento cuidadoso, até mesmo quando há resolução de seus sintomas neurológicos.

---

[2]Essa porcentagem refere-se a adultos nos Estados Unidos e muda com base na localização geográfica e na idade; por exemplo, nas crianças, o AVC hemorrágico é muito mais comum do que o AVC isquêmico.

Antes de discutirmos o assunto de forma detalhada, é fundamental fazer uma rápida revisão da anatomia cerebrovascular. Somente com um conhecimento da anatomia vascular do SNC é que você será capaz de reconhecer síndromes específicas de AVC, conceituar a etiologia subjacente do AVC e compreender o manejo subsequente. Prometemos tornar essa revisão concisa, clinicamente relevante e o mais indolor possível.

Anatomia cerebrovascular

O suprimento sanguíneo cerebral é dividido em dois componentes:

- A *circulação anterior* supre aproximadamente 75% do cérebro. Origina-se das artérias carótidas comuns (esquerda e direita), que se bifurcam nas artérias carótidas[3] interna e externa, aproximadamente no nível da vértebra C4. Em seguida, as artérias carótidas internas seguem um trajeto ascendente pelo pescoço, entram no crânio na parte petrosa do temporal, passam pelo seio cavernoso, dão origem às artérias oftálmicas (que suprem o globo ocular e os músculos oculares) e, em seguida, dividem-se nas artérias cerebrais anterior e média.
  - As *artérias cerebrais anteriores (ACAs)* suprem a maior parte do lobo frontal, o ramo anterior da cápsula interna, os núcleos da base anteriores e a maior parte do corpo caloso.
  - As *artérias cerebrais médias (ACMs)* suprem a maior parte da superfície lateral dos hemisférios, incluindo as áreas de Broca e Wernicke, que são responsáveis pela produção e compreensão da fala, respectivamente (ver página 59). Elas também dão origem a inúmeras artérias microscópicas, denominadas artérias lenticuloestriadas, que suprem a cápsula interna e os núcleos da base.

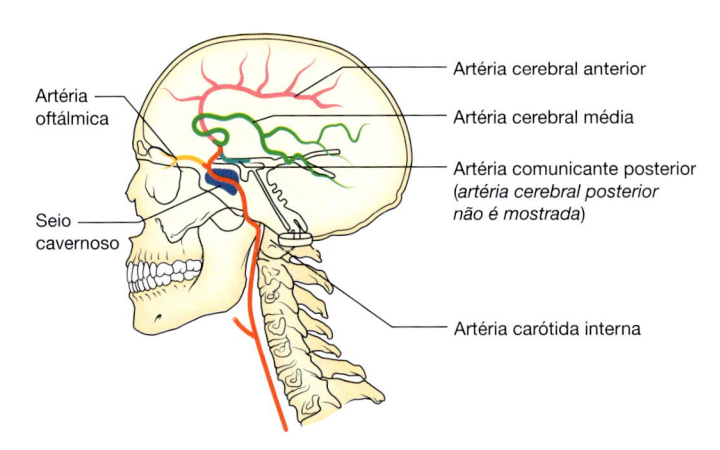

Circulação anterior do cérebro.

- A *circulação posterior* supre os aproximadamente 25% restantes do cérebro. Origina-se das artérias vertebrais (existem também duas artérias vertebrais – esquerda e direita; essas artérias originam-se das artérias subclávias), que seguem um trajeto superior, dando uma volta para dentro e para fora dos forames transversos das vértebras, entram no crânio através do forame magno e, em seguida, unem-se na junção bulbopontina para formar a artéria basilar. A artéria basilar segue o seu trajeto até a ponte e, em seguida, divide-se em duas artérias cerebrais posteriores (ACPs) na junção da ponte e do mesencéfalo.

---

[3]Não falaremos mais da artéria carótida externa; entretanto, caso esteja interessado, ela fornece sangue para a face e o pescoço, mas não para o cérebro. A doença da artéria carótida externa não provoca AVC.

- Cada uma das *artérias vertebrais* dá origem a três ramos importantes: as *artérias espinais posterior* e *anterior* (que suprem a medula espinal) e a *artéria cerebelar inferior posterior* (ACIP, que supre a parte inferior posterior do cerebelo e parte lateral do bulbo).
- A *artéria basilar* também dá origem a três ramos importantes: as *artérias cerebelares inferior anterior* e *superior* (a ACIA e a artéria cerebelar superior [ACS] que juntas suprem o resto do cerebelo) e as ACPs (ver o próximo parágrafo). A artéria basilar também dá origem a numerosos ramos *penetrantes da ponte* microscópicos, que suprem a ponte.
- As ACPs suprem o lobo occipital, o lobo temporal medial, o tálamo, o mesencéfalo e o ramo posterior da cápsula interna.

Circulação posterior

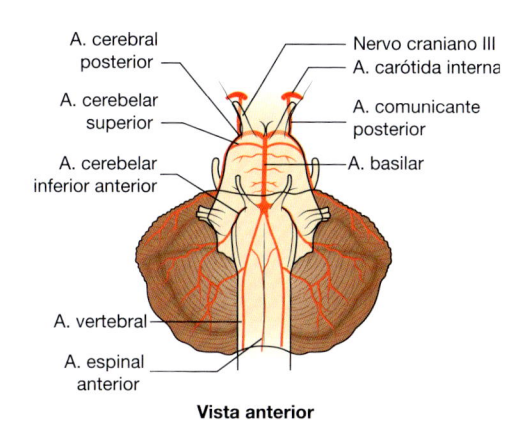

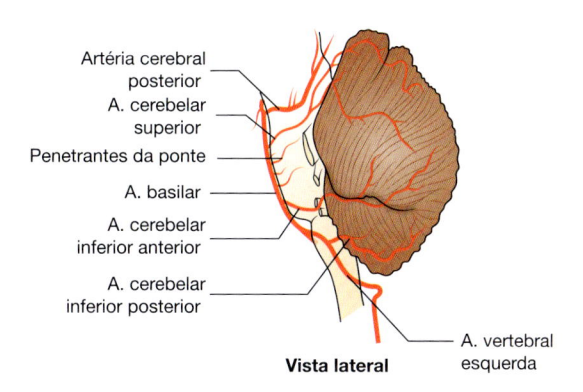

Vista anterior

Vista lateral

Circulação posterior do cérebro. Observe a proximidade da artéria comunicante posterior com o terceiro nervo craniano; esta é a razão pela qual os aneurismas da artéria comunicante posterior podem causar paralisia do terceiro nervo craniano!

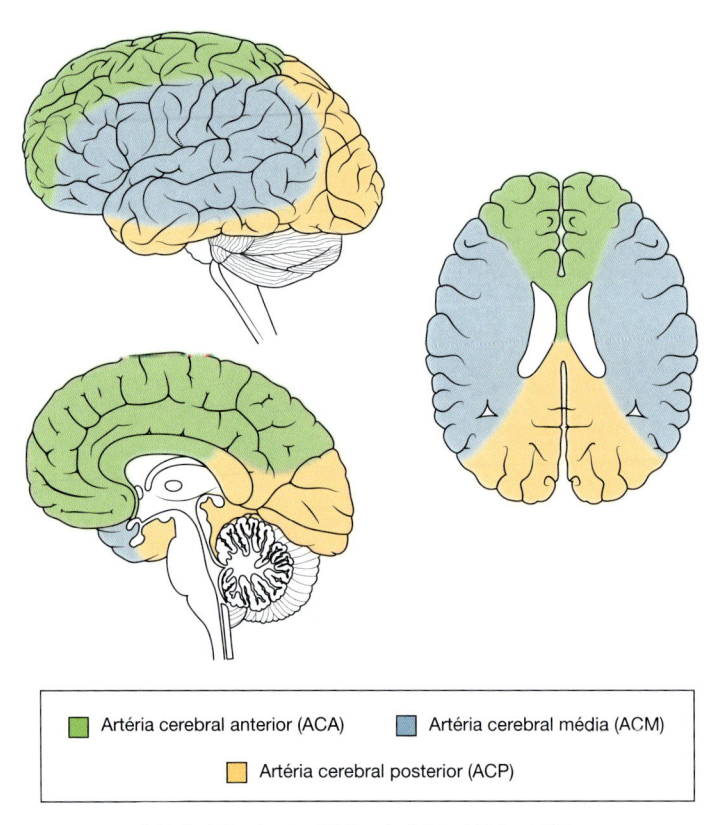

Distribuição dos territórios da ACA, ACM e ACP.

O *círculo de Willis* (círculo arterial do cérebro) é um anel arterial anastomótico formado na base do cérebro, que une as circulações anterior e posterior. A *artéria comunicante anterior* (comA) une as duas ACAs, enquanto as *artérias comunicantes posteriores* (comP; existem duas dessas artérias) conectam as artérias carótidas internas (ACIs) com as ACPs.

Nunca é demais ressaltar a importância do círculo de Willis, visto que ele pode manter a perfusão cerebral, apesar dos bloqueios dos principais vasos. Para citar um exemplo extremo, existem pessoas que vivem assintomaticamente apesar da oclusão das duas ACIs; o seu fluxo sanguíneo cerebral deriva inteiramente da circulação posterior que, por meio das duas artérias comP, é capaz de suprir todo o cérebro.

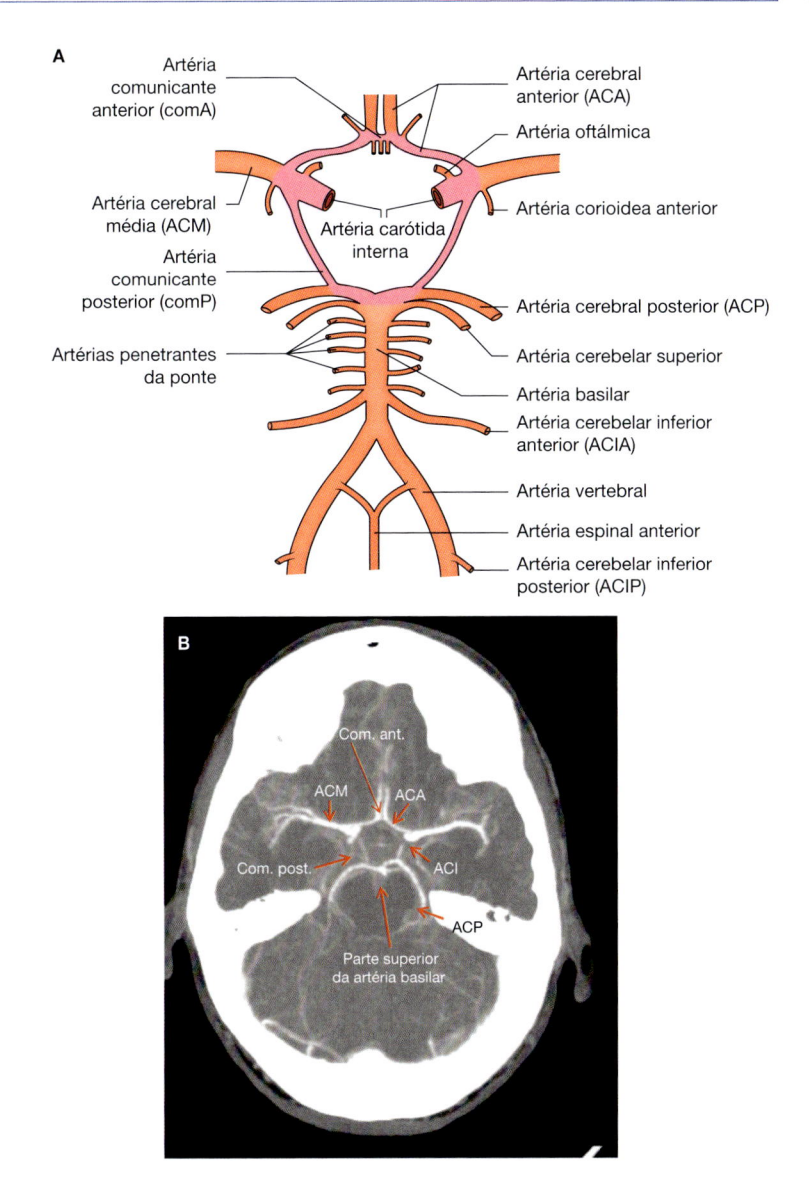

(A) Círculo de Willis, destacado em rosa, e (B) uma angiotomografia computadorizada (angio-TC) do círculo de Willis.

Existem quase tantas variantes anatômicas na circulação cerebral quanto pessoas. Por exemplo, não é raro que as ACPs sejam supridas predominantemente pela circulação anterior por meio das artérias comP, com conexões apenas fracas ou até mesmo ausentes com a artéria basilar (esses casos são conhecidos como **ACPs fetais**). Entretanto, para nosso propósito, é suficiente estar ciente da existência de variações, que podem ser importantes na determinação tanto da etiologia quanto do tratamento do AVC.

Acidente vascular cerebral isquêmico

Etiologia

O AVC isquêmico resulta de uma diminuição crítica do fluxo sanguíneo para uma área de tecido cerebral (ou para a medula espinal ou para o tecido da retina). Pode haver muitas causas; as categorias apresentadas a seguir devem ajudá-lo a manter o cenário simples. Trata-se da denominada **classificação TOAST** – o acrônimo não se refere ao pão queimado (do inglês *toast*), mas do *Trial of Org 10,172 in Acute Stroke Treatment,* que ajudou a estabelecer a estrutura para esse sistema de categorização.

- **Cardioembolismo.** Os infartos cardioembólicos são causados por trombos que se formam dentro do coração e, em seguida, embolizam para a circulação cerebral. A *fibrilação atrial* constitui a fonte cardíaca mais comum de êmbolos. Outras fontes cardíacas incluem *tumores ou trombos intracardíacos, endocardite infecciosa* (com êmbolos sépticos que provêm de valvas afetadas), *fração de ejeção gravemente reduzida* e *ateroma do arco aórtico* (embora tecnicamente não sejam de origem cardíaca, esses êmbolos atuam como se viessem do coração). Um *forame oval patente* (FOP) também é considerado uma fonte cardioembólica, visto que pode permitir que trombos formados nas veias profundas das pernas passem através do coração por meio de derivação da direita para a esquerda e, finalmente, se alojem na circulação cerebral.

Os AVCs cardioembólicos podem ser grandes, afetando territórios vasculares inteiros, ou podem ser pequenos a ponto de praticamente não causar nenhum comprometimento neurológico. De qualquer modo, tendem a envolver o córtex cerebral. Do ponto de vista clínico, os sintomas neurológicos que eles causam são, com frequência, máximos no início, mas também podem apresentar rápida resolução – os coágulos embólicos são instáveis e, algumas vezes, podem se dissipar antes de causar qualquer dano significativo.

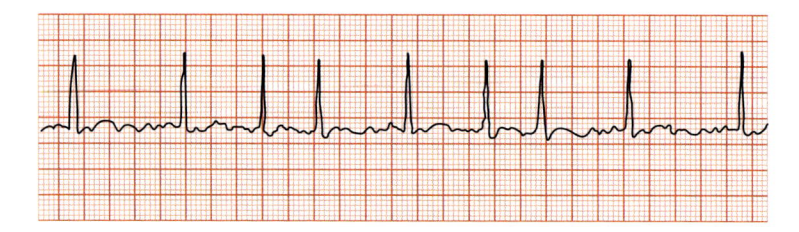

Eletrocardiograma (ECG) mostrando o clássico ritmo irregularmente irregular da fibrilação atrial, uma fonte potencial de AVC cardioembólico.

- **Aterosclerose de grandes artérias.** Os vasos específicos qualificados como "grandes" permanecem discutíveis; entretanto, para nosso propósito, estamos nos referindo aos grandes vasos que transportam sangue para dentro do cérebro, incluindo as artérias carótidas comum e interna, as artérias vertebrais e basilares e as partes proximais das ACAs, ACMs e ACPs. Esses vasos estão predispostos a sofrer estreitamento aterosclerótico em locais de bifurcação (p. ex., no local onde a artéria carótida comum se divide em artérias carótidas interna e externa) e locais de origem (p. ex., na origem das artérias vertebrais a partir das artérias subclávias); entretanto, a aterosclerose pode ocorrer – e frequentemente ocorre – em qualquer local. Existem três mecanismos principais pelos quais esse processo pode causar AVC isquêmico:
  1. *Embolia artério-arterial.* Assim como os êmbolos podem ser disparados do coração para o cérebro, fragmentos de placa aterosclerótica podem se desprender das paredes de grandes vasos, seguir o seu percurso e, por fim, bloquear a circulação mais distal.
  2. *Oclusão trombótica.* Em algum momento, uma lesão aterosclerótica pode se tornar grande o suficiente para causar oclusão do lúmen do vaso. Esses AVCs tendem a ser menos graves do que aqueles causados por embolia. Como as lesões ateroscleróticas não se desenvolvem do dia para a noite, o cérebro frequentemente teve tempo para se ajustar, formando vasos colaterais bem desenvolvidos que suprem o tecido em risco e que podem ajudar a manter a perfusão em caso de oclusão trombótica.
  3. *Hipoperfusão.* Em condições normais, é necessário ocorrer um estreitamento de mais de 99% de um grande vaso para causar isquemia por hipoperfusão apenas. Todavia, no contexto de sepse, parada cardíaca ou até mesmo desidratação grave – ou seja, condições que provocam uma redução significativa da pressão arterial –, os vasos estreitos podem resultar em *infartos nas zonas de fronteira*, definidos como AVCs que afetam áreas localizadas na zona de fronteira entre dois territórios vasculares. Essas áreas são as mais distantes do suprimento vascular e, portanto, são mais vulneráveis à perfusão reduzida.

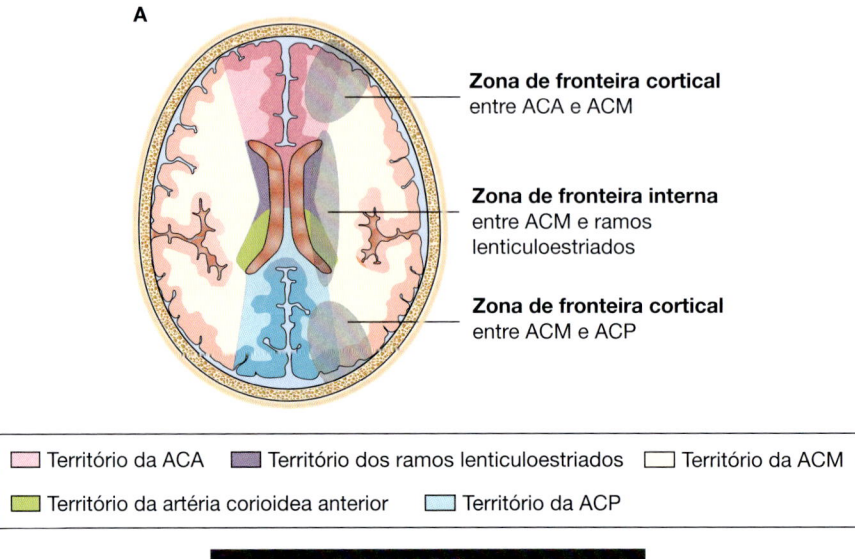

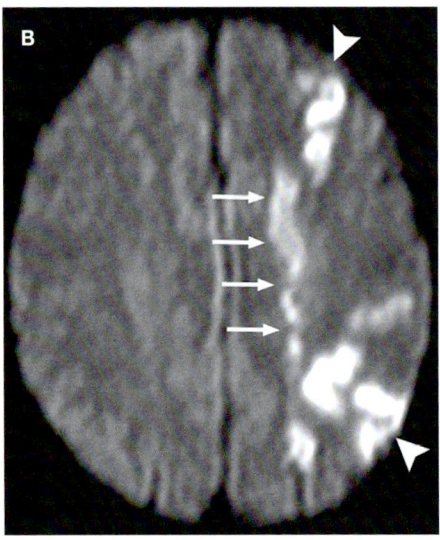

A

Zona de fronteira cortical
entre ACA e ACM

Zona de fronteira interna
entre ACM e ramos lenticuloestriados

Zona de fronteira cortical
entre ACM e ACP

☐ Território da ACA ☐ Território dos ramos lenticuloestriados ☐ Território da ACM
☐ Território da artéria corioidea anterior ☐ Território da ACP

(A) Áreas de fronteira clássicas, e (B) infartos agudos em zona de fronteira, que correspondem às zonas de fronteira cortical (entre os territórios da ACA/ACM e ACM/ACP; setas grandes) e zonas de fronteira internas (entre a ACM e seus ramos lenticuloestriados; setas pequenas). (B, reimpressa de Pope TLJr, Harris JHJr. *Harris & Harris' The Radiology of Emergency Medicine*. 5th ed. Wolters Kluwer; 2012.)

- **Doença oclusiva de pequenos vasos.** A doença de pequenos vasos é frequentemente causada por lipo-hialinose das pequenas artérias penetrantes, um processo caracterizado por espessamento, enfraquecimento e degeneração da parede do vaso, com eventual oclusão do vaso, mais frequentemente o resultado de fatores de risco cardiovasculares mal controlados e de longa data, como hipertensão e diabetes melito. O tabagismo também constitui um importante fator de risco. O microateroma é outra causa de doença de pequenos vasos – essencialmente o mesmo processo aterosclerótico do qual falamos nas grandes artérias, mas que afeta os vasos menores. Os infartos por microateroma tendem a ser um pouco maiores e mais ovoides do que aqueles devido à lipo-hialinose. A hiperlipidemia constitui um importante fator de risco. Em ambos os casos, as pequenas artérias que podem ser afetadas são as seguintes:

- As *artérias penetrantes da ACM* (as artérias lenticuloestriadas, que suprem os núcleos da base e a cápsula interna).
- As *artérias penetrantes da ACP* (que suprem predominantemente o tálamo).
- As *artérias penetrantes da artéria basilar* (as penetrantes da ponte, que suprem a ponte).

Os territórios que correm risco de doença de pequenos vasos são, portanto, a cápsula interna, os núcleos da base, o tálamo e a ponte. Os pequenos infartos profundos nessas áreas, causados por doença de pequenos vasos, são referidos como **AVCs lacunares.**

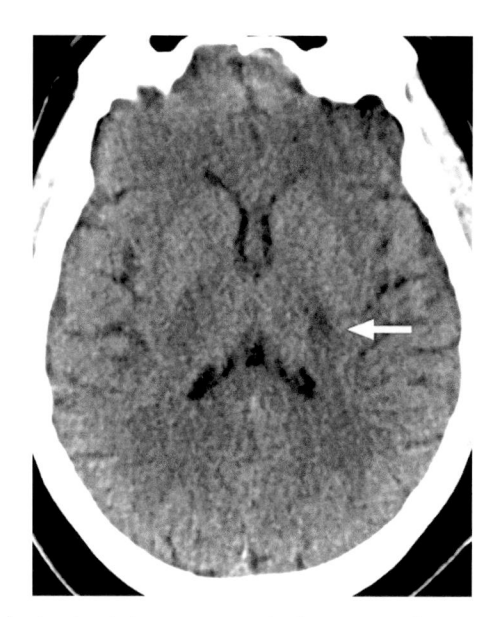

Infarto lacunar subagudo da cápsula interna esquerda. (Reimpressa de Pope TLJr, Harris JHJr. *Harris & Harris' The Radiology of Emergency Medicine.* 5th ed. Wolters Kluwer; 2012.)

- **AVC de outra etiologia determinada.** Podemos dividir essa categoria em três grupos etiológicos menos comuns, porém importantes: (1) doença vascular não aterosclerótica (como vasculite, vasoespasmo e dissecção), (2) hipercoagulabilidade (como síndrome antifosfolipídeo) e (3) síndromes genéticas que predispõem ao AVC (como arteriopatia cerebral autossômica dominante com infartos subcorticais e leucoencefalopatia [CADASIL, do inglês *cerebral autosomal dominant arteriopathy with subcortical infarcts and leukoencephalopathy*] e moyamoya; mais detalhes adiante).
- **AVC de etiologia indeterminada.** Apesar de todas as categorizações anteriores, quase um terço de todos os AVCs é, em última análise, classificado como "criptogênico".

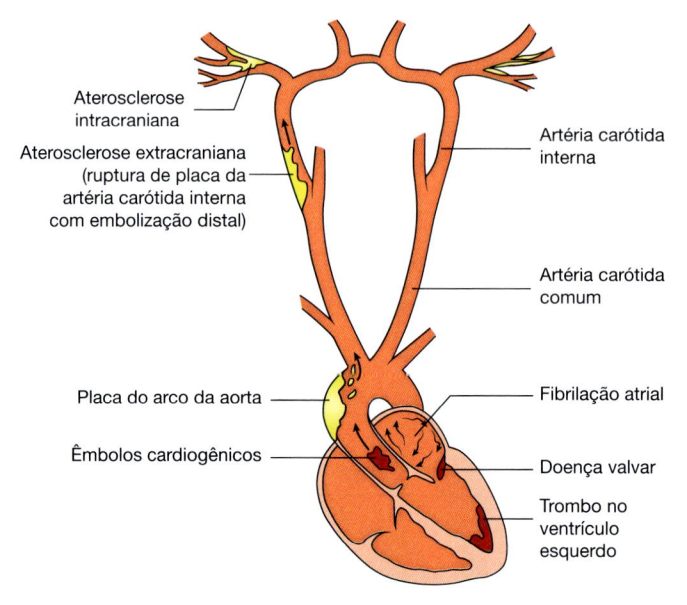

Diagrama resumindo algumas das possíveis etiologias do AVC isquêmico.

Quadro 2.2 Acidente vascular cerebral embólico de origem indeterminada (ESUS)

O acidente vascular cerebral embólico de origem indeterminada (ESUS, do inglês *embolic stroke of undetermined source*) é uma subcategoria de AVC criptogênico. É definido como AVC não lacunar, para o qual não foi identificada nenhuma fonte cardioembólica de alto risco, estenose significativa de grandes artérias ou outra fonte não embólica (como dissecção ou vasculite). Assemelham-se a AVCs embólicos, porém sem fonte embólica conhecida. Acredita-se que as etiologias mais prováveis consistam em fibrilação atrial paroxística oculta, cardiopatia atrial[3] e placa não estenótica nas artérias cervicais e intracranianas. É importante reconhecer o ESUS, visto que pode exigir um manejo diferente dos AVCs criptogênicos "não ESUS"; ainda não está muito claro, porém os estudos em andamento estão avaliando a eficácia da anticoagulação nessa população de pacientes. Entretanto, no momento em que este capítulo está sendo redigido, não há evidências concretas para sustentar o uso de anticoagulação no manejo de pacientes com AVC criptogênico. Apenas a fibrilação atrial comprovada (ao contrário da suspeita), por exemplo, constitui uma indicação oficialmente aprovada para anticoagulação.

[3] A cardiopatia atrial é definida como uma anormalidade estrutural do átrio esquerdo, na ausência de fibrilação atrial. Acredita-se que aumente o risco de AVC como precursor da fibrilação atrial ou como fator de risco independente para a formação de trombos atriais.

Quadro 2.3 AVC no indivíduo jovem

Os fatores responsáveis típicos que aumentam o risco de AVC isquêmico – hipertensão, hiperlipidemia, fibrilação atrial etc. – são muito menos comuns em pacientes jovens, que, nesse contexto, incluem qualquer indivíduo com menos de 50 anos de idade. Quando pacientes jovens – como a nossa paciente Laura – apresentam AVC, eles frequentemente exigem maior raciocínio e investigação mais extensa para determinar a causa subjacente. Nessa população de indivíduos, as etiologias mais comuns a serem consideradas são as seguintes:

- **Dissecção arterial** (ver página 84).
- **Hipercoagulabilidade.** Tenha em mente que, no contexto de AVC, precisamos considerar as condições que predispõem ao tromboembolismo *arterial*, como síndrome antifosfolipídeo, neoplasia maligna subjacente e uso de contraceptivos orais contendo estrogênio quando combinados com tabagismo. As condições que predispõem *apenas* ao tromboembolismo *venoso,* como deficiência de proteína C ou S, são relevantes para o AVC apenas no contexto de FOP ou de algum outro tipo de comunicação interatrial.
- **Cardioembolismo.** Diferentemente dos pacientes idosos, o cardioembolismo resulta, com menos frequência, de fibrilação atrial, e mais frequentemente é o resultado de condições como cardiopatia congênita, cardiomiopatias dilatadas, endocardite infecciosa, tumores intracardíacos e FOP.
- **Vasculite.** A vasculite pode ser infecciosa, autoimune ou relacionada a fármacos; ver página 88.
- **Síndromes genéticas.** As síndromes específicas que predispõem ao AVC incluem doença falciforme, CADASIL e moyamoya; ver Quadro 2.4.
- **Uso de substâncias ilícitas.** A cocaína, as metanfetaminas e outros estimulantes podem causar elevações rápidas da pressão arterial, arritmias cardíacas e vasoespasmo difuso.

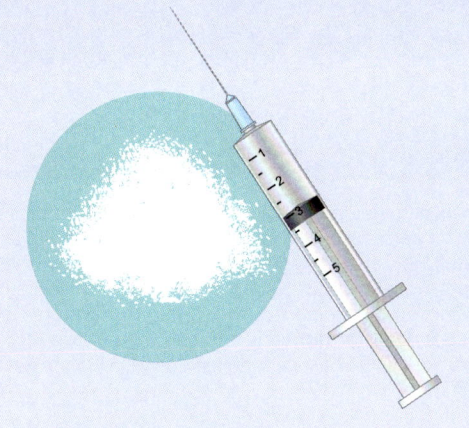

As substâncias, como a cocaína, estão entre os fatores precipitantes mais comuns de AVC em indivíduos com menos de 50 anos de idade.

Quadro 2.4 Síndromes genéticas

A **CADASIL** é uma arteriopatia de pequenos vasos associada a mutações no gene *NOTCH3* no cromossomo 19. Classicamente, acomete adultos jovens com alguma combinação de migrânea com aura, declínio cognitivo e AVC (com mais frequência, infartos lacunares envolvendo a cápsula externa e os lobos temporais anteriores). Não existe nenhum tratamento específico.

A **moyamoya** é outra arteriopatia progressiva não esclerótica. A incidência é maior na população asiática. Embora a etiologia seja desconhecida, parece haver um forte componente genético. A doença de moyamoya normalmente se manifesta em crianças ou em adultos jovens com AVC isquêmico ou hemorrágico. A angiografia é diagnóstica e demonstra a ocorrência de estreitamento progressivo dos vasos, que afeta as artérias ao redor do círculo de Willis associado ao crescimento de novos vasos proeminentes, porém frágeis (ou "neovascularização"), que frequentemente é designado como "nebuloso" ou "enfumaçado" (moyamoya significa, na verdade, "nuvem de fumaça" em japonês). Com frequência, há necessidade de revascularização cirúrgica com *bypass* direto da artéria carótida externa para interna ou *bypass* indireto (o procedimento é denominado encefaloduroarteriossinangiose; EDAS para abreviar!).

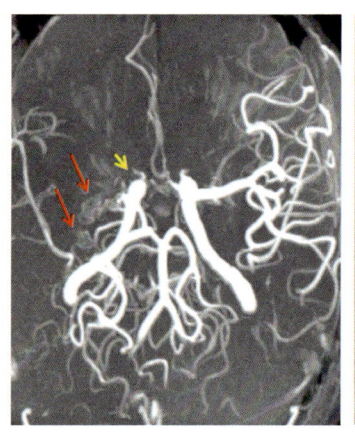

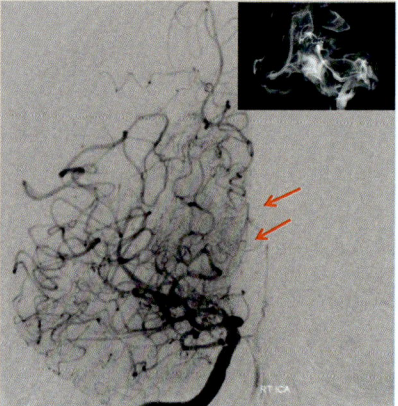

(*A*) Angiorressonância magnética (angio-RM) de um paciente com doença de moyamoya, demonstrando a oclusão da parte proximal da ACM (seta amarela) direita, com dilatação significativa dos vasos lenticuloestriados (setas vermelhas) que proporcionam um fluxo colateral. (*B*) Angiografia demonstrando irregularidades vasculares significativas envolvendo a bifurcação da ACI direita e parte proximal da ACM direita. Mais uma vez, você pode visualizar uma extensa rede circundante de vasos colaterais lenticuloestriados (setas) finos e frágeis, que se assemelham a uma "nuvem de fumaça" (ver detalhe da imagem na parte superior direita de uma nuvem de fumaça verdadeira!). (Cortesia de Jonathan Howard.)

Síndromes de AVC

A capacidade de reconhecer rapidamente várias síndromes de AVC é essencial, visto que o tratamento do AVC agudo constitui um empreendimento altamente sensível ao tempo. Quanto mais rápido intervir, melhor será o resultado para o paciente.

Sinais corticais. Os primeiros AVCs que discutiremos – e os mais importantes a reconhecer – são os que afetam o córtex cerebral. Os AVCs corticais são, com mais frequência, causados por oclusão de grandes vasos (OGV), que, por sua vez, resulta mais frequentemente de cardioembolismo ou embolia artério-arterial. Com frequência, é possível recuperar esses coágulos sanguíneos por meio de trombectomia endovascular (i.e., remoção mecânica do coágulo, ver página 73). A TC de crânio e a angiotomografia computadorizada urgentes são, portanto, essenciais, visto que, se for identificada a presença de OGV e o paciente for elegível, ele pode ser levado ao centro cirúrgico para trombectomia mecânica.

O que o faz suspeitar de AVC cortical? Existem apenas alguns sinais que você precisa conhecer:

- *Afasia.* As áreas de Broca e de Wernicke (ver discussão a seguir) fazem parte do córtex cerebral dominante.

> **Quadro 2.5**
> O *hemisfério cerebral dominante* é definido como o hemisfério que controla a linguagem. Em pessoas destras, o hemisfério dominante é invariavelmente o hemisfério esquerdo. Em pessoas canhotas, a relação é de aproximadamente 20/80, hemisfério dominante direito *versus* esquerdo.

A *afasia* é um distúrbio adquirido da compreensão e/ou produção da linguagem. Não se deve confundir com *disartria,* que é um déficit motor caracterizado por comprometimento da capacidade de controlar os músculos usados na fala, resultando em articulação comprometida da fala (frequentemente descrita como "arrastada"), que, de outra forma, é normal. Existem dois centros principais da linguagem no cérebro, que provocam dois déficits de linguagem distintos quando danificados:

1. **A área de Broca** está localizada no giro frontal inferior do lobo frontal e é responsável pela produção da linguagem. A afasia de Broca (também conhecida como afasia *expressiva* ou não fluente) caracteriza-se por fala hesitante e esforçada, frequentemente com pausas longas e dificuldades para nomear objetos. Há também perda da capacidade de repetir palavras faladas a eles, porém a *compreensão permanece intacta*. O dano ao córtex que circunda a área de Broca produz uma afasia expressiva semelhante, porém com preservação da repetição (denominada **afasia motora transcortical**).

2. **A área de Wernicke** está localizada no giro temporal superior do lobo temporal e é responsável pela compreensão da linguagem. Os pacientes com afasia de Wernicke (também conhecida como afasia *receptiva* ou fluente) demonstram uma fala fluente com sintaxe e prosódia intactas, porém desprovida de conteúdo ou significado. Ouvir um paciente com afasia de Wernicke falar é como ouvir alguém falando uma língua estrangeira que você não compreende; ela pode ser bonita, porém sem sentido. Os pacientes são incapazes de obedecer a comandos falados e, à semelhança daqueles com afasia de Broca, perdem a capacidade de repetir. O dano ao córtex que circunda a área de Wernicke provoca uma afasia receptiva semelhante, porém com repetição preservada (denominada *afasia sensitiva transcortical*).

Poucos pacientes na verdade apresentam afasia de Broca ou de Wernicke pura. A maioria dos casos de afasia é mista, embora tendam a favorecer um tipo ou outro, o que significa que apresentam déficits predominantemente expressivos ou receptivos.

O *fascículo arqueado* é o feixe de nervos que conecta as áreas de Broca e de Wernicke e é responsável pela repetição; assim, a ocorrência de dano a esse fascículo resulta em incapacidade de repetir, com preservação da fluência e da compreensão.

A *afasia global* é observada, com mais frequência, no contexto de grandes infartos da ACM do lado esquerdo (entre 70 e 95% da população são destros), que eliminam os componentes do fascículo arqueado, da área de Wernicke e da área de Broca, resultando em comprometimento da capacidade de repetição, compreensão e produção de linguagem.

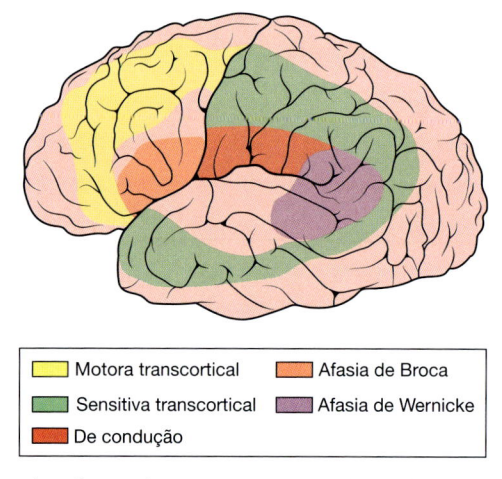

- Motora transcortical
- Sensitiva transcortical
- De condução
- Afasia de Broca
- Afasia de Wernicke

Principais domínios do cérebro, ilustrando as regiões que, quando danificadas, produzem afasia de Broca e de Wernicke.

Tipo de afasia	Localização da lesão	Apresentação
Afasia de Broca	Giro frontal inferior	Afasia expressiva (não fluente), com retenção da compreensão
Afasia motora transcortical	Córtex que circunda a área de Broca	Como acima, com preservação da repetição
Afasia de Wernicke	Giro temporal superior	Afasia receptiva (fluente), com retenção da fluência
Afasia sensitiva transcortical	Córtex que circunda a área de Wernicke	Como acima, com preservação da repetição
Afasia de condução	Fascículo arqueado	Incapacidade isolada de repetição
Afasia global	Algum componente de todos os anteriores	Incapacidade de falar fluentemente, compreender ou repetir

- *Negligência.* A negligência é o segundo sinal clássico de AVC cortical. Em geral, localiza-se no córtex parietal *não dominante*, mas pode ocorrer tanto com lesões corticais dominantes como não dominantes. A negligência pode ser dramática, como no caso do paciente que não consegue reconhecer o próprio braço ou só consegue vestir adequadamente metade do corpo, ou – um achado muito mais sutil no exame – quando o paciente (como a Laura, que conhecemos no início deste capítulo) demonstra extinção a estímulos duplos simultâneos (ver página 31 para uma revisão sobre negligência e extinção).

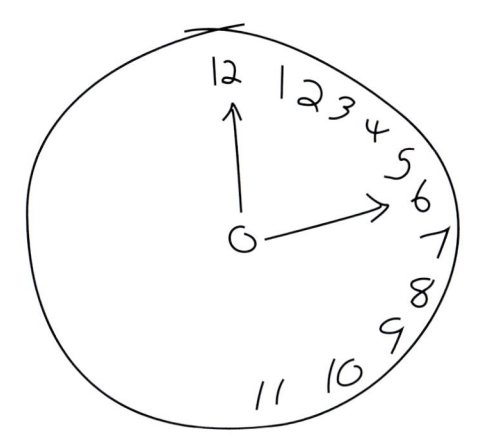

Desenho de um relógio feito por um paciente com negligência, devido a um AVC no córtex parietal não dominante.

- *Defeitos dos campos visuais.* Os defeitos dos campos visuais, em que todo o campo visual contralateral é perdido (hemianopsia homônima) ou em que o quadrante superior ou inferior do campo visual contralateral é perdido (quadrantanopsia homônima), são causados por lesões que envolvem o córtex visual no lobo occipital ou por lesões que afetam as radiações ópticas, que também são grandes vias corticais.

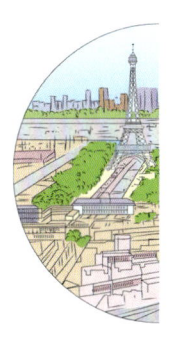

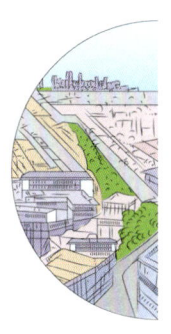

Paris vista através dos olhos de um paciente com hemianopsia homônima direita.

- *Olhar preferencial.* O olhar preferencial (ver página 32) é devido, com mais frequência, ao envolvimento dos campos oculares frontais, que são tratos localizados no córtex frontal. Por exemplo, quando estimulado (como na convulsão), o campo ocular frontal esquerdo empurra os olhos para a direita e vice-versa. Quando eliminado (como no AVC), o campo ocular frontal esquerdo perde a sua influência, e o campo ocular frontal direito "ganha", empurrando os olhos para a esquerda. O resultado é que os pacientes que sofrem convulsão "desviam o olhar da lesão", enquanto os pacientes com AVC "olham em direção à lesão".

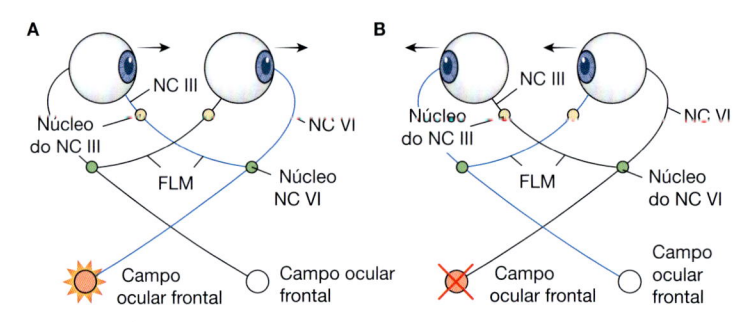

Campos oculares frontais. (*A*) Quando o campo ocular frontal esquerdo é estimulado, o núcleo do sexto nervo craniano direito e (por meio do fascículo longitudinal medial [FLM]; ver página 232) o núcleo do terceiro nervo craniano esquerdo são estimulados, resultando em olhar correto. (*B*) Quando o campo ocular frontal esquerdo é eliminado, o campo ocular frontal direito assume o controle e ocorre desvio dos olhos para a esquerda.

Recapitulando (porque é importante!): **a afasia, a negligência, os defeitos dos campos visuais e o olhar preferencial são os quatro sinais corticais principais que você precisa conhecer**. Existem outros sinais corticais a serem reconhecidos, que não fazem parte da escala de AVC oficial do NIH (NIHSS) usada para avaliar a gravidade do AVC (ver adiante), mas que podem ser igualmente úteis. Esses sinais, listados a seguir, tendem a se localizar no lobo parietal.

- *Apraxia.* Incapacidade de executar uma tarefa motora previamente conhecida, não explicada por outros déficits (como fraqueza ou cegueira). Para testar as várias apraxias, você pode pedir ao paciente para mostrar como ele escova os dentes, penteia os cabelos ou abotoa a camisa.
- *Astereognosia.* Incapacidade de reconhecer objetos apenas pelo toque. Peça ao paciente para fechar os olhos e, em seguida, coloque um objeto – uma moeda ou um grampo de papel – em sua mão. Se ele não conseguir identificar o objeto, isso significa que ele apresenta astereognosia.
- *Agrafestesia.* Incapacidade de reconhecer uma coisa escrita na pele. Peça a seu paciente para fechar os olhos, porém, desta vez, desenhe uma letra ou um número na palma de sua mão. Se ele não conseguir identificar o que você escreveu, significa que ele apresenta agrafestesia.
- *Anosognosia.* Condição em que o paciente não reconhece o seu próprio déficit – ou tem um discernimento significativamente reduzido dele.

Quadro 2.6 National Institutes of Health Stroke Scale (NIHSS)

A National Institutes of Health Stroke Scale (NIHSS) tornou-se a escala padrão para classificar a gravidade do AVC após a publicação do ensaio clínico do National Institute of Neurological Disorders and Stroke (NINDS), em 1995.[4] Varia de 0 (ausência de déficits) até 42. Pode ser útil em um contexto agudo para obter uma rápida noção do grau exato de gravidade dos sintomas de um paciente, porém não deve substituir um exame neurológico verdadeiro. Ela subestima significativamente os sintomas tanto da circulação do lado direito quanto da circulação posterior, e – embora a obtenção de altas pontuações indique sintomas mais graves – as baixas pontuações podem ocultar déficits devastadores: por exemplo, a afasia pura pode resultar em uma pontuação de apenas 1, 2 ou 3 nessa escala.

1a. Nível de consciência	0 – Alerta
1b. Qual é o mês/idade	0 – Ambas as respostas são corretas
1c. Abrir/fechar os olhos e a mão	0 – Realiza ambas as tarefas corretamente
2. Melhor olhar	0 – Normal
3. Campos visuais	0 – Sem perda visual
4. Paralisia facial	1 – Menor
5a. Motor – braço esquerdo	0 – Sem queda
5b. Motor – braço direito	0 – Sem queda
6a. Motor – perna esquerda	0 – Sem queda
6b. Motor – perna direita	0 – Sem queda
7. Ataxia de membros	0 – Ausente
8. Sensibilidade	1 – Perda leve a moderada
9. Melhor linguagem	0 – Sem afasia
10. Disartria	0 – Normal
11. Extinção/desatenção	1 – Extinção para uma modalidade

Resultado da NIHSS de nossa paciente Laura. Embora tenha percebido uma fraqueza sutil do membro superior esquerdo no seu exame, Laura é capaz de manter o braço esquerdo contra a gravidade por 10 segundos sem qualquer queda; portanto, a pontuação é 0 para fraqueza do braço esquerdo. Como é frequentemente o caso, a NIHSS não capta toda a extensão dos déficits dessa paciente.

[4]Ver National Institute of Neurological Disorders and Stroke rt-PA Stroke Study Group. TPA for acute ischemic stroke. *N Engl J Med*. 1995;333(24):1581-1587.

Acidentes vasculares cerebrais de ACA, ACM e ACP. Os AVCs de ACM são, sem dúvida alguma, os mais comuns, porém os AVCs de ACA e ACP não são raros. A tabela a seguir está longe de ser abrangente, porém fornece uma boa visão geral dos sinais e sintomas mais importantes e mais frequentes que precisam ser reconhecidos. Você notará que todas essas síndromes incluem os sinais corticais que discutimos anteriormente.

	Sintoma	Localização
ACM	Hemiparesia contralateral (face/braço > perna)	Córtex motor
	Perda hemissensitiva contralateral (face/braço > perna)	Córtex sensitivo
	Hemianopsia homônima contralateral	Radiações ópticas
	Afasia (ACM dominante)	Áreas de Broca ou de Wernicke
	Negligência (ACM dominante ou não dominante)	Córtex parietal
ACA	Hemiparesia contralateral (perna > face/braço)	Córtex motor
	Perda hemissensitiva contralateral (perna > face/braço)	Córtex sensitivo
	Abulia – i.e., apatia (incapacidade de agir de modo intencional), frequentemente associada a uma diminuição da fala espontânea e do movimento	Incerta; acredita-se que envolva o giro cingulado
	Afasia (ACA dominante)	Área motora transcortical
	Apraxia da marcha – i.e., dificuldade em iniciar a marcha	Córtex frontal
ACP	Hemianopsia homônima contralateral	Córtex visual
	Perda hemissensitiva contralateral	Tálamo
	Comprometimento da memória (ACP dominante ou bilateral)	Hipocampo
	Alexia sem agrafia (ACP dominante) – i.e., incapacidade de ler com capacidade retida de escrever	Córtex temporal/occipital
	Prosopagnosia (ACP não dominante) – i.e., incapacidade de reconhecer rostos	Giro fusiforme

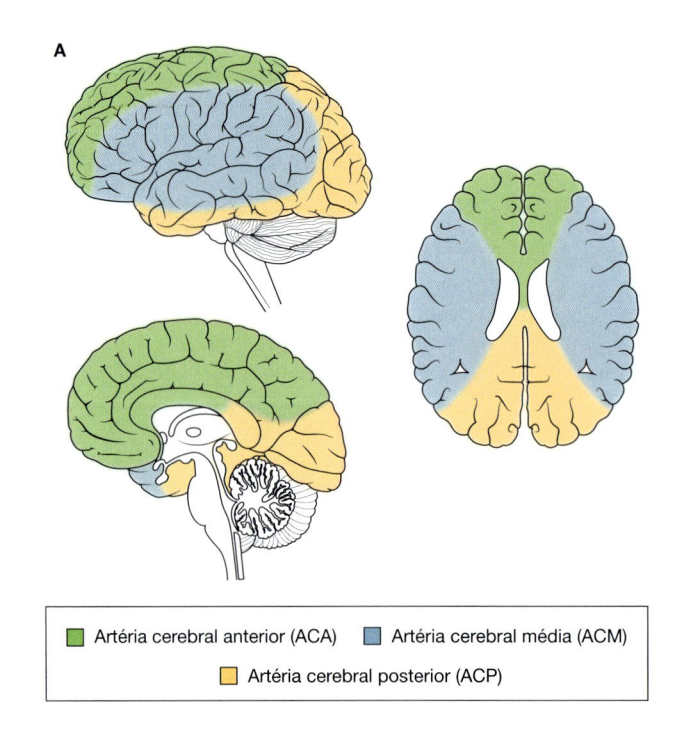

A

- Artéria cerebral anterior (ACA)
- Artéria cerebral média (ACM)
- Artéria cerebral posterior (ACP)

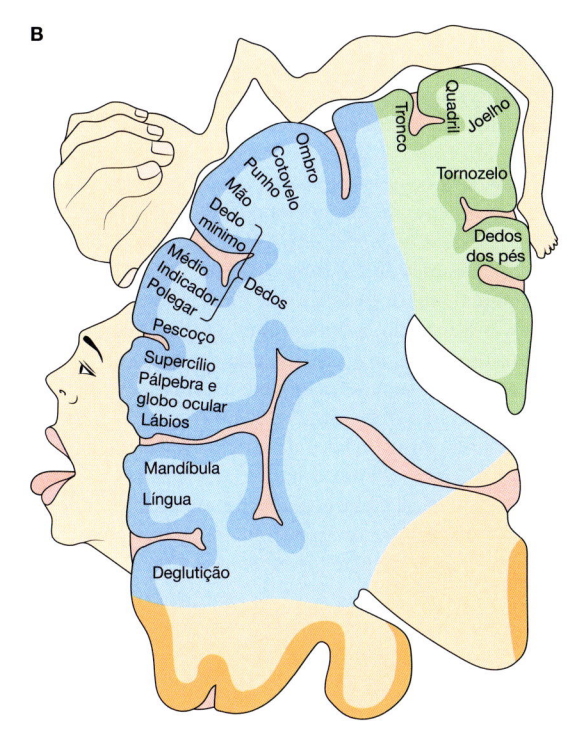

(A) Lembrete dos territórios da ACA, ACM e ACP. (B) O homúnculo (i.e., "pequeno humano") é uma representação topográfica das áreas motoras corticais dedicadas a diferentes partes do corpo (existe uma versão semelhante para as áreas sensitivas corticais). Como podemos ver, os AVCs de ACA afetam predominantemente os membros inferiores, enquanto os AVCs de ACM afetam os membros superiores e a face.

Quadro 2.7   Algumas síndromes de AVC a serem conhecidas

A **síndrome de Gerstmann** caracteriza-se pela tétrade clínica de confusão esquerda/direita, agnosia dos dedos das mãos (comprometimento na capacidade de discriminar os próprios dedos das mãos), acalculia (incapacidade de realizar cálculos matemáticos) e agrafia (incapacidade de escrever). É causada por lesões no córtex parietal dominante, normalmente no território da ACM (porém, em certas ocasiões, no território da ACP).

A **síndrome de Balint** é causada por lesões no córtex parietoccipital bilateral, que corresponde à área de fronteira da ACM/ACP. Manifesta-se com apraxia oculomotora (ausência de movimentos oculares intencionais e controlados, causando, com frequência, problemas significativos com a leitura), ataxia óptica (coordenação visual-motora) e simultagnosia (incapacidade de perceber mais de um objeto ao mesmo tempo).

A **síndrome de Anton** é uma forma de cegueira cortical associada à anosognosia, em que o paciente não tem consciência de que está cego. Os pacientes continuam insistindo – muitas vezes de forma bastante inflexível e diante de evidências claras que provam o contrário – que eles conseguem enxergar e frequentemente confabulam (o que significa que eles fabricam informações imaginárias) quando questionados sobre objetos ou imagens colocados à sua frente. Esse problema é causado por dano bilateral ao córtex occipital, um resultado de oclusão bilateral da ACP ou da parte superior da artéria basilar.

AVC da artéria basilar. As oclusões da artéria basilar podem ser devastadoras, devido ao envolvimento do tálamo, tronco encefálico e cerebelo. Diferentemente dos AVCs de ACA, ACM e ACP, podem ser difíceis de reconhecer, em virtude de sua apresentação altamente variável e, com frequência, titubeante. Os sintomas variam desde paralisias oculomotoras isoladas até síndrome de encarceramento ou coma. É importante assinalar que, diferentemente da maioria dos AVCs de ACA, ACM e ACP, as oclusões basilares podem apresentar um nível reduzido de consciência, que resulta do envolvimento do sistema reticular ativador (SRA).

A *síndrome do "topo da basilar"* é um AVC causado por coágulo alojado no topo da artéria basilar, imediatamente antes de sua bifurcação nas duas ACPs. Os ramos penetrantes da ponte são preservados, porém ambos os territórios da ACP correm risco, resultando em isquemia dos tálamos bilaterais, mesencéfalo, lobo temporal posterior e lobo occipital. Os sintomas clássicos consistem em diminuição do nível de consciência, paralisia do olhar vertical, cegueira cortical e – se as artérias cerebelares superiores estiverem envolvidas – vertigem, náusea, vômitos e ataxia.

A *síndrome do encarceramento* é uma condição catastrófica causada por isquemia bilateral da ponte, devido a embolia ou trombos e da artéria basilar (a hemorragia pontina, geralmente relacionada com hipertensão, é outra causa). Caracteriza-se por quadriplegia e incapacidade de falar ou de deglutir, porém há preservação da consciência, da função cognitiva e dos movimentos oculares verticais. Os pacientes estão efetivamente "encarcerados" – totalmente despertos, porém apenas capazes de se comunicar pelo piscamento.

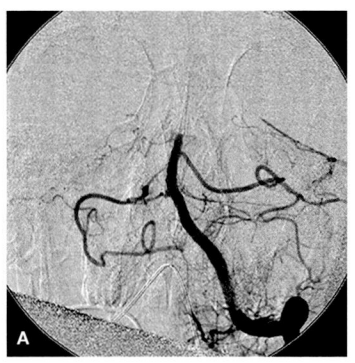

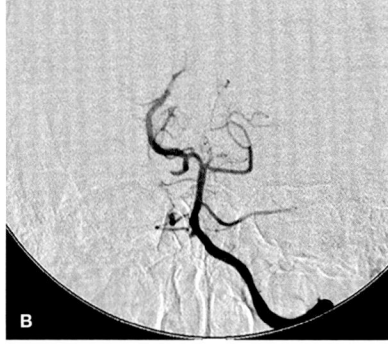

Angiografia anteroposterior (AP) mostrando uma oclusão do topo da artéria basilar pré- (*A*) e pós-trombectomia (*B*). Na figura A, o fluxo sanguíneo está bloqueado e não é possível visualizar as ACPs; todavia, na figura B, após trombectomia, as ACPs enchem-se de sangue e podem ser claramente visualizadas. (Reimpressa de Barkovich AJ, Raybaud C. *Pediatric Neuroimaging*. 6th ed. Wolters Kluwer; 2018.)

Síndromes de AVC do tronco encefálico. As estruturas do tronco encefálico – mesencéfalo, ponte e bulbo – são pequenas, porém importantes: elas contêm a maioria dos núcleos dos nervos cranianos, bem como os tratos sensitivos e motores que seguem o seu percurso para e a partir do córtex e medula espinal. O resultado é que a ocorrência de um AVC do tronco encefálico muito pequeno pode ter enormes consequências. Existem dezenas de síndromes específicas de AVC do tronco encefálico, porém, se tiver os seguintes princípios em mente, você não precisará memorizar muita coisa.

- Os sintomas cruzados, um termo que se refere a déficits de nervos cranianos ipsilaterais (que afetam a face) e déficits sensitivo-motores contralaterais (que afetam o corpo), constituem uma característica clássica dos AVCs do tronco encefálico. Lembre-se de que os nervos cranianos (NCs) não decussam (com a exceção do NC IV e ramo do NC III que inerva o músculo reto superior contralateral; não se preocupe com isso!), enquanto as vias sensitivo-motoras o fazem (i.e., os tratos corticospinais e tratos do lemnisco medial da coluna posterior no bulbo e tratos espinotalâmicos na medula espinal; ver páginas 18 e 23).
- A principal via motora (o trato corticospinal) segue um trajeto medial no tronco encefálico.
- A via de dor/temperatura (trato espinotalâmico) segue lateralmente no tronco encefálico, frequentemente lado a lado com o trato simpático.
- Os nervos cranianos III a XII saem do tronco encefálico (o NC III e o NC IV saem do mesencéfalo; os NCs V, VI, VII e VIII saem da ponte; e os NCs IX, X, XI, XII saem do bulbo; ver a figura adiante). Assim, entre outros sintomas, os AVCs do mesencéfalo frequentemente apresentam envolvimento do NC III e NC IV; os AVCs da ponte apresentam alguma combinação de envolvimento de NC V, NC VI, NC VII e NC VIII; e os AVCs bulbares, envolvimento de NC IX, NC X, NC XI e NC XII. Tenha em mente que o núcleo do nervo trigêmeo (NC V) é o maior dos núcleos dos nervos cranianos e, na realidade, estende-se desde o mesencéfalo, através da ponte e do bulbo até a medula espinal cervical alta. Por conseguinte, a dormência facial ipsilateral não é um achado de localização particularmente útil, visto que pode ser observada em AVCs que afetam qualquer uma das estruturas anteriormente mencionadas.

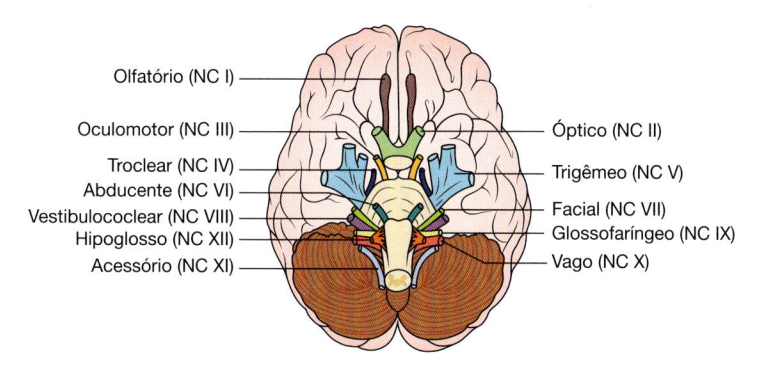

Núcleos dos nervos cranianos.

Tendo em mente esses dados, seguem algumas síndromes de AVC do tronco encefálico que você deve conhecer. São clinicamente importantes e, com frequência, aparecem em *rounds* e até mesmo na vida real – muitas vezes não em sua forma completa, mas certamente em uma apresentação reconhecível. Os termos em itálico ajudarão a destacar as principais características distintivas de cada síndrome.

> **Quadro 2.8**
> Jean-Dominique Bauby era editor-chefe da edição francesa da revista *Elle* em 1995 quando sofreu um AVC do tronco encefálico que o deixou paralisado. *O Escafandro e a Borboleta* é seu livro de memórias publicado vários anos depois e escrito inteiramente – com a ajuda de um transcritor que recitava repetidamente o alfabeto – pelo piscar de seus olhos, selecionando uma letra de cada vez. A adaptação cinematográfica estreou em Cannes, em 2007.

- *Síndrome de Wallenberg.*
  - Localização: parte lateral do bulbo.
  - Suprimento vascular: ACIP.
  - Apresentação:
    - *Rouquidão, disfagia, soluços* (núcleo ambíguo: NC X, NC IX).
    - Dor ipsilateral/perda de temperatura na face (NC V).
    - Dor contralateral/perda de temperatura no corpo (trato espinotalâmico).
    - Síndrome de Horner ipsilateral (simpático).
    - Ataxia (pedúnculo cerebelar inferior).
    - Vertigem (núcleos vestibulares).
- *Síndrome de Déjérine.*
  - Localização: parte medial do bulbo.
  - Suprimento vascular: artéria vertebral, artéria espinal anterior.
  - Apresentação:
    - *Fraqueza da língua ipsilateral* (NC XII).
    - Hemiparesia contralateral (trato corticospinal).
    - Perda da vibração/propriocepção contralateral do corpo (trato de lemnisco medial da coluna posterior).
- *Síndrome de Marie Foix.*
  - Localização: parte lateral da ponte.
  - Suprimento vascular: ACIA, penetrantes da ponte.
  - Apresentação:
    - Perda da dor/temperatura ipsilateral na face (NC V).
    - *Queda facial ipsilateral* (NC VII).
    - *Perda auditiva ipsilateral* (NC VIII).
    - Perda da dor/temperatura contralateral do corpo (trato espinotalâmico).
    - Síndrome de Horner ipsilateral (simpático).
    - Ataxia (pedúnculos cerebelares médio e inferior).

Síndromes de AVC lacunar. Os AVCs lacunares respondem por cerca de 25% de todos os AVCs isquêmicos e, com mais frequência, são causados por doença de pequenos vasos das artérias penetrantes da ACM, ACP e artéria basilar (ver página 54). Existem cinco síndromes lacunares clássicas. As primeiras três caracterizam-se pelo envolvimento da face, braço e perna; todas as cinco geralmente, mas nem sempre, são desprovidas de quaisquer sinais corticais.

- *Motora pura.* Fraqueza da face, braço e perna contralateral. Trata-se da síndrome lacunar mais comum, geralmente devido a infartos na cápsula interna ou núcleos da base.
- *Sensitiva pura.* Perda sensitiva da face, braço e perna contralaterais; quase sempre devido a infartos talâmicos.
- *Sensitivo-motora.* Alguma combinação das duas anteriores; com mais frequência, devido a infartos que envolvem tanto o tálamo quanto a cápsula interna (denominados infartos talamocapsulares).
- *Hemiparesia atáxica.* Caracterizada por fraqueza e ataxia do(s) membro(s) envolvido(s). A localização varia.
- *Disartria com mão inábil.* Caracterizada por disartria, bem como perda da destreza e fraqueza leve de uma das mãos. A localização varia.

A TC não detecta a maioria das lacunas (particularmente as do tronco encefálico), de modo que a RM frequentemente é necessária para estabelecer o diagnóstico.

Quadro 2.9 Oftalmoplegia internuclear (OIN)

A oftalmoplegia internuclear (OIN), um distúrbio do olhar lateral conjugado, em que um olho é incapaz de adução completa mesmo quando há abdução completa do outro, é causada por dano ao FLM (um trato de fibras localizado na área paramediana do mesencéfalo e ponte). Embora seja mais frequentemente devido à esclerose múltipla em pacientes jovens, o AVC do tronco encefálico constitui a causa mais comum no paciente idoso. A OIN é descrita de modo mais detalhado no Capítulo 9 (ver página 232).

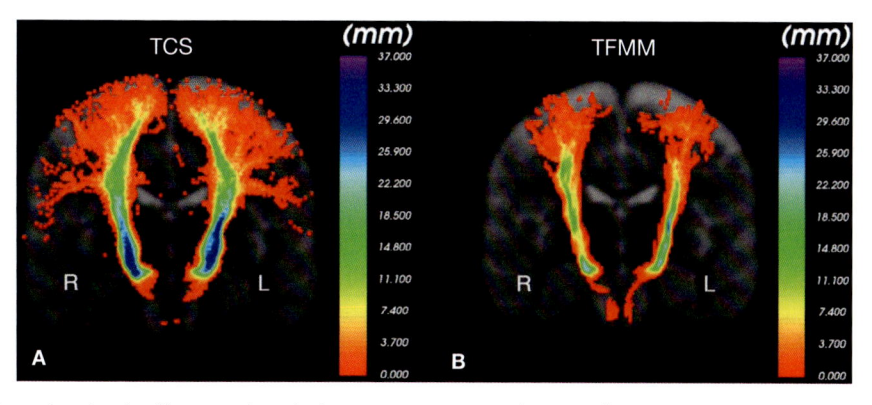

Mapa de calor das fibras corticospinais, que começam amplamente dispersas no córtex motor e, em seguida, se reúnem à medida que descem através da coroa radiada para a cápsula interna e o tronco encefálico, dentro de um feixe estreitamente ligado. O resultado é que a ocorrência de dano cortical a essas fibras tende a afetar apenas parte do hemicorpo (face, braço ou perna), enquanto um dano mais profundo – como aquele que ocorre em infartos lacunares – afeta todo o hemicorpo. TCS, trato corticospinal; TFMM, trato de fibras motoras relacionadas à mão. (Reimpressa de Dalamagkas K, Tsintou M, Rathi Y, et al. Individual variations of the human corticospinal tract and its hand-related motor fibers using diffusion MRI tractography. *Brain Imaging Behav*. 2020;14(3):696-714.)

Etiologias do AVC isquêmico	Síndromes de AVC isquêmico
• Cardioembolismo • Aterosclerose de grandes artérias • Doença oclusiva de pequenos vasos • AVC de outra etiologia determinada • AVC de etiologia indeterminada	• AVC de ACA, ACM, ACP • AVC da artéria basilar • AVC do tronco encefálico • AVC lacunar

Um breve resumo do que você aprendeu até agora sobre AVC isquêmico – veja, não é tão ruim assim!
AVC, acidente vascular cerebral; ACA, artéria cerebral anterior; ACM, artéria cerebral média; ACP, artéria cerebral posterior.

Manejo

Até pouco tempo, o AVC era tratado como uma condição crônica. O tratamento concentrava-se exclusivamente em reabilitação e prevenção secundária. Então, em 1996, o ativador do plasminogênio tecidual (tPA, do inglês *tissue plasminogen activator*) foi aprovado para o tratamento agudo do AVC isquêmico. Como o tPA precisa ser administrado rapidamente para ser efetivo, a chegada desse medicamento resultou, praticamente da noite para o dia, na transformação do AVC isquêmico de uma condição crônica para uma emergência neurológica. Em 2015, com o advento da trombectomia endovascular, houve uma expansão da janela de tempo durante a qual era possível tratar o AVC isquêmico, e, hoje, com ensaios clínicos em andamento que utilizam novas técnicas de imagem que nos ajudam a identificar o tecido cerebral passível de recuperação, essa janela continua se ampliando.

Os cuidados ao AVC agudo avançam rapidamente. Existe uma associação clara entre o tempo levado para o tratamento e a obtenção de uma recuperação significativa. Assim, quando um paciente apresenta início agudo de um déficit neurológico focal, é necessário um verdadeiro esforço de equipe para fornecer o melhor cuidado possível, envolvendo, com frequência, familiares do paciente, colegas de trabalho e até mesmo espectadores, bem como serviços médicos de emergência, enfermeiros e médicos.

Quando um paciente com provável AVC chega a um serviço de emergência, duas decisões precisam ser tomadas o mais rápido possível.

- O paciente é candidato à administração de tPA?
- O paciente é candidato à trombectomia endovascular?

Essas questões são independentes uma da outra, e a resposta a uma delas não afeta de modo algum a resposta à outra.[4] Se a resposta a ambas for "não", não há mais urgência da equipe de AVC. Por outro lado, vamos acompanhar o que acontece quando a resposta a ambas as perguntas é "sim".

Terapia trombolítica intravenosa (IV). Os agentes trombolíticos fragmentam os coágulos sanguíneos. O tPA, o primeiro trombolítico IV que ainda é mais comumente usado[5] no tratamento do AVC agudo, possui esse efeito ao catalisar a conversão do plasminogênio em plasmina, que, por sua vez, provoca lise do coágulo de fibrina. Foi aprovado pela Food and Drug Administration (FDA) em 1996, para ser administrado dentro de uma janela de tempo de 3 horas; desde então, essa janela foi expandida para 4,5 horas[6] a partir do "*momento em que foi visto normal pela*

---

[4]Isso é válido no momento em que este livro foi redigido, porém as pesquisas em andamento estão investigando os riscos e os benefícios da administração de tPA antes da trombectomia.
[5]A tenecteplase (TNK) é outro agente trombolítico que pode ser utilizado. Assemelha-se ao tPA, porém apresenta maior especificidade para a fibrina e meia-vida mais longa; sua janela de tempo e contraindicações são as mesmas. Pesquisas em andamento estão avaliando a sua eficácia no AVC agudo.
[6]A recente publicação de vários ensaios clínicos de grande porte resultou em maior expansão da janela do tPA em populações de pacientes cuidadosamente selecionadas, com características de imagem específicas sugestivas de possível recuperação significativa do tecido cerebral. Talvez mais interessante seja o fato de que pacientes com AVCs "ao despertar" (i.e., pacientes que adormecem "normais" e acordam na manhã seguinte com déficits neurológicos) são potenciais candidatos à tPA se o exame de imagem preencher critérios específicos.

última vez" ou do momento em que o paciente foi visto definitivamente pela última vez em condições neurológicas basais.

> **Quadro 2.10 Síndrome de advertência capsular (*capsular warning syndrome*)**
>
> Em certas ocasiões, as lacunas motoras manifestam-se com uma explosão de AITs hemiplégicos dramáticos, em que o déficit motor aparece repetidamente e, em seguida – em geral, depois de 10 a 15 minutos ou mais –, sofre resolução completa. Infelizmente, cerca de 50% desses pacientes desenvolvem déficits fixos dentro de 1 dia ou mais.

Quando se ativa a equipe de AVC, a última vez em que o indivíduo estava bem é o primeiro dado que você precisa obter. Se o paciente estiver dentro da janela terapêutica, todas as perguntas de seu acompanhamento devem ser, então, direcionadas para determinar se o paciente é ou não elegível para tPA. A lista de contraindicações relativas e absolutas para o uso de tPA é longa e complicada, mas pode ser simplificada em duas perguntas.

1. *O paciente tem probabilidade de sangrar?* O tPA fragmenta os coágulos e, portanto, predispõe ao sangramento. Existem apenas três medidas objetivas que sempre precisam ser verificadas antes da administração de tPA: pressão arterial, nível de glicose por punção digital e TC de crânio. Uma elevação grave da pressão arterial (pressão arterial sistólica [PAS] >185 ou pressão arterial diastólica [PAD] >110, de acordo com as diretrizes mais recentes) constitui uma contraindicação para o uso de tPA; entretanto, com frequência, a pressão arterial pode ser rapidamente reduzida com terapia anti-hipertensiva IV. Níveis de glicose abaixo de 50 ou acima de 400 também constituem uma contraindicação (a hipo- e a hiperglicemia são simuladores comuns de AVC; ver página 76), porém, aqui também, podem ser rapidamente corrigidos e, se os déficits neurológicos persistirem apesar da correção, não impedem a administração de tPA. Por fim, a TC de crânio deve ser concluída para descartar a possibilidade de hemorragia intracraniana.

   Uma cirurgia significativa, a ocorrência de traumatismo craniano ou AVC nos 3 meses precedentes constituem contraindicações relativas para o uso de tPA, sendo a contraindicação determinada caso a caso ao pesar os riscos e benefícios. A presença de tumor cerebral intra-axial ou o uso ativo de anticoagulante (incluindo heparina, Lovenox, dabigatrana, apixabana e rivaroxabana) também são contraindicações. A varfarina tem sua própria história: se o paciente estiver em uso de varfarina, é necessário verificar o índice normalizado internacional (INR, do inglês *international normalized ratio*) imediatamente e, se for superior a 1,7, a administração de tPA está contraindicada.

2. *Os sintomas do paciente são incapacitantes?* Por exemplo, sintomas sensitivos isolados tendem a ser considerados não incapacitantes, de modo que o tPA não é recomendado; a relação risco/benefício favorece a suspensão do tratamento. Dito isso, o déficit neurológico menor de um indivíduo é o mundo inteiro de outro. Por exemplo, uma leve fraqueza nos dedos das mãos pode não afetar a qualidade de vida de um paciente de 90 anos de idade que mora em uma clínica de repouso, mas pode pôr um fim na carreira de um jovem pianista ou cirurgião. No caso de Laura, nossa paciente, a dormência e a fraqueza envolvendo o braço esquerdo são achados sutis, porém em última análise considerados incapacitantes, em virtude de sua carreira como tenista profissional. Essas decisões devem ser individualizadas, e os riscos e benefícios devem ser ponderados, conforme apropriado.

Se não houver contraindicações, o tPA é relativamente seguro. As duas preocupações imediatas são a *hemorragia intracerebral (HIC) sintomática* e *o angioedema orolingual*.

Ocorre HIC sintomática (observada em cerca de 6% dos pacientes nos ensaios clínicos originais; é mais comum em pacientes idosos com infartos maiores) como consequência de lesão por reperfusão (i.e., sangramento e dano tecidual causados pelo rápido retorno do fluxo sanguíneo aos vasos enfraquecidos depois de um período de isquemia). Se o exame de seu paciente começar a se agravar após ter iniciado o tPA, a HIC sintomática deve encabeçar o seu diagnóstico diferencial. Interrompa a infusão de tPA, obtenha imediatamente uma TC e, se for identificada a ocorrência de sangramento significativo, reverta o tPA com crioprecipitado ou ácido tranexâmico.

O angioedema orolingual é observado, com mais frequência, em pacientes com uso prévio ou atual de um inibidor da enzima conversora de angiotensina. Normalmente, é assimétrico e pode causar comprometimento significativo das vias respiratórias. Se os sintomas forem graves, é necessário interromper a infusão de tPA, a intubação deve ser considerada, e devem-se administrar esteroides e um anti-histamínico o mais rápido possível.

O tPA atua (i.e., abre ou recanaliza o vaso ocluído) entre 5 e 30% das vezes. É mais efetivo para fragmentar coágulos menores do que os maiores, e a taxa de sucesso com oclusões de grandes vasos (OGVs) é de apenas cerca de 10%.

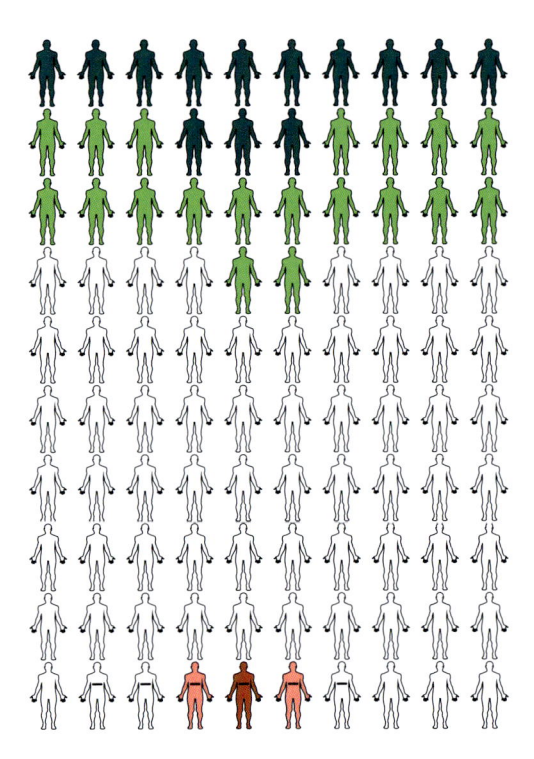

Mudanças no resultado final em decorrência do tratamento com tPA
- Normal ou quase normal
- Melhor
- Nenhuma mudança significativa
- Agravamento
- Incapacitação grave ou morte

Curso inicial:
- Sem agravamento precoce com sangramento cerebral
- Agravamento precoce com sangramento cerebral

Para cada 100 pacientes que recebem tPA, cerca de um terço melhora, a maioria não é afetada e alguns pioram.

> **Quadro 2.11 Momento em que o paciente foi visto normal pela última vez**
>
> O momento em que paciente foi visto normal pela última vez pode corresponder ao momento de início dos sintomas (p. ex., se o paciente é capaz de lhe dizer que estava bem às 23h45 e sentiu-se agudamente fraco do lado esquerdo às 23h46, o momento em que estava normal pela última vez foi às 23h45), porém isso frequentemente não é tão simples. Um paciente com afasia, por exemplo, pode não ser capaz de lhe dizer quando seus sintomas começaram, de modo que você depende de informações colaterais, frequentemente de familiares ou de auxiliares de saúde domiciliar, para determinar o último momento em que esse paciente foi visto normal. Os denominados AVCs "ao despertar" também são comuns: os pacientes adormecem "bem" e, então, acordam com déficits neurológicos recentes. Nesses casos, não podemos saber a hora de ocorrência do AVC, e o momento em que o paciente estava normal pela última vez será a hora em que ele adormeceu.

Trombectomia endovascular. A necessidade de desenvolver uma terapia endovascular efetiva foi motivada pela estreita janela de tempo e longa lista de contraindicações associadas ao tPA; apesar de ser um fármaco inovador, o tPA só é capaz de tratar uma fração dos pacientes com AVC isquêmico agudo.

O caminho para o desenvolvimento da trombectomia mecânica segura e efetiva foi difícil, com fracasso de diversos ensaios clínicos ao longo desse caminho. Porém, o momento crucial surgiu em 2015, com a publicação do MR CLEAN, um ensaio clínico randomizado controlado conduzido na Holanda que demonstrou o benefício claro da trombectomia mecânica em pacientes com AVC isquêmico agudo e OGV no decorrer das primeiras 6 horas após o início dos sintomas. Esse ensaio clínico incentivou a realização de numerosos outros estudos, que não apenas confirmaram resultados positivos, mas que continuaram expandindo a janela de tempo. Hoje, com a ajuda de técnicas de imagem de perfusão que possibilitam distinguir o tecido morto daquele que está morrendo (ver Quadro 2.12), conseguimos tratar rotineiramente pacientes até 24 horas após o aparecimento dos sintomas, e essa janela continua aumentando.

Então, o que é a trombectomia mecânica? As técnicas e os dispositivos continuam evoluindo, porém a ideia geral consiste na remoção mecânica do coágulo e, assim, na restauração do fluxo sanguíneo para a área afetada do cérebro.

O coágulo precisa ser retirável, de modo que apenas pacientes com OGVs (i.e., com um coágulo na ACI, ACM proximal, ACA, ACP ou artéria basilar) que são visualizadas na angiografia são elegíveis. Não há contraindicações absolutas nos demais aspectos. As decisões quanto à elegibilidade são determinadas caso a caso, levando em consideração o estado funcional basal do paciente, a gravidade dos sintomas e, nos casos que ultrapassam os limites da janela de tempo, as características específicas da imagem por perfusão.

O "número necessário para tratar" um paciente para recuperar independência funcional é em torno de 3, o que torna a trombectomia mecânica um dos procedimentos mais efetivos que temos para evitar a incapacidade e manter a qualidade de vida.

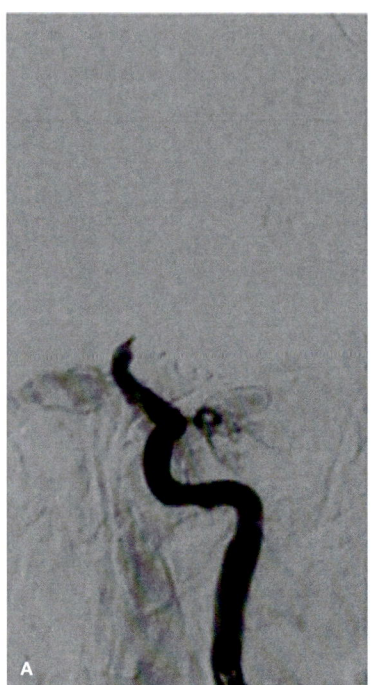

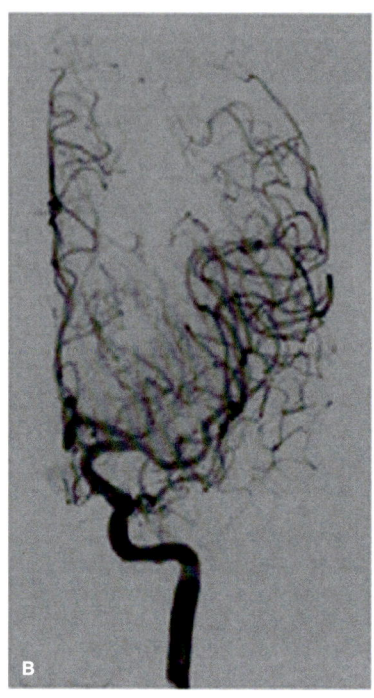

Angiografia pré- e pós-operatória. (*A*) Angiografia pré-operatória, demonstrando a oclusão da ACI esquerda, e (*B*) angiografia pós-operatória, mostrando a reperfusão completa da ACI, da ACA e ramos da ACM. (Reimpressa de Ikeda H, Yamana N, Murata Y, Saiki M. Thrombus removal by acute- phase endovascular reperfusion therapy to treat cerebral embolism caused by thrombus in the pulmonary vein stump after left upper pulmonary lobectomy: case report. *NMC Case Rep J*. 2014;2(1):26-30.)

Quadro 2.12   Exame de imagem por perfusão

A ideia por trás do exame de imagem de perfusão, que pode ser a TC ou a RM, é distinguir o tecido cerebral morto daquele que está morrendo (referidos como núcleo [*core*] e *penumbra*, respectivamente). Existem vários parâmetros, incluindo o *fluxo sanguíneo cerebral* (FSC; o volume total de sangue que se move através de determinado parâmetro de imagem por unidade de tempo), o *volume sanguíneo cerebral* (VSC; o volume total de sangue dentro de determinado parâmetro de imagem) e o *tempo para o pico* (TPP; também conhecido como *tempo de trânsito médio,* definido como o tempo desde o início da injeção do meio de contraste até a obtenção do realce máximo do tecido), que ajudam a determinar a extensão do tecido morto *versus* do tecido que está morrendo.

(Continua)

Quadro 2.12 Exame de imagem por perfusão *(Continuação)*

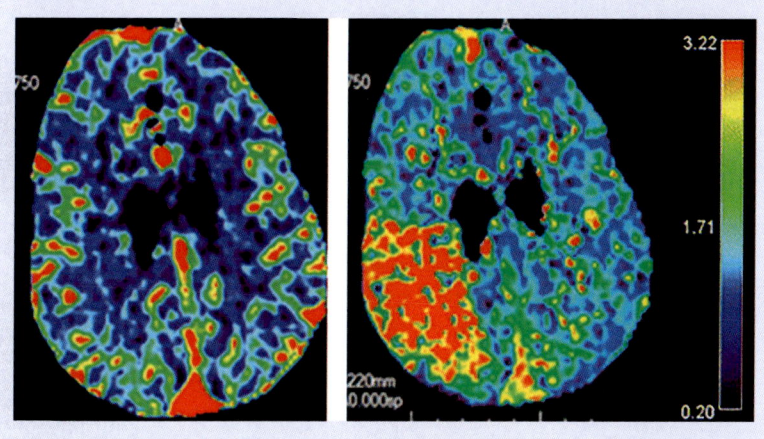

Perfusão por TC em um paciente com AVC da ACM direita. As imagens não apresentam "*mismatch*", visto que a área de aumento do TPP (imagem à direita) não tem nenhuma correlação com o VSC (imagem à esquerda). Esse paciente seria candidato à trombectomia, visto que há uma quantidade significativa de tecido de penumbra para salvar. (Modificada de Saremi F. *Perfusion Imaging in Clinical Practice*. Wolters Kluwer; 2015.)

Por que essa distinção é importante? Foi constatado que o tempo, usado como substituto para tecido cerebral recuperável, nem sempre constitui o indicador mais confiável. Existem pacientes que sofrem infarto completo (i.e., 100% de tecido morto) na primeira hora após a ocorrência do AVC, enquanto outros têm uma quantidade significativa de tecido recuperável (i.e., uma grande penumbra) vários dias após o AVC. Não há nenhum benefício – e existe um potencial prejuízo muito real – na realização de trombectomia mecânica em pacientes com grande *core* de infarto: não há nenhum tecido para recuperar, e o tecido morto corre alto risco de sangramento se a perfusão for subitamente restaurada. Porém, o inverso também é verdadeiro: há frequentemente um benefício significativo com pouco dano potencial quando se realiza a trombectomia em pacientes com penumbra substancial. Por conseguinte, o exame de imagem de perfusão pode ser de extraordinária utilidade para ajudar a selecionar pacientes – em particular aqueles que estão nos limites externos das janelas de tempo atualmente aceitas – para intervenção endovascular.

Manejo em longo prazo e prevenção secundária de AVC. A terapia antiplaquetária (mais frequentemente com ácido acetilsalicílico, clopidogrel ou, em casos específicos, alguma combinação desses dois medicamentos) e os agentes hipolipemiantes (com estatinas, i.e., os inibidores da 3-hidroxi-3-metilglutaril-coenzima A [HMG-CoA] redutase) constituem os pilares da prevenção secundária do AVC. A anticoagulação está indicada quando se verifica a ocorrência de fibrilação atrial.

O controle dos fatores de risco é essencial. Após o período agudo do AVC, durante o qual permitimos uma "hipertensão permissiva" para ajudar a manter a perfusão tecidual, procuramos obter um rigoroso controle da pressão arterial. O manejo do diabetes melito, a perda de peso e o abandono do tabagismo também são de importância crítica.

> **Quadro 2.13   Condições que mimetizam AVC**
>
> Existem muitas condições passíveis de causar déficits neurológicos focais de início agudo além do AVC. Alguns desses distúrbios – como a migrânea com aura – com frequência podem ser clinicamente diferenciados do AVC, porém essa distinção pode não ser possível com muitas delas, pelo menos não rapidamente e com 100% de confiança. Se você não tiver certeza e se o paciente for elegível para tPA, administre o fármaco. O risco é baixo, particularmente em pacientes sem patologia cerebral subjacente. É quase sempre melhor tratar um paciente com condição que simula um AVC do que perder a oportunidade de tratar um AVC isquêmico.
>
> As condições comuns que mimetizam o AVC incluem as seguintes:
>
> - **Convulsão/paralisia pós-ictal** (ver página 166).
> - **Tumores cerebrais.** Temos a tendência de considerar que os tumores cerebrais se manifestam de forma gradual, com cefaleia, sintomas sistêmicos, como perda de peso e fadiga, e início insidioso de déficits neurológicos focais, o que geralmente ocorre (ver Capítulo 16). Entretanto, não é raro que pacientes tenham uma apresentação mais aguda. Com frequência, não sabemos se isso se deve ao sangramento do tumor, se ele finalmente cruzou algum limiar sintomático ou se o paciente não tinha conhecimento prévio do déficit até que finalmente foi levado a reconhecê-lo.
> - **Encefalopatia hipertensiva.** Elevações súbitas da pressão arterial podem causar edema cerebral, devido à incapacidade de autorregulação do cérebro, resultando em aumentos rápidos do fluxo sanguíneo cerebral. Normalmente, essa condição apresenta início gradual de cefaleia, náusea, vômitos e confusão, mas também podem ocorrer sintomas neurológicos focais.
> - **Migrânea com aura** (ver página 96).
> - **Recrudescência do AVC.** A recrudescência refere-se ao ressurgimento ou desmascaramento de déficits neurológicos relacionados a AVCs anteriores. Esses sintomas podem ter duração de várias horas a dias e, com frequência, são desencadeados por infecção, hipotensão, distúrbios metabólicos e até mesmo estresse intenso. Os déficits devem melhorar de forma gradual com a resolução do fator desencadeante.
> - **Hipo- ou hiperglicemia.** Anormalidades graves nos níveis de glicemia podem desencadear a recrudescência de AVC e causar novos sintomas focais, sem qualquer patologia cerebral subjacente.

Algumas etiologias específicas de AVC também exigem tratamentos específicos. Por exemplo, a endocardite infecciosa é tratada com antibióticos IV em longo prazo. A estenose de carótida extracraniana sintomática (i.e., estreitamento de uma parte extracraniana de uma artéria carótida, que se acredita tenha causado o AVC) pode ser tratada cirurgicamente, se o paciente for elegível e se a estenose for grave, com angioplastia e colocação de *stent* ou endarterectomia aberta.

Hemorragia intracerebral (HIC)

Parabéns por ter chegado ao segundo tipo de AVC! A hemorragia é mais simples do que a isquemia (prometemos), tanto no que concerne à etiologia quanto ao manejo. Embora continue sendo significativamente menos comum do que o AVC isquêmico, a incidência de HIC está aumentando, provavelmente devido ao envelhecimento da população e ao uso cada vez mais generalizado de medicamentos antiplaquetários e anticoagulantes.

Sintomas

Os AVCs hemorrágicos e isquêmicos são clinicamente indistinguíveis. O tecido é danificado de qualquer maneira, seja por um vaso sanguíneo ocluído ou roto, e os consequentes déficits neurológicos são idênticos.

Assim, como distinguir entre hemorragia e isquemia em um paciente que apresenta novos sintomas focais de início agudo? Fácil: obtenha uma TC. Todo paciente com AVC necessita de TC, visto que esse exame é a única maneira de saber qual é a situação com certeza.

Antes do exame de imagem, você deve suspeitar de AVC isquêmico com base apenas nos números (lembre-se de que mais de 85% dos AVCs são isquêmicos), com apenas duas exceções. Estas não são regras rigorosas, apenas dicas para você considerar a possibilidade de hemorragia em vez de isquemia:

- *A pior dor de cabeça da vida.* Pacientes que se queixam "da pior dor de cabeça da minha vida" apresentam hemorragia subaracnóidea até prova em contrário.
- *Diminuição do nível de alerta.* Isso quase sempre é observado na presença de grandes sangramentos, presumivelmente devido à elevação da pressão intracraniana e compressão difusa subsequente do SRA, a rede de neurônios do tálamo e do tronco encefálico que medeia o estado de vigília e de alerta. Os AVCs isquêmicos que afetam esses neurônios do SRA também podem causar uma redução do nível de consciência, porém isso não ocorre com a maioria dos AVCs isquêmicos – até mesmo com os realmente grandes –, e os pacientes geralmente estão bem acordados. Os AVCs da artéria basilar são a grande exceção; ver página 66.

Quadro 2.14 AVC isquêmico e alteração do nível de consciência

Existem três locais de AVC isquêmico que podem resultar em alteração da consciência: o tálamo, o tronco encefálico e os hemisférios cerebrais bilaterais. *Os AVCs que afetam o tálamo ou o tronco encefálico* podem fazê-lo em consequência de dano direto ao SRA. Os *AVCs dos hemisférios bilaterais* – frequentemente no contexto de inúmeros êmbolos, quando minúsculos êmbolos são lançados do coração e espalham-se pela circulação cerebral – também podem ser responsáveis. Por fim, *qualquer AVC grande* que cause edema, causando deslocamento da linha média, compressão ventricular e elevação da pressão intracraniana, também provoca redução do nível de consciência por meio do mesmo mecanismo fisiopatológico dos grandes sangramentos.

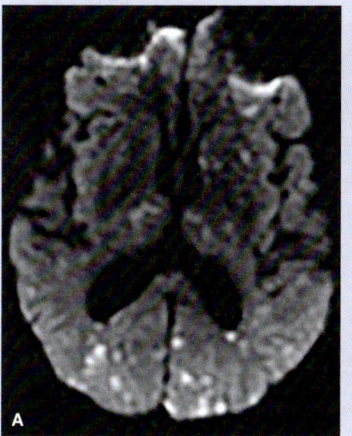

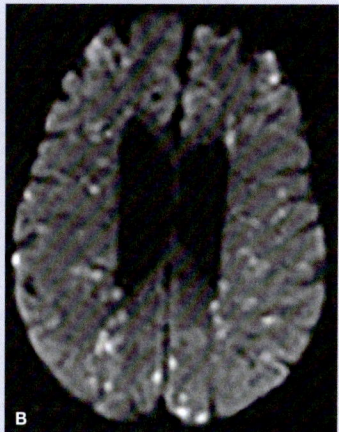

Sequência de RM de imagem ponderada em difusão (DWI, do inglês *diffusion-weighted imaging*), mostrando numerosos AVCs bilaterais de aparência embólica. (Modificada de Atlas SW. *Magnetic Resonance Imaging of the Brain and Spine.* 5th ed. Wolters Kluwer; 2016.)

Tanto o AVC isquêmico quanto o hemorrágico podem se manifestar com elevação da pressão arterial – e frequentemente o fazem. No contexto da isquemia, isso resulta da tentativa do corpo de continuar bombeando sangue para o tecido cerebral morto ou privado de oxigênio que está morrendo (um fenômeno coloquialmente conhecido como "autopressão"). Na presença de hemorragia, a hipertensão aguda frequentemente constitui a causa do AVC, e não a consequência.

Etiologia

A maioria dos casos de HIC resulta de hipertensão descontrolada que, ao longo do tempo, pode levar à formação de minúsculos aneurismas de Charcot-Bouchard sujeitos a sofrer ruptura. Os vasos sanguíneos afetados são, em geral, os mesmos afetados por doença oclusiva de pequenos vasos que provoca infartos lacunares. Assim, com uma notável exceção, as hemorragias hipertensivas tendem a ocorrer nas mesmas localizações anatômicas dos infartos lacunares: núcleos da base, cápsula interna, tálamo e ponte.

A principal exceção é o cerebelo, que não é afetado por infartos lacunares, porém comumente afetado por hemorragias hipertensivas. Em geral, as hemorragias cerebelares manifestam-se com cefaleia occipital, náusea, vômitos, vertigem e disfunção da marcha, devido à ataxia. Com frequência, observa-se a presença de nistagmo com mudança de direção e dismetria no exame.

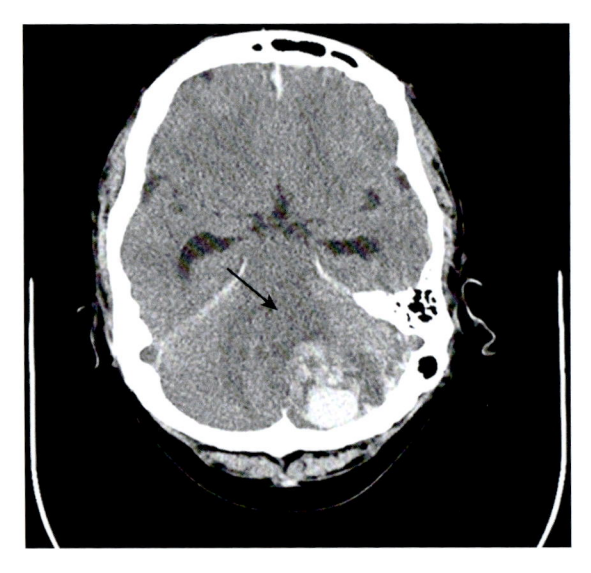

TC de um paciente com hemorragia cerebelar e edema circundante, causando apagamento completo do quarto ventrículo (seta) e desenvolvimento de hidrocefalia dos ventrículos laterais e terceiro ventrículo. (Reimpressa de Biller J. *Practical Neurology*. 5th ed. Wolters Kluwer; 2017.)

Outras causas menos comuns, porém importantes, de HIC incluem:
- **Malformações vasculares cerebrais:**
  - As *malformações arteriovenosas (MAVs)* são responsáveis por quase metade das HICs em pacientes com menos de 40 anos de idade. As MAVs consistem em emaranhados de artérias e veias intraparenquimatosas, que carecem do leito capilar intermediário normal. O resultado é que as pressões arteriais são transmitidas diretamente às estruturas venosas, causando

aumento do fluxo sanguíneo, dilatação venosa e, por fim, HIC. Podem ser visualizadas na RM, porém são mais bem diagnosticadas por angiografia cerebral. O tratamento, quando indicado, consiste em ressecção cirúrgica ou radiocirurgia estereotáxica.

- As *malformações cavernosas* são compostas por aglomerados de vasos sanguíneos anormais com zônulas de oclusão defeituosas e permeáveis. Diferentemente das MAVs, as malformações cavernosas são mais bem diagnosticadas na RM (com frequência, são descritas como semelhantes a "pipoca", com intensidades variáveis que refletem a presença de trombose, sangue e calcificação); devido ao fluxo sanguíneo mínimo, são frequentemente omitidas na angiografia. Quando sintomáticas, podem ser tratadas cirurgicamente.

- **Angiopatia amiloide cerebral (AAC).** A AAC é causada por deposição de amiloide dentro das paredes dos vasos cerebrais, provocando enfraquecimento, degeneração e predisposição à ruptura. O material amiloide assemelha-se, bioquimicamente, ao que forma as placas associadas à doença de Alzheimer, porém as duas doenças não estão inextricavelmente ligadas; embora elas possam coexistir com frequência, é possível um paciente apresentar AAC sem doença de Alzheimer e vice-versa. Os sangramentos associados à AAC tendem a ser corticais (em oposição aos sangramentos subcorticais e à substância cinzenta profundos associados à hipertensão). A idade constitui o fator de risco mais importante; a AAC é incomum em pacientes com menos de 50 anos de idade, e a incidência aumenta a cada década a partir dessa idade. Devido à elevada taxa de sangramento recorrente, é preferível manter esses pacientes sem anticoagulação e sem agentes antiplaquetários, se possível.

- **Condições inflamatórias e infecciosas.** Tanto a *vasculite* (ver página 88) quanto a *encefalite* (mais frequentemente associada ao vírus herpes simples) podem causar HIC. A HIC também constitui uma complicação relativamente comum da *endocardite,* devido a êmbolos sépticos ou ruptura de aneurismas micóticos.

- **Tumores cerebrais.** Qualquer tumor cerebral pode sangrar. Nos adultos, os tumores cerebrais mais comuns consistem em metástases: aqueles associados ao maior risco de hemorragia são metástases de carcinoma de células renais, carcinoma de pulmão, melanoma, carcinoma de tireoide e coriocarcinoma (ver Capítulo 16).

- **Diátese hemorrágica.** As causas comuns incluem *trombocitopenia* grave associada a neoplasias malignas hematológicas e insuficiência hepática, *coagulopatia iatrogênica* devido à anticoagulação e *coagulação intravascular disseminada* (CIVD). Esses pacientes podem apresentar sangramento espontâneo, sem qualquer patologia cerebral subjacente.

- **Substâncias ilícitas.** A cocaína e as metanfetaminas são as substâncias responsáveis mais comuns.

- **Traumatismo craniano.**

Manejo

O manejo de emergência da HIC aguda é relativamente simples: consiste em controlar a pressão arterial do paciente para evitar qualquer sangramento adicional; considerar a reversão da anticoagulação se o paciente estiver em uso de qualquer um desses medicamentos; repetir o exame de imagem de crânio (normalmente a intervalos de 6 horas), até que obtenha a confirmação de que o sangramento não está mais se expandindo; e considerar uma intervenção cirúrgica, quando necessário. A angiografia e a RM podem estar indicadas (em geral, sem urgência) para ajudar a determinar a causa do sangramento.

Anticoagulante/antitrombótico	Agentes de reversão
Heparina	Sulfato de protamina
Enoxaparina	Sulfato de protamina
Varfarina	Concentrado de complexo de protrombina (CCP) de fator 4, vitamina K
Inibidores diretos da trombina (dabigatrana)	Idarucizumabe
Anticoagulantes orais diretos (apixabana, rivaroxabana)	CCP de fator 4, alfa-andexanete
Ácido acetilsalicílico	Desmopressina (DDAVP)

Anticoagulantes/antitrombóticos comuns e seus agentes de reversão. Alguns pontos a serem observados. (1) O alfa-andexanete é um chamariz biológico Xa, que se liga aos anticoagulantes orais diretos e os inibe. Foi aprovado pela Food and Drug Administration (FDA) em 2018 para reversão da apixabana e rivaroxabana em pacientes com hemorragia não controlada ou potencialmente fatal, porém o seu uso permanece limitado, em virtude da falta de dados de ensaios clínicos randomizados, bem como de seu elevado custo. Ensaios clínicos randomizados em larga escala estão em andamento. (2) Tendo em vista que o ácido acetilsalicílico atua como agente antiplaquetário, alguém poderia pensar que a reversão com transfusão de plaquetas faria sentido. Entretanto, as transfusões de plaquetas não demonstraram melhorar os resultados (e, na verdade, podem agravá-los). Em consequência, as transfusões de plaquetas normalmente são reservadas apenas para pacientes em uso de ácido acetilsalicílico para os quais se planeja um procedimento neurocirúrgico.

Os pacientes com grande hemorragia hemisférica, sangramento que entra nos espaços LCS (i.e., hemorragia intraventricular em que o sangue pode ocluir as granulações aracnóideas e impedir a reabsorção de LCS) e sangramento da fossa posterior (a fossa posterior é o local mais confinado no crânio, que tem uma capacidade muito limitada de acomodação de volume adicional) correm alto risco de desenvolver pressão intracraniana elevada e herniação. Esses pacientes devem ser internados em uma unidade de terapia intensiva (UTI) e considerados para intervenção cirúrgica, geralmente com drenagem ventricular externa ou craniectomia.

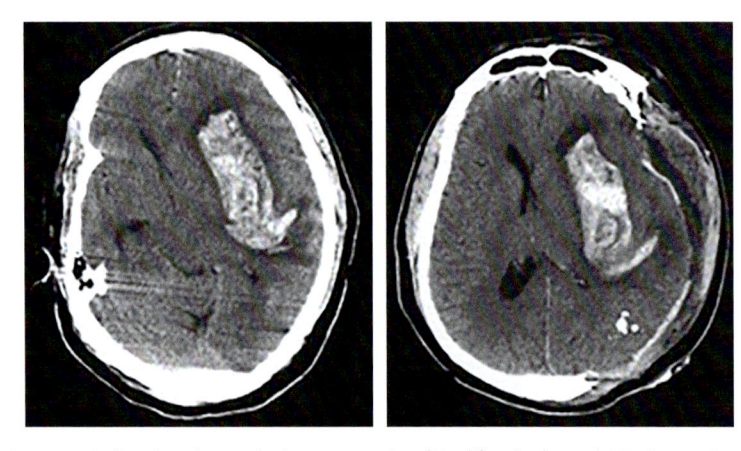

TC de HIC pré- e pós-hemicraniectomia descompressiva. (Modificada de Louis ED, Mayer SA, Noble JM. *Merritt's Neurology*. 14th ed. Wolters Kluwer; 2021.)

Hemorragia subaracnóidea (HSA)

A HSA – a ocorrência de sangramento no espaço entre a pia-máter e a aracnoide – é responsável por cerca de 3% de todos os AVCs. Trata-se de um evento ameaçador à vida. Na maioria dos casos, a HSA não traumática é causada por aneurisma sacular (em forma de baga) roto, que frequentemente envolve as artérias do círculo de Willis na base do cérebro (a artéria comunicante anterior é a localização mais frequente). As dissecções arteriais, as MAVs, o uso de cocaína e praticamente qualquer uma das outras causas de HIC já listadas também podem causar HSA.

Os fatores de risco modificáveis mais comuns consistem em hipertensão, tabagismo e uso pesado de álcool. As mulheres correm um risco ligeiramente maior do que os homens.

As taxas de mortalidade são altas. Estima-se que 15% dos pacientes morrem antes de chegar ao hospital, enquanto cerca de 25% morrem nas primeiras 24 horas após a ruptura de aneurisma.

Apresentação

A apresentação da HSA nos livros didáticos é de cefaleia em trovoada, definida como uma cefaleia que alcança a sua intensidade máxima em menos de 1 minuto (ver página 94). Na realidade, apenas cerca de 20% dos pacientes com HSA apresentam cefaleia em trovoada, porém quase 100% relatam "*a pior dor de cabeça da minha vida*". Portanto, a gravidade, e não a acuidade do início, constitui a chave. Alguns pacientes relatam uma história de cefaleia intensa anterior, que habitualmente ocorre nos vários dias anteriores. Esses casos são referidos como *cefaleias sentinela*, e acredita-se que representam pequenos vazamentos aneurismáticos de baixo volume. O seu reconhecimento pode salvar a vida do paciente. Outros sintomas podem incluir:

- Náusea, vômitos e dor ou rigidez de nuca (devido à irritação meníngea causada pela degradação dos produtos sanguíneos no LCS).
- Sintomas neurológicos focais (que dependem da localização do aneurisma, porém o achado clássico consiste em paralisia do NC III envolvendo a pupila, devido à compressão do nervo por um aneurisma de artéria comunicante posterior).
- Hemorragias pré-retinianas (conhecidas como síndrome de Terson, cuja presença indica um prognóstico mais sombrio).

Diagnóstico

A TC de crânio é extremamente sensível se for realizada nas primeiras 6 horas após o sangramento subaracnóideo. A sensibilidade cai a cada hora que passa, com queda para apenas cerca de 50% dentro de 1 semana. Se a TC de crânio for negativa – depois de 6 horas ou até mesmo dentro de 6 horas, se a suspeita clínica for alta –, deve-se realizar uma punção lombar. Você deve procurar a presença de hemácias que não se diluem do tubo 1 da amostra coletada de LCS para o tubo 4 (a ocorrência de diluição é mais sugestiva de punção traumática), pleocitose (contagem elevada de leucócitos no LCS; o sangue é irritante e pode causar meningite química, o que explica a contagem elevada de leucócitos) e xantocromia (cor amarelada, devido à bilirrubina liberada dos eritrócitos em processo de degradação; pode ser confirmada visualmente, porém é identificada de forma mais acurada por técnicas de espectrofotometria no laboratório).

Se a TC e/ou a análise do LCS forem positivas, um exame de imagem dos vasos (com angiotomografia computadorizada ou, se necessário, angiografia por subtração digital) está indicado para determinar a presença de aneurisma.

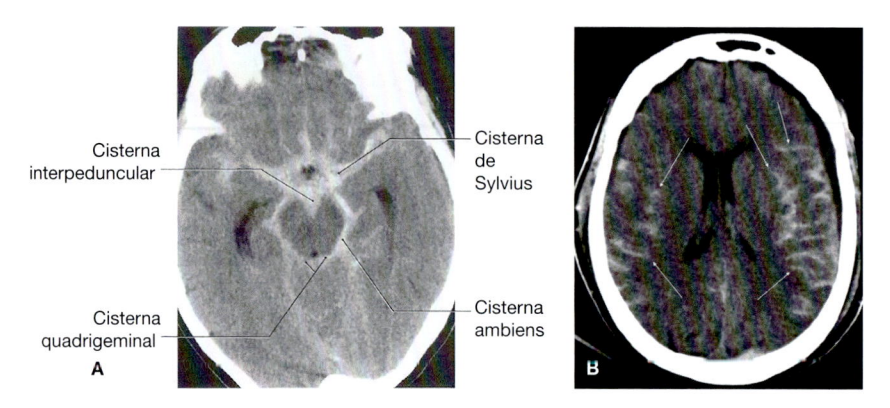

A aparência clássica de hemorragia subaracnóidea na TC consiste em acúmulo de sangue dentro das cisternas basilares (incluindo as cisternas de Sylvius, ambiens, quadrigeminal e interpeduncular – não se preocupe com esses nomes; foram incluídos como referência, de modo que possa reconhecê--los se forem mencionados) na base do cérebro. (A). Em seguida, o sangue pode se espalhar dentro dos espaços subaracnóideos dos sulcos corticais (B; as setas brancas estão apontadas para o sangue dentro dos sulcos). (A, modificada de Haines DE. *Neuroanatomy Atlas in Clinical Context*. 10th ed. Wolters Kluwer; 2018. B, reimpressa de Mansoor A. *Frameworks for Internal Medicine*. Wolters Kluwer; 2018.)

Tratamento e complicações

Os pacientes devem ser internados em uma UTI, visto que as complicações tanto médicas quanto neurológicas são comuns. Se for constatada a presença de aneurisma, o padrão de cuidado consiste em seu reparo precoce com molas endovasculares ou clipagem.

O risco de *ressangramento de aneurisma* é maior nas primeiras 24 horas após o início dos sintomas. Outra complicação precoce é o vasoespasmo, que se acredita que seja devido a substâncias espasmogênicas geradas durante a decomposição do sangue, embora o período de maior risco seja um pouco mais tarde, geralmente citado entre 4 e 14 dias. Para reduzir o risco de vasoespasmo, todos os pacientes devem receber nimodipina (um bloqueador dos canais de cálcio) por 21 dias e deve-se manter um estado de euvolemia. Os estudos com Doppler transcranianos (que são realizados à beira do leito e que podem detectar um aumento da velocidade de fluxo na ACA e ACM, sugestivo de espasmo) e a angiografia são diagnósticos de vasoespasmo. O tratamento é agressivo, com aumento da pressão arterial (por meio de líquidos ou vasopressores) e, se necessário, intervenção endovascular com administração intra-arterial de vasodilatadores ou angioplastia com balão.

Outra complicação é a *hidrocefalia* devido à obstrução da reabsorção de LCS pelo sangue, o que frequentemente exige a colocação de dreno ventricular externo.

Ocorrem *convulsões* em 5 a 15% dos pacientes. Embora a duração ideal da terapia continue sendo debatida, a maioria dos pacientes recebe profilaxia para convulsões durante vários dias após o sangramento.

As *complicações clínicas* incluem hiponatremia (que se acredita seja mediada por lesão do hipotálamo, causando a síndrome de secreção inapropriada de hormônio antidiurético [SIADH, do inglês *syndrome of inappropriate antidiuretic hormone secretion*] ou síndrome cerebral perdedora de sal), febre e anormalidades cardíacas, como alterações do ECG (mais frequentemente depressão do segmento ST, inversões de onda T profundas e ondas U proeminentes, embora também possam incluir fibrilação ventricular com parada cardíaca), vazamento de troponina e disfunção ventricular esquerda (caracterizada, com frequência, por balonização apical que simula um infarto do miocárdio, com elevação do segmento ST no ECG que se assemelha a um infarto do miocárdio típico; entretanto, o cateterismo revela a presença de artérias coronárias desobstruídas – essa condição é conhecida como *cardiomiopatia de takotsubo ou por estresse*).

Quadro 2.15   Hematomas subdural e epidural

Os hematomas subdural e epidural normalmente não são classificados como "AVCs", visto que provocam sintomas neurológicos focais apenas por compressão; ou seja, o próprio sangue não entra em contato com o tecido cerebral. Todavia, são importantes e merecem uma breve revisão aqui.

Os **hematomas subdurais** formam-se entre a dura-máter e a aracnoide. Resultam da ruptura das veias que drenam da superfície do cérebro para os seios venosos durais. Em geral, os hematomas subdurais são observados em dois contextos: em pacientes jovens, após trauma agudo por cisalhamento ou lesão em chicotada, e em pacientes idosos (ou em qualquer indivíduo com atrofia cerebral significativa, incluindo etilistas). Até mesmo uma lesão craniana aparentemente trivial – sem impacto na cabeça – pode causar sangramento subdural no indivíduo idoso. Os sintomas dependem da localização e da extensão do sangramento e podem incluir cefaleia, encefalopatia e déficits focais, devido ao efeito de massa e/ou elevação da pressão intracraniana. O tratamento é de suporte, a menos que haja um efeito expansivo significativo, com deslocamento da linha média, caso em que a intervenção cirúrgica pode estar indicada.

Os **hematomas epidurais** formam-se dentro do espaço potencial entre o crânio e a dura-máter e, com mais frequência, devem-se à ruptura da artéria meníngea média. A apresentação clássica é de "intervalo lúcido", seguido de declínio neurológico progressivo para o coma; entretanto, mais uma vez, os pacientes podem apresentar quase todas as características (incluindo cefaleia, declínio do estado mental e déficits focais), dependendo da localização e da extensão do sangramento. O tratamento cirúrgico é mais comum do que nos casos de sangramentos subdurais, tendo em vista a propensão dos sangramentos epidurais a uma rápida expansão (lembre-se de que os sangramentos epidurais são hemorragias *arteriais*). Os tratamentos endovasculares, incluindo embolização da artéria meníngea média, estão se tornando cada vez mais disseminados.

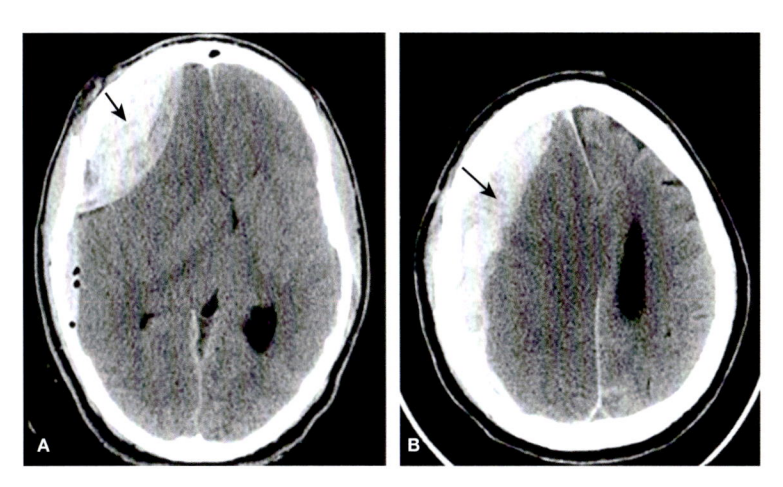

Os sangramentos epidurais (*A*) geralmente aparecem convexos, visto que são delimitados pelas linhas de sutura do crânio (onde a dura-máter liga-se firmemente ao crânio). Os sangramentos subdurais (*B*) podem cruzar as linhas de sutura e aparecem côncavos no exame de imagem. (Modificada de Haines DE. *Neuroanatomy Atlas in Clinical Context*. 10th ed. Wolters Kluwer; 2018.)

Alguns outros distúrbios cerebrovasculares a serem conhecidos

Capítulos inteiros poderiam ser dedicados a cada um dos seguintes tópicos, porém forneceremos um resumo mais conciso possível sobre as principais características desses distúrbios.

Dissecção arterial cervicocefálica

O termo dissecção refere-se a uma ruptura na túnica íntima de uma artéria. O dado mais importante a ter em mente em caso de dissecção cervicocefálica (dissecção que envolve vasos no pescoço e na cabeça) é que, de um modo um tanto contraintuitivo, a maior preocupação não é a ocorrência de sangramento, mas de trombose e embolia. O sangue acumula-se entre as túnicas da parede do vaso, e o padrão subsequentemente alterado do fluxo sanguíneo e a exposição do material subendotelial trombogênico ao sangue circulante predispõem à formação de coágulos intramurais. Em seguida, o coágulo pode provocar obstrução ao fluxo sanguíneo *in situ* ou embolizar, com consequente bloqueio de vasos mais distais.

As artérias carótida interna e vertebral são as mais comumente afetadas. As causas mais comuns consistem em trauma menor (como lesões esportivas e manipulação quiroprática por pessoa inexperiente) e condições genéticas predisponentes (displasia fibromuscular, síndrome de Ehlers-Danlos, síndrome de Marfan e doença renal policística autossômica dominante).

A *dissecção da artéria carótida* é geralmente extracraniana e ocorre próximo à base do cérebro, mas também pode ser intracraniana. A cefaleia constitui o sintoma de apresentação mais comum, classicamente retro-orbital e ipsilateral à artéria dissecada. Além disso, podem ocorrer síndrome de Horner (devido ao envolvimento dos nervos simpáticos que seguem o seu trajeto na superfície da artéria; ver página 310), oclusão das artérias retinianas ou amaurose fugaz (perda temporária da visão) e AVCs da circulação anterior (devido à formação de trombose e embolização).

A *dissecção da artéria vertebral* também é, com mais frequência, extracraniana e normalmente ocorre ao redor das vértebras C1-C2, onde as artérias vertebrais são mais móveis e menos protegidas. É comum a ocorrência de cefaleia occipital ou dor posterior no pescoço, assim como déficits focais, devido à isquemia do tronco encefálico e cerebelo.

A angiografia é diagnóstica e pode demonstrar retalho da íntima, duplo lúmen e uma longa estenose ou oclusão arterial de aparência pontiaguda (referida como sinal da "chama"). O tratamento consiste em terapia antiplaquetária ou anticoagulante (a melhor opção continua sendo discutível, e a decisão dependerá das circunstâncias específicas do paciente). Normalmente, o tratamento é continuado por vários meses, no mínimo, até que o exame de imagem de acompanhamento demonstre a cicatrização ou resolução da ruptura.

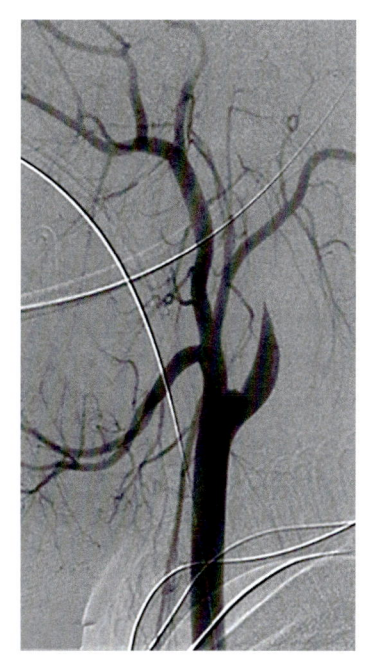

Angiografia por subtração digital com cateter, mostrando uma oclusão típica em forma de chama da artéria carótida interna. (Reimpressa de Castillo M. *Neuroradiology Companion*. 4th ed. Wolters Kluwer; 2011.)

Trombose venosa cerebral (TVC)

A trombose das veias cerebrais ou dos seios venosos durais é um diagnóstico relativamente raro, porém importante e que não deve ser omitido. Os seios da dura-máter (também referidos como seios venosos cerebrais) são canais venosos localizados dentro da dura-máter, que drenam tanto o sangue quanto o LCS do cérebro para a veia jugular interna. Em consequência, a trombose pode causar obstrução da drenagem tanto de sangue (predispondo ao AVC isquêmico e hemorrágico) quanto do LCS (que pode resultar em elevação da pressão intracraniana).

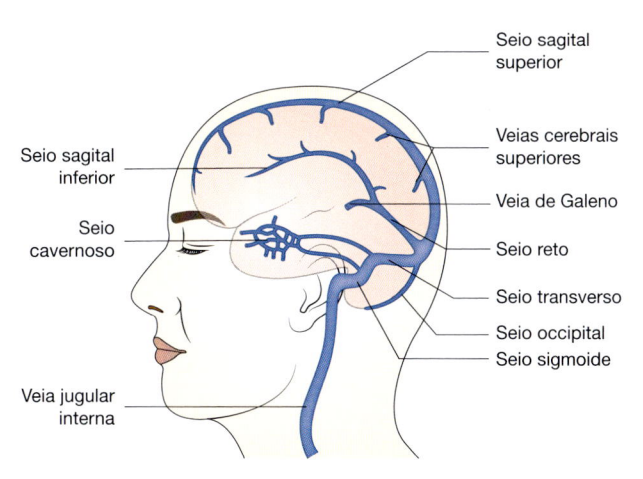

Os principais vasos e seios cerebrais.

As mulheres são afetadas mais frequentemente do que os homens. Os fatores de risco incluem trombofilia tanto genética quanto adquirida (mais notavelmente a trombofilia associada à gravidez; o risco de trombose venosa cerebral [TVC] é mais de dez vezes maior no final da gravidez e no período pós-parto inicial), traumatismo craniano e infecção envolvendo as orelhas, seios paranasais, boca e garganta.

Os sintomas variam amplamente e consistem em cefaleia (frequentemente com características de hipertensão intracraniana idiopática; ver página 115), convulsões, encefalopatia e sintomas focais, dependendo da localização da veia trombosada.

Quadro 2.16 Trombose venosa cerebral com trombocitopenia trombótica imune induzida por vacina

O uso das vacinas contra coronavírus à base de adenovírus foi brevemente suspenso na primavera (no hemisfério norte) de 2021, tendo em vista relatos de trombose venosa tanto cerebral quanto esplâncnica associada a trombocitopenia e anticorpos dirigidos contra o fator plaquetário 4 (FP4). Atualmente, apenas um pequeno número de casos foi relatado entre as dezenas de milhões de pacientes vacinados, e foi determinado que os benefícios das vacinas superam de longe os riscos. Todavia, o reconhecimento precoce dos sinais e sintomas de trombose venosa em pacientes recentemente vacinados com vacinas à base de adenovírus continua sendo de importância crítica e deve levar à realização de teste para anticorpos anti-FP4 e tratamento com anticoagulação sem heparina (argatrobana, fondaparinux).

A venografia por RM ou a venografia por TC constituem as técnicas mais sensíveis para o diagnóstico de trombose dos seios venosos. Em certas ocasiões, a TC fornece uma visualização direta do coágulo. Os infartos devido à trombose dos seios venosos tendem a envolver múltiplos territórios arteriais, visto que não respeitam a distribuição vascular arterial. O tratamento consiste em anticoagulação, que é continuada por vários meses (no caso de trombose provocada) até durante toda a vida (em pacientes com trombofilia genética grave). É importante ressaltar que a presença de hemorragia venosa não é uma contraindicação para a anticoagulação.

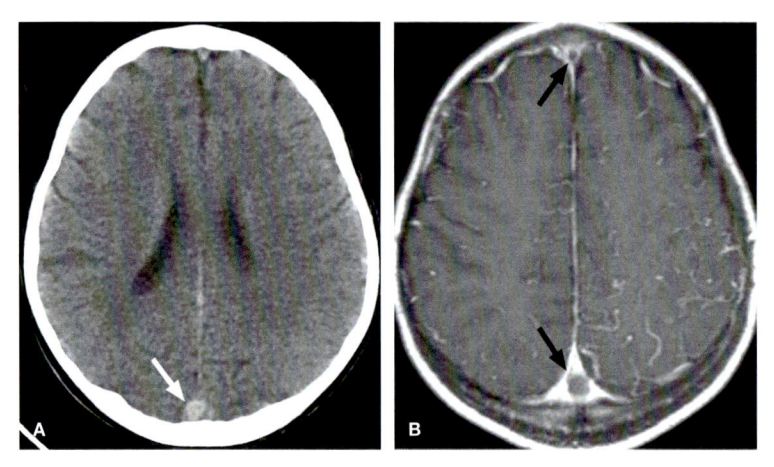

(A) O sinal do "triângulo denso" na TC sem contraste, demonstrando um coágulo hiperdenso dentro do seio sagital superior. (B) O sinal do "delta vazio" na RM pós-contraste no mesmo paciente, mostrando um defeito de enchimento no mesmo local. Há também realce leptomeníngeo associado, provavelmente devido à congestão venosa. (Reimpressa de Pope TLJr, Harris JHJr. *Harris & Harris' The Radiology of Emergency Medicine*. 5th ed. Wolters Kluwer; 2012.)

Síndrome de vasoconstrição cerebral reversível (SVCR)

A SVCR é caracterizada por constrição reversível e multifocal das artérias cerebrais intracranianas. É mais comum em mulheres do que em homens, e os fatores de risco incluem gravidez, migrânea e uso de vasoconstritores, outros medicamentos (como triptanas, inibidores seletivos da recaptação de serotonina [ISRS] e vários imunossupressores) e substâncias ilícitas (cocaína e metanfetamina).

A apresentação mais típica consiste em cefaleias em trovoada excruciantes e recorrentes ao longo de dias a semanas, com ou sem déficits focais associados (devido a edema ou AVCs isquêmicos ou hemorrágicos causados por vasoespasmo).

Com frequência, o exame de imagem do cérebro é normal, particularmente no início; entretanto, pode revelar pequenos infartos isquêmicos (normalmente em zonas de fronteira), bem como hemorragia intracerebral e subaracnóidea. A presença de vasoconstrição segmentar difusa, produzindo uma aparência de "colar de contas" na angiografia por TC ou RM, é clássica e, no contexto clínico correto, diagnóstica, porém esses exames também podem ser normais no início. Se o exame de imagem inicial for negativo e a suspeita clínica for alta, é uma boa ideia repeti-lo alguns dias depois.

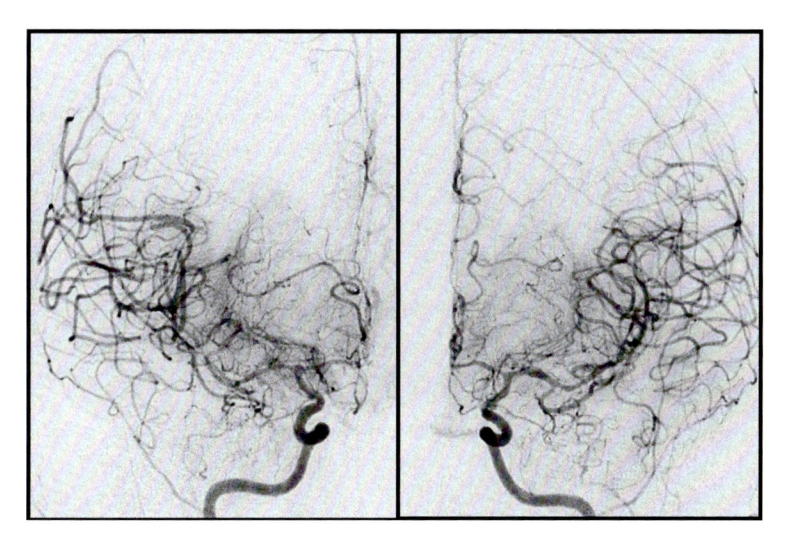

Angiografia mostrando estreitamento arterial multifocal, compatível com SVCR. (Cortesia de Jonathan Howard.)

Não existe nenhum tratamento comprovado para a SVCR, porém evidências não científicas sugerem que os bloqueadores dos canais de cálcio podem ser úteis. Os esteroides demonstraram agravar os resultados, de modo que o seu uso deve ser evitado. Se houver um agente causador (como triptana, ISRS ou cocaína), ele deve ser interrompido. A maioria dos pacientes recupera-se espontaneamente no decorrer de várias semanas a meses.

Vasculite

A vasculite do SNC refere-se à inflamação difusa e à deterioração dos vasos sanguíneos no cérebro e/ou na medula espinal. A grande maioria dos casos é secundária a outro processo, como doença autoimune ou inflamatória sistêmica, infecção ou neoplasia. Quando não se identifica nenhuma etiologia secundária, a condição é designada como angeíte primária do SNC (APSNC). A APSNC é rara, observada com mais frequência em homens idosos, e normalmente não apresenta os sintomas sistêmicos associados à maioria das outras vasculites (como febre e perda de peso).

Exemplos de causas secundárias de vasculite do SNC

Vasculites sistêmicas	Vasculite de grandes vasos (arterite de células gigantes, arterite de Takayasu)
	Vasculite de pequenos vasos associada a anticorpos anticitoplasma de neutrófilo (ANCA, do inglês *antineutrophil cytoplasmic antibody*) (granulomatose com poliangeíte)
	Vasculite de pequenos vasos associada a imunocomplexos (vasculite crioglobulinêmica)
Doença autoimune	Síndrome de Sjögren
Infecção	Viral (vírus da imunodeficiência humana [HIV, do inglês *human immunodeficiency virus*], vírus varicela-zóster [VVZ], citomegalovírus [CMV])
	Bacteriana (tuberculose [TB], doença de Lyme, sífilis)
	Fúngica (*Aspergillus, Cryptococcus*)
	Parasitária (cisticercose, malária)
Induzida por substâncias	Cocaína
	Metanfetaminas
Neoplásica	Linfoma
	Paraneoplásica

Em geral, a apresentação da vasculite do SNC é inespecífica e insidiosa. É comum a ocorrência de cefaleias, encefalopatia e convulsões. Podem ocorrer AVCs tanto isquêmicos quanto hemorrágicos, devido à destruição vascular. As dicas na RM para uma etiologia vasculítica subjacente incluem uma combinação de lesões isquêmicas e hemorrágicas, pequenos AVCs isquêmicos de aparência embólica, que afetam estruturas de substância cinzenta corticais *e* profundas (devido ao envolvimento dos vasos de pequeno e médio calibre) e AVCs em locais estranhos (p. ex., corpo caloso).

O estabelecimento do diagnóstico envolve a confirmação de alterações vasculíticas na angiografia, que revela estreitamento segmentar com aparência em colar de contas. Isso parece ser familiar? A distinção entre vasculite e SVCR pode ser difícil, porém é de importância crítica, tendo em vista os protocolos de tratamento extremamente diferentes. A análise do LCS é, com frequência, crucial: você deve esperar um perfil inflamatório com nível elevado de proteínas e alta contagem de leucócitos em pacientes com vasculite, ao passo que, na SVCR, a regra é a presença de LCS normal. Uma bateria de exames do soro e do LCS deve ser solicitada para ajudar a determinar a presença de uma etiologia secundária, incluindo vários marcadores inflamatórios, autoimunes e neoplásicos.

O tratamento consiste em esteroides e deve ser iniciado precocemente, independentemente de uma etiologia vasculítica secundária conhecida ou desconhecida. As evidências sobre a duração ideal da terapia são limitadas, e, com mais frequência, as decisões são tomadas caso a caso.

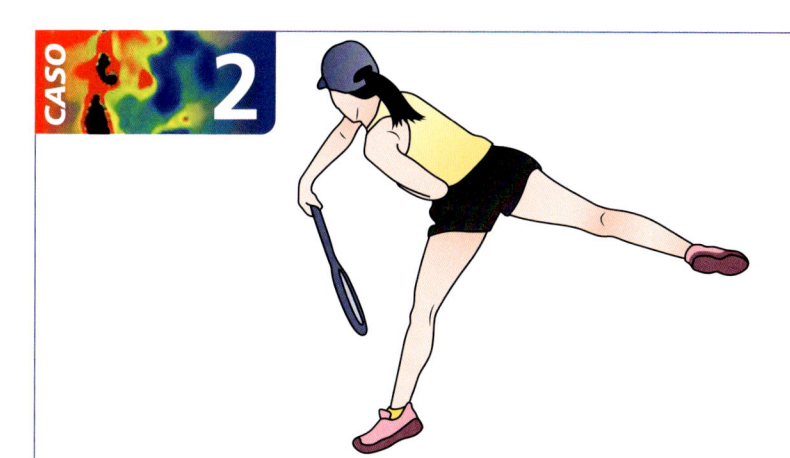

Acidente vascular cerebral e doença cerebrovascular | **89**

Acompanhamento de sua paciente: Os déficits de Laura são sutis, porém em última análise considerados incapacitantes, e, na ausência de qualquer contraindicação, ela recebe tPA. A angiotomografia computadorizada é normal, sem qualquer evidência de OGV passível de intervenção ou qualquer estenose significativa. Seu exame melhora após a administração de tPA, e, várias horas depois, observa-se apenas a persistência de fraqueza muito leve do punho. A RM revela um infarto frontoparietal do lado direito de aspecto embólico. Tendo em vista a sua idade e a ausência de fatores de risco cardiovasculares, você solicita uma ecocardiografia transesofágica, que revela um grande FOP.[8] O Doppler dos membros inferiores (para pesquisa de trombose venosa profunda) é negativo, porém o painel de hipercoagulabilidade é positivo para o fator V de Leiden. Laura inicia a anticoagulação e recebe alta; depois de apenas 1 ou 2 semanas de fisioterapia, ela está de volta à quadra.

---

[8]Esta discussão vai além do escopo deste livro; todavia, caso esteja interessado, a literatura tem mencionado os benefícios e riscos do fechamento do FOP em pacientes com AVC. Diferentes médicos e instituições têm preferências diferentes; entretanto, no caso de nossa paciente, a maioria provavelmente tomaria a decisão de adiar o fechamento. Como essa paciente é positiva para o fator V de Leiden e agora tem uma história de tromboembolismo, ela permanecerá sob anticoagulação durante toda a vida, evitando, assim, a necessidade de fechamento.

Você agora já sabe:

- Os fundamentos da anatomia cerebrovascular e a localização de muitas das síndromes de AVC mais comuns.
- Como classificar os subtipos de AVC isquêmico por meio da classificação TOAST.
- Quando administrar e – igualmente importante – quando não administrar tPA para o AVC isquêmico agudo.
- Quando considerar a trombectomia endovascular para o AVC isquêmico agudo.

- Como tratar a hemorragia intracerebral e subaracnóidea aguda.
- Como reconhecer e tratar vários distúrbios cerebrovasculares importantes, incluindo dissecção arterial cervicocefálica, SVCR, TVC e vasculite do SNC.

3 Cefaleia

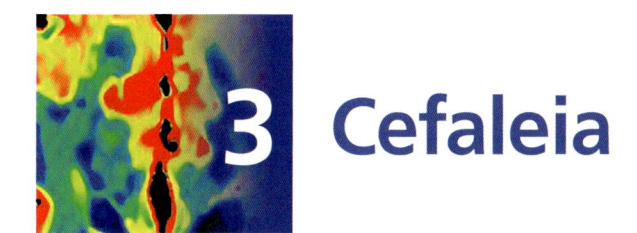

Neste capítulo, você aprenderá:

1 | Como reconhecer e tratar os distúrbios de cefaleia comuns.

2 | Quando se preocupar (e o que fazer) quanto às etiologias potencialmente alarmantes da cefaleia.

3 | O diagnóstico diferencial das cefaleias em trovoada.

4 | Como controlar a migrânea aguda em um contexto urgente.

5 | Como controlar a cefaleia durante a gravidez.

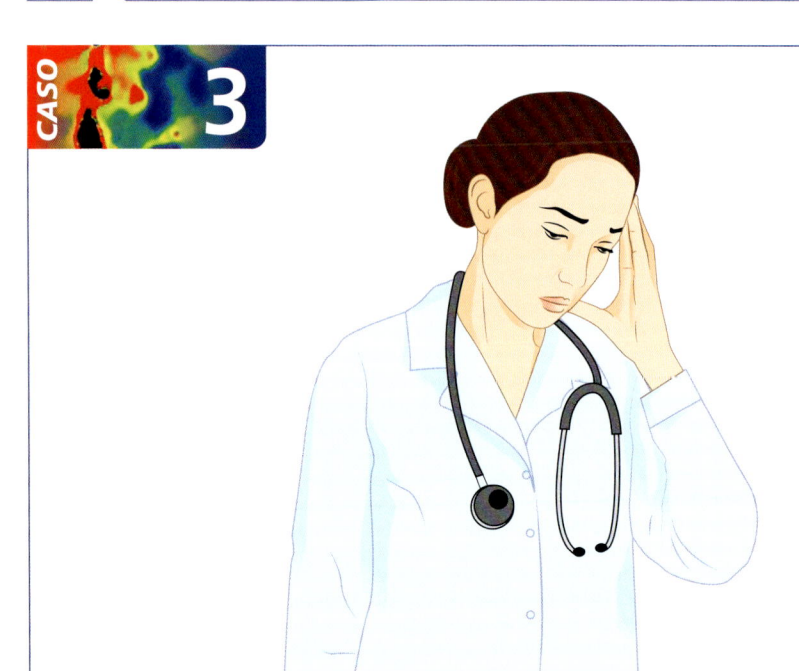

Sua paciente: Anna, uma residente de cirurgia do primeiro ano, de 28 anos de idade e saudável nos demais aspectos, o procura devido a um agravamento das dores de cabeça. Anna descreve uma longa história de cefaleias latejantes que afetam predominantemente o lado direito, que costumavam ocorrer cerca de uma vez por mês e eram aliviadas com anti-inflamatórios não esteroides (AINEs). Entretanto, nos últimos meses, essas cefaleias passaram a ocorrer com muito mais frequência, e ela chegou a ter três episódios só na semana passada. Os AINEs produzem algum efeito, porém não aliviam mais a dor por completo. Anna tem dificuldade em trabalhar quando está com dor de cabeça; só olhar para a tela do computador provoca dor em seus olhos, e tentar pensar é como se sentir "correndo em uma piscina", com lentidão e esforço extremo. Qual é o próximo passo no seu manejo?

A cefaleia é uma das razões mais comuns que levam as pessoas a procurar assistência médica. Os **distúrbios de cefaleia primária**, como a migrânea, a cefaleia do tipo tensional e as cefaleias em salva, são, de longe, os mais frequentemente encontrados. Nos Estados Unidos, mais de 1 milhão de pacientes procuram os serviços de emergência a cada ano com queixa de migrânea. Entretanto, os **distúrbios de cefaleia secundária** – cefaleias causadas por outras patologias subjacentes, algumas vezes preocupantes e, em certas ocasiões, potencialmente fatais, como infecções, hemorragia e tumores – compreendem uma minoria significativa. A distinção entre cefaleias primárias e secundárias constitui a etapa mais importante e, com frequência, a de maior desafio no manejo de pacientes com cefaleia, razão pela qual iniciaremos com esse tópico.

Sinais de alerta das cefaleias

Os distúrbios de cefaleia primária podem ser graves e até mesmo incapacitantes, porém não são fatais, diferentemente de alguns distúrbios de cefaleia secundária. Então, quando devemos nos preocupar? O que dispara o alarme para uma possível etiologia secundária? O mnemônico SNIIP é útil aqui. Como a base de nosso conhecimento se ampliou, este mnemônico passou por várias iterações (mais recentemente, SNNIIPPPPPPPPPP – não estamos brincando), mas, por uma questão de sanidade (sua e nossa) e maior simplicidade, usaremos SNIIP2.

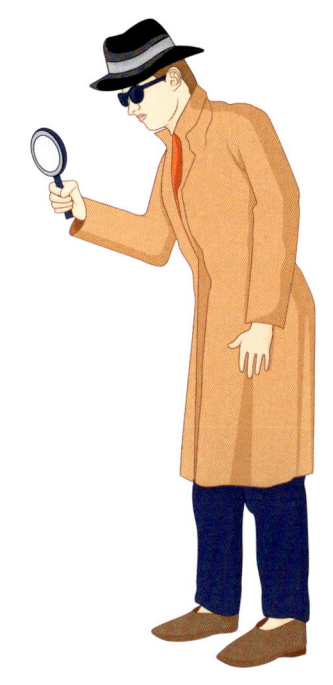

Se você conhecer o mnemônico SNIIP2, terá mais facilidade para identificar rapidamente pacientes cuja cefaleia exige atenção urgente.

- **Sintomas sistêmicos (S).** Quando a cefaleia está associada à ocorrência de fadiga, perda de peso ou febre, é necessário considerar a possibilidade de etiologias sistêmicas ou infecciosas subjacentes. É importante não deixar escapar um diagnóstico de inflamação das meninges (meningite), do parênquima cerebral (encefalite) ou dos vasos intracranianos (vasculite).
- **Sinais e sintomas neurológicos (N).** A cefaleia associada a déficits neurológicos *focais* constitui *sempre* um sinal de alerta. Acidente vascular cerebral (AVC) isquêmico, hemorragia intracerebral e neoplasia maligna (juntamente com muitas outras etiologias vasculares, neoplásicas, infecciosas e inflamatórias) precisam ser considerados. Entretanto, é importante – e, talvez, surpreendente, – observar que a migrânea é, na verdade, a etiologia mais comum quando a cefaleia se manifesta com achados focais recentes. Mais detalhes sobre isso serão fornecidos adiante.

- **Início (I).** As cefaleias em trovoada – cefaleias que alcançam uma intensidade máxima nos primeiros 60 segundos após o seu início – nem sempre refletem uma catástrofe subjacente. Algumas vezes, são apenas cefaleias realmente ruins. Dito isso, elas sempre precisam ser levadas a sério e avaliadas como emergência para descartar a possibilidade de hemorragia subaracnóidea (HSA). Uma vez excluída a HSA, o diagnóstico diferencial permanece amplo e inclui outros distúrbios potencialmente fatais, como a síndrome de vasoconstrição cerebral reversível (SVCR; ver página 87) e a trombose venosa cerebral (TVC; ver página 85).

Cefaleia em trovoada: diagnóstico diferencial

Causas vasculares	Causas não vasculares
Hemorragia subaracnóidea	Hipotensão intracraniana espontânea
Hemorragia intracerebral	Cisto coloide do terceiro ventrículo
Dissecção da artéria vertebral ou cervical	Meningite
Trombose venosa cerebral	Cefaleia primária do exercício
Síndrome de vasoconstrição cerebral reversível	Cefaleia primária associada à atividade sexual
Emergência hipertensiva	Cefaleia primária da tosse
Apoplexia hipofisária	Cefaleia primária em trovoada
Cefalalgia cardíaca	

Não se preocupe, em breve você aprenderá tudo o que precisa saber sobre os diagnósticos anteriormente listados.

- **Idade avançada (I).** Como a maioria dos distúrbios de cefaleia primária manifesta-se em pacientes mais jovens, uma cefaleia de início recente em um paciente com mais de 50 anos de idade levanta a suspeita de patologia subjacente, como neoplasias, infecções e doenças inflamatórias, como a arterite de células gigantes (ACG; ver página 112).
- **Posicional (P).** As cefaleias que se agravam quando o paciente se deita ou se levanta fazem com que surja a preocupação de anormalidades na pressão intracraniana (PIC).
- **Mudança de padrão (P).** Se você não se lembrar de mais nada deste capítulo, lembre-se então disto: *as pessoas que têm dores de cabeça terão dores de cabeça*. Quase todas as doenças, sejam neurológicas ou sistêmicas, incluindo tumores, infecções, anemia, doença da tireoide e muitas outras, podem se manifestar como um agravamento de uma síndrome de cefaleia preexistente em pacientes já diagnosticados com distúrbio de cefaleia primária. Por conseguinte, qualquer mudança no padrão da cefaleia "habitual" do paciente (frequência, intensidade ou caráter) sempre deve ser considerada seriamente e deve levar a um monitoramento próximo rigoroso imediato e a uma avaliação detalhada à procura de possíveis etiologias secundárias.

Distúrbios de cefaleia primária

As migrâneas e as cefaleias do tipo tensional constituem, de longe, as causas mais comuns de cefaleia. Se você dominar a apresentação e o manejo dessas duas condições, ajudará inúmeros pacientes a evitar exames de imagem desnecessários e terapias mal-orientadas.

Migrânea (enxaqueca)

É provável que, se você não sofre de migrânea, conheça muitas pessoas que sofrem. A migrânea clássica – como no caso de Anna – é uma cefaleia unilateral, latejante e, com frequência, incapacitante, que está associada a náusea, frequentemente a vômitos e a sensibilidade à luz e ao som (fotofobia e fonofobia, respectivamente).

Entretanto, a maneira mais habitual de pensar sobre a migrânea é considerar o seu próprio fenótipo, o que significa uma constelação de sintomas (que habitualmente, mas nem sempre, inclui cefaleia efetiva) que também exibe:

- Uma predileção por um grupo demográfico específico (mulheres na faixa dos 20 e 30 anos).
- Um forte componente genético (a hereditariedade é estimada entre 30 e 60%).
- Uma predisposição a outras condições clínicas (como hipercoagulabilidade e AVC; essas conexões ainda estão sendo ativamente categorizadas e estudadas).

Etiologia. O que causa a migrânea? Uma etiologia vascular primária, que há muito tempo se acreditou ser responsável pela migrânea, não é mais a teoria aceita. Em vez disso, acredita-se que a base fisiopatológica seja um fenômeno elétrico, denominado *depressão cortical alastrante*, em que uma onda de despolarização neuronal resulta em breve ativação neuronal e vasodilatação, seguidas de *hipo*atividade neuronal mais sustentada e vasoconstrição. Essa onda autopropagada ativa as fibras nervosas aferentes sensitivas do nervo trigêmeo, que, por sua vez, causam a liberação de mediadores vasoativos e pró-inflamatórios (incluindo o peptídeo relacionado com o gene da calcitonina [CGRP , do inglês *calcitonin-gene-related peptide*], um alvo das novas terapias para a migrânea) nas meninges sensíveis à dor. Por que isso ocorre em algumas pessoas e não em outras? Ainda não sabemos.

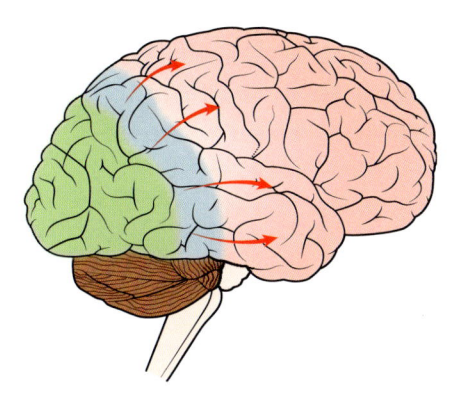

Nas cefaleias da migrânea, uma onda de despolarização cortical propaga-se em aproximadamente 3 mm por minuto, e acredita-se que seja a base fisiopatológica da migrânea.

Características clínicas. Em geral, a migrânea tem uma duração de 4 a 72 horas e pode ser dividida em quatro fases:

1. *Pródromo*. Essa fase pode começar algumas horas ou dias antes do início da cefaleia e consiste em sintomas não dolorosos, como fadiga, bocejos, irritabilidade, compulsão por comida e micção frequente. As pessoas que sofrem de migrânea geralmente conhecem bem seus sintomas prodrômicos.

2. *Aura.* As auras da migrânea consistem em sintomas neurológicos focais e totalmente reversíveis, que surgem de forma gradual, progridem ao longo de vários minutos e, em geral, desaparecem em 1 hora. Nem todas as pessoas com migrânea apresentam aura; a migrânea com aura é muito menos comum do que a migrânea sem aura. Os sintomas de uma aura são classicamente "positivos" (p. ex., fenômenos visuais coloridos ou formigamento de um braço ou de uma perna), seguidos de sintomas que são "negativos" (p. ex., corte do campo visual ou dormência de um braço ou de uma perna); do ponto de vista fisiopatológico, isso faz sentido, visto que a onda de depressão cortical alastrante induz uma ativação neuronal transitória seguida de um período mais sustentado de *hipo*atividade. Entretanto, praticamente qualquer sintoma neurológico focal de que você for capaz de cogitar, incluindo dificuldade em encontrar palavras, vertigem e paralisia motora, pode se manifestar como uma aura. A aura é frequentemente, mas nem sempre, seguida de cefaleia. Quando não há cefaleia – em outras palavras, quando omitimos a fase 3 (ver adiante) –, o paciente pode ser diagnosticado (na mais recente iteração da International Classification of Headache Disorders) com "aura sem cefaleia". É importante ressaltar que isso continua sendo considerado como migrânea. Como você pode suspeitar, essas migrâneas atípicas podem ser difíceis de reconhecer e só podem ser diagnosticadas após cuidadosa exclusão de outras etiologias possíveis.

> **Quadro 3.1 Migrânea com aura *versus* migrânea sem aura: implicações clínicas importantes**
>
> Essa distinção é importante, visto que a migrânea com aura parece predispor a uma série de condições – como AVC isquêmico e tromboembolismo venoso –, o que não ocorre na migrânea sem aura. As razões subjacentes a essas associações não são compreendidas. O tabagismo e a terapia contendo estrogênio (p. ex., nos contraceptivos orais ou na terapia de reposição hormonal) parecem aumentar esses riscos em pacientes que apresentam migrânea com aura. Embora não esteja absolutamente contraindicada para mulheres que sofrem de migrânea com aura, a terapia hormonal contendo estrogênio deve ser prescrita com cautela e na menor dose possível. O risco absoluto de AVC e de doença tromboembólica é pequeno em pacientes com migrânea com aura, particularmente em mulheres que não fumam e que fazem uso de formulações de estrogênio em baixas doses, porém os benefícios e os riscos desses medicamentos devem ser sempre discutidos antes de iniciá-los (e, como sempre, deve-se incentivar fortemente o abandono do tabagismo!).
>
> Os contraceptivos orais em baixa dose, embora não sejam absolutamente contraindicados, devem ser prescritos com cautela em pacientes com história de migrânea com aura.

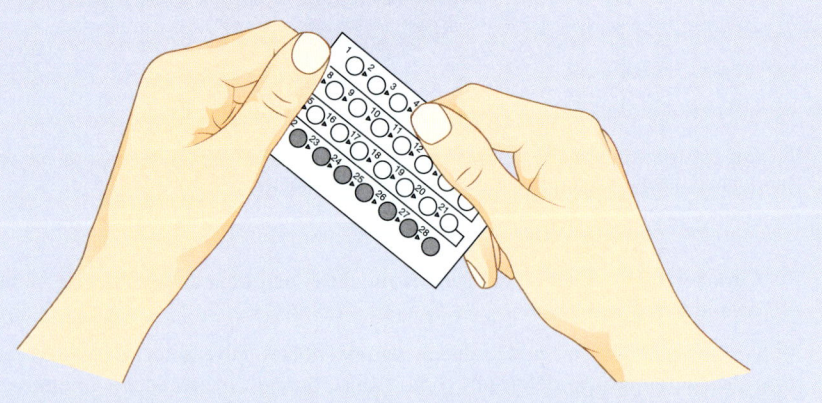

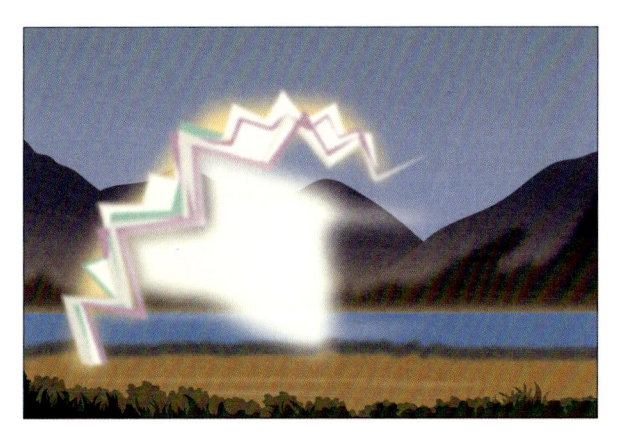

Espectros de fortificação. Também conhecidos como teicopsia, trata-se de uma forma comum de aura visual. Aparece como um conjunto de linhas recortadas cintilantes e, com frequência, de cores brilhantes, que gradualmente se espalham pelo campo visual. O nome provém de sua semelhança com as muralhas ou paredes de antigas fortalezas.

3. *Fase de cefaleia*. O mnemônico PUUNI é útil para lembrar-se das características típicas da cefaleia da migrânea. A presença de quatro dessas cinco características pode prever de modo acurado o diagnóstico de migrânea e, com frequência, elimina a necessidade de exames complementares ou de imagem adicionais para diagnóstico:
   a. Qualidade **P**ulsátil (i.e., latejante).
   b. Duração de **U**m dia.
   c. Localização **U**nilateral.
   d. **N**áusea ou vômitos.
   e. Intensidade **i**ncapacitante.

Com frequência, há também outros sintomas, como *fotofobia* e *fonofobia*, *dor no pescoço* (que frequentemente leva ao diagnóstico incorreto de cefaleia do tipo tensional ou neuralgia occipital; ver páginas 104 e 108) e outras características que, com frequência, levam ao diagnóstico incorreto de infecção sinusal – como *congestão nasal*, *coriza*, *dor facial* e *lacrimejamento*.

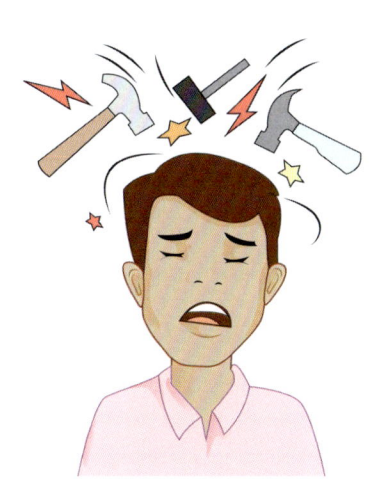

Mnemônicos à parte, as cefaleias da migrânea doem!

4. *Pósdromo*. Esse termo descreve o período entre a resolução da cefaleia e o momento em que o paciente sente que voltou 100% ao normal. Esses sintomas são, com frequência, os mesmos que os sintomas prodrômicos e também podem durar várias horas a dias.

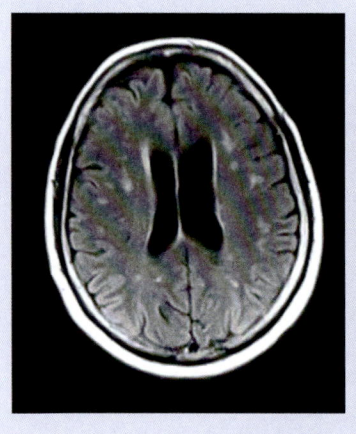

> **Quadro 3.2 Alterações na ressonância magnética (RM) associadas à migrânea**
>
> Cerca de 10 a 40% dos portadores de migrânea apresentam os denominados "focos de migrânea" na RM: pequenas lesões inespecíficas da substância branca que, tanto quanto sabemos, não significam absolutamente nada em termos de prognóstico da migrânea ou risco de futuros problemas neurológicos. Esse achado é mencionado aqui por duas razões importantes:
>
> 1. Esses focos de migrânea podem se assemelhar às lesões da substância branca causadas por doença vascular isquêmica ou esclerose múltipla (EM). A diferenciação dessas etiologias depende, em grande parte, do contexto clínico (e do conhecimento das localizações típicas das lesões da EM; ver página 240).
> 2. Representam uma das muitas razões para *pensar* antes de submeter todos os pacientes com cefaleia a esse tipo de exame. Embora essas lesões sejam, em última análise, quase sempre distinguíveis das doenças desmielinizantes, como a EM, elas podem ser facilmente confundidas por médicos menos experientes e podem levar, então, a uma avaliação diagnóstica desnecessária e dispendiosa. Talvez ainda mais importante seja o fato de que muitos pacientes com cefaleia são compreensivelmente ansiosos sobre os seus sintomas, e explicar-lhes que seus cérebros são, mesmo que minimamente, "anormais" não alivia a sua preocupação. 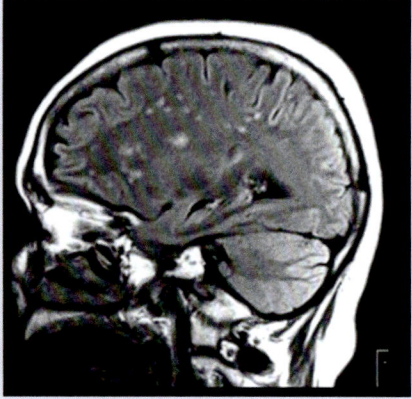
>
> Lesões da substância branca – manchas de migrânea – observadas na RM de um paciente com migrânea. (Cortesia de Jonathan Howard.)

Tratamento

Manejo do estilo de vida. O tratamento da migrânea começa com modificações no estilo de vida, frequentemente referidas como "higiene da cefaleia". O mnemônico DEADE (dormir, exercício, alimentação, diário e estresse) pode ajudá-lo a lembrar do básico. A estabilidade é fundamental: os pacientes devem se esforçar para obter uma quantidade regular de sono todas as noites, realizar exercícios com frequência, não omitir refeições, manter uma hidratação adequada e evitar os gatilhos da migrânea (vinho tinto, queijos envelhecidos e sucralose são exemplos comuns). A ingestão de cafeína deve ser limitada ou pelo menos mantida em um nível estável de consumo. O registro dos "dias de dor de cabeça" em um diário pode ser útil para monitorar a resposta do paciente às intervenções no estilo de vida e farmacológicas.

> **Quadro 3.3 "Dias de dor de cabeça"**
>
> A melhor maneira de monitorar o impacto das mudanças do estilo de vida sobre as cefaleias é perguntar ao paciente sobre a sua ocorrência e registrar os "dias de dor de cabeça" (i.e., dias durante os quais o paciente apresentou cefaleia), em contraste com as próprias cefaleias. Muitos pacientes apresentam cefaleias de vários dias de duração, e, portanto, quando são questionados sobre o número de cefaleias que tiveram ao longo de 1 mês, eles podem declarar que só tiveram duas ou três – o que não parece ser tão ruim – quando, na verdade, foram sintomáticos por um período de tempo significativamente maior.

Infelizmente, como no caso de Anna, nossa residente de cirurgia de primeiro ano que acorda às 4 horas da manhã para atender seus pacientes e responder a chamadas regulares durante toda a noite no hospital, a estabilidade do estilo de vida nem sempre é possível. Quando as modificações no estilo de vida não são suficientes, recorremos aos medicamentos.

Os medicamentos para a migrânea são divididos em dois tipos: medicamentos agudos (também denominados medicamentos de resgate ou abortivos), que são tomados quando necessário para tratamento agudo de uma cefaleia, e os medicamentos preventivos (também denominados profiláticos), que são administrados diariamente para aumentar o limiar de desenvolvimento de cefaleia e diminuir o número de crises de cefaleia ao longo do tempo.

Tratamento agudo. O paracetamol e os AINEs constituem a terapia inicial mais comumente utilizada para a migrânea. As triptanas são consideradas fármacos de segunda linha e, com frequência, são prescritas para pacientes que não respondem aos anti-inflamatórios, que não os toleram ou que necessitam de doses cada vez mais altas (o que pode ser prejudicial para o fígado, os rins e o trato gastrintestinal [GI] e pode desencadear potencialmente cefaleia por uso excessivo de medicamentos; ver página 111).

As triptanas foram os primeiros medicamentos específicos para a migrânea e permanecem entre os tratamentos abortivos mais amplamente utilizados. Atuam como agonistas dos receptores de serotonina (especificamente os receptores de 5-hidroxitriptamina, HT1B e 5HT1D: o receptor "B" é vasoconstritor, enquanto o receptor "D" inibe os ramos do nervo trigêmeo responsáveis pela transmissão da dor). É interessante ressaltar que a estimulação desses receptores também parece inibir a liberação de CGRP (ver página 102) e de outras citocinas pró-inflamatórias.

As triptanas, que estão disponíveis em formulações orais, *sprays* nasais e injetáveis, são mais efetivas quando administradas no início da cefaleia e, com frequência, atuam melhor quando associadas a um AINE. Em virtude de suas propriedades vasoconstritoras, o seu uso está contraindicado para pacientes com doença vascular significativa, incluindo doença arterial coronariana e doença vascular periférica, e deve ser evitado particularmente em pacientes com história pregressa de AVC ou infarto do miocárdio.

Duas pequenas moléculas antagonistas do CGRP (ubrogepante e rimegepante) também foram aprovadas para o tratamento da migrânea aguda. Atualmente, esses dois medicamentos são utilizados com mais frequência em pacientes que apresentam resposta insuficiente ou alguma contraindicação às triptanas. Diferentemente das triptanas, que devem ser limitadas a duas a três por semana para evitar potenciais cefaleias de rebote, esses medicamentos podem ser tomados todos os dias, se necessário.

Antieméticos, como a metoclopramida e a clorpromazina (muitos desses fármacos também possuem propriedades antimigrânea), e relaxantes musculares, como a tizanidina, também são utilizados no tratamento da migrânea.

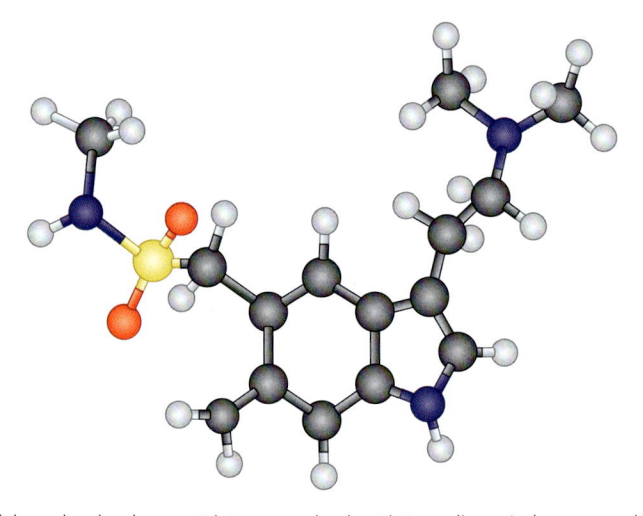

Modelo molecular da sumatriptana, a primeira triptana disponível para uso clínico.

Tratamento preventivo. Existe uma longa lista de medicamentos que podem atuar para profilaxia da migrânea, porém nenhum deles – até o advento dos inibidores do CGRP (ver Quadro 3.4) – foi desenvolvido especificamente para a migrânea. A eficácia dos medicamentos preventivos não atinge 100%: em geral, cerca de 50% dos pacientes apresentarão uma redução de 50% na frequência das cefaleias com qualquer um desses medicamentos, de modo que as expectativas devem ser abordadas de acordo. Normalmente, a escolha do medicamento baseia-se no perfil de efeitos colaterais.

Não existe nenhum número específico de cefaleias que possa "qualificar" um paciente para uso de medicação profilática, embora a American Headache Society sugira considerar o tratamento profilático para pacientes com 4 ou mais dias de cefaleia debilitante por mês (ou 6 ou mais se não for debilitante). Todavia, a melhor conduta é ouvir seus pacientes e decidir se a incapacidade causada pela cefaleia merece os riscos de iniciar uma medicação diária. Os medicamentos comumente utilizados estão listados adiante, agrupados pelo seu uso pretendido original.

No caso de nossa paciente Anna, a profilaxia deve ser oferecida devido à frequência crescente das cefaleias (provavelmente como resultado do estresse e da falta de sono, variáveis que ela agora não consegue controlar) e ao impacto negativo exercido pelas cefaleias sobre a sua vida diária. A escolha da medicação específica deve ser uma decisão conjunta tomada com a sua história particular e preferências em mente.

A tabela a seguir fornece um resumo de alguns dos medicamentos mais comumente usados; não é uma lista abrangente. Observe que nenhum desses medicamentos demonstrou ser totalmente seguro em mulheres grávidas, de modo que a sua dose é quase sempre reduzida antes do planejamento de uma gravidez.

Medicamentos preventivos comuns para migrânea

Medicamentos	Observações
Anti-hipertensivos	
Betabloqueadores (propranolol, metoprolol, timolol, nadolol)	Evitar em pacientes com pressão arterial basal e/ou frequência cardíaca baixas, bem como com asma, insuficiência cardíaca descompensada e depressão refratária. Os efeitos colaterais comuns incluem hipotensão e intolerância ao exercício.
Inibidores da enzima conversora de angiotensina (ECA) (lisinopril)	Evitar em pacientes com baixa pressão arterial basal, insuficiência renal, hiperpotassemia ou história de angioedema. Os efeitos colaterais consistem em hipotensão, tontura e tosse.
Bloqueadores dos receptores de angiotensina II (BRAs) (candesartana)	Evitar em pacientes com pressão arterial basal baixa e história de hiperpotassemia. Os efeitos colaterais incluem hipotensão e tontura.
Bloqueadores dos canais de cálcio (verapamil)	Evitar em pacientes com pressão arterial basal baixa, história de arritmias cardíacas, comprometimento renal ou hepático ou insuficiência cardíaca. Os efeitos colaterais consistem em hipotensão, tontura e constipação intestinal.
Antidepressivos	
Tricíclicos (amitriptilina, nortriptilina)	Evitar em pacientes com história de arritmias cardíacas ou pensamento/comportamento suicida. Os efeitos colaterais incluem sedação, ganho de peso, boca seca e constipação intestinal.
Inibidores da recaptação de serotonina/norepinefrina (IRSN) (venlafaxina, duloxetina)	Evitar em pacientes com história de comprometimento renal ou hepático ou pensamento/comportamento suicida. Os efeitos colaterais incluem náusea, tontura, insônia e disfunção sexual.
Anticonvulsivantes	
Divalproato de sódio/valproato de sódio	Evitar em pacientes com comprometimento hepático, trombocitopenia e mulheres em idade fértil (altamente teratogênico; pode causar defeitos do tubo neural e malformações congênitas significativas). Os efeitos colaterais incluem ganho de peso, náusea, tremor e fadiga.
Topiramato	Evitar em pacientes com histórico de insuficiência renal, nefrolitíase ou glaucoma. Os efeitos colaterais consistem em parestesias, perda de peso e dificuldade em encontrar as palavras (normalmente observada apenas com doses mais altas).
Anticorpos monoclonais antipeptídeo relacionado com o gene da calcitocinina (CGRP)	
Fremanezumabe Galcanezumabe Erenumabe Eptinezumabe	Administrados mensalmente (ou a cada 3 meses). Injetáveis (fremanezumabe, galcanezumabe, erenumabe) ou por via intravenosa (IV) (eptinezumabe). São notavelmente bem tolerados. Os efeitos colaterais comuns consistem em constipação intestinal (predominantemente associada ao erenumabe) e reações no local de injeção. Existem poucas evidências sobre o uso em crianças e em mulheres durante a gravidez e a lactação.
Pequena molécula antagonista do CGRP	
Atogepante	Medicamento oral de uso diário aprovado pela Food and Drug Administration (FDA) cerca de 1 semana antes deste livro ser enviado para ser impresso! Os efeitos adversos comuns consistem em náusea e constipação intestinal. A segurança em crianças e em mulheres durante a gravidez não é conhecida.

Quadro 3.4 Peptídeo relacionado com o gene da calcitonina (CGRP)

O CGRP é o mais novo alvo terapêutico no tratamento da migrânea. Trata-se de uma pequena proteína que estimula a liberação de mediadores inflamatórios, transmite informações nociceptivas (de dor) dos vasos sanguíneos intracranianos para o sistema nervoso central (SNC) e atua como potente vasodilatador. Os níveis de CGRP aumentam em indivíduos que sofrem de migrânea durante uma crise de migrânea e caem com a resolução da crise.

Os anticorpos monoclonais anti-CGRP constituem os primeiros medicamentos preventivos específicos para a migrânea. Os alvos incluem a própria molécula de CGRP e o seu receptor. Embora os dados disponíveis ainda sejam relativamente recentes, esses fármacos parecem ser notavelmente seguros e bem tolerados. Os efeitos adversos mais comumente relatados consistem em constipação intestinal e reações no local de injeção. Os anticorpos monoclonais anti-CGRP parecem ser tão efetivos quanto as outras opções profiláticas.

Cerca de 1 semana antes deste livro ser enviado para impressão, uma pequena molécula antagonista do receptor de CGRP (atogepante) também foi aprovada para a prevenção da migrânea. Os outros dois antagonistas dos receptores de CGRP (ubrogepante, rimegepante) estão aprovados para o tratamento *agudo* da migrânea (ver página 100).

O galcanezumabe, um dos anticorpos monoclonais anti-CGRP, também foi aprovado para prevenção da cefaleia em salvas, e outro (eptinezumabe) está atualmente em fase de ensaios clínicos para a cefaleia em salvas.

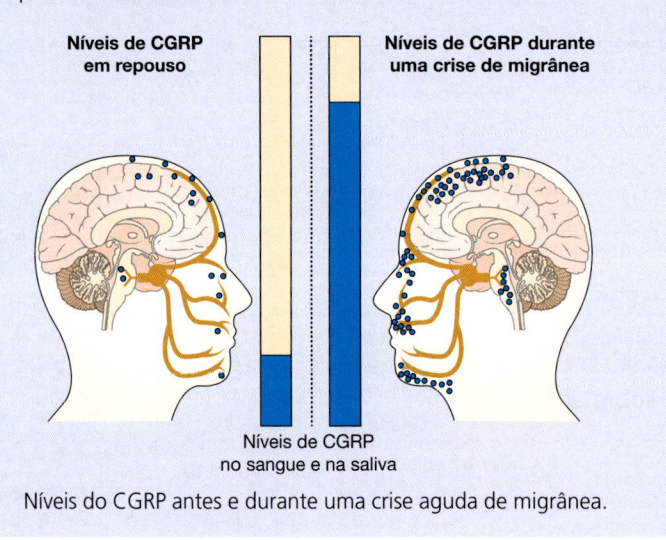

Níveis do CGRP antes e durante uma crise aguda de migrânea.

Tratamento da migrânea aguda no departamento de emergência. Você pode imaginar que o serviço de emergência (SE), com suas luzes fluorescentes e monitores que emitem sinais sonoros, é o último lugar na Terra onde qualquer paciente com migrânea deseja estar. Entretanto, o SE é, com frequência, o local onde terminam quando uma crise aguda não responde ao tratamento e a dor é intensa.

Todo mundo tem o seu "coquetel de medicamentos para migrânea" preferido para administrar a esses pacientes. Entretanto, no quadro geral, as duas medidas mais importantes a implementar nessas situações são:

1. *Manejar as expectativas.* Podemos aliviar o sofrimento, porém é improvável conseguir eliminar por completo a cefaleia enquanto o paciente está no SE.

2. *Realizar um rigoroso acompanhamento ambulatorial.* O objetivo é estabelecer um plano de tratamento sólido que esperamos que mantenha o paciente longe das luzes e ruídos do SE futuramente.

> **Quadro 3.5 Nosso coquetel para migrânea no SE**
>
> Tratamento de primeira linha (administrados em combinação):
>
> Metoclopramida IV
>
> Difenidramina IV (para prevenir uma reação distônica aguda da metoclopramida)
>
> Cetorolaco IV
>
> ↓
>
> Tratamento de segunda linha (quando falha o tratamento de primeira linha; entretanto, administre os medicamentos de primeira linha por pelo menos 1 ou 2 horas para que possam atuar!):
>
> Sulfato de magnésio IV e/ou
>
> Repetir o tratamento de primeira linha
>
> ↓
>
> Tratamento de terceira linha (quando falha o tratamento de segunda linha):
>
> Opção 1: ácido valproico, IV + ácido valproico, via oral (VO) (em seguida, dar alta com rápida redução da dose oral)
>
> Opção 2: levetiracetam IV
>
> ↓
>
> Tratamento de quarta linha (quando falha o tratamento de terceira linha):
>
> Esteroides IV (em seguida, dar alta com rápida redução da dose; os esteroides podem não diminuir a dor agudamente, porém demonstraram reduzir o risco de recorrência da cefaleia)

Notas sobre algumas outras opções de tratamento

Opioides. Os opioides estão associados ao maior risco de uso excessivo de medicamento no tratamento de pacientes com cefaleia. Os pacientes podem tornar-se rapidamente dependentes, e, quanto mais utilizam esses fármacos, maior a tendência a agravar as cefaleias. Apesar disso, os opioides continuam sendo prescritos com alta frequência. Existem indicações ocasionais – particularmente em pacientes com múltiplas comorbidades que resultam na incapacidade de tomar outros medicamentos, como triptanas e AINEs, bem como em pacientes com câncer –; todavia, em geral, os opioides devem constituir um tratamento de último recurso (ou até mesmo nunca um recurso) para a cefaleia.

Terapias alternativas. Foi estimado que cerca de 25 a 40% dos pacientes com migrânea necessitam de terapia preventiva, porém menos da metade desses pacientes é capaz de aderir a esses medicamentos por mais de alguns meses. Isso se deve provavelmente a uma combinação da carga de efeitos colaterais e a resposta decepcionante a muitas dessas terapias. Portanto, tem havido muito interesse na identificação de terapias não farmacológicas, dispositivos e intervenções de baixo risco efetivos que poderiam ser oferecidos como monoterapia ou como adjuvante de outros tratamentos.

A acupuntura, a meditação e o *biofeedback* são terapias alternativas populares. As evidências são limitadas (embora estejam se tornando mais robustas – particularmente no que diz respeito ao *biofeedback* e à meditação); todavia, em geral, parecem sugerir um benefício potencial com risco extremamente pequeno. Se um paciente demonstrar interesse, por que não tentar? Os bloqueios nervosos e os dispositivos de neuromodulação (como estimulação magnética transcraniana, estimulação supraorbital transcraniana e estimulação não invasiva do nervo vago) constituem outras opções para pacientes que não conseguem tolerar ou que não respondem à terapia farmacológica.

Cefaleia do tipo tensional

As cefaleias do tipo tensional são a "baunilha" da medicina da cefaleia. A intenção não é depreciá-las (para os que experimentam cefaleias do tipo tensional, elas podem causar estragos na produtividade e destruir dias que, de outro modo, seriam aprazíveis), mas ajudá-lo a lembrar que elas efetivamente são "inexpressivas", visto que não apresentam nenhum dos sintomas associados à migrânea, como náusea, vômitos, fotofobia ou fonofobia. Com mais frequência, são bilaterais, classicamente descritas como uma sensação de faixa apertada ao redor da cabeça, e são de intensidade leve a moderada.

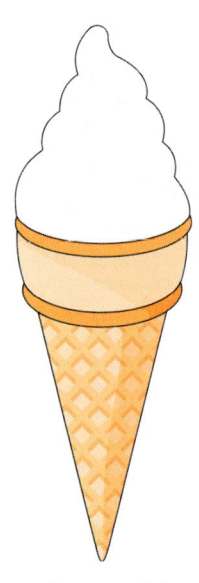

As cefaleias do tipo tensional podem carecer de características definidoras específicas, mas, ainda assim, podem ser desagradáveis e causar sofrimento, porém raramente incapacitante.

A patogênese não é realmente compreendida. Apesar do nome, nem a tensão nervosa nem a tensão muscular foram identificadas de modo convincente como fator etiológico.

O paracetamol e os AINEs constituem os tratamentos de escolha, porém você pretenderá minimizar o seu uso tanto quanto possível para evitar efeitos colaterais potenciais. Embora não exista nenhuma ligação causal conhecida entre o estresse e a cefaleia do tipo tensional, as técnicas de relaxamento podem ser úteis (e existe alguma desvantagem?). Os antidepressivos tricíclicos (mais comumente a amitriptilina) podem ser agentes preventivos eficazes.

Embora a migrânea e a cefaleia do tipo tensional sejam, de longe, as causas mais comuns de cefaleia primária, existem outros distúrbios de cefaleia primária com os quais você deve se familiarizar. Estão incluídos as cefaleias trigêmino-autonômicas (CTAs), as neuralgias e vários outros distúrbios que abordaremos brevemente.

Cefaleias trigêmino-autonômicas (CTAs)

Trata-se de um grupo de distúrbios de cefaleia que se caracterizam por:

1. *Dor unilateral com distribuição trigeminal* (i.e., envolvendo os ramos V1, V2 e/ou V3 do nervo trigêmeo).
2. *Características autonômicas ipsilaterais*, que podem incluir lacrimejamento, hiperemia conjuntival, congestão nasal, rinorreia, edema das pálpebras, ptose, miose e sudorese facial.

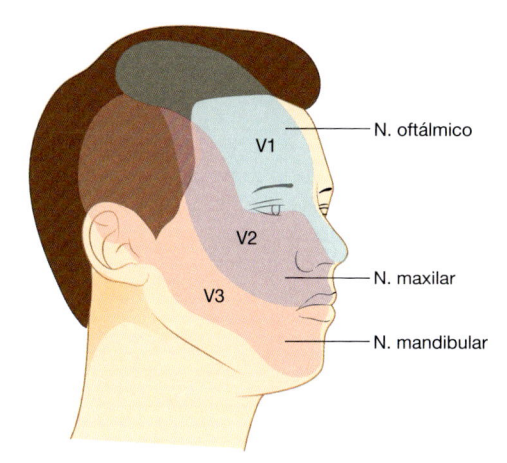

Distribuições do nervo trigêmeo: V1 (nervo oftálmico), V2 (nervo maxilar), V3 (nervo mandibular).

Existem quatro tipos de CTAs. A maneira mais fácil de defini-las com clareza é classificá-las (1) pela duração da cefaleia – duração mais curta na SUNCT/SUNA e maior duração na hemicrania contínua – e (2) pela sua resposta à indometacina (ver a tabela apresentada depois dos tópicos).

1. Cefaleia neuralgiforme unilateral de curta duração com hiperemia conjuntival e lacrimejamento (SUNCT, do inglês *short-lasting unilateral neuralgiform headache with conjunctival injection and tearing*) e cefaleia neuralgiforme unilateral de curta duração com sintomas autônomos (SUNA, do inglês *short-lasting unilateral neuralgiform headache with autonomic symptoms*). Bem fácil de pronunciar, não é? Essas cefaleias caracterizam-se por crises súbitas de dor em facada e unilateral, que dura apenas poucos segundos, mas que pode ocorrer centenas de vezes por dia. Com frequência, as crises são desencadeadas por estímulos táteis ou cutâneos, como tomar banho, escovar os cabelos ou fazer a barba. A SUNCT manifesta-se com hiperemia conjuntival e lacrimejamento, enquanto a SUNA apresenta outras características autonômicas e pode incluir hiperemia conjuntival OU lacrimejamento, mas não ambos. Essas cefaleias são muito breves para serem tratadas de forma aguda (embora a lidocaína IV possa ser utilizada em casos particularmente graves). A lamotrigina constitui o tratamento de primeira linha para profilaxia.
2. *Hemicrania paroxística.* Essas crises assemelham-se clinicamente à SUNCT e à SUNA, porém são de maior duração (2-30 minutos por crise) e ocorrem com menos frequência (1-40 crises/dia). As cefaleias também são muito breves para um tratamento agudo, porém respondem à profilaxia com indometacina.
3. *Cefaleia em salvas.* Trata-se do tipo mais comum de CTA, porém, mais uma vez, é muito menos comum do que a migrânea ou a cefaleia tipo tensional. Em comparação com a hemicrania paroxística, as cefaleias em salvas podem ser de maior duração (15 minutos a 3 horas), porém geralmente ocorrem com menos frequência (1-8 ataques/dia). Tendem a surgir em ciclos de 6 a 12 semanas de duração e, com frequência, manifestam-se de modo circadiano, com crises que ocorrem diariamente no mesmo horário. A dor é intensa e frequentemente associada a

uma sensação de inquietação (diferentemente da migrânea, em que o paciente deseja permanecer deitado e quieto). Agudamente, as cefaleias em salvas podem ser tratadas com oxigênio (100% sem reinalação) e triptanas administradas por via subcutânea ou por *spray* nasal. O verapamil é o medicamento mais frequentemente usado para prevenção. O topiramato, o ácido valproico, o lítio e a indometacina são opções de segunda linha. O galcanezumabe, um dos anticorpos monoclonais anti-CGRP, também foi aprovado para o tratamento profilático da cefaleia em salvas. Como são necessárias algumas semanas para que esses medicamentos possam atuar, utiliza-se com frequência um curto ciclo de esteroides nesse intervalo de tempo. Os bloqueios dos nervos occipitais também demonstraram ser úteis para reduzir a duração dos períodos de salvas nesses pacientes.

4. *Hemicrania contínua*. Essas cefaleias persistem por vários dias a meses de cada vez. Caracterizam-se por dor constante, leve a moderada, que é intermitentemente pontuada por uma dor aguda, em facada e mais intensa. Podem ser acompanhadas de sensação de corpo estranho ou prurido nos olhos, bem como por outras características mais típicas de migrânea, como náusea, vômitos, fotofobia e fonofobia. Observa-se a presença de sintomas autonômicos associados, que frequentemente são menos proeminentes do que nas outras CTAs. A hemicrania contínua sempre responde à indometacina: se não houver melhora com a indometacina, não se trata de hemicrania contínua.

	SUNCT/SUNA	Hemicrania paroxística	Cefaleia em salvas	Hemicrania contínua
Duração da cefaleia	1-600 segundos	2-30 minutos	15 minutos-3 horas	Dias-meses
Frequência da cefaleia	1-200/dia	1-40/dia	1-8/dia	Contínua
Dados demográficos	M > F, início aos 40-70 anos de idade	F > M, início aos 20-40 anos de idade	M > F, início aos 20-40 anos de idade	F > M, início aos 20-40 anos de idade
Tratamento agudo	Lidocaína IV	Nenhum	O_2 Triptanas SC/nasal	Nenhum
Tratamento preventivo	Lamotrigina	Indometacina	Verapamil, galcanezumabe	Indometacina

SUNCT, cefaleia neuralgiforme unilateral de curta duração com hiperemia conjuntival e lacrimejamento; SUNA, cefaleia neuralgiforme unilateral de curta duração com sintomas autônomos; M, masculino; F, feminino; IV, intravenoso; SC, subcutâneo.

A indometacina é um AINE que pode ser difícil de tolerar por longos períodos. Outras opções incluem a melatonina (que tem uma estrutura química muito semelhante) e o topiramato.

Embora todos sejam diagnósticos exclusivamente clínicos, é necessária uma RM antes de estabelecer o diagnóstico, de modo a excluir a possibilidade de lesões cranianas subjacentes. As lesões hipofisárias, em particular, podem causar dor semelhante de distribuição no nervo trigêmeo.

> **Quadro 3.6   Cefaleia em salvas *versus* migrânea**
>
> As cefaleias em salvas frequentemente são confundidas com a migrânea. Isso não deveria acontecer. Ambas são intermitentes e intensas, porém distintas em quase todos os outros aspectos. As cefaleias em salvas ocorrem de acordo com um padrão previsível durante um período de várias semanas, enquanto a migrânea aparece e desaparece com muito menos regularidade. E uma das características distintivas mais úteis é uma que já mencionamos – a migrânea faz com que você queira deitar e fugir do mundo das sensações, enquanto a cefaleia em salvas normalmente faz você querer se movimentar.

Cefaleia sinusal

Trata-se sempre de um diagnóstico duvidoso. Embora muitos pacientes acreditem que suas dores de cabeça sejam "cefaleias sinusais" e muitos médicos continuem estabelecendo esse diagnóstico, na realidade muitos poucos casos de cefaleia estão diretamente associados à sinusite aguda ou crônica. A congestão nasal, a sensação de plenitude na cabeça e a pressão na cabeça são, na verdade, características comuns da migrânea, que constitui mais frequentemente o diagnóstico correto nesses pacientes.

Isso significa que pacientes com infecções das vias respiratórias superiores não tenham cefaleias? Claro que não. O ponto aqui é que muitos pacientes com cefaleia do tipo "sinusal" não apresentam infecções respiratórias superiores nem sinusite aguda, mas, em vez disso, migrânea.

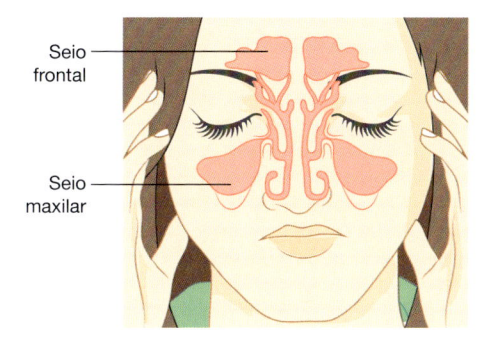

A dor ao redor dos seios da face, sem qualquer evidência de infecção respiratória superior, é raramente uma cefaleia sinusal, mas, sim, muito mais frequentemente a manifestação de migrânea.

Neuralgias

As neuralgias caracterizam-se por dor aguda semelhante a um choque, que acompanha o trajeto de um nervo. Sua apresentação é bastante distinta, e o diagnóstico geralmente é claro com base na história do paciente. As duas neuralgias mais comuns são a neuralgia do trigêmeo (NT) e a neuralgia occipital.

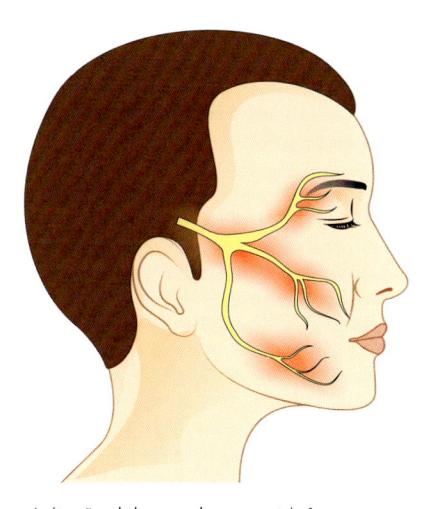

Irritação dolorosa do nervo trigêmeo.

Neuralgia do trigêmeo (NT). A NT caracteriza-se por episódios breves e unilaterais de dor semelhante ao choque, que ocorrem na distribuição de uma ou mais divisões do nervo trigêmeo; os ramos maxilar e mandibular (V2 e V3) são mais comumente afetados do que o nervo oftálmico (V1). À semelhança da SUNCT e da SUNA, a NT pode ser desencadeada por estímulos cutâneos inócuos, como escovar o cabelo ou uma leve rajada de vento. As crises são curtas, com duração aproximada de 10 segundos a 2 minutos; entretanto, diferentemente da SUNCT e da SUNA, são seguidas de um período refratário durante o qual podem não ocorrer crises. A NT é classificada em três grandes categorias:

1. *NT clássica.* A NT clássica é causada por compressão neurovascular, que provoca alterações morfológicas na raiz do nervo trigêmeo. Uma alça vascular anormal comprime o nervo trigêmeo em torno da zona de entrada da raiz dorsal na ponte, resultando em desmielinização destrutiva e dor.

2. *NT secundária.* Refere-se à NT causada por uma doença subjacente, como infecção pelo herpes-zóster e lesões da EM envolvendo a zona de entrada da raiz nervosa do nervo trigêmeo na ponte. Os tumores localizados no ângulo pontocerebelar, as malformações arteriovenosas e os aneurismas são menos comuns.

3. *NT idiopática.* Quando a investigação para NT é totalmente normal, ela é designada como idiopática. Observe que o contato entre um vaso sanguíneo e a raiz do nervo trigêmeo constitui um achado comum em indivíduos saudáveis; se isso for observado na RM, porém *sem alterações morfológicas do nervo trigêmeo*, a NT é considerada idiopática.

A RM e a angiorressonância magnética (angio-RM) são recomendadas para todos os pacientes nos quais você precisa descartar uma causa secundária; todavia, mesmo em pacientes de alto risco, o rendimento é relativamente baixo (identifica-se uma causa secundária em não mais do que 15-20% dos casos).

A carbamazepina e a oxcarbazepina são tratamentos comumente usados para a NT clássica e idiopática. A oxcarbazepina tem menos efeitos colaterais, porém há menos evidências que sustentam a sua eficácia. A lamotrigina, o topiramato, o ácido valproico e a gabapentina também são utilizados. Infelizmente, a resposta aos medicamentos frequentemente diminui com o tempo. A intervenção cirúrgica (descompressão microvascular ou terapia com *gamma knife*) para a NT clássica constitui o tratamento de segunda linha, quando viável. A NT secundária é controlada por meio do tratamento da causa subjacente.

NT *versus* SUNCT/SUNA

	SUNCT/SUNA	NT
Divisão do nervo craniano V (NC V) mais frequentemente afetada	V1	V2 e V3
Presença de características autonômicas	Sim	Não
Presença de período refratário	Não	Sim

SUNCT, cefaleia neuralgiforme unilateral de curta duração com hiperemia conjuntival e lacrimejamento; SUNA, cefaleia neuralgiforme unilateral de curta duração com sintomas autônomos.

Neuralgia occipital. A neuralgia occipital caracteriza-se por crises paroxísticas agudas de dor localizada no nervo occipital maior (NOMa), nervo occipital menor (NOMe) ou nervo occipital terceiro. Com frequência, a dor é unilateral, mas pode ser bilateral e sentida no pescoço seguindo um trajeto ascendente para o couro cabeludo posterior. A maioria dos pacientes com dor no pescoço não tem neuralgia occipital; entretanto, você deve considerar essa possibilidade se as crises forem curtas, agudas e intensas (diferentemente da distensão e da entorse cervicais, muito mais comuns, que são mais persistentes e, em geral, posicionais). O diagnóstico exige a ocorrência de hipersensibilidade ou alodinia sobre o nervo sintomático, bem como a eliminação da dor com bloqueio nervoso sobre a área afetada (que também constitui o tratamento de escolha). Com mais frequência, a neuralgia occipital é causada por compressão do NOMa ao longo de seu trajeto da vértebra C2 até a aponeurose do trapézio. As causas secundárias incluem infecção (como herpes-zóster) e neoplasia.

Distribuição dos nervos occipitais direitos

Irritação dos nervos occipitais maior, terceiro e menor.

Quadro 3.7 Distúrbios de cefaleia primária menos comuns (porém importantes!)

São diagnósticos que você precisa ter em mente e que devem ser prontamente considerados, quando necessário. Em geral, a história revela o diagnóstico, porém, independentemente de quão boa for a história, trata-se de diagnósticos de exclusão: você sempre precisa considerar e, com frequência, avaliar o seu paciente para outras causas secundárias.

- **Cefaleia primária em facadas.** Pontadas curtas e irregulares de dor, que habitualmente têm 1 a 2 segundos de duração, sem quaisquer características associadas de migrânea ou autonômicas. A localização da dor pode ser fixa ou pode mudar. Esse tipo de cefaleia é mais comum em crianças. Em geral, não há necessidade de tratamento, porém a indometacina é a opção de primeira linha em adultos.
- **Cefaleia numular.** Manifesta-se com dor episódica ou contínua confinada a uma área em formato de moeda na cabeça (*numular* significa, na realidade, *em forma de moeda*). Esse diagnóstico sempre justifica uma tomografia computadorizada (TC) ou RM para descartar a possibilidade de lesões subjacentes dos ossos do crânio. O paracetamol e os AINEs constituem o tratamento de primeira linha.

(Continua)

> **Quadro 3.7** Distúrbios de cefaleia primária menos comuns (porém importantes!) *(Continuação)*
>
> Distribuição da dor em um paciente com cefaleia numular.
>
> - **Cefaleia primária associada à atividade sexual (anteriormente conhecida como cefaleia orgástica).** Exatamente como parece, a hipótese é que esse tipo de cefaleia seja devido a um breve vasoespasmo durante o orgasmo. As características da cefaleia são variáveis: início súbito ou gradual, unilateral ou bilateral, de vários minutos a horas de duração. É necessário excluir a possibilidade de hemorragia subaracnóidea, síndrome da vasoconstrição cerebral reversível, dissecção arterial e outros distúrbios vasculares; é quase sempre necessário realizar um exame de imagem. O tratamento preferido consiste em indometacina, 30 a 60 minutos antes da atividade sexual.
> - **Cefaleia primária do exercício.** Trata-se de uma cefaleia pulsátil, que é consistentemente precipitada por exercício sustentado. A avaliação assemelha-se àquela descrita anteriormente. Em geral, a evolução é autolimitada (ocorre resolução em alguns meses). O tratamento envolve a abstenção temporária de exercícios ou, se isso não for possível, indometacina, que deve ser tomada imediatamente antes do treino.
> - **Cefaleia primária da tosse.** Trata-se de uma cefaleia de início súbito, que é consistentemente provocada por tosse. É particularmente importante descartar a possibilidade de lesões estruturais, como tumores da fossa posterior ou malformações de Chiari 1 (ver Quadro 3.9). Uma vez excluídas as etiologias secundárias subjacentes potenciais, o tratamento consiste em indometacina – e tratamento da tosse.

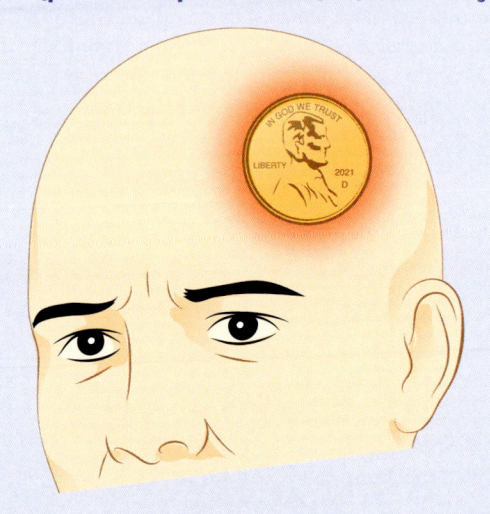

Cefaleia episódica versus crônica

Alguns pacientes desenvolvem um padrão de cefaleia persistente do qual simplesmente não conseguem se livrar. A *migrânea crônica* pode ser diagnosticada quando um paciente relata a ocorrência de cefaleia de 15 ou mais dias de duração por mês, por mais de 3 meses consecutivos.

Além disso, a cefaleia deve preencher os critérios de migrânea aguda em pelo menos 8 desses dias. A migrânea episódica é menos frequente do que isso. Pacientes com migrânea crônica geralmente passam – por razões desconhecidas – da migrânea episódica para a crônica.

Outras formas de cefaleia crônica incluem:

- *Cefaleia do tipo tensional crônica.* À semelhança da migrânea crônica, essa forma de cefaleia precisa estar presente 15 ou mais dias por mês, durante mais de 3 meses.
- *Cefaleia persistente diária desde o início (CPDI).* A cefaleia persistente diária desde o início (CPDI) é uma cefaleia que começa um dia qualquer e, então, simplesmente não desaparece. Com frequência, os pacientes são capazes de lhe dizer exatamente o que estavam fazendo quando a dor de cabeça começou (em geral, alguma atividade benigna, como jardinagem ou assistindo TV). Infelizmente, o tratamento da CPDI é notoriamente difícil.
- *Cefaleia por uso excessivo de medicamentos (CUEM,* ver adiante*).*
- *Hemicrania contínua* (discutida anteriormente, na página 106).

A distinção entre cefaleia episódica e crônica é mais importante em termos de seu tratamento. Quando um distúrbio de cefaleia se "transforma" de cefaleia episódica em crônica, ela se torna muito mais difícil de tratar – você pode imaginar isso como tentar apagar um incêndio em uma floresta, em comparação com soprar uma vela. Atualmente, o *botox* e os anticorpos monoclonais anti-CGRP constituem os únicos tratamentos aprovados pela FDA para a migrânea crônica. O tratamento preventivo (ver página 100) pode ser benéfico para esses pacientes.

Distúrbios de cefaleia secundária

Chegamos agora à categoria de cefaleias para as quais foram elaborados os sinais de alerta SNIIP2. Nem todos esses casos representam emergências, porém alguns são. Várias das causas secundárias mais graves e perigosas de cefaleia – hemorragia subaracnóidea (ver página 81), encefalite, meningite e neoplasias malignas cerebrais – são discutidas em outras partes deste texto. Aqui, concentramo-nos em algumas outras etiologias secundárias de cefaleia que você precisa conhecer.

Cefaleia por uso excessivo de medicamentos (CUEM)

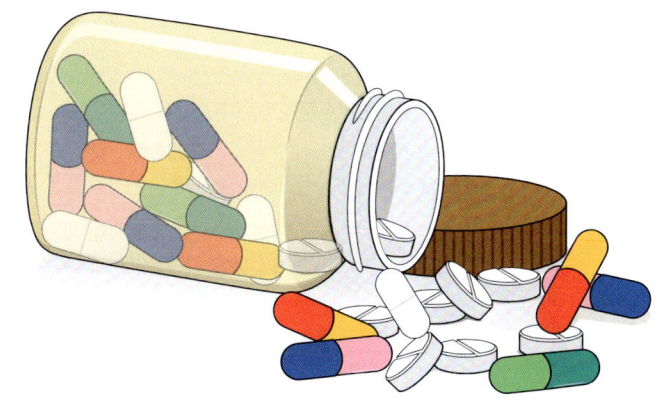

Os medicamentos para cefaleia são apresentados em todos os tipos de formatos e cores, e muitos deles – se forem usados em excesso – causam cefaleias de rebote, conhecidas como cefaleias por uso excessivo de medicamentos.

A CUEM não é uma emergência. É definida como uma cefaleia que ocorre durante 15 ou mais dias por mês, devido ao uso excessivo regular de medicamento(s) sintomático(s) para a cefaleia por mais de 3 meses. A CUEM quase sempre é sobreposta a outro distúrbio de cefaleia e, com frequência, mas nem sempre, regride com a remoção gradual da medicação desencadeante. Os medicamentos de maior risco incluem opioides, analgésicos que contêm butalbital e comprimidos de associação de paracetamol-cafeína; todavia, os AINEs, o paracetamol e as triptanas também foram implicados.

A validade da CUEM como entidade clínica própria está sendo ativamente debatida. Muitos argumentam que esse diagnóstico culpa exclusivamente o paciente quando, na realidade, os sintomas podem ser, em vez disso, uma consequência da incapacidade do médico de tratar adequadamente a dor do paciente.

Quadro 3.8

Além dos analgésicos que podem causar CUEM, existem numerosos outros fármacos passíveis de provocar cefaleia como efeito colateral de seu uso para outra condição. Em primeiro lugar, estão os contraceptivos hormonais, os agonistas beta-adrenérgicos, os estimulantes (p. ex., anfetaminas), os nitratos (quase universalmente) e os inibidores da fosfodiesterase (usados no tratamento da disfunção erétil). Outros medicamentos e substâncias podem causar cefaleias durante a abstinência, como cafeína e muitos antidepressivos.

Arterite de células gigantes (ACG)

Também conhecida como arterite temporal, a ACG é uma vasculite de vasos de médio a grande calibre, que afeta a aorta e a maioria de seus principais ramos. A inflamação vascular difusa pode levar a cicatrizes, estenose e eventual oclusão. A ACG é observada quase exclusivamente em pacientes com mais de 50 anos de idade, com pico de incidência entre 70 e 80 anos. As mulheres são afetadas duas a três vezes mais frequentemente do que os homens. Esse diagnóstico sempre deve ser considerado em pacientes com mais de 50 anos de idade que apresentam cefaleias de início recente.

A cefaleia em si pode ser unilateral ou bilateral e, com frequência, mas não exclusivamente, temporal. As características associadas podem incluir:

- Sintomas sistêmicos, como febre, fadiga, perda de peso e mialgias.
- Hipersensibilidade à palpação sobre a artéria temporal.
- Claudicação da mandíbula (dor e fadiga com a mastigação, devido ao envolvimento da artéria maxilar).
- Polimialgia reumática (que se manifesta com dor muscular, fraqueza e rigidez, afetando predominantemente os ombros).
- O sintoma mais preocupante – perda visual, normalmente devido à isquemia da retina ou do nervo óptico.

Artéria temporal superficial

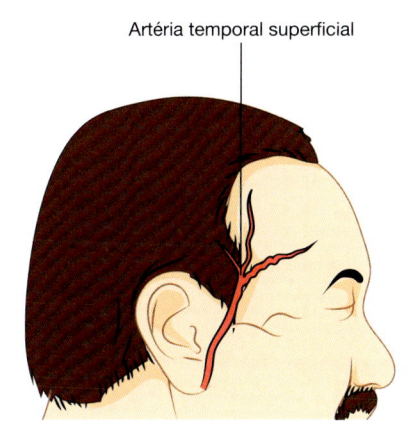

Artéria temporal inflamada em um paciente com ACG.

Os marcadores inflamatórios, incluindo a velocidade de hemossedimentação (VHS) e a proteína C-reativa (PCR), geralmente estão elevados (a PCR tem uma sensibilidade de >95%), embora a obtenção de valores normais – embora incomuns – não exclua o diagnóstico. Todavia, se houver suspeita da doença em qualquer adulto com mais de 50 anos de idade, verifique a VHS ou a PCR.

A biópsia de artéria temporal continua sendo o padrão-ouro para o diagnóstico, mas pode ser falsamente negativa, visto que a inflamação não é uniforme, mas, sim, descontínua, deixando algumas áreas da artéria temporal não afetadas. A biópsia bilateral melhora o rendimento diagnóstico. Embora possa ser difícil estabelecer o diagnóstico, a manutenção de um baixo limiar para rastreamento e tratamento empírico da ACG é essencial, visto que 15 a 20% dos pacientes acabam sofrendo perda visual rápida e, com frequência, irreversível se não forem tratados imediatamente. É importante enfatizar este último ponto – se você suspeitar que o seu paciente tem ACG com base na sua avaliação clínica, comece imediatamente o tratamento; *não aguarde os resultados da biópsia*. Os esteroides em altas doses constituem o tratamento de primeira linha.

Hipotensão intracraniana espontânea (HIE)

Também conhecida como cefaleia de "baixa pressão", a hipotensão intracraniana espontânea (HIE) é causada pelo vazamento de líquido cerebrospinal (LCS) através de ruptura na dura-máter. Há com frequência um evento precipitante óbvio (p. ex., punção lombar que abre um orifício na dura-máter, anestesia epidural que, ainda que minimamente, erra o seu alvo, acidente com veículo motorizado ou lesão esportiva) ou uma doença subjacente do tecido conectivo (como síndrome de Ehlers-Danlos ou de Marfan), o que predispõe a uma fragilidade da dura-máter com alto risco de ruptura.

A cefaleia é classicamente "ortostática", uma vez que ela se agrava na posição em pé e é aliviada ao deitar, porém essa característica pode desaparecer com o tempo. O agravamento com qualquer manobra de Valsalva é comum, um resultado da elevação da pressão venosa que força um vazamento de LCS através da ruptura. Outras características podem incluir zumbido (normalmente não pulsátil), despertares noturnos, dor no pescoço e características migranosas, como fotofobia, fonofobia e náusea.

A HIE é diagnosticada com base nessas características clínicas, juntamente com achados específicos no exame de imagem ou evidências diretas de baixa pressão do LCS obtida por punção lombar. Entretanto, evidências recentes sugerem que a baixa pressão do LCS é, na verdade, relativamente incomum nesses pacientes, e que o baixo *volume* de LCS é um fator mais importante; de qualquer modo, a utilidade de uma punção lombar é agora discutível. A RM do cérebro (sim, o cérebro de fato, embora o local do vazamento esteja habitualmente no nível da medula espinal) constitui habitualmente o primeiro exame de imagem obtido e fornece resultados anormais em cerca de 75% dos casos.

As anormalidades potenciais na RM do cérebro são numerosas e são resumidas pelo mnemônico SRIHF:

- Coleções de líquido subdural.
- Realce da dura-máter (algumas vezes designada de paquimeninges).
- Ingurgitamento dos seios venosos.
- Hiperemia hipofisária.
- Cérebro flácido e deslocamento das tonsilas cerebelares.

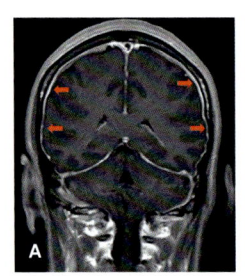

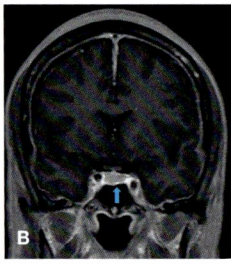

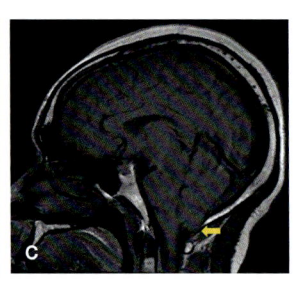

A RM de um paciente com HIE mostra (*A*) realce da dura-máter (setas vermelhas), (*B*) hiperemia hipofisária (seta azul) e (*C*) leve flacidez do cérebro (seta amarela). (Modificada de Louis ED, Mayer SA, Noble JM. *Merritt's Neurology*, 14th ed. Wolters Kluwer, 2021.)

Com frequência, obtém-se também um exame de imagem da coluna vertebral (com RM tradicional ou mielotomografia, uma técnica de imagem invasiva, na qual se injeta meio de contraste no espaço do LCS), de modo a ajudar a visualizar a ruptura.

Dependendo da gravidade dos sintomas, o tratamento pode ser iniciado de forma conservadora com repouso ao leito, cafeína (p. ex., 2-3 xícaras de café, duas a três vezes ao dia; pode atuar por meio de sua ação como vasoconstritor arterial), hidratação e tempo. Se essas medidas não funcionarem, é necessário providenciar um tampão sanguíneo (*blood patch*) epidural, um procedimento que envolve a injeção epidural de sangue autólogo para tamponar o vazamento e, assim se espera, reparar a ruptura.

Quadro 3.9 Malformações de Chiari

As malformações de Chiari são anormalidades anatômicas, caracterizadas pelo deslocamento do cerebelo para baixo, isoladamente (Chiari 1) ou juntamente com a parte inferior do tronco encefálico (Chiari 2), abaixo do forame magno e no canal espinal.

As malformações de Chiari 1 (que são mais relevantes para este capítulo) são frequentemente assintomáticas; todavia, em certos casos, podem causar cefaleias, que se caracterizam, com mais frequência, por dor occipital proeminente e hipersensibilidade no pescoço. Além disso, podem ocorrer paralisias de nervos cranianos

(Continua)

> **Quadro 3.9 Malformações de Chiari** *(Continuação)*
>
> inferiores, causando disartria, nistagmo, rouquidão e/ou apneia do sono, bem como perda sensorial e até mesmo escoliose devido à siringomielia (i.e., formação de um cisto repleto de líquido na medula espinal, comumente encontrado em associação a malformações de Chiari 1). Em geral, os sintomas só aparecem na idade adulta jovem.
>
> A hipotensão intracraniana espontânea pode causar malformação de Chiari 1 secundária (i.e., cérebro flácido devido ao baixo volume de LCS) (ver imagem C na página 114).
>
> Em geral, as malformações de Chiari 2 são diagnosticadas no pré-natal, visto que quase sempre estão associadas a uma mielomeningocele (defeito do tubo neural caracterizado por protrusão de uma seção da medula espinal e sua cobertura meníngea no dorso da criança). Os sintomas podem consistir em fraqueza, disfagia e apneia, devido à compressão medular. A hidrocefalia progressiva (em virtude da obstrução do fluxo de saída do LCS) é uma complicação comum.
>
> A necessidade de cirurgia (habitualmente com descompressão da fossa posterior ou derivação para tratar a hidrocefalia) depende da extensão do deslocamento do cerebelo e tronco encefálico e do grau de comprometimento neurológico.

Pseudotumor cerebral

O pseudotumor cerebral caracteriza-se por uma constelação de sinais e sintomas, que resulta da *elevação* da PIC, que se desenvolve devido ao acúmulo de LCS e expansão ventricular subsequente (também conhecida como hidrocefalia), que exerce pressão sobre o tecido cerebral circundante. Por conseguinte, pode simular algumas das características de um tumor cerebral – o que explica o seu nome.

A melhor maneira de considerar a hipertensão intracraniana é dividi-la em duas categorias: idiopática (coloquialmente a categoria referida como pseudotumor cerebral) e secundária.

Hipertensão intracraniana idiopática. A hipertensão intracraniana idiopática (HII), como o próprio nome indica, não tem nenhuma causa conhecida. As mulheres de idade reprodutiva com sobrepeso são as mais comumente afetadas. Os fatores de risco consistem em ganho de peso recente, várias condições sistêmicas (incluindo anemia, síndrome dos ovários policísticos e lúpus eritematoso sistêmico) e medicamentos (particularmente tetraciclinas, hormônio do crescimento, glicocorticoides, fluoroquinolonas, vitamina A e seus derivados, como a isotretinoína).

Hipertensão intracraniana secundária. A hipertensão intracraniana secundária ocorre devido a qualquer processo que cause acúmulo excessivo de LCS, resultando em elevação da PIC. Os fatores responsáveis incluem:

1. Qualquer condição que resulte em *bloqueio do fluxo de LCS*, com acúmulo subsequente de LCS dentro dos ventrículos. A trombose de seio venoso e a obstrução da veia jugular bloqueiam o fluxo venoso do cérebro, que é a mesma via de efluxo utilizada pelo LCS. Os tumores ou outras lesões expansivas que causam obstrução do fluxo ventricular (i.e., hidrocefalia obstrutiva) também podem ter esse efeito.

2. Qualquer condição que resulte em *diminuição da absorção do LCS*. A meningite anterior ou a hemorragia subaracnóidea podem resultar em formação de cicatrizes e aderências das granulações aracnóideas que são responsáveis pela reabsorção do LCS.

3. Qualquer condição que resulte em *aumento da produção de LCS*. Os papilomas do plexo corióideo, que são incomuns, mas não desconhecidos, são tumores que se localizam dentro dos ventrículos e produzem LCS em excesso.

Independentemente da causa, a cefaleia associada à hipertensão intracraniana é posicional; todavia, diferentemente da HIE, ela é *agravada ao deitar e melhora com a posição em pé*. É comum a observação de características migranosas. Outras características clínicas mais específicas que devem sugerir o diagnóstico incluem:

1. Zumbido pulsátil.
2. Obscurecimento visual transitório, que consiste em breves períodos de perda de visão em um ou em ambos os olhos, que são caracteristicamente precipitados ao se levantar.
3. Paralisia de nervo craniano (NC VI), ou seja, comprometimento da abdução do olho afetado, um "sinal de localização falso" (visto que pode refletir uma disfunção distante da localização sugerida pelo achado do exame). O sexto nervo craniano tem o mais longo trajeto intracraniano de todos os nervos cranianos e, portanto, é mais suscetível aos efeitos da elevação da PIC. Ver o Capítulo 18 para mais detalhes sobre os nervos cranianos.

O diagnóstico exige a presença de papiledema no exame (edema do nervo óptico devido à elevação da PIC) e pressão de abertura elevada obtida por punção lombar (acima de 25 mm Hg em adultos, 28 mm Hg em crianças). A análise do LCS é normal nos demais aspectos. Para excluir a possibilidade de causas secundárias, devem-se obter uma RM do cérebro, com e sem contraste, e um venografia por ressonância magnética (VRM). As características clássicas da hipertensão intracraniana na RM incluem sela turca vazia (uma depressão em forma de sela na base do crânio, onde se localiza a hipófise), achatamento dos globos posteriores e aparência tortuosa, realçando os nervos ópticos. Os ventrículos e o parênquima cerebral devem ter aparência normal.

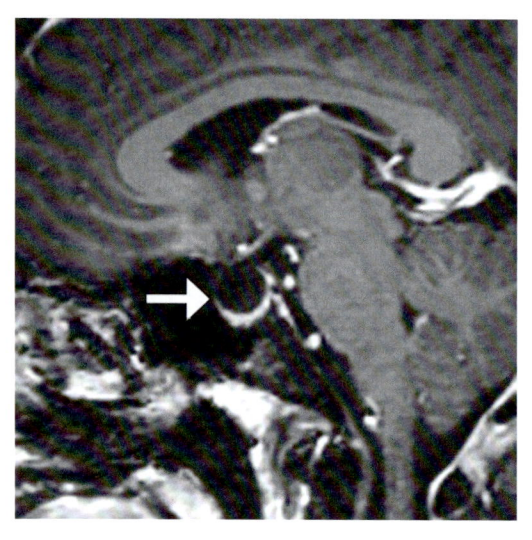

RM de um paciente com hipertensão intracraniana idiopática; observe a sela vazia (*seta*). (Fonte: Dr. Daniel T. Ginat, MD.)

Sem qualquer intervenção, a história natural do pseudotumor cerebral é de progressão sintomática lenta. Por conseguinte, recomenda-se o tratamento. O manejo conservador com observação rigorosa, a perda de peso e modificações de outros fatores de risco constituem tratamentos de primeira linha em pacientes sem qualquer evidência de perda da visão. Se não houver melhora da cefaleia ou se houver evidências de perda precoce da visão, são utilizados inibidores da anidrase carbônica, como acetazolamida ou topiramato (esses medicamentos diminuem a produção de LCS). Caso ocorra perda progressiva da visão, as opções de procedimento incluem fenestração da bainha do nervo óptico (para aliviar a pressão sobre o nervo) e colocação de derivação ventriculoperitoneal (para desviar o LCS do cérebro para o abdome para uma melhor absorção). Não há nenhuma indicação para punções lombares seriadas, que podem provocar desconforto significativo e proporcionar alívio apenas temporário; todavia, podem ser apropriadas como medida temporizadora antes de cirurgia ou em mulheres grávidas que desejam evitar o uso de medicamentos durante a gravidez.

Síndrome da encefalopatia posterior reversível (PRES)

Embora a incidência precisa da síndrome da encefalopatia posterior reversível (PRES, do inglês, *posterior reversible encephalopathy syndrome*) seja desconhecida, ela está sendo cada vez mais relatada na literatura médica. Trata-se de uma síndrome que você realmente precisa conhecer.

A maneira mais fácil de considerar a PRES é como uma constelação de características clínicas e radiográficas resultantes de edema vasogênico agudo (i.e., em decorrência do acúmulo extracelular de líquido intravascular devido à ruptura da barreira hematencefálica). O nome não é dos melhores, visto que a PRES não é exclusivamente posterior (i.e., envolvendo a região parietoccipital), pode não ser reversível e nem sempre causa encefalopatia. Assim, vamos avançar cuidadosamente.

A PRES pode resultar de duas causas:

- A primeira consiste em *rápida elevação da pressão arterial*. Normalmente, o cérebro tem uma capacidade de autorregulação, de modo que o fluxo sanguíneo cerebral possa permanecer estável ao longo de uma ampla faixa de pressões arteriais médias. Entretanto, existe um limite superior para esse processo, e, quando ultrapassado, ocorre aumento do fluxo sanguíneo cerebral. As pressões elevadas resultantes podem causar extravasamento de líquido dos vasos sanguíneos cerebrais para o parênquima cerebral, com consequente edema vasogênico.

- A segunda consiste no uso de *medicamento imunossupressor*, como ciclosporina e tacrolimo. O mecanismo postulado aqui consiste em toxicidade endotelial direta causada pela própria medicação, resultando em vazamento capilar e ruptura da barreira hematencefálica, que pode ocorrer até mesmo depois de meses de exposição ao fármaco agressor. Não são necessários níveis tóxicos desses medicamentos para causar PRES.

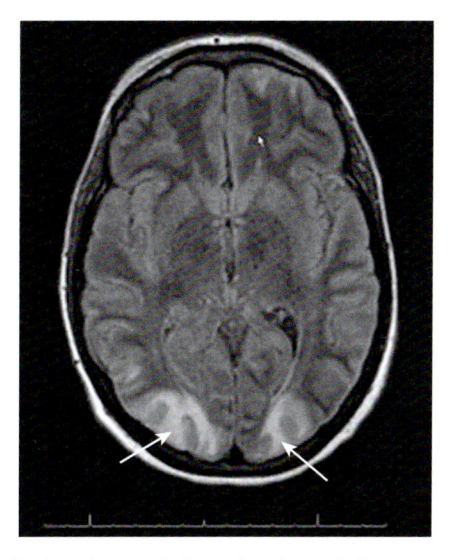

RM com as características clássicas de PRES (edema da substância branca confluente e simétrico; setas brancas). (Modificada de Pula JH, Eggenberger E. Posterior reversible encephalopathy syndrome. *Curr Opin Ophthalmol*. 2008;19:479-484.)

Os sintomas consistem em cefaleia (frequentemente constante e que não responde aos analgésicos), distúrbios visuais (devido ao comprometimento cerebral posterior preferencial, que provoca cortes no campo visual, alucinações, cegueira cortical e assim por diante), convulsões e encefalopatia (mais frequentemente letargia e confusão).

O exame de imagem revela a presença de edema da substância branca simétrico e confluente, que frequentemente (mas não de modo exclusivo) envolve as regiões parietoccipitais posteriores. Isso é mais bem visualizado na RM, mas pode ser identificado na TC em casos graves. O exame de imagem é essencial, visto que não há diretrizes clínicas confiáveis para o diagnóstico, e, como você pode deduzir, o diagnóstico diferencial desse complexo sintomático é amplo (incluindo síndromes de AVC, neoplasias malignas e encefalopatias). Uma RM consistente com PRES no contexto clínico correto (pressão arterial elevada ou uso de imunossupressores) deve lhe proporcionar confiança no estabelecimento do diagnóstico.

O tratamento é sintomático, com controle da pressão arterial, controle das convulsões e, quando indicado e viável, retirada ou redução da dose do medicamento causador. A maioria dos pacientes recupera-se bem, porém podem ocorrer sequelas neurológicas (como déficits motores e epilepsia) e morte.

Cefalalgia cardíaca

A cefalalgia cardíaca refere-se à cefaleia devido à isquemia do miocárdio. A cefaleia em si pode se assemelhar estreitamente à migrânea, porém mostra-se variável na sua localização, intensidade e duração. Pode estar – mas não precisa estar – associada à dor torácica, porém é sempre exacerbada pelo esforço e aliviada com nitroglicerina ou com *stent* cardíaco e cirurgia de revascularização do miocárdio (CRM) quando essas intervenções forem apropriadas.

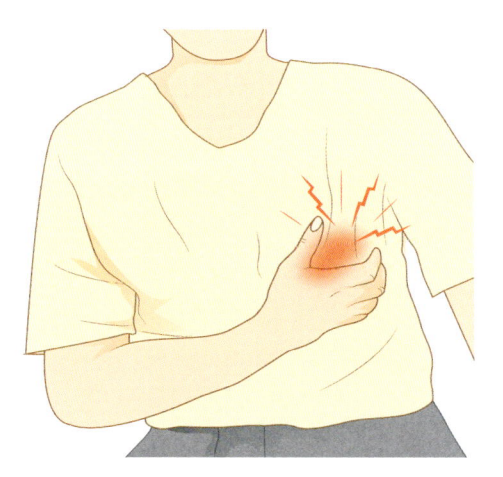

Não omita o diagnóstico de cefalalgia cardíaca.

Esse diagnóstico é incomum, porém VOCÊ NÃO DEVE ESQUECÊ-LO, e ele deve ser considerado em pacientes idosos com cefaleia de início recente e fatores de risco cardiovasculares significativos. É prudente obter um eletrocardiograma (ECG) em repouso e um teste de esforço nesses pacientes, em particular antes de prescrever qualquer triptana.

Cefaleia pós-traumática

Se o início da cefaleia ocorrer nos primeiros 7 dias após traumatismo cranioencefálico ou nos primeiros 7 dias após recuperação da consciência depois de um traumatismo craniano, a cefaleia é considerada pós-traumática. Os fatores de risco incluem idade mais jovem, história prévia de cefaleia e, paradoxalmente, graus *mais leves* de traumatismo cranioencefálico (i.e., traumatismo associado à amnésia apenas transitória ou perda da consciência breve ou sem perda de consciência). As características da cefaleia são variáveis e podem se assemelhar àquelas da migrânea e da cefaleia do tipo tensional. Portanto, a chave para o diagnóstico é obter uma história de trauma antecedente. É comum a ocorrência de tontura, lentidão cognitiva leve e insônia. Deve-se considerar a obtenção de exame de imagem nesses pacientes, de modo a descartar a possibilidade de sangramento subdural subjacente ou contusão hemorrágica.

O tratamento é sintomático. Se a cefaleia se assemelhar a uma migrânea, trate a migrânea; se ela se assemelhar a uma cefaleia do tipo tensional, trate a cefaleia do tipo tensional. A profilaxia com amitriptilina é adequada para ambas e constitui o fármaco mais bem estudado nessa população de pacientes. A maioria dos pacientes recupera-se em alguns meses, embora raramente, um paciente possa nunca apresentar resolução dos sintomas.

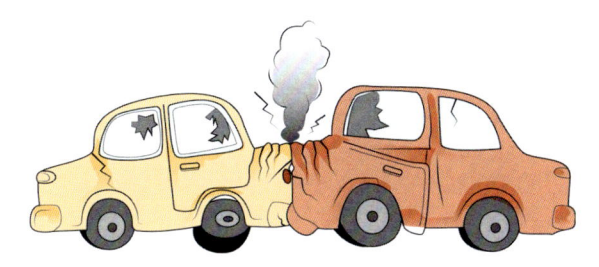

Uma história de trauma fornece a chave para o diagnóstico de cefaleia pós-traumática.

Quadro 3.10   Cefaleia na gravidez

A cefaleia na gravidez é uma situação totalmente diferente. A gravidez faz com que as mulheres corram risco de inúmeras condições passíveis de se manifestar com cefaleia, algumas potencialmente fatais, de modo que qualquer cefaleia de início recente ou agravamento de cefaleia durante a gravidez precisam ser levados a sério. Pode parecer que as possibilidades de diagnóstico sejam infinitas, porém vamos dividi-las em cinco categorias. Estas são as potenciais causas de cefaleia em mulheres grávidas que **não devem ser esquecidas**.

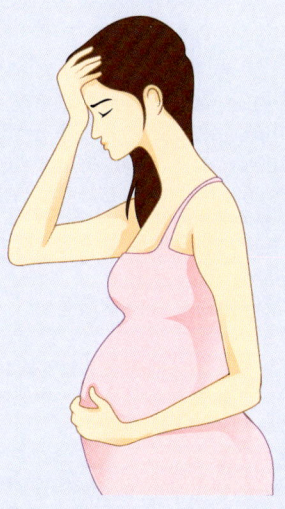

Existem muitas causas de cefaleia durante a gravidez, e você precisa conhecer todas.

(Continua)

Quadro 3.10 Cefaleia na gravidez *(Continuação)*

1. **Distúrbios cerebrovasculares.** A gravidez é um estado de hipercoagulabilidade e, portanto, aumenta o risco de distúrbios vasculares, como trombose de seio venoso e AVC isquêmico ou hemorrágico agudo. O risco de hemorragia subaracnóidea, PRES e síndrome de vasoconstrição cerebral reversível (ver Capítulo 2) também aumenta durante a gravidez, particularmente no terceiro trimestre e no período pós-parto.
2. **Lesões que ocupam espaço.** Malformações de Chiari previamente não reconhecidas (ver Quadro 3.9), cistos coloides (ver página 400) e outros tumores podem ser reconhecidos durante o trabalho de parto, em virtude do aumento de pressão causado pela manobra de Valsalva sustentada. Os meningiomas também têm tendência a crescer rapidamente durante a gravidez. O mecanismo subjacente não está bem esclarecido, porém foi aventada a hipótese de alterações na dinâmica do fluxo sanguíneo, bem como proliferação celular mediada por hormônios.
3. **Distúrbios relacionados com hipertensão arterial.** A hipertensão gestacional pode causar tanto pré-eclâmpsia/eclâmpsia quanto PRES.
4. **Distúrbios relacionados a alterações da pressão intracraniana.** A hipertensão intracraniana idiopática frequentemente se agrava durante a gravidez, devido ao ganho de peso relativamente rápido. A anestesia epidural também cria um risco de cefaleia após punção dural (de baixa pressão), bem como pneumocéfalo (entrada de ar no cérebro).
5. **Apoplexia hipofisária.** Pode se manifestar como cefaleia súbita e intensa, devido à hemorragia dentro de uma lesão hipofisária preexistente ou hipófise aumentada.

A boa notícia é que podemos proceder ao rastreamento de quase todas essas condições com três exames de imagem (nenhum dos quais exige o uso de gadolínio, podendo todos eles ser realizados de uma só vez):

- RM (para examinar o parênquima cerebral, para descartar a possibilidade de PRES, AVC isquêmico, sangramento e lesões estruturais subjacentes).
- Angio-RM (para examinar artérias intracranianas, para descartar a possibilidade de dissecção e síndrome de vasoconstrição cerebral reversível).
- VRM (para examinar os seios venosos, para descartar a possibilidade de trombose de seio venoso).

Dito isso, *nem todas as pacientes grávidas com cefaleia precisam realizar exames de imagem*. Por exemplo, se uma paciente grávida com história de migrânea apresenta uma cefaleia ligeiramente mais intensa do que o habitual para ela, mas que, fora isso, é idêntica às migrâneas habituais que ela apresenta, é provavelmente mais adequado não solicitar nenhum exame de imagem. Porém, a linha divisória para a realização de exame de imagem em pacientes grávidas é, por razões óbvias, significativamente mais baixa do que para pacientes não grávidas, e, se você não tiver certeza absoluta, solicite um exame de imagem.

Pressupondo que os exames de imagem sejam negativos e que você tenha descartado a possibilidade de quaisquer etiologias secundárias ou perigosas potenciais, as opções de tratamento de primeira linha para a cefaleia durante a gravidez incluem paracetamol e metoclopramida.

Curiosamente, as pacientes com migrânea tendem a apresentar menos cefaleias durante a gravidez, em particular durante o segundo e o terceiro trimestres, em comparação com o seu nível basal pré-gravidez. É também incomum desenvolver migrânea de início recente ou até mesmo novos sintomas de aura durante a gravidez.

Abordagem geral ao paciente com cefaleia

Acabamos de descrever numerosos tipos de cefaleia, e todo esse panorama parece ser bastante impressionante. Todavia, em muitos casos, o diagnóstico torna-se óbvio em poucos minutos, depois de ouvir seu paciente descrever os sintomas.

Entretanto, independentemente do caso, não estabeleça um diagnóstico rápido demais. Em particular, conheça seus sinais de alerta – SNIIP2. São diagnósticos que você nunca deve desprezar. Além da anamnese e do exame, você precisará de apenas algumas ferramentas – exames de imagem, análise do LCS e alguns exames laboratoriais. Não solicite esses exames de maneira indiscriminada. São caros, demorados e provocam ansiedade e, com sua perspicácia clínica recém-adquirida, são frequentemente desnecessários.

Seguem alguns exemplos rápidos que ilustrarão a abordagem geral ao paciente com cefaleia:

- A **paciente A** procura o seu consultório pela primeira vez para ser atendida. Na avaliação dos sistemas, ela se queixa de "cefaleias normais" que ocorrem de vez em quando quando está cansada, desidratada ou estressada. Em geral, não precisa tomar nenhum medicamento; todavia, em certas ocasiões, toma ibuprofeno, e a dor desaparece. O exame é normal, e você explica que ela tem *cefaleias do tipo tensional*. O ibuprofeno é um tratamento adequado, contanto que ela limite o seu uso a menos de duas vezes por semana.

    Uma rápida dica clínica: se uma cefaleia faz com que um paciente o procure ou, especialmente, procure o SE, provavelmente *não* se trata de cefaleia do tipo tensional. Essas cefaleias são consideradas "normais" pela maioria dos pacientes que sofrem delas e, por definição, não são debilitantes. A paciente A provavelmente não teria procurado você para a sua dor de cabeça; ela apenas mencionou isso (já que você perguntou).

- A **paciente B** apresenta cefaleias infrequentes, porém intensas, que a obrigam a perder um ou dois dias de trabalho. As cefaleias estão localizadas geralmente, mas nem sempre, do lado esquerdo e estão associadas a náusea e fotossensibilidade. Sua mãe tem cefaleias semelhantes. Ela se sente melhor quando deita em um quarto escuro, e tanto o ibuprofeno quanto o paracetamol ajudam, porém muitas vezes não aliviam a dor por completo. O exame dessa paciente é normal, e você diagnostica *migrânea episódica sem aura*. Tendo em vista o seu exame normal, história familiar e história de migrânea clássica, não há necessidade de solicitar exames de imagem. Você prescreve sumatriptana, que deve ser tomada no início da cefaleia, e explica que ela pode tomá-la em associação com um AINE para obter um efeito máximo. Você pede que ela mantenha um diário de dor de cabeça para que você possa fazer uma avaliação em sua próxima consulta e discutir a importância do exercício regular e manutenção de um horário regular de sono.

- O **paciente C** chega ao SE depois de 5 dias de cefaleias excruciantes. Relata que tinha cefaleias "normais" no passado, mas nada como isso. Essas cefaleias estão localizadas do lado direito, são agudas e intensas a ponto de ele declarar que preferiria morrer a continuar a experimentá-las. Elas parecem sempre surgir logo após o jantar, duram cerca de 1 hora e estão associadas a lacrimejamento do olho direito e pálpebra caída (ptose). Ele sente-se bem agora, e o seu exame é normal. Embora a história desse paciente seja compatível com *cefaleia em salvas*, é razoável obter uma RM sem contraste enquanto ele se encontra no SE, tendo em vista a súbita alteração nas características da cefaleia e déficit focal relatado. O exame de imagem é normal, e você o libera com redução gradual das doses de esteroides, com prescrição de sumatriptana por via subcutânea e acompanhamento rigoroso em seu consultório.

- A **paciente D** o procura em seu consultório com cefaleia latejante no lado direito de 5 dias de duração. A dor agrava-se visivelmente à noite, porém nunca desaparece por completo. Não está tendo muito apetite, porém relata que, nas últimas 2 semanas, sentiu uma dor profunda na mandíbula durante a mastigação. A paciente aparenta estar doente, porém o exame, incluindo a sua visão, é normal, com exceção de hipersensibilidade moderada à palpação sobre a artéria temporal direita. Você solicita VHS e PCR, e ambas fornecem resultados elevados.

Você suspeita que essa paciente tenha *ACG*, inicia o tratamento com esteroides empíricos e a encaminha para biópsia urgente de artéria temporal.

- A **paciente E** procura o SE com cefaleia de início súbito que começou há cerca de 12 horas. Ela tem cefaleias com frequência, porém declara que esta é a pior dor de cabeça que já teve e que, neste momento, está apresentando visão dupla sempre que olha para a esquerda. Ao exame, você constata imediatamente a ptose do olho direito, verifica em seguida que a pupila direita está dilatada e que a paciente não consegue aduzir o olho direito através da linha média. A TC de crânio, realizada no momento de sua chegada ao SE, não mostra a presença de sangue, porém isso não o tranquiliza: como você já sabe (ver Capítulo 2), a sensibilidade da TC para hemorragia subaracnóidea diminui drasticamente mais de 6 horas após o início dos sintomas. Você avisa ao SE que ela precisa realizar uma punção lombar urgente, que revela um número significativamente elevado de eritrócitos sem diluição. A angiotomografia mostra *ruptura de aneurisma da artéria comunicante posterior* (que provavelmente comprime o terceiro nervo craniano, causando os déficits focais detectados no exame), e a paciente é então levada às pressas ao centro cirúrgico para tratamento endovascular com *coils* do aneurisma.

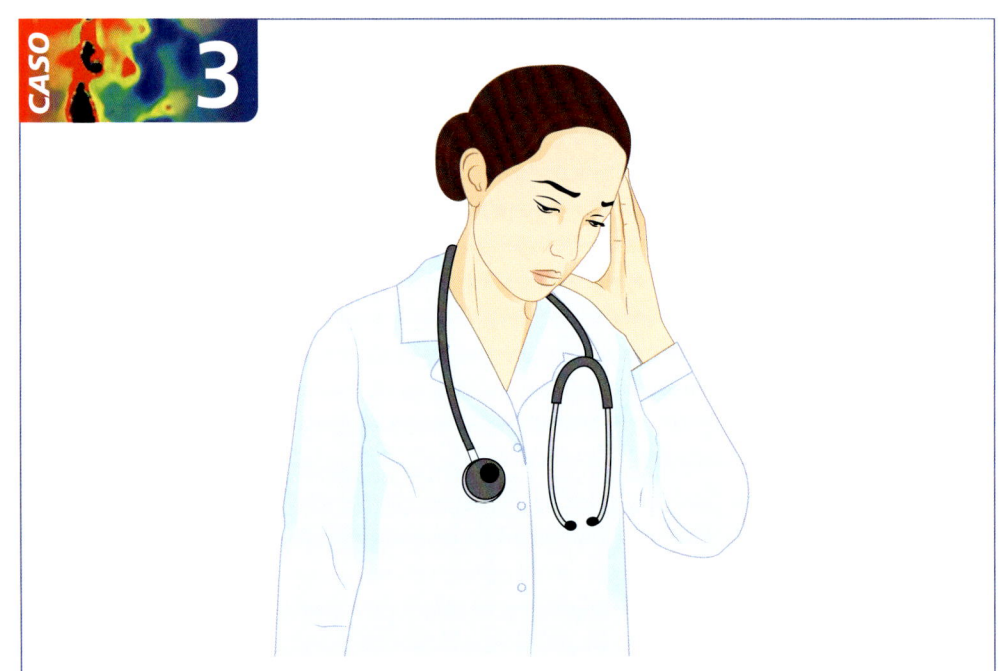

Acompanhamento de sua paciente: Anna tinha migrânea, que se transformou de episódica em crônica, provavelmente devido às horas agitadas de residência e estresse compreensível. Você adapta a "higiene da cefaleia" a seu horário imprevisível, sugerindo que ela tenha barras de granola ou amêndoas nos bolsos do jaleco para evitar longos períodos sem se alimentar e que dedique regularmente 5 a 10 minutos antes de dormir para relaxar com um dos numerosos aplicativos de meditação para *smartphones*. Você também prescreve sumatriptana para tomar no início da cefaleia (embora ela não deva tomar esse medicamento mais de duas a três vezes/semana), bem como profilaxia diária com candesartana. Em sua visita de acompanhamento, vários meses depois, você constata uma melhora da frequência das cefaleias para um ou, no máximo, dois episódios de cefaleia por semana. Não perfeito, mas melhor. Você continua a vê-la regularmente para ajudá-la o tanto quanto possível nos seus hábitos de estilo de vida e titular seus medicamentos, se necessário.

Você agora já sabe:

- As migrâneas constituem uma das razões mais comuns para visitas ao SE em todo o mundo. São definidas não apenas pela sua dor característica, mas também pelos sintomas associados específicos, risco genético e predisposição a outras doenças.
- Quando o paciente se queixa de cefaleia, o diagnóstico precoce e acurado é crucial tanto para diferenciar as cefaleias primárias das secundárias quanto para iniciar o tratamento adequado. Quanto mais tempo durar um distúrbio de cefaleia, mais difícil será o seu tratamento.
- As triptanas são medicamentos comumente prescritos para a migrânea aguda. Embora as evidências sejam limitadas, evitamos o uso de triptanas em pacientes com doença cardíaca e doença vascular periférica significativas. As novas moléculas pequenas antagonistas de CGRP constituem outra boa opção para migrânea aguda, particularmente em pacientes que não podem tomar triptanas.
- A migrânea crônica é difícil de tratar. Dispomos de uma série de opções preventivas, todas as quais atuam apenas parte do tempo. A melhor abordagem ao tratamento é, com frequência, multifatorial: medicação juntamente com modificação do estilo de vida, higiene da cefaleia e outras intervenções, como *botox*.
- Os anticorpos monoclonais anti-CGRP constituem os primeiros medicamentos preventivos específicos para a migrânea. Embora sejam relativamente novos, eles até agora parecem ser pelo menos tão efetivos quanto as terapias mais antigas – e com significativamente menos efeitos colaterais.
- As cefalalgias autonômicas do trigêmeo são definidas pela dor unilateral de distribuição no trigêmeo associada a características autonômicas ipsilaterais. Os diferentes subtipos são mais bem diferenciados pela duração da dor e pela sua resposta à indometacina.
- Existem muitos tipos de cefaleias secundárias, algumas das quais podem ter consequências graves se não forem reconhecidas. Cada uma delas tem sua própria apresentação única, e, quando apropriado, o exame de imagem e a análise do LCS realizados imediatamente fornecerão, em geral, a resposta que você precisa. Conheça o seu mnemônico SNIIP2!
- Qualquer cefaleia – e, em particular, qualquer cefaleia de *início recente* – durante a gravidez precisa ser levada a sério. O diagnóstico diferencial potencial para etiologias subjacentes é amplo; entretanto, quando indicado, a combinação de RM, angio-RM e VRM pode descartar (ou incluir) praticamente todas as condições.

Concussão (lesão cerebral traumática leve)

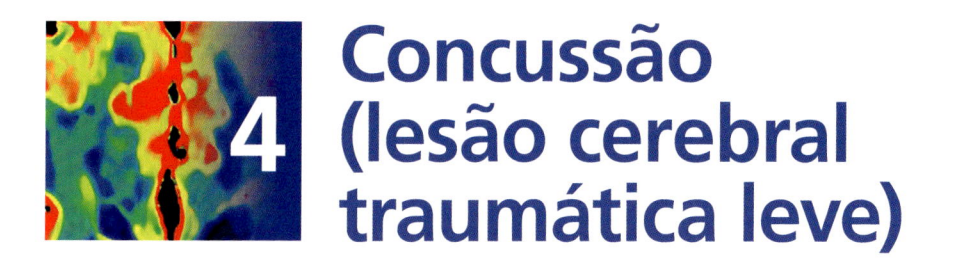

4

Neste capítulo, você aprenderá:

1 | Como distinguir o traumatismo craniano leve do traumatismo mais grave, que exige exames de imagem e que pode necessitar de tratamento com o paciente internado.

2 | O que é uma concussão, também denominada lesão cerebral traumática leve, e o que esperar em relação ao prognóstico.

3 | Como orientar seus pacientes de volta à sua atividade normal, com ênfase especial em atletas.

4 | Quando suspeitar da síndrome pós-concussional e o que fazer a respeito.

5 | Sobre a encefalopatia traumática crônica, uma complicação devastadora de traumatismo craniano repetido, observada com mais frequência em atletas envolvidos em esportes de contato e em militares.

CASO 4

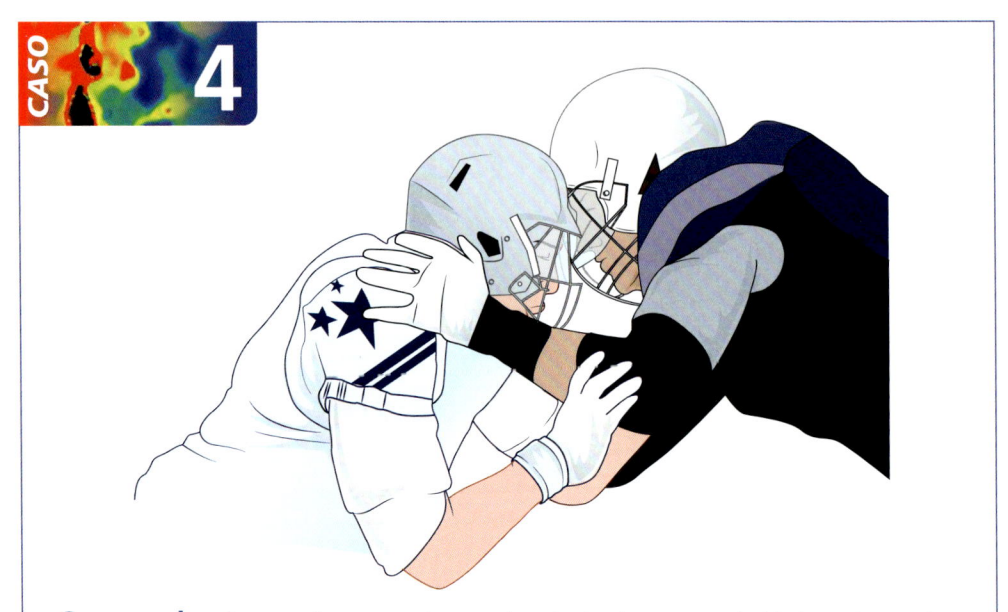

Seu paciente: Paul, um estudante universitário de 22 anos de idade, sofre um impacto (*tackle*) ilegal de capacete contra capacete durante um treinamento de contato total de seu time de futebol americano. Ele não perde a consciência, porém está tonto quando é socorrido na linha lateral. Paul declara que "viu estrelas" com o impacto e queixa-se de dor de cabeça intensa. Em poucos minutos, ele afirma que voltou a se sentir normal, exceto por uma sensação de náusea leve e cefaleia de pouca intensidade, e pede para voltar ao jogo. Sua avaliação neurológica, utilizando um protocolo padrão para concussão, é normal. Qual é a sua recomendação?

O que ainda não sabemos sobre concussão excede de longe o que sabemos. Não temos certeza sobre a melhor maneira de prevenir uma concussão ou como tratá-la e não conseguimos nem concordar sobre como defini-la ou diagnosticá-la com precisão. Parece que este poderá ser um capítulo curto! E será, porém não vamos abandoná-lo. Nosso conhecimento nesse campo está crescendo rapidamente, em grande parte devido ao nosso reconhecimento tardio dos problemas neurológicos que estão acometendo muitos atletas que praticam esportes de contato e militares expostos a graves lesões por explosão. E estamos começando a aprender o suficiente para sentirmos alguma confiança em nossa capacidade de avaliar e de tratar pacientes com lesão cerebral traumática leve.

É leve ou grave?

Esta é a primeira pergunta que você precisa fazer quando se depara com um paciente com traumatismo craniano. O traumatismo grave pode causar hematoma epidural, hematoma subdural, sangramento parenquimatoso e aumento agudo da pressão intracraniana, e esses diagnósticos potencialmente fatais são os que você não quer que sejam omitidos.

A tomografia computadorizada (TC) é o exame de escolha em pacientes com traumatismo craniano grave. A ressonância magnética (RM) é menos sensível para o sangramento agudo, também é de custo mais elevado e, com frequência, não está imediatamente disponível. Entretanto, nem todo mundo com traumatismo craniano necessita de uma TC. Felizmente, existem diretrizes confiáveis para diferenciar os que necessitam dela daqueles que podem receber tratamento mais conservador. Existem muitas dessas diretrizes, porém elas tendem a convergir em alguns pontos que, se a resposta for "sim" a qualquer um deles, exigem uma TC de crânio urgente:

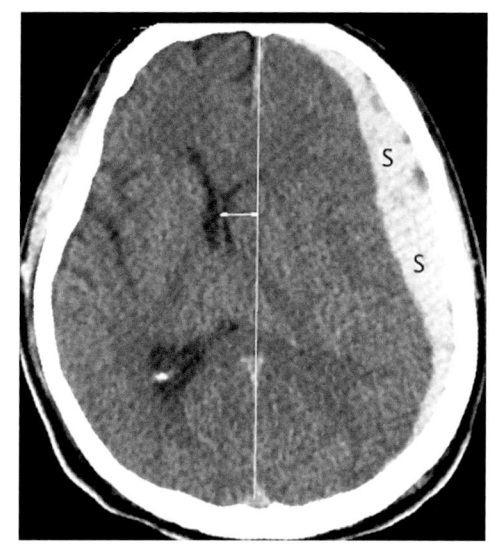

Hematoma subdural (indicado por "S") com efeito de massa (observe o deslocamento da linha média indicado pela seta branca) em um paciente que sofreu traumatismo craniano agudo. (Modificada de Poper TJJr., Harris JHJr. *Harris & Harris' the Radiology of Emergency Medicine*. 5th ed. Wolters Kluwer; 2012.)

- Pontuação < 15 na escala de coma de Glasgow (GCS, do inglês *Glasgow Coma Scale*) (ver tabela adiante).
- Déficit neurológico recente (qualquer déficit motor, sensitivo ou de nervos cranianos ou qualquer alteração na cognição, marcha ou coordenação).
- Dois ou mais episódios de vômito (que podem constituir um sinal de aumento da pressão intracraniana).
- O paciente está sob anticoagulação ou apresenta um distúrbio hemorrágico subjacente.
- O paciente tem 60 anos de idade ou mais (é importante assinalar que confiar apenas na GCS pode subestimar a gravidade da lesão craniana em indivíduos idosos).
- Qualquer evidência de fratura da base do crânio (sangramento periorbital, sangramento retroauricular, hemotímpano [presença de sangue na cavidade da orelha média], otorreia ou rinorreia).
- Evidências sugerindo uma possível fratura de crânio aberta ou deprimida (p. ex., laceração ou hematoma do couro cabeludo).
- O traumatismo é acompanhado ou seguido de convulsão.

A GCS é o sistema de pontuação mais comum utilizado para ajudar a avaliar a gravidade da lesão cerebral traumática

Domínio	Resposta	Pontuação
Abertura ocular	Espontânea	4
	À fala	3
	À dor	2
	Ausente	1
Melhor resposta verbal	Orientada	5
	Confusa	4
	Inapropriada	3
	Incompreensível	2
	Ausente	1
Melhor resposta motora	Obedece	6
	Localiza	5
	Retirada	4
	Em flexão	5
	Em extensão	3
	Ausente	1
Pontuação total	Coma profundo ou morte	3
	Totalmente alerta e orientado	15

Adaptada de Institute of Neurological Sciences. *Glasgow Coma Scale*. https://www.glasgowcomascale.org/

Outros fatores não são tão absolutos; entretanto, se qualquer um deles estiver presente, você deve ter um baixo limiar para rastreamento:

- Amnésia retrógrada (esquecimento de memórias formadas antes do evento traumático) de pelo menos 30 minutos.
- Qualquer lesão de alto impacto (como acidente com veículo motorizado ou queda longa).
- Comportamento anormal (agitação, afeto incomum, comportamento violento etc.).

Essas diretrizes aplicam-se apenas a adultos. Existem protocolos diferentes para orientar a avaliação de crianças.

Se, com o uso dessas diretrizes, o seu quadro aparece negativo, porém a sua intuição clínica lhe diz que – por qualquer motivo – pode haver mais do que os olhos conseguem alcançar, obtenha uma TC (e não se esqueça de realizar uma radiografia da coluna cervical caso tenha ocorrido traumatismo no pescoço; você não quer omitir a presença de uma fratura).

A presença de fratura ou de sangue na TC exige o encaminhamento imediato do paciente para neurocirurgia. Se a TC for normal, você ainda deve considerar a internação hospitalar para (1) pacientes com baixa pontuação da GCS, (2) pacientes que apresentam convulsões ou (3) aqueles que estão sob anticoagulação ou que apresentam um distúrbio hemorrágico. Para qualquer outro caso, você geralmente pode se sentir confortável ao mandar o paciente para casa.

Os cuidados neurointensivos do paciente com traumatismo craniano grave que provoca hemorragia e elevação da pressão intracraniana são discutidos no Capítulo 14. No restante deste capítulo, vamos nos concentrar exclusivamente nos pacientes que podem ser tratados de modo ambulatorial, ou seja, naqueles que apresentam lesão cerebral traumática leve.

Então, o que é uma concussão?

Definição. Você deve achar que há uma resposta simples a essa pergunta, porém há um considerável desacordo. Provavelmente, a definição mais simples é considerar a concussão como uma *alteração do estado mental, com ou sem perda da consciência, causada por traumatismo craniano*. Alguns especialistas acrescentam o termo "de curta duração" à expressão "alteração do estado mental"; entretanto, existe uma diferença de opinião sobre o que realmente significa "de curta duração"; além disso, essa definição só possui utilidade de modo retrospectivo (como saber se os efeitos do traumatismo são de curta duração até que desapareçam ou persistam?), de modo que esse termo não tem nenhuma utilidade real na prática.

Dois aspectos importantes precisam ser assinalados:

1. A concussão é um diagnóstico *clínico*, e não um diagnóstico estabelecido por exames de imagem ou exames laboratoriais (embora pesquisas recentes sobre biomarcadores que são liberados em consequência de lesão axonal ou glial pareçam ser promissoras).
2. Essa definição – intencionalmente – não especifica se há ou não há perda da consciência após o traumatismo.

Quadro 4.1 Contusão cerebral

O termo **contusão** refere-se à ruptura de vasos sanguíneos causada por traumatismo, e ela pode ocorrer em qualquer parte do corpo. A contusão *cerebral* é um tipo de hemorragia intracerebral e é mais bem considerada como equimose cerebral. Assim como quando você machuca o braço ou a perna e fica com uma "marca preta e azul", uma contusão cerebral também está associada a pequenas micro-hemorragias. A apresentação clínica depende da localização e da gravidade do dano e pode incluir concussão.

Golpe e contragolpe é um padrão de lesão frequentemente associado a contusões cerebrais, em que ocorre dano tanto no local do impacto (geralmente mínimo) quanto no lado oposto da cabeça (frequentemente mais grave). A lesão no lado oposto da cabeça – denominada lesão por *contragolpe* – ocorre quando uma forte pancada na cabeça faz com que o cérebro atinja o lado do crânio oposto ao ponto de impacto.

(Continua)

Quadro 4.1 Contusão cerebral *(Continuação)*

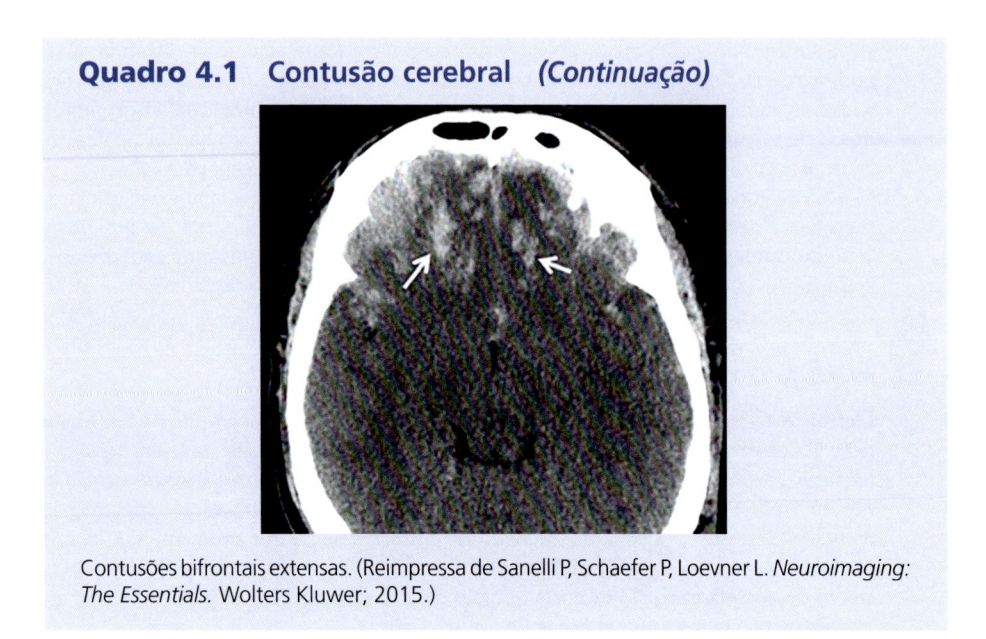

Contusões bifrontais extensas. (Reimpressa de Sanelli P, Schaefer P, Loevner L. *Neuroimaging: The Essentials*. Wolters Kluwer; 2015.)

Mecanismo. O traumatismo de crânio – lesão em chicotada, por exemplo, ou lesão direta de uma queda, colisão ou lesão por explosão – provoca rápida aceleração, desaceleração ou rotação do cérebro dentro da abóbada craniana, resultando em lesão de cisalhamento no parênquima cerebral. O dano axonal e a liberação de neurotransmissores excitatórios parecem desempenhar um importante papel na produção dos sintomas de concussão.

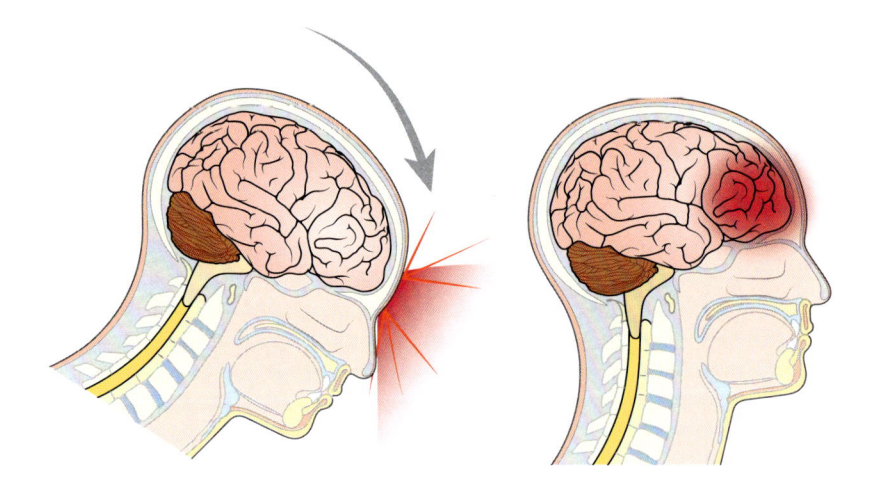

O traumatismo violento na cabeça está na base da maioria dos casos de concussão.

Sintomas e manejo. Os sintomas de concussão podem surgir imediatamente ou desenvolver-se vários dias após o traumatismo, e podem persistir por vários dias a semanas. Quando são de maior duração, a condição é designada como síndrome pós-concussional (SPC), que será discutida adiante.

Os sintomas mais dramáticos da concussão consistem em *perda de consciência*, *desorientação* e *amnésia*, porém *não* são os sintomas mais comuns.

A *cefaleia* é o principal sintoma. As dores de cabeça relacionadas com a concussão são, em sua maioria, do tipo migrânea e podem ser tratadas exatamente como outras migrâneas, começando, em geral, como um anti-inflamatório não esteroide (AINE). As cefaleias do tipo tensional são o segundo tipo de cefaleia mais comum. Quando a cefaleia é acompanhada de náusea, medicamentos como a proclorperazina ou a metoclopramida podem ser úteis. Para mais detalhes, veja a discussão sobre cefaleia pós-traumática (página 118).

A *tontura* é o segundo sintoma mais comum. Algumas vezes, ocorre na forma de vertigem, entretanto, com mais frequência, os pacientes queixam-se de uma sensação mal definida de quase desmaio e desequilíbrio. Não existe nenhuma terapia específica, e, em geral, esses sintomas desaparecem com o tempo.

Outros sintomas incluem fadiga, incapacidade de focar ou de se concentrar, tempos de reação lentos, comprometimento da função executiva, labilidade emocional, transtornos do sono, depressão, ansiedade e irritabilidade. Esses sintomas neuropsiquiátricos podem ocorrer imediatamente, horas ou até mesmo dias após o traumatismo craniano e tendem a durar várias semanas antes de sua resolução gradual.

Os pacientes que não necessitam de exames de imagem (ou que tiveram uma TC normal) e que não exigem observação hospitalar podem ser tratados de forma conservadora. As recomendações anteriores de período prolongado de repouso físico e mental foram suplantadas por diretrizes mais flexíveis, porém a duração ideal do repouso não é conhecida e deve ser determinada de um caso para outro. O "repouso cerebral" é frequentemente recomendado: uso limitado de telas (o que inclui mensagens de texto, jogos de *videogame* e uso de computador) e leitura limitada. Depois de um curto período (normalmente de 3-5 dias), os pacientes gradualmente podem retomar uma atividade cognitiva e física leve, conforme tolerado.

É importante reconhecer que podem ser necessárias várias semanas para que o cérebro se recupere de um traumatismo leve. Durante esse período, as demandas metabólicas do cérebro em recuperação ultrapassam o suprimento de energia disponível, e o cérebro continua correndo maior risco de lesão adicional.

Concussão relacionada com esportes

Os atletas que sofrem traumatismo craniano devem ser imediatamente afastados das atividades esportivas. Com frequência, os atletas sentem-se compreensivelmente ansiosos para retornar ao campo, porém as diretrizes enfatizam a importância de uma *avaliação objetiva do comprometimento neurológico* para determinar se há concussão ou algum problema ainda mais grave.

Os testes secundários mais comumente usados são o *Balance Error Scoring System* e o *Sports Concussion Assessment Tool*. O foco deve ser direcionado para a identificação de sinais de alerta de lesão grave, sinais objetivos de disfunção neurológica (particularmente problemas de marcha e de equilíbrio), comprometimento da memória, pontuação da GCS e avaliação cuidadosa da coluna cervical. Entretanto, a acurácia dessas ferramentas para prever uma patologia grave ainda está em debate. O julgamento clínico sempre prevalece.

Atletas diagnosticados com concussão não devem voltar a jogar no mesmo dia e devem estar totalmente assintomáticos antes de iniciar uma reabilitação progressiva padronizada, que começa com exercícios aeróbicos leves e continua por vários dias[1]. Independentemente da velocidade com que o atleta se recupera, pelo menos 10 dias devem ser considerados antes que possa voltar a praticar um esporte de contato; a recuperação prolongada do cérebro após uma concussão o torna altamente suscetível a uma segunda lesão, cujas consequências podem ser muito mais graves do que as da primeira.

> **Nota:** Os capacetes e outros equipamentos de proteção atualmente em uso disponíveis para esportes de contato, como futebol americano e hóquei, não protegem contra concussão. Eles protegem contra fraturas e outras lesões na cabeça e no pescoço, mas não contra a concussão.

Síndrome pós-concussional

Pacientes com traumatismo craniano leve devem melhorar gradualmente ao longo de alguns dias a várias semanas. Entretanto, alguns pacientes apresentarão sintomas persistentes (i.e., cuja duração se estende além do período de recuperação habitual), uma condição designada síndrome pós-concussional (SPC).

Para pacientes com SPC que já tiveram uma TC normal, não há nada a ganhar com um exame repetido, *a não ser que tenham sintomas progressivos, déficits neurológicos focais recentes ou sintomas que se tornam incapacitantes*. Os dados disponíveis são claros neste aspecto: além das exceções já mencionadas, uma TC repetida provavelmente não acrescentará nenhuma informação para o manejo (as chances de detectar a presença de sangramento ou fratura são praticamente nulas). Entretanto, se não foi obtido nenhum exame de imagem no momento do traumatismo, é apropriado solicitá-lo agora.

Com frequência, recomenda-se o teste neuropsicológico para pacientes com sintomas persistentes. Entretanto, embora possa ser útil prever o curso da recuperação, não há evidências convincentes de que isso afetará o manejo.

O sintoma persistente mais comum em pacientes com SPC é a *cefaleia*, que deve ser tratada mais ou menos como qualquer outra cefaleia (ver página 118 para detalhes sobre a cefaleia pós-traumática). Para pacientes com tontura persistente, a reabilitação vestibular pode ser benéfica. Outros sintomas, como depressão e ansiedade, devem ser tratados da maneira habitual. A lentidão mental persistente e a interrupção do sono em geral melhoram lentamente e de maneira espontânea no decorrer de algumas semanas a meses.

---

[1]Algumas diretrizes são um pouco mais indulgentes e permitem a prática de atividades muito leves mais cedo se os sintomas do atleta forem leves e melhorarem.

Síndrome pós-concussional

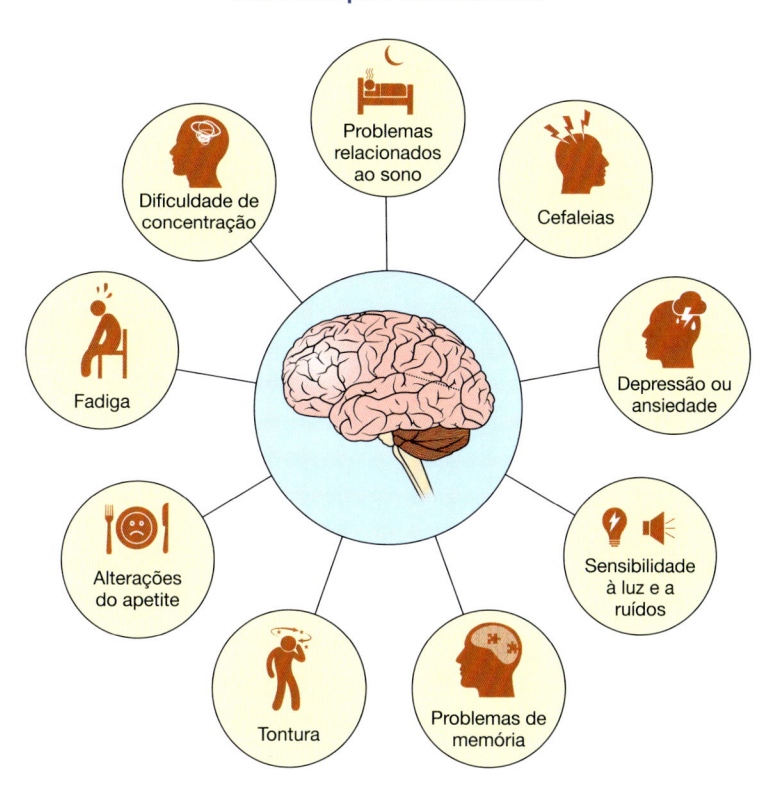

As principais complicações da SPC.

A maioria dos pacientes com SPC recupera-se em alguns meses; todavia, até um terço pode apresentar sintomas que persistem por muito mais tempo. Não existe nenhuma intervenção conhecida que possa acelerar a sua recuperação.

Encefalopatia traumática crônica

Essa síndrome devastadora aparece em pacientes após múltiplas concussões repetidas. Os atletas e os militares são as pessoas mais provavelmente afetadas. Os sintomas, que podem consistir em depressão, ansiedade, lentidão mental e/ou alterações da personalidade, podem ser sutis no início; entretanto, com o passar do tempo, tornam-se mais pronunciados. A ideação suicida, a violência e a agressão frequentemente constituem as manifestações mais óbvias da desregulação emocional do paciente. Os distúrbios motores incluem ataxia, tremor, sintomas parkinsonianos e doença do neurônio motor (esclerose lateral amiotrófica). Os sintomas de demência podem aparecer e progredir rapidamente.

A incidência precisa da encefalopatia traumática crônica (ETC) não é conhecida. Parece que uma ou duas concussões podem não aumentar o risco, que provavelmente aumenta com três ou mais concussões (é improvável que esta seja uma regra rígida, porém é uma aproximação útil do risco). Assim, o número total de impactos na cabeça, e não a sua gravidade, pode constituir o melhor fator prognóstico. Muitos jogadores jovens de futebol americano sofrem milhares de impactos na cabeça antes que seus dias de jogo acabem. Pacientes com mais de duas concussões não deveriam, se possível, retomar o esporte de contato (ou retornar à atividade militar que representa um risco para eles), mesmo que a sua recuperação de cada evento tenha sido completa.

A ETC só pode ser diagnosticada definitivamente na necrópsia. O achado fundamental é o acúmulo da proteína tau no parênquima cerebral.

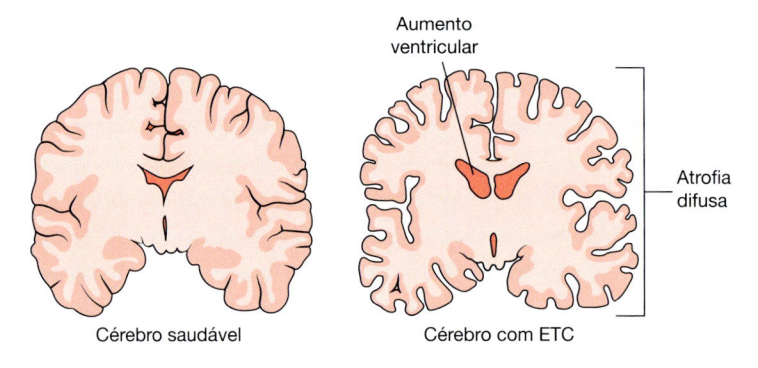

Comparação de um cérebro normal com um cérebro com ETC na necrópsia.

Não existe nenhum tratamento conhecido para a ETC.

Concussão (lesão cerebral traumática leve) **135**

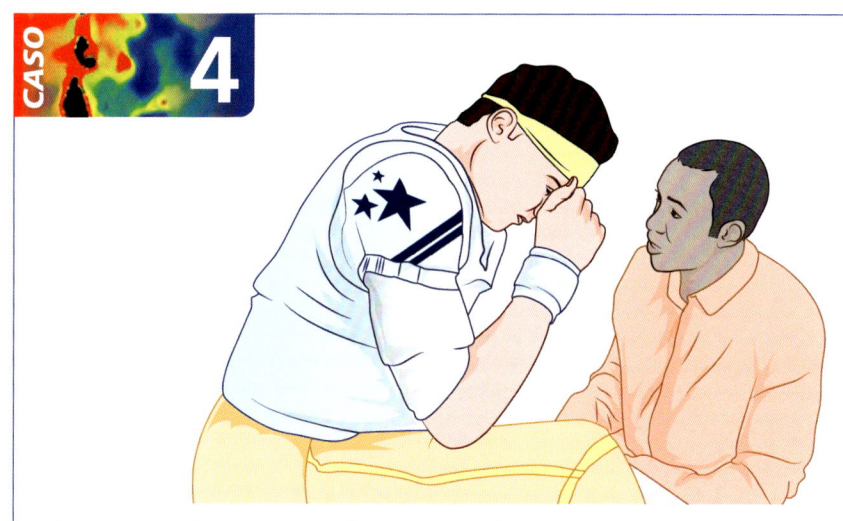

Acompanhamento de seu paciente: Você não precisa ser um neurologista licenciado para saber que Paul não deve voltar a jogar hoje. Para um atleta envolvido em um esporte sem contato que está totalmente recuperado, pode-se considerar o retorno. Entretanto, Paul é um jogador de futebol americano que não está totalmente assintomático. A maioria dos especialistas recomendaria um período de "repouso cerebral"; além disso, Paul não deve voltar a praticar esportes de contato durante pelo menos 10 dias e, depois, somente se ele permanecer assintomático depois de um retorno gradual ao protocolo de atividade completa.

Você agora já sabe:

- Os sinais de alerta que exigem uma avaliação urgente após traumatismo craniano.
- Como determinar se um paciente com traumatismo craniano leve necessita de uma TC.
- Como reconhecer e tratar os sintomas mais comuns de concussão.
- O curso habitual de recuperação após lesão cerebral traumática leve.
- Como diagnosticar e tratar a síndrome pós-concussional.
- Como realizar uma avaliação secundária de atletas que sofrem traumatismo craniano e como orientar a sua recuperação e retorno à atividade.
- Os fatores de risco e as manifestações frequentemente devastadoras da encefalopatia traumática crônica.

5 Tontura

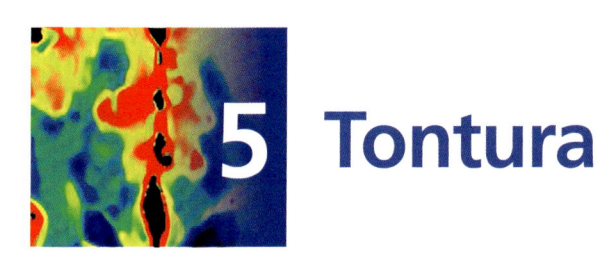

Neste capítulo, você aprenderá:

1 | O que os pacientes querem dizer quando falam sobre tontura.

2 | Tudo sobre vertigem: o que é, quando se preocupar e como tratá-la.

3 | Como realizar o exame HINTS (do inglês **H**ead **I**mpulse test, **N**ystagmus, **T**est of **S**kew – teste de impulso da cabeça, nistagmo, teste de desalinhamento), que o ajudará a distinguir a vertigem central da periférica.

4 | Como considerar a síncope do ponto de vista do neurologista.

CASO 5

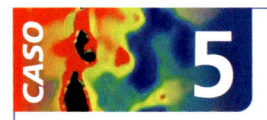

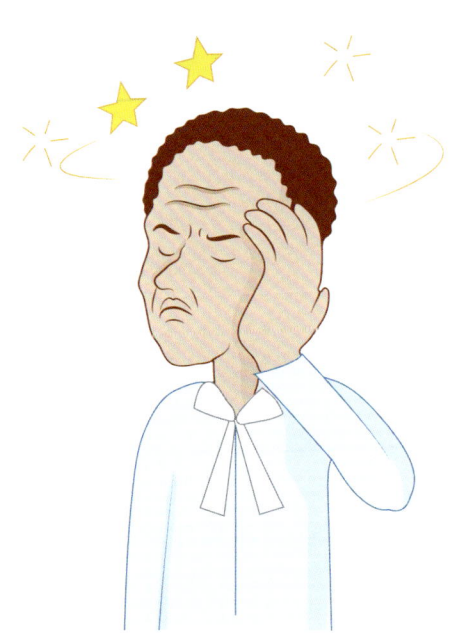

Seu paciente: Kyle, um advogado de 64 anos de idade com histórico de hipertensão e doença arterial coronariana, chega ao serviço de emergência com vertigem de início súbito. Afirma que estava em seu estado de saúde habitual até aproximadamente 2 dias atrás, quando começou a se sentir tonto e sem equilíbrio. No início, atribuiu esses sintomas à exaustão – estava trabalhando muito em um caso e não tinha muito tempo para comer ou dormir –, porém ficou preocupado depois que, essa manhã, caiu ao levantar-se da cama. Quando você lhe pergunta o que ele quer dizer com sentir-se "tonto", ele responde que sente como se o mundo estivesse girando ao redor dele. A sensação melhorou substancialmente nas últimas 24 horas, porém ele ainda se sente desequilibrado. Declara também que teve "um pouco de dor de cabeça" e acredita que a sua mão esquerda esteja fraca: teve dificuldade em usá-la para abotoar a camisa esta manhã. No exame, você supostamente detecta algumas batidas de nistagmo vertical quando você pede para ele olhar para cima em direção ao teto, porém é difícil tirar qualquer conclusão, visto que ele mantém os olhos fechados enquanto diz que esse exame está o deixando novamente tonto. A mão esquerda do paciente apresenta força total, porém dismetria no teste dedo-nariz. O exame é normal nos demais aspectos. Qual é o próximo passo no manejo desse paciente?

A tontura é uma das queixas mais comuns encontradas não apenas por neurologistas, mas também por médicos emergencistas e profissionais de atenção primária. Trata-se também de um sintoma altamente inespecífico. A tontura pode resultar de uma doença neurológica subjacente, mas também pode indicar doença cardíaca, distúrbio eletrolítico, anemia, infecção e ansiedade. Na maioria das vezes, a tontura é benigna, algumas vezes incapacitante e – felizmente, com muito menos frequência – potencialmente fatal. Como você estabelece a diferença? É para isso que estamos aqui.

Uma maneira simples de categorizar a tontura

O que os pacientes querem dizer quando se queixam de tontura aguda? Apesar das várias maneiras diferentes de descrever a sensação, existem realmente apenas duas opções:

1. *Sensação de desmaio.* Esta é a sensação que você pode desmaiar. Alguns pacientes relatam a ocorrência de desmaio real (o termo formal para isso é *síncope*) e descrevem a sensação de desmaio como a sensação imediata antes de perder a consciência; outros não sofrem realmente desmaio, porém relatam a sensação de como se estivessem desmaiando (*pré-síncope*). Um quase desmaio é incrivelmente comum e, com mais frequência, benigno. Dito isso, se a sensação for incômoda o suficiente para o paciente marcar uma consulta ou procurar o serviço de emergência ou se ele realmente sofreu síncope ou pré-síncope, essa situação deve ser levada a sério.
2. *Vertigem.* A maioria das pessoas descreve a vertigem como uma sensação de giro, porém isso nem sempre é verdade. A melhor definição de vertigem é a falsa sensação de movimento ou, para simplificar, *a sensação de movimento quando nada realmente está se movendo.* Essa sensação pode ser de giro – você mesmo ou o mundo ao seu redor –, mas também pode ser uma sensação de balançar para frente e para trás ou de um lado para o outro ou até mesmo uma sensação mais vaga de desequilíbrio.

Quando pacientes o procuram com queixa de tontura aguda, a primeira e a mais importante coisa que você precisa fazer é distinguir entre sensação de desmaio e vertigem, visto que isso alterará drasticamente a sua investigação diagnóstica e manejo. Se possível, não pergunte a seu paciente especificamente sobre uma sensação de giro ou quase desmaio. Seja vago; você não deve colocar palavras na boca de seu paciente. *"O que você quer dizer com tontura?"* é uma boa pergunta para começar. Procure dar a seus pacientes a oportunidade de pensar sobre o que eles realmente estão sentindo. Você poderá ficar surpreso com o quão úteis as suas próprias palavras poderão orientá-lo na direção correta.

> **Quadro 5.1**
> Alguns pacientes, particularmente os idosos, podem sentir instabilidade ou desequilíbrio ao caminhar ou ficar de pé e descrevem essa sensação como tontura. Essa sensação é referida como *desequilíbrio* e é mais bem considerada como uma forma crônica de tontura. Muitos fatores podem contribuir para essa sensação: diminuição da propriocepção, comprometimento da marcha, fraqueza, descondicionamento e até mesmo problemas auditivos ou visuais. É importante distinguir o desequilíbrio da verdadeira tontura, visto que as abordagens terapêuticas são diferentes. O tratamento do desequilíbrio deve ser direcionado para medidas corretivas específicas, como aparelhos auditivos, óculos novos, bengalas, andadores ou fisioterapia.

Vertigem: visão geral

Anatomia

A vertigem é um sintoma, e não um diagnóstico. Pode resultar de um distúrbio do sistema nervoso central (SNC) ou periférico. O diagnóstico diferencial e o prognóstico são muito diferentes para essas duas categorias anatômicas. Para ajudá-lo a entender essa distinção, é necessário fazer uma rápida revisão do sistema vestibular.

O sistema vestibular é o sistema sensorial responsável pela detecção do movimento, posição da cabeça e orientação espacial. A via neurológica começa na orelha interna, que contém a cóclea (responsável pela transdução do som) e o labirinto vestibular. O labirinto vestibular contém duas estruturas importantes:

1. *Os canais semicirculares*. São três pequenos tubos repletos de líquido e posicionados em ângulos retos um em relação ao outro. Eles detectam a *aceleração angular*. Quando a cabeça é girada, o líquido (endolinfa) dentro do canal que está situado no plano do movimento flui para dentro de uma expansão do canal, denominada ampola. A ampola contém células ciliadas, que são os receptores sensitivos do sistema vestibular. O movimento dos estereocílios ligados a essas células ciliadas resulta na liberação de neurotransmissores que transmitem essa informação ao cérebro.

2. *Os órgãos otolíticos (utrículo e sáculo)*. Detectam a *aceleração linear,* isto é, o movimento para frente, para trás, para cima e para baixo. O utrículo detecta o movimento no plano horizontal, enquanto o sáculo detecta o movimento no plano vertical. Eles também contêm células ciliadas, que percebem o movimento quando cristais de carbonato de cálcio (denominados otocônias) sensíveis à gravidade, que repousam sobre uma membrana gelatinosa que recobre as células pilosas, se deslocam em resposta ao movimento.

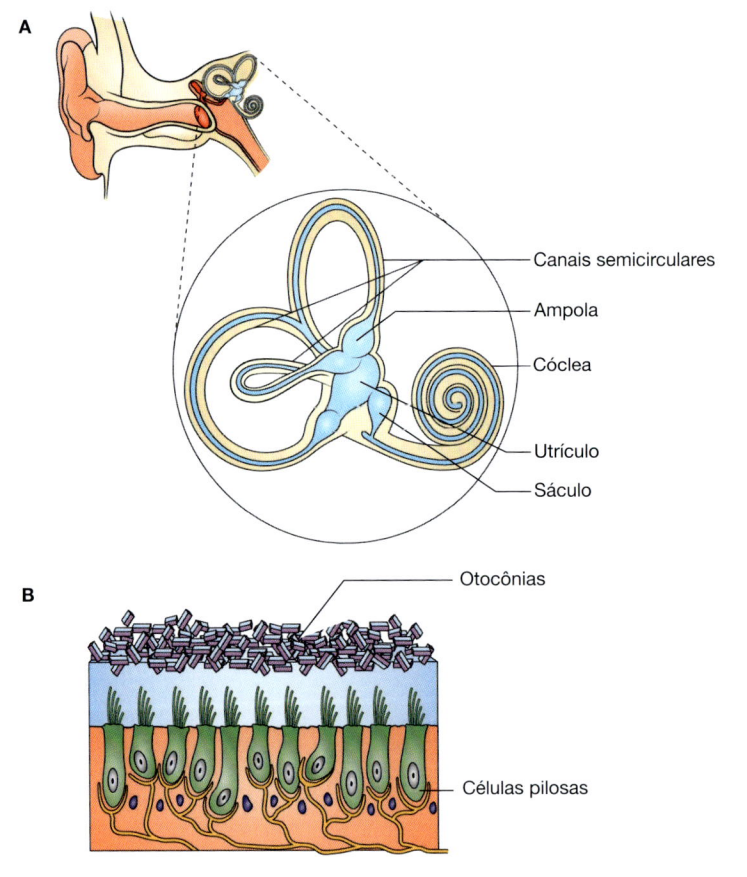

(*A*) Estruturas da orelha interna. O labirinto vestibular é composto pelos canais semicirculares e órgãos otolíticos. (*B*) As células ciliadas e as otocônias dentro dos órgãos otolíticos.

O nervo vestibular, ramo do oitavo nervo craniano, recebe impulsos das células ciliadas e, em seguida, entra no tronco encefálico para terminar nos núcleos vestibulares. Esses núcleos emitem projeções para os núcleos do nervo oculomotor (NC III, NC IV, NC VI), cerebelo e medula espinal, entre outros alvos. *As conexões vestíbulo-oculares* são responsáveis pela estabilização e coordenação dos movimentos oculares durante o movimento da cabeça; os *tratos vestibulospinais* ajudam a manter o equilíbrio postural e a estabilidade; as *conexões cerebelares* modulam essas atividades.

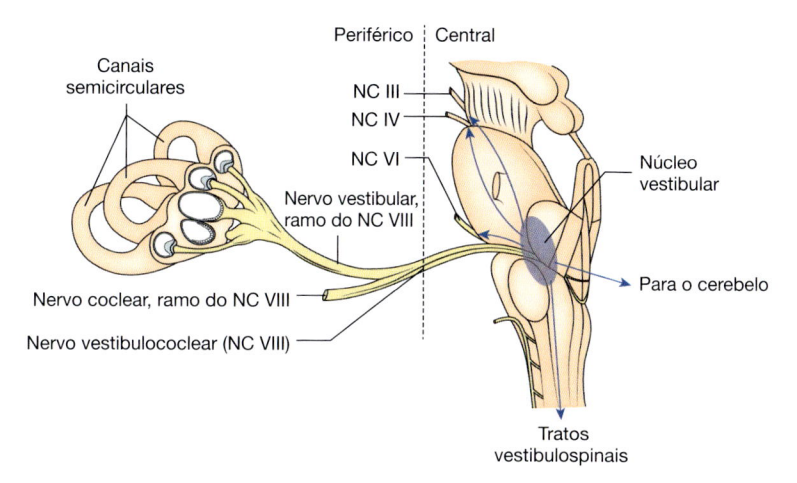

Vias neurológicas do labirinto vestibular para o tronco encefálico.

O ponto mais importante a ser lembrado aqui é a divisão entre vertigem periférica e vertigem central. Quando falamos de *vertigem periférica,* referimo-nos à vertigem causada por disfunção dentro da orelha interna ou um processo que afeta o NC VIII antes de sua entrada no tronco encefálico. A *vertigem central* é causada por uma patologia dentro do próprio SNC, afetando geralmente o tronco encefálico ou o cerebelo. A vertigem central por hemorragia ou infarto na fossa posterior do crânio pode ser potencialmente fatal.

Vertigem periférica versus central

Então, como distinguimos a vertigem periférica da central? Clinicamente, a vertigem periférica e a vertigem central possuem características distintas, porém sobrepostas. Na maioria das vezes, a história lhe fornecerá a resposta (p. ex., a vertigem posicional paroxística benigna [VPPB] constitui uma causa comum de vertigem periférica, e, em geral, o diagnóstico é relativamente simples a partir das descrições dos sintomas de seus pacientes; ver página 144). Todavia, algumas vezes, a história não é tão clara. Conforme já assinalado, pode ser difícil descrever a tontura. O exame neurológico também pode ajudar.

O **exame HINTS** é uma ferramenta de rastreamento que pode ajudar a distinguir entre vertigem central e periférica. Possui três componentes:

1. *Teste de impulso da cabeça* (***H**ead **I**mpulse **T**est*). Trata-se de um teste do reflexo vestíbulo-ocular (RVO; ver Quadro 5.2, página 144). Segure a cabeça do paciente em suas mãos e peça-lhe que fixe o olhar em seu nariz. Gire lentamente a cabeça do paciente de um lado para o outro e, em seguida, de forma abrupta, porém suavemente, acelere a cabeça de volta à posição neutra. Se o RVO estiver intacto, o paciente será capaz de manter a fixação do olhar em seu nariz. Caso contrário, você observará uma rápida sacada corretiva (o que significa um rápido movimento ocular que instantaneamente altera o ponto de fixação) à medida que os olhos "alcançam" a cabeça e rapidamente voltam a se fixar em seu nariz. O RVO é um reflexo perifericamente

mediado, que envolve os nervos cranianos VIII, VI e III (lembre-se de que os nervos cranianos, com exceção do NC I e NC II, fazem parte do sistema nervoso *periférico*). Por conseguinte, no contexto clínico apropriado, isto é, em um paciente com vertigem em curso:

  a. Um teste positivo (presença de sacada corretiva, indicando disfunção do RVO) é sugestivo de lesão periférica.

  b. Um teste negativo (ausência de sacada) é, por exclusão, indicação de lesão central.

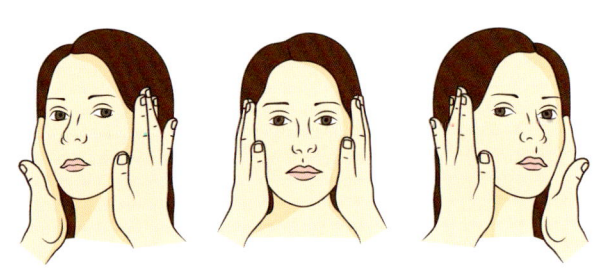

Como realizar um teste de impulso da cabeça.

2. *Nistagmo*. O nistagmo é uma oscilação bifásica involuntária dos olhos, que se caracteriza por uma fase rápida em uma direção, seguida de uma fase lenta na outra. O nistagmo pode ser horizontal (batimento à direita ou à esquerda), vertical (batimento para baixo ou para cima), torsional ou misto.

  a. O nistagmo devido a *lesões periféricas* tende a ser horizontal ou horizontal/torsional, não puramente torsional ou vertical. É unidirecional (p. ex., fase rápida sempre bate para a esquerda ou para a direita, independentemente da direção do olhar), suprimido por fixação visual (p. ex., ao fixar em um objeto estático) e, com frequência, mais proeminente no final do olhar (p. ex., a amplitude aumenta ao olhar para a extrema esquerda ou direita).

  b. O nistagmo devido a *lesões centrais* é frequentemente vertical, multidirecional (p. ex., batimento do lado direito no olhar para a direita, batimento esquerdo no olhar para a esquerda) e não desaparece com fixação visual.

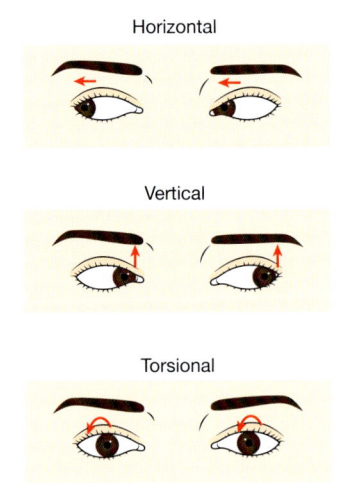

Horizontal

Vertical

Torsional

Diferentes tipos de nistagmo. Observe que o nistagmo é designado pela fase rápida: se a fase rápida for para a esquerda e a fase lenta, para a direita, o nistagmo é designado como nistagmo de batimento à esquerda.

3. *Teste de desalinhamento (**T**est of **S**kew)*. Trata-se de um teste de alinhamento ocular vertical. Cubra um dos olhos do paciente com a mão e peça para que fixe em seu nariz; em seguida, mova a sua mão para frente e para trás, de um olho para outro. Ao fazer isso, observe a ocorrência de qualquer movimento vertical – para cima ou para baixo – do olho descoberto, como se o olho estivesse tentando focar novamente em seu nariz. Acredita-se que o desvio de alinhamento, ou desalinhamento vertical dos olhos, seja causado por dano oculomotor supranuclear (mais alto na cadeia de comando do que os núcleos oculomotores; essas vias projetam-se para os núcleos dos NC III, NC IV e NC VI e – diferentemente do NC III, NC IV e NC VI – fazem parte do SNC). Por conseguinte:
   a. A presença de qualquer desalinhamento vertical (i.e., desvio de alinhamento) sugere uma *etiologia central*.
   b. A ausência de qualquer desalinhamento vertical sugere uma *etiologia periférica*.

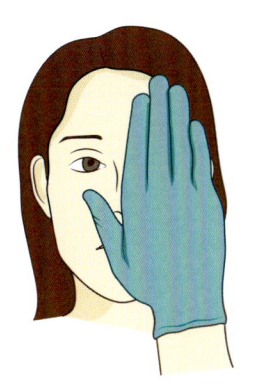

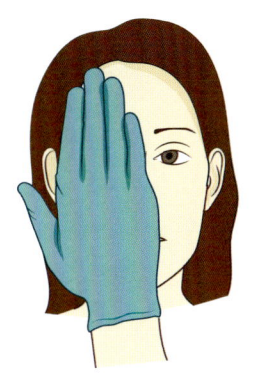

Teste de desalinhamento.

Se qualquer um desses três sinais clínicos estiver relacionado com vertigem central, deve-se obter uma ressonância magnética (RM) do cérebro para excluir uma causa central. Dito isso, não fique falsamente tranquilizado com um exame HINTS normal. Os achados são sutis, e, como você pode imaginar, os testes nem sempre são fáceis de realizar de modo confiável. Por conseguinte, na ausência de uma história clínica convincente que favoreça uma etiologia periférica, é importante manter um baixo limiar para o exame – independentemente do exame HINTS.

Exame HINTS para distinguir entre vertigem periférica e central

	Teste do impulso da cabeça	Nistagmo	Teste de desalinhamento
Vertigem periférica	Positivo (sacada corretiva +)	Horizontal, unidirecional, suprimido por fixação	Negativo (sem desalinhamento)
Vertigem central	Negativo (sem sacada corretiva)	Vertical, multidirecional, não suprimido por fixação	Positivo (desalinhamento +)

> **Quadro 5.2 Reflexo vestíbulo-ocular (RVO)**
>
> A finalidade do RVO é estabilizar a visão durante o movimento da cabeça. Olhe em um espelho enquanto balança a cabeça de um lado para outro. Veja como seus olhos movem-se em direção oposta à sua cabeça, possibilitando que eles permaneçam fixados em sua imagem. Este é o RVO. O sistema vestibular, por meio do NC VIII e núcleos vestibulares, compreende o ramo aferente do reflexo (que detecta o movimento da cabeça), enquanto o sistema oculomotor, por meio do NC VI e NC III, compreende o ramo eferente (que possibilita o movimento dos olhos na direção oposta).
>
> RVO. A ativação do canal semicircular horizontal direito a partir de um rápido giro da cabeça para a direita resulta em excitação do núcleo do NC VI esquerdo e núcleo NC III direito (por meio do fascículo longitudinal medial [FLM]; ver página 232), direcionando os olhos para a esquerda e, assim, estabilizando o olhar.

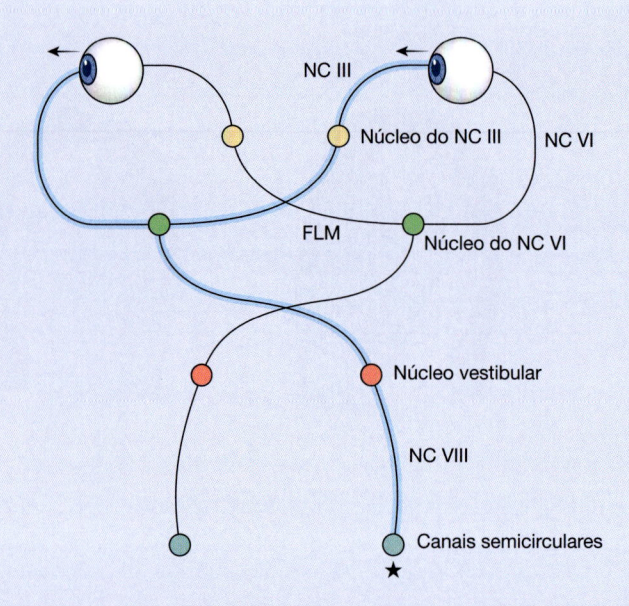

Vertigem periférica

A maioria dos pacientes com vertigem (aproximadamente 80%) apresenta vertigem periférica. A VPPB, a neurite vestibular e a doença de Ménière são três das causas mais comuns.

1. A **VPPB** é causada por deslocamento das otocônias na orelha interna esquerda ou direita. Por qualquer motivo (o envelhecimento, o trauma e a doença da orelha interna constituem fatores de risco, porém algumas vezes é apenas azar), os cristais são deslocados de sua

localização normal dentro dos órgãos otolíticos e flutuam no interior dos canais semicirculares cheios de líquido. Essa estimulação assimétrica anormal resulta na falsa sensação de rotação da cabeça sempre que ela se mover, mesmo que apenas ligeiramente em direções específicas.

A maior parte do que você precisa lembrar da VPPB está no seu nome. A VPPB é benigna – normalmente, ocorre resolução espontânea no decorrer de um período de alguns dias a semanas; paroxística – manifesta-se com episódios muito breves de vertigem; e posicional – esses episódios são previsivelmente provocados pelo movimento. Os pacientes relatam episódios de início súbito de alguns segundos de duração de vertigem intensa, que ocorrem sempre que eles se sentam ou viram a cabeça para um lado ou para o outro. É comum a ocorrência de náusea e vômitos associados. O diagnóstico é sugerido pela história clínica e confirmado pela manobra de Dix-Hallpike (ver Quadro 5.3). O tratamento consiste em manobras de reposicionamento dos otólitos, como a manobra de Epley (Quadro 5.3). Com frequência, administra-se terapia farmacológica a pacientes com VPPB, embora não seja curativa. Entretanto, os anti-histamínicos (p. ex., meclizina), os benzodiazepínicos e os antieméticos podem ser usados para alívio sintomático enquanto se aguarda o tratamento bem-sucedido com a manobra de Epley.

Infelizmente, apesar das evidências substanciais que sustentam o uso da manobra de Epley (um estudo cita uma taxa de cura de 80% em 24 horas), os pacientes têm muito mais probabilidade de receber medicação prescrita, como meclizina, ou ser submetidos a exames de neuroimagem de alto custo e, com frequência, desnecessários. A VPPB é "benigna" no sentido de que ela finalmente sofre resolução, porém os pacientes sentem-se deploráveis nesse período. Portanto, seja proativo e experimente a manobra de Epley – causa pouco dano e produz benefício potencialmente significativo.

2. A **doença de Ménière** é uma condição heterogênea de causa desconhecida[1], que se manifesta com disfunção episódica da orelha interna, caracterizada por zumbido, perda auditiva flutuante para baixas frequências e vertigem associada a sensação de orelha entupida. A doença autoimune, uma predisposição genética e a migrânea contribuem potencialmente para a sua patogênese. Os episódios de vertigem duram (por definição) 20 minutos a 12 horas, porém a deficiência auditiva e a náusea podem persistir por vários dias. O diagnóstico é sugerido pela história e confirmado por uma avaliação auditiva formal, que revela perda auditiva neurossensorial para baixas frequências na audiometria. Não existe nenhum tratamento comprovado. As medidas de suporte consistem em evitar os gatilhos (os gatilhos comuns incluem álcool, cafeína, nicotina e alimentos com alto teor de sal) e em reabilitação vestibular. Não há evidências clínicas para sustentar o uso de diuréticos ou esteroides.

3. Acredita-se que a **neurite vestibular** seja uma doença viral ou pós-viral que afeta o componente vestibular do NC VIII. Classicamente, a neurite vestibular caracteriza-se por vertigem grave e persistente, que está associada a nistagmo horizontal unidirecional, devido à

---

[1] Anteriormente, acreditava-se que a doença de Ménière fosse o resultado do excesso de endolinfa dentro dos canais semicirculares, porém o consenso atual é de que a denominada hidropsia endolinfática seja, mais provavelmente, um marcador de doença em alguns pacientes, e não a causa; isso não é evidente em todos os pacientes, e muitos pacientes com hidropsia não apresentam evidências clínicas de doença de Ménière.

súbita assimetria no impulso vestibular. É também comum a ocorrência de náusea, vômitos e instabilidade da marcha. Se a audição também for afetada, o distúrbio é denominado labirintite vestibular. Os sintomas agudos duram algumas horas a vários dias, frequentemente com oscilopsia residual (sensação de que o mundo está instável e em movimento) e desequilíbrio de vários dias a semanas de duração ou até mais. O diagnóstico baseia-se na história e no exame (um teste de impulso da cabeça positivo é crucial; o exame HINTS foi inicialmente desenvolvido para diferenciar a neurite vestibular de causas centrais). O tratamento é de suporte, normalmente com administração de antieméticos e reabilitação vestibular. Nos casos graves, há alguma evidência de que os corticosteroides possam acelerar a recuperação.

Quadro 5.3   Manobras de Dix-Hallpike e Epley

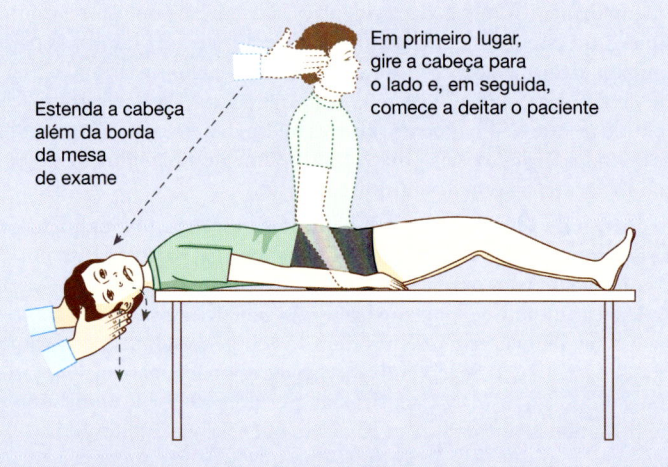

Estenda a cabeça além da borda da mesa de exame

Em primeiro lugar, gire a cabeça para o lado e, em seguida, comece a deitar o paciente

Manobra de Dix-Hallpike (lembre-se, a Dix-Hallpike é diagnóstica; **D**ix = **D**iagnóstica!). Para realizar essa manobra, posicione o paciente sentado em uma mesa de exame. Vire a cabeça do paciente até 45° para um lado (precisará fazer isso duas vezes, uma vez com a cabeça virada para a esquerda e outra, para a direita; normalmente, apenas um lado será sintomático). Em seguida, abaixe-o rapidamente para trás, de modo que a cabeça fique estendida cerca de 20° sobre a parte traseira da mesa. Lembre-se de apoiar o pescoço do paciente quando fizer isso. Em seguida, observe atentamente os olhos do paciente; se ele tiver VPPB, você deve verificar o aparecimento de nistagmo em cerca de 30 segundos. Não se trata de um teste perfeito (a sua sensibilidade é de cerca de 80%), porém, se a história aparentemente se encaixar no diagnóstico, uma manobra de Dix-Hallpike positiva pode ser muito útil como confirmação. Lembre-se de avisar o paciente com antecedência: se ele tiver VPPB, você estará efetivamente provocando um episódio, e ele provavelmente perceberá a experiência como desagradável no mínimo.

(Continua)

Quadro 5.3 Manobras de Dix-Hallpike e Epley *(Continuação)*

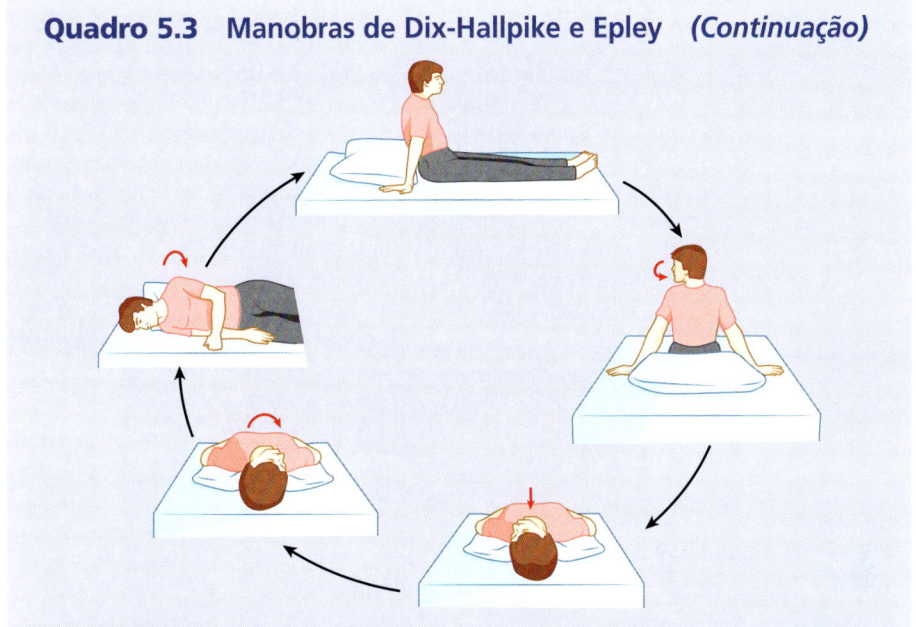

A manobra de Epley constitui o tratamento mais bem estabelecido para a VPPB. Para simplificar, a ideia é colocar os cristais de volta à sua posição correta. A manobra de Epley começa com a de Dix-Hallpike (que o ajudará a determinar a lateralidade); em seguida, gire o paciente para o ombro oposto antes de sentar. Você pode e deve fazer isso com o paciente no consultório (os sintomas do paciente podem desaparecer completamente!); todavia – especialmente para os que apresentam sintomas residuais ou histórico de recorrência e tendo em vista que são frequentemente necessárias várias tentativas para que funcione –, você também deve enviar o paciente para casa com instruções sobre como fazer isso sozinho. Pode também encaminhá-lo para um fisioterapeuta com experiência em distúrbios vestibulares.

Principais características **da vertigem periférica**

	Duração	Outras características diferenciais	Diagnóstico	Tratamento
VPPB	Episódica (segundos)	Posicional	Teste posicional	Manobra de Epley
Doença de Ménière	Episódica (minutos a horas)	Perda auditiva unilateral, zumbido, sensação de orelha entupida	Audiograma	De suporte
Neurite vestibular	Persistente (horas a dias)	Precedida de infecção viral, raramente sofre recorrência	Teste de impulso da cabeça (+audiograma na presença de alterações auditivas)	De suporte

Quadro 5.4 Outras causas de vertigem periférica

- **Herpes-zóster ótico (síndrome de Ramsay Hunt).** Trata-se de uma causa menos comum, porém importante de vertigem periférica. Resulta da reativação de infecção latente do herpes-zóster no gânglio geniculado (uma coleção de neurônios sensitivos do nervo facial). A tríade clássica de sintomas consiste em paralisia facial ipsilateral, dor de ouvido e vesículas no canal auditivo externo ou pavilhão auricular, porém o vírus também pode se espalhar para o NCVIII, causando vertigem, zumbido e/ou perda auditiva. O tratamento consiste em medicamentos antivirais, embora as evidências de sua eficácia sejam escassas.

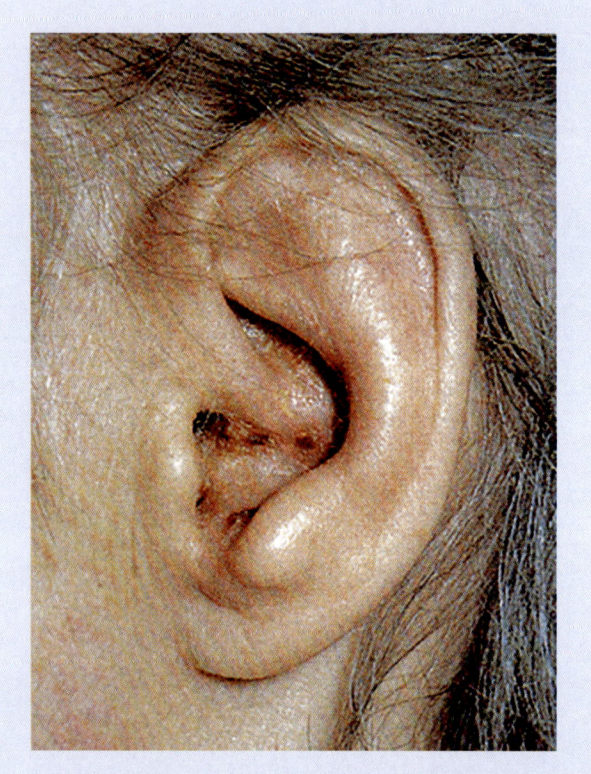

Vesículas observadas na síndrome de Ramsay Hunt.

(Reimpressa de Campbell WW. *DeJong's the Neurologic Examination*. 7th ed. Wolters Kluwer; 2012.)

(Continua)

Quadro 5.4 Outras causas de vertigem periférica *(Continuação)*

- **Schwannoma vestibular (neuroma do acústico)**. As células de Schwann são responsáveis pela mielinização dos nervos periféricos. Portanto, faz sentido que os schwannomas – tumores benignos relativamente comuns – cresçam ao longo dos nervos periféricos. Qualquer nervo craniano, com exceção de NC I e NC II, pode ser afetado (tecnicamente, o NC I e o NC II fazem parte do SNC; são mielinizados por oligodendrócitos, e não pelas células de Schwann); quando o NC VIII é afetado, o tumor é denominado schwannoma vestibular. Como esses tumores são de crescimento lento, o SNC é capaz de compensar desequilíbrios vestibulares sutis, e a ocorrência de vertigem grave é relativamente incomum. Com mais frequência, os pacientes apresentam perda auditiva unilateral de início gradual e zumbido, juntamente com uma sensação vaga de desequilíbrio ou instabilidade da marcha. Quando os schwannomas vestibulares estão associados à neurofibromatose tipo 2, são frequentemente bilaterais (ver Capítulo 17). A RM do canal auditivo interno (CAI) é diagnóstica.

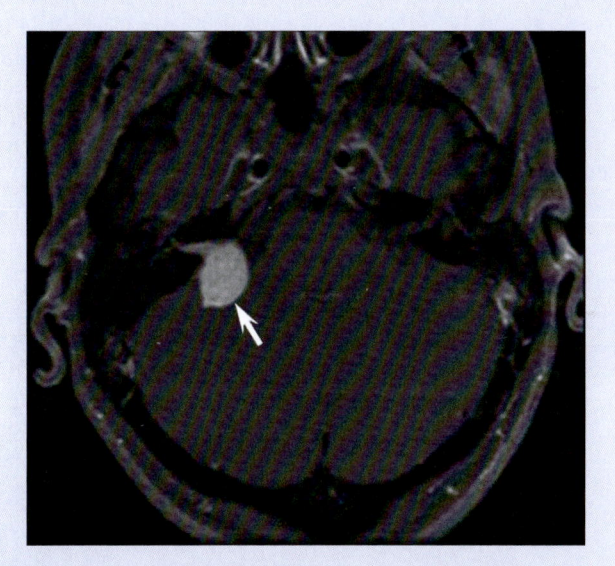

RM mostrando um schwannoma vestibular (seta branca) localizado no ângulo pontocerebelar, onde o NCVIII entra no tronco encefálico.

(Modificada de Johnson J. *Bailey's Head and Neck Surgery*. 5th ed. Wolters Kluwer; 2013.)

- **Toxicidade dos aminoglicosídeos.** Muitos antibióticos aminoglicosídeos são vestibulotóxicos e ototóxicos e, portanto, podem causar dano vestibular periférico e perda auditiva permanente.

Vertigem central

A vertigem central é causada por lesões dentro do SNC.

O *infarto (isquêmico ou hemorrágico)* e a *esclerose múltipla* que afeta o tronco encefálico e as vias vestibulares do cerebelo constituem causas comuns, porém qualquer lesão localizada nessas áreas (incluindo tumores, abscessos etc.) pode causar vertigem central. Como existem inúmeras células e axônios agrupados nessas áreas, a vertigem geralmente não é isolada, porém está associada a outros sinais e sintomas. Por conseguinte, quando a vertigem se apresenta com esses denominados sinais e sintomas de "vizinhança"– isto é, sinais e sintomas atribuíveis ao dano de vias neuronais próximas –, os sinais de alerta devem aumentar para uma potencial etiologia central. Os sintomas comuns de "vizinhança" que se localizam no tronco encefálico incluem diplopia, disartria e disfagia (se acrescentar a tontura [*dizziness*], terá os "4 Ds" clássicos das lesões do tronco encefálico). A ataxia, a instabilidade do tronco e a incoordenação dos membros são mais indicativos de lesão cerebelar. A presença de qualquer um desses sintomas associados quando um paciente apresenta vertigem de início recente é uma indicação para RM urgente, a fim de descartar uma possível etiologia central.

A migrânea está se tornando cada vez mais reconhecida como causa de vertigem. *A migrânea com aura do tronco encefálico* é considerada uma subclasse de migrânea com aura, definida com migrânea associada a uma aura que consiste em sintomas clássicos do tronco encefálico, como vertigem, diplopia e disartria. A *migrânea vestibular* caracteriza-se por episódios frequentes de vertigem que duram 5 minutos até 72 horas, dos quais pelo menos metade está temporalmente associada à migrânea. Ambos os diagnósticos continuam sendo incompletamente compreendidos, porém vale a pena considerá-los em pacientes nos quais a sua investigação para outras causas centrais não tem sido esclarecedora[2].

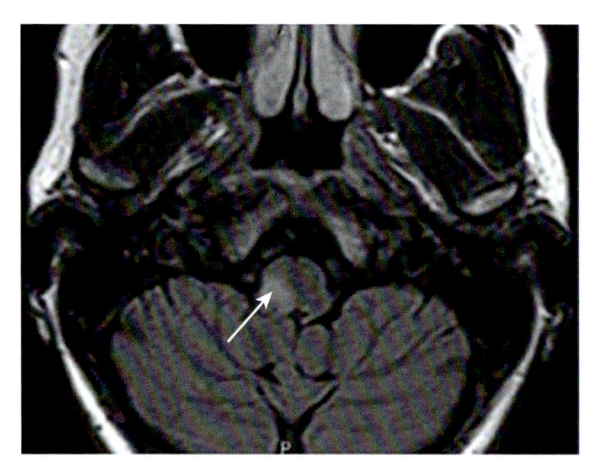

A síndrome bulbar lateral (ou síndrome de Wallenberg), causada por oclusão da artéria cerebelar inferior posterior (ACIP), manifesta-se classicamente com vertigem, juntamente com uma série de outros sinais e sintomas próximos, incluindo rouquidão, disfagia, nistagmo, síndrome de Horner e perda hemissensitiva (ver página 68). A seta branca aponta para o infarto bulbar lateral. (Cortesia de Carlos Torres, MD.)

---

[2]Acredita-se que a vertigem migranosa seja um tipo de vertigem central, em grande parte porque a avaliação das causas periféricas (i.e., disfunção auditiva ou nervosa) é negativa.

Quadro 5.5

Quando neurologistas ouvem um paciente descrever seus sintomas como de "início agudo", a primeira ideia que vem à mente é de patologia vascular: acidente vascular cerebral (AVC) isquêmico ou hemorrágico. Esta é uma resposta totalmente apropriada, porém vale, com toda certeza, ressaltar que a vertigem de "início agudo" não deve influenciá-lo, direcionando-o inexoravelmente para uma etiologia central. Tanto a vertigem periférica quanto a vertigem central podem se manifestar de forma aguda (e frequentemente o fazem).

Quadro 5.6   Síndrome do desembarque (mal do desembarque)

Você já teve uma sensação transitória de desequilíbrio – como se ainda estivesse flutuando para cima e para baixo nas ondas – quando sai de um barco e pisa em terra firme? Essa sensação desagradável de desequilíbrio pode ocorrer com o seu primeiro passo em terra firme ou vários minutos a horas depois de deixar o alto-mar. Essa sensação é normal se for breve (com duração de poucos minutos a várias horas); todavia, quando se torna persistente, é referida como síndrome do desembarque. Os critérios diagnósticos formais incluem vertigem persistente sem sensação de giro (os pacientes frequentemente descrevem uma sensação de oscilação ou de balanço) de mais de 48 horas de duração, com início menos de 48 horas após a exposição. A reexposição ao movimento passivo deve aliviar temporariamente os sintomas. A síndrome do desembarque pode durar várias semanas a anos. Além disso, podem ocorrer fadiga incapacitante e dificuldades cognitivas. A etiologia é desconhecida, e o tratamento é difícil. A escopolamina, a meclizina, os anticonvulsivantes e os diuréticos não demonstraram ser confiavelmente efetivos. Alguns pacientes podem obter algum benefício de um benzodiazepínico ou de um inibidor seletivo da recaptação de serotonina. A reabilitação vestibular não demonstrou ser consistentemente benéfica.

Algumas palavras sobre síncope

A síncope refere-se à perda transitória da consciência, devido ao fluxo sanguíneo inadequado para o cérebro. Os pacientes apresentam perda do tônus muscular e colapso subsequente, seguido de retorno relativamente rápido para o estado basal. É comum haver uma sensação de quase desmaio precedente. Além disso, podem ocorrer movimentos tônicos ou mioclônicos breves; essa condição é conhecida como *síncope convulsiva* e é uma variante de síncope comum e benigna (ver página 165). A pré-síncope deve ser avaliada da mesma forma que a síncope verdadeira, visto que as causas – tanto benignas quanto graves – são as mesmas.

Para nosso propósito, existem três tipos principais de síncope:

1. A **síncope reflexa** é muito comum. É causada por uma súbita queda da pressão arterial ou da frequência cardíaca, devido a alterações na ativação autonômica, seja aumento do tônus parassimpático ou diminuição do tônus simpático. A ***síncope vasovagal*** é o tipo mais comum de síncope reflexa e, classicamente, manifesta-se com quase desmaio prodrômico, diaforese,

palidez, palpitações, náusea e/ou borramento ou escurecimento da visão antes da perda da consciência. Se você suspeitar de síncope vasovagal, mas, por qualquer motivo, não tiver absoluta certeza, o teste da mesa inclinada (*tilt test*) pode ser útil para confirmar o diagnóstico. A *síncope situacional* é outro tipo de síncope reflexa e refere-se à síncope em decorrência de um gatilho identificável, como micção (designada como síncope miccional) ou tosse.

2. **Síncope por doença cardiopulmonar.** Como este é um livro de neurologia, não discutiremos esse tópico. As causas incluem arritmias e doenças cardiopulmonares estruturais, como estenose aórtica ou cardiomiopatia hipertrófica com obstrução significativa da via de saída do ventrículo esquerdo. Do ponto de vista neurológico, é importante ter um baixo limiar para encaminhamento à cardiologia quando o paciente apresenta síncope inexplicável nos demais aspectos. Com frequência, uma abordagem ideal consiste em avaliações neurológicas e cardíacas concomitantes.

3. **Síncope ortostática.** A hipotensão ortostática é definida como uma diminuição da pressão arterial sistólica de pelo menos 20 mmHg ou uma diminuição da pressão arterial diastólica de pelo menos 10 mmHg nos primeiros 3 minutos após assumir a posição ortostática. Existem três causas principais:

    a. *Depleção de volume.* Uma depleção de volume significativa pode resultar de vômitos, sangramento ou apenas desidratação, entre muitas outras causas potenciais.

    b. *Medicamentos.* Essa lista é longa e inclui medicamentos que causam vasodilatação, depleção de volume e desregulação autonômica.

    c. *Insuficiência autonômica.* A insuficiência autonômica pode ser devida a doenças neurodegenerativas (como doença de Parkinson ou atrofia de múltiplos sistemas; ver Capítulo 13) ou neuropatia autonômica (causada, com mais frequência, por diabetes melito; entretanto, não se esqueça de considerar as numerosas outras etiologias potenciais, incluindo amiloidose, doenças do tecido conectivo, deficiências de vitaminas e várias infecções; ver Capítulo 11).

Você está se perguntando por que os ataques isquêmicos transitórios (AITs) não estão incluídos nessa lista de causas de síncope? É um equívoco comum acreditar que os AITs frequentemente se manifestam com síncope. Os AITs vertebrobasilares podem causar perda da consciência se houver comprometimento das estruturas talâmicas, porém é muito raro que isso ocorra isoladamente, sem quaisquer outros déficits neurológicos. A American Academy of Neurology recomenda que não seja feito o exame de imagem da artéria carótida para síncope sem a presença de outros sintomas neurológicos; a doença oclusiva da artéria carótida resulta em isquemia do tecido cerebral irrigado pelas artérias oftálmica e cerebral anterior e cerebral média, conforme discutido no Capítulo 2, e provoca déficits focais, como fraqueza, dormência e cortes nos campos visuais, porém não causa síncope.

Tontura **153**

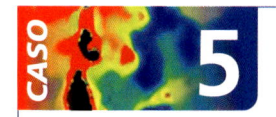

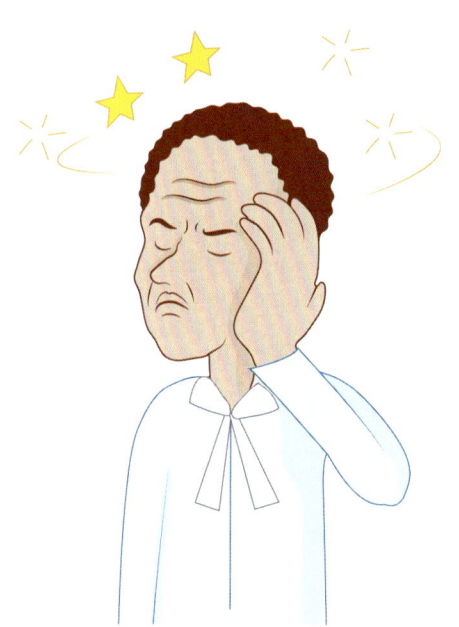

CASO 5

Acompanhamento de seu paciente: Embora a vertigem de Kyle esteja melhorando, você solicita uma RM, visto que detectou uma focalidade convincente no exame. É difícil ver o nistagmo – isso não é incomum! –, porém você acredita que esteja presente e está seguro quanto à dismetria do membro superior esquerdo. Agora que você já conhece o exame HINTS, você também observou um teste de impulso da cabeça negativo e teste de desalinhamento positivo, ambos relacionados com uma etiologia central. Todos os sintomas do paciente desapareceram antes da realização da RM, porém o exame é notável por um pequeno infarto agudo no lado esquerdo do cerebelo. Você o interna para avaliação de AVC e, ao revisar a telemetria na manhã seguinte, constata a ocorrência de fibrilação atrial de cerca de 30 minutos. O paciente logo recebe alta com anticoagulação e agradece a sua ajuda.

Você agora já sabe:

- A tontura aguda pode significar uma sensação de desmaio ou vertigem. Com mais frequência, o quase desmaio não é uma queixa primariamente neurológica; resulta mais frequentemente de desidratação ou, menos comumente, porém ainda importante, de doença cardíaca subjacente. A vertigem é um sintoma neurológico que exige uma anamnese cuidadosa e exame para o seu manejo e tratamento adequados. O desequilíbrio é outro tipo de vertigem – crônico, em vez de agudo – que é observado mais frequentemente em indivíduos idosos.
- A vertigem nem sempre significa uma sensação de giro! A vertigem é definida como a falsa sensação de movimento ou *a sensação de movimento quando, na realidade, nada está se movendo.*

- A VPPB, a doença de Ménière e a neurite vestibular constituem causas comuns de vertigem periférica. Se a história for simples e o exame for consistente, não há necessidade de RM. Entretanto, se você não tiver certeza ou se o exame estiver relacionado com uma etiologia central, realize uma RM.
- A vertigem central é causada, com mais frequência, por AVC isquêmico ou hemorrágico no tronco encefálico ou no cerebelo. As lesões de esclerose múltipla nas mesmas regiões também podem se manifestar com vertigem. Deve-se suspeitar de vertigem central na presença de sinais ou sintomas de "vizinhança".
- A síncope pode ser dividida em síncope reflexa, síncope por doença cardiopulmonar e síncope ortostática. Os AITs raramente causam síncope. Se o fizerem, é a circulação posterior (i.e., o sistema vertebrobasilar) que é responsável, e não a circulação anterior. Não se recomenda o Doppler de carótida para pacientes que apresentam síncope simples na ausência de outros achados neurológicos associados.

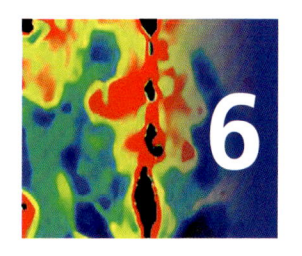

6 Convulsões

Neste capítulo, você aprenderá:

1 | Como classificar e distinguir os diferentes tipos de convulsões.

2 | Como proceder ao manejo de uma primeira convulsão em contexto de urgência.

3 | Como classificar e entender os fármacos antiepilépticos.

4 | Como definir, classificar e tratar o estado de mal epiléptico.

5 | Como diagnosticar e tratar as convulsões não epilépticas psicogênicas (CNEP).

CASO 6

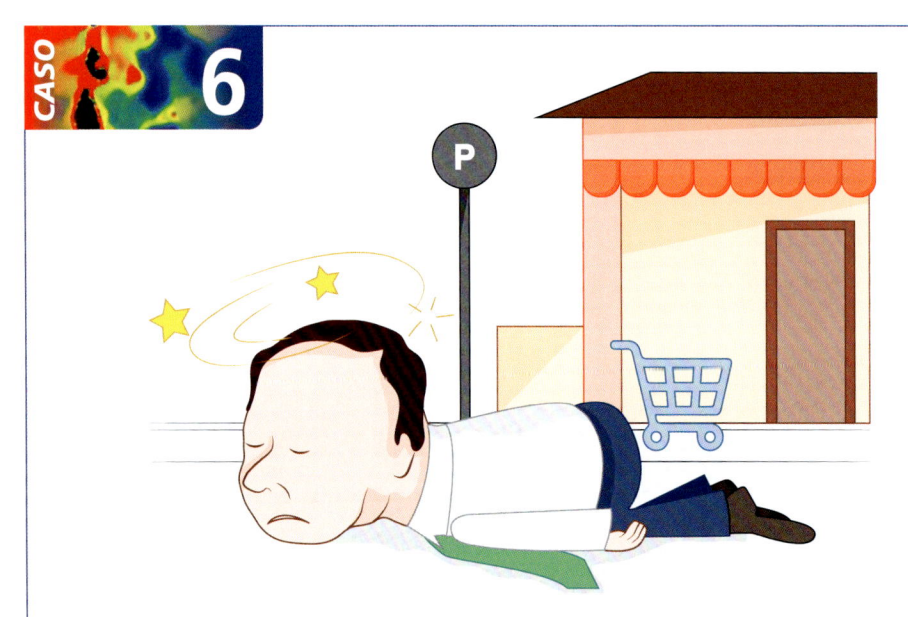

Seu paciente: Carlton, um contador de 58 anos de idade sem histórico médico conhecido, é levado ao serviço de emergência pelo serviço de atendimento de urgência após ter sido encontrado no chão do estacionamento de um supermercado. O serviço de atendimento de urgência informa que uma testemunha no local relatou que o indivíduo apresentou espasmos em todo o corpo durante vários minutos, que desapareceram quando o serviço de atendimento de urgência chegou. Os sinais vitais do paciente estão estáveis, e a glicemia de punção digital está dentro dos limites normais. O paciente parece estar sonolento; entretanto, quando abre os olhos, você percebe que ele está olhando preferencialmente para a esquerda. Você não percebe nenhum movimento desordenado anormal. Ele não obedece a comandos, mas parece retirar o braço e a perna do lado direito menos rapidamente do que o braço e a perna do lado esquerdo a estímulos nocivos. Qual é o primeiro passo no manejo desse paciente?

As convulsões são surtos súbitos de atividade elétrica anormal que ocorrem dentro do córtex cerebral. Como podem surgir em qualquer área do córtex, as convulsões podem causar quase qualquer manifestação neurológica que você possa imaginar, desde eventos motores dramáticos com perda da consciência até anormalidades sensitivas ou comportamentais sutis. Algumas vezes, você pode até mesmo encontrar uma atividade elétrica no eletrencefalograma (EEG) indicando uma convulsão, porém sem qualquer manifestação clínica associada. As convulsões estão entre as condições mais comuns e tratáveis em toda a neurologia.

Epilepsia

Nem todo mundo que sofre uma convulsão tem epilepsia. Até 1 em cada 20 pessoas terá uma única convulsão durante a vida, porém apenas cerca de 1 em 50 será diagnosticada com epilepsia.
O diagnóstico de epilepsia exige:

- Pelo menos *duas convulsões não provocadas,* que ocorrem com intervalo de mais de 24 horas.
OU
- Uma convulsão não provocada *mais* a probabilidade de outras convulsões precisa ser semelhante ao risco de recorrência depois de duas convulsões não provocadas (pelo menos 60%) – não se preocupe, isso será explicado em breve.
OU
- O diagnóstico de uma síndrome epiléptica específica (ver página 170).

Convulsões provocadas versus não provocadas

De acordo com as diretrizes da International League Against Epilepsy (ILAE), uma convulsão "*provocada*" é aquela causada diretamente por uma condição *sintomática*[1] *aguda*. A sepse, a hipo- ou hiperglicemia e a abstinência de álcool constituem causas comuns de convulsões provocadas. Outras condições – acidente vascular cerebral (AVC), lesão cerebral traumática, cirurgia intracraniana e pós-encefalopatia anóxica – são consideradas condições *sintomáticas agudas* apenas se a convulsão ocorrer nos primeiros 7 dias após o insulto.

Uma convulsão "*não provocada*" é aquela de etiologia desconhecida ou relacionada a uma lesão cerebral ou distúrbio preexistentes (i.e., uma condição "*sintomática remota*"[2]). Essas lesões – AVC antigo, por exemplo, ou tumor cerebral – podem atuar como "focos" convulsivos, na medida em que podem criar um tecido cerebral irritável propenso a convulsões. Entretanto, por que um paciente com AVC ocorrido há muitos anos, por exemplo, sofre hoje a sua primeira convulsão? A resposta é, com frequência, vaga; portanto, na ausência de uma condição *sintomática aguda*, essa convulsão é considerada não provocada.

Quais são as condições que aumentam o risco de recorrência após uma única convulsão?

Considere novamente a segunda definição de epilepsia por um momento: *uma convulsão não provocada mais a probabilidade de outras convulsões semelhante ao risco de recorrência geral depois de duas convulsões não provocadas*. A probabilidade de recorrência da convulsão é baixa após uma única convulsão, porém aumenta de forma significativa depois da segunda convulsão. Assim, que fatores aumentam esse risco após apenas uma única convulsão, de tal modo que o risco seja alto o suficiente para justificar potencialmente o diagnóstico de epilepsia? Há apenas alguns fatores:

- **EEG anormal.** Um EEG "irritável" ou "epileptiforme" mostra que o cérebro não está sofrendo ativamente uma convulsão, mas tem o potencial de fazê-lo. Por conseguinte, não é surpreendente que as características "irritáveis" específicas no EEG (os detalhes estão além do escopo deste livro) estejam associadas a um aumento significativo do risco de outras convulsões.

---

[1] O termo "sintomático" aqui significa simplesmente que a condição provocou uma convulsão, daí a designação de "sintomática".
[2] Observe a distinção entre condições sintomáticas agudas e condições sintomáticas remotas.

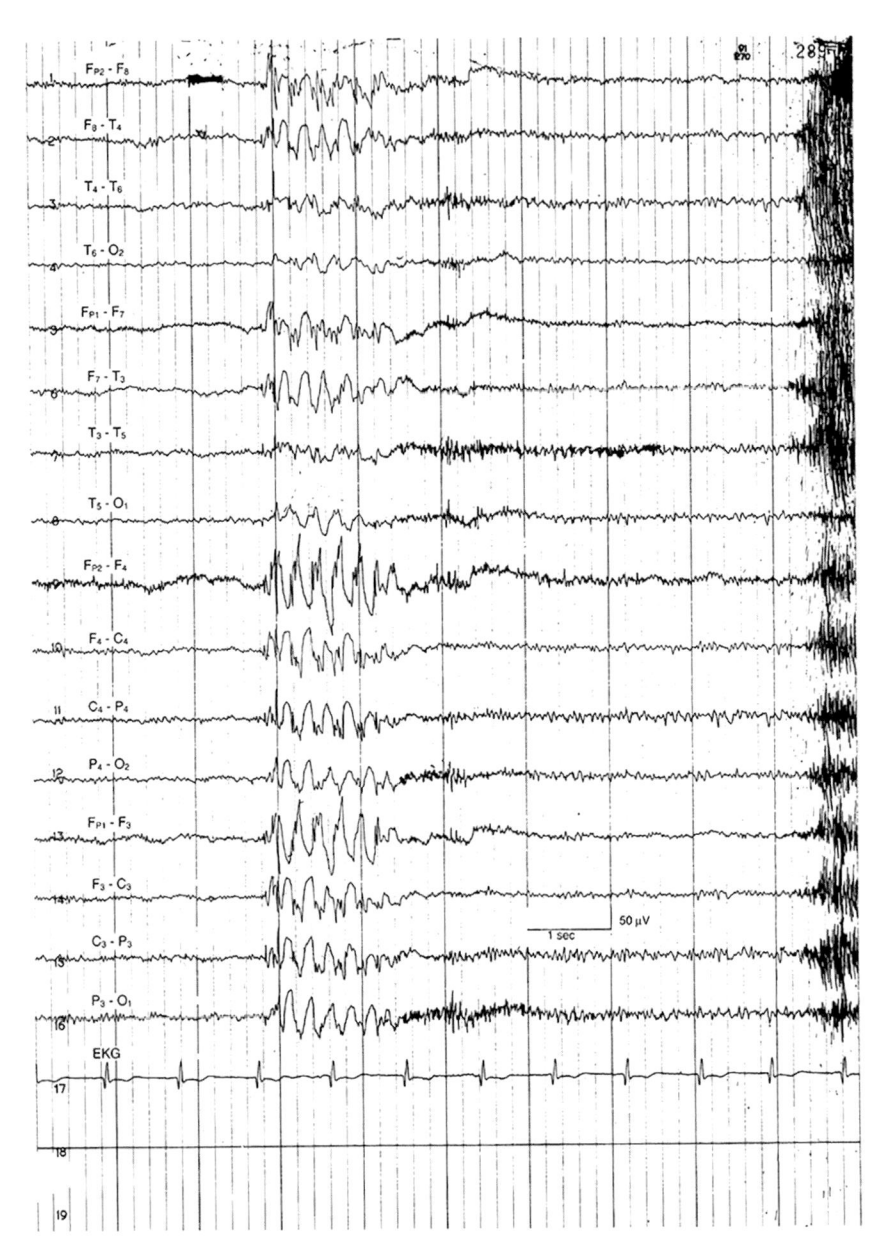

EEG anormal mostrando ondas rápidas generalizadas de alta amplitude, de 4 a 6 Hz, e lentas em um adolescente com crises mioclônicas e tônico-clônicas generalizadas após despertar, uma característica da epilepsia mioclônica juvenil (ver página 173). (Reimpressa de Wyllie E, Cascino GD, Gidal BE, Goodkin HP. *Wyllie's Treatment of Epilepsy*. 5th ed. Wolters Kluwer; 2012.)

- **Convulsões sintomáticas remotas.** Embora um AVC antigo ou um tumor cerebral conhecido não "contem" como fator desencadeante agudo, essas lesões podem representar um foco de tecido cerebral irritável. Os pacientes com essas lesões correm maior risco de sofrer outras convulsões.

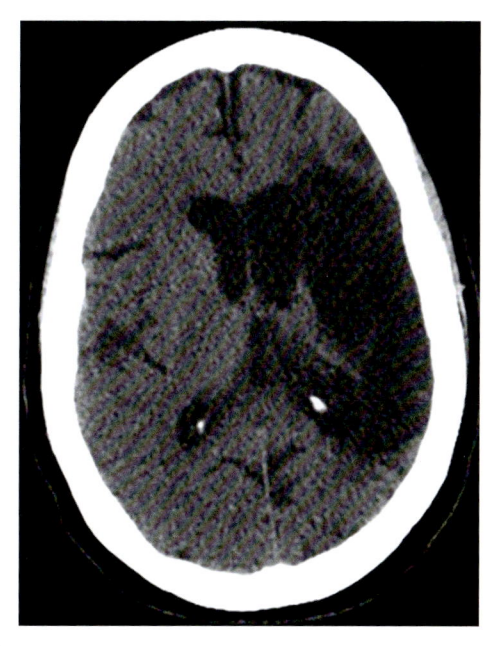

Infarto crônico na distribuição da artéria cerebral média (ACM) esquerda na tomografia computadorizada (TC), que pode atuar como fonte de atividade convulsiva. (Reimpressa de Weiner WJ, Goetz CG, Shin RK, Lewis SL. *Neurology for the Non-Neurologist*. 6th ed. Wolters Kluwer; 2010.)

- **Convulsões noturnas.** (Convulsões que ocorrem durante o sono.) Não existe nenhuma explicação satisfatória conhecida para esse tipo de convulsão. Consideramos as convulsões noturnas como um risco de recorrência, visto que as convulsões que ocorrem durante o sono eliminam muitos dos potenciais "simuladores de convulsões" e, portanto, refletem uma verdadeira atividade convulsiva em andamento. Por exemplo, as convulsões não epilépticas, a síncope vasovagal e a síncope convulsiva não constituem fatores de risco para a recorrência da convulsão e não despertam o paciente do sono.

Por conseguinte, se o paciente apresentar uma única convulsão não provocada e tiver qualquer um dos três itens listados anteriormente – EEG anormal, lesão cerebral relevante identificada no exame de imagem ou convulsão durante o sono –, pode-se estabelecer o diagnóstico de epilepsia nesse paciente[3].

Primeira convulsão

As convulsões são responsáveis por aproximadamente 2% de todas as visitas ao SE. Aproximadamente 25% desses casos representam uma primeira convulsão. Essas visitas podem ser assustadoras, tanto para o paciente quanto para o profissional de saúde, porém existe um algoritmo simples para ajudá-lo no manejo desses pacientes.

---

[3]Há ressalvas a esta regra. Por exemplo, um paciente com AVC anterior pode ter convulsões não epilépticas. Um EEG anormal – pressupondo que não seja realizado durante o evento – não significa necessariamente que o evento em si foi uma convulsão verdadeira. Não se preocupe se tudo isso não faz total sentido para você agora; fará sentido no final do capítulo. A questão é que, como em qualquer diagnóstico, não se esqueça da necessidade de usar o seu julgamento clínico!

Comece com o básico. *Em primeiro lugar, obtenha uma boa anamnese*. Existem várias perguntas a serem feitas sobre "fatores de risco de convulsões" a todos os pacientes que sofrem a sua primeira convulsão, incluindo história de atraso de desenvolvimento, convulsões febris durante a lactância, história de traumatismo cranioencefálico com perda da consciência, infecções anteriores do sistema nervoso central (SNC), como encefalite ou meningite, e história familiar de convulsões.

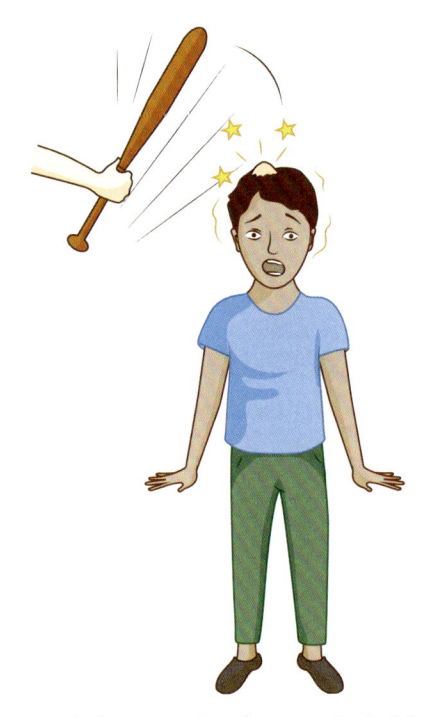

Uma história completa à procura de fatores de risco de convulsão, incluindo traumatismo craniano, é fundamental quando você examina um paciente com uma primeira convulsão.

Em seguida, realize um exame neurológico completo. Os pacientes podem ter voltado totalmente ao seu estado basal ou (como frequentemente é o caso) podem estar muito sonolentos, visto que:

1. Estão no período *pós-ictal* (esse termo refere-se ao estado alterado de consciência que ocorre imediatamente após a convulsão) e/ou
2. Podem ter recebido benzodiazepínicos administrados por profissionais de saúde do serviço de atendimento de urgência ou do serviço de emergência para tratamento da convulsão.

Embora a sonolência não seja inesperada, a focalidade é um sinal de alerta que deve levar à preocupação imediata de lesão neurológica subjacente, como massa ou sangramento intracranianos. Observe que, embora o estado pós-ictal esteja mais frequentemente associado à letargia e confusão, pode também estar associado à agitação e psicose.

Exames laboratoriais. É importante a obtenção de exames básicos (incluindo nível de glicemia imediato por punção digital e painel metabólico, visto que tanto a hipo- e a hiperglicemia quanto várias anormalidades eletrolíticas podem causar convulsões), bem como nível sérico de álcool e exame toxicológico da urina. Convém assinalar que, se a semiologia da crise[4] convulsiva consistiu em vários minutos de espasmos generalizados por todo o corpo, você não deve se surpreender em constatar a presença de leucocitose leve a moderada, elevação da creatina-cinase (CK, do inglês *creatine kinase*) e níveis elevados de lactato; com efeito, se *não* houver esses achados, você poderá querer investigar mais detalhadamente a história e considerar outros diagnósticos além de uma convulsão.

Por fim, uma TC sem contraste de crânio deve ser sempre obtida para descartar a possibilidade de qualquer patologia subjacente óbvia.

Nessa etapa, você agora se depara com duas grandes decisões a tomar:

1. *O paciente precisa ser internado?* Se a investigação anterior realizada não for reveladora (como costuma ser), o exame neurológico for não focal e o paciente tiver retornado a seu estado clínico basal, a internação frequentemente não é necessária. Se os exames laboratoriais ou de imagem forem anormais e exigirem uma avaliação adicional, se o paciente permanecer letárgico ou agitado por um extenso período ou se houver anormalidades neurológicas focais no exame, indica-se, então, a sua admissão.

2. *Você deve começar com a administração de um medicamento antiepiléptico ao paciente?* O tratamento imediato com um fármaco antiepiléptico (FAE) demonstrou reduzir o risco de recorrência de convulsões nos primeiros 2 anos após o evento inicial, porém *não* demonstrou melhorar o prognóstico (definido como uma remissão sustentada das convulsões) em longo prazo. Além disso, conforme já discutido, o risco de recorrência de convulsões depois de um único evento não é tão alto. Por conseguinte, precisamos pesar os benefícios de iniciar um FAE contra os possíveis efeitos colaterais e riscos. A prática comum é adiar o início da administração de FAE após o primeiro evento, porém existem três exceções. Você deve reconhecê-los a partir da discussão anterior, e essas exceções fazem sentido: são os fatores que aumentam de forma significativa o risco de recorrência da convulsão.

    a. Convulsão noturna.
    b. Convulsão sintomática remota (p. ex., se houver um achado relevante no exame de imagem, como encefalomalacia [amolecimento ou perda de tecido cerebral] de um AVC antigo ou de calcificações de neurocisticercose anterior; outras lesões, como um pequeno cisto aracnóideo ou uma lesão hipofisária identificada de modo incidental, tendem a ser incidentais e não justificam o início de FAE).
    c. Um EEG anormal (a ressalva aqui é que os EEGs não são realizados rotineiramente na maioria dos serviços de emergência; caso o paciente tenha retornado a seu estado basal, convém adiar o EEG para o contexto ambulatorial).

Embora esse algoritmo funcione em quase todos os casos, queremos enfatizar que essas decisões devem ser individualizadas e, quando possível, tomadas juntamente com o paciente. Há exceções. Se um paciente trabalha no setor de construção, por exemplo, e passa seus dias subindo escadas, pode ser razoável iniciar a administração de FAE pelo menos temporariamente, de modo a evitar lesões potencialmente significativas caso ocorra uma segunda convulsão durante o trabalho.

Se o plano for dar alta, é fundamental assegurar um rigoroso acompanhamento ambulatorial. Um EEG e uma ressonância magnética (RM) do cérebro (solicitados com "protocolo de convulsão", que especifique a realização de cortes finos através dos lobos temporais; você entenderá a razão disso em breve) devem ser idealmente agendados antes da primeira consulta ambulatorial, de modo que os resultados possam ser analisados e o paciente possa ser adequadamente tratado nessa ocasião. Com frequência, indica-se uma RM do cérebro *com gadolínio*, se houver suspeita de etiologia neoplásica, infecciosa ou inflamatória.

---

[4]Não, você não está lendo de repente um livro de suspense de Dan Brown, e, sim, este é realmente o termo empregado por neurologistas para referirem-se aos sinais ou às manifestações de uma convulsão.

Tipos de convulsões

O que é exatamente uma convulsão? Para elaborar a definição simplificada que utilizamos no início deste capítulo, podemos declarar que uma convulsão é um evento *paroxístico súbito* causado pela *hiperatividade sincrônica* de neurônios no *córtex cerebral* (de uma forma mais simplificada, todo um grupo de neurônios no cérebro começa a disparar praticamente todos de uma vez). Existem dois tipos principais de convulsões, as convulsões generalizadas e focais.

1. **Convulsões generalizadas.** O início das convulsões generalizadas envolve simultaneamente ambos os hemisférios do cérebro. Existem vários tipos:

    a. *Convulsões tônico-clônicas generalizadas* (TCG). Anteriormente conhecidas como crises de grande mal, elas constituem o tipo mais comum de convulsão generalizada. Podem ser divididas em quatro fases:

    i. O *início*, classicamente caracterizado pela perda abrupta da consciência, frequentemente acompanhada de um gemido alto (também conhecido como "grito ictal", devido às fortes contrações musculares que rapidamente empurram o ar para fora dos pulmões).

    ii. A *fase tônica (enrijecimento)*, durante a qual os músculos de todos os quatro membros, tórax e dorso tornam-se rígidos. Essa fase pode durar alguns segundos até aproximadamente 1 minuto.

    iii. A *fase clônica (abalos)*, durante a qual há abalos *generalizados, rítmicos* e *não supressíveis* de todos os membros. Normalmente, a duração dessa fase é de 1 a 2 minutos.

    iv. O *período pós-ictal*. Conforme já assinalado (ver página 160), esse período caracteriza-se, com mais frequência, por sonolência e confusão, mas também pode estar associado à agitação e psicose. Podem ser necessários alguns minutos a várias horas para a sua resolução completa.

Quadro 6.1

É muito comum que os familiares dos pacientes (ou qualquer pessoa que testemunhe uma convulsão TCG) relatem que o episódio de abalos durou 5, 10 ou até 20 minutos. Com mais frequência, isso não se deve ao fato de que o paciente tivesse estado de mal epiléptico verdadeiro (ver página 177), mas porque os familiares estavam assustados e o seu senso de tempo estava compreensivelmente distorcido.

Durante a convulsão, os familiares ou outras testemunhas devem:

1. Virar o paciente de lado para diminuir o risco de aspiração.
2. NÃO colocar uma colher ou qualquer outro objeto na boca do paciente (isso não apenas é inútil, como também pode ser realmente perigoso).
3. Registrar a duração do evento e, se possível, fazer um vídeo (isso pode ser extremamente útil para o diagnóstico do profissional de saúde que cuidará do paciente).
4. Ligar para 192 se a convulsão durar mais de 5 minutos, se houver convulsões recorrentes sem retorno ao estado basal, se a cor da pele do paciente se tornar azul ou se houver evidências de traumatismo craniano grave ou laceração.

b. *Convulsões tônicas.* Consistem em enrijecimento muscular abrupto, frequentemente associado à perda da consciência e queda.

c. *Convulsões clônicas.* Caracterizadas por movimentos espasmódicos repetitivos, envolvendo geralmente a face e os braços.

d. *Convulsões mioclônicas.* Contrações musculares súbitas e breves, que podem afetar qualquer grupo muscular (com mais frequência os braços); podem ocorrer como único evento ou como conjunto de eventos. A consciência quase sempre é preservada.

> **Quadro 6.2   Mioclonia**
>
> A mioclonia possui muitas etiologias diferentes. Neste capítulo, trataremos especificamente da mioclonia epiléptica; ou seja, a mioclonia que se origina de atividade epiléptica anormal no córtex cerebral. A *mioclonia fisiológica* é um fenômeno normal que ocorre em indivíduos saudáveis: os exemplos comuns incluem *mioclonia hípnica* (os abalos súbitos que ocorrem quando você está adormecendo) e a *mioclonia diafragmática* (i.e., soluços!). A *mioclonia essencial* refere-se à mioclonia sem causa bem definida ou suspeita-se que seja devida a causas genéticas. Para mais detalhes, ver o Capítulo 13.

e. *Convulsões atônicas.* As convulsões atônicas, coloquialmente conhecidas como "crises de queda súbita", são efetivamente o oposto das convulsões tônicas, visto que provocam perda súbita do tônus muscular, resultando em colapso abrupto do indivíduo no chão. Os pacientes que apresentam convulsões atônicas recorrentes frequentemente necessitam usar capacetes para se proteger.

f. *Crises de ausência.* As crises de ausência consistem em breves períodos de olhar fixo, normalmente de 5 a 10 segundos de duração, acompanhados de parada comportamental e comprometimento da consciência. Podem estar associadas a automatismos estereotipados (movimentos sem propósito e repetitivos), como agitação das pálpebras, estalar os lábios ou apertar botões, e são observadas quase exclusivamente em crianças.

2. **Convulsões focais.** Diferentemente das convulsões generalizadas, que começam de forma simultânea em ambos os hemisférios, o início das convulsões focais limita-se a uma única região focal de tecido cerebral. Embora comecem dessa maneira, podem se "generalizar secundariamente", de tal modo que a hiperexcitabilidade neuronal se espalha para envolver ambos os hemisférios. Do ponto de vista clínico, o paciente progride para uma convulsão TCG. As primeiras convulsões não provocadas em adultos são, em sua maioria, convulsões de início focal, que se tornam secundariamente generalizadas.

   a. *Convulsões focais perceptivas* (CFP; anteriormente denominadas convulsões parciais simples). O paciente está acordado e consciente de que algo anormal está ocorrendo. Os sintomas dependem totalmente da parte do córtex envolvida. Os exemplos incluem luzes piscando (devido ao envolvimento do córtex occipital) e movimentos espasmódicos rítmicos de um braço ou de uma perna (devido ao envolvimento do córtex motor). Quando esses movimentos começam em uma parte do corpo (p. ex., na ponta dos dedos das mãos) e avançam gradualmente para outra parte (até o punho e no braço), a condição é denominada **"marcha jacksoniana"** e é típica desse tipo de convulsão. Você pode imaginar a onda de hiperexcitabilidade se espalhando pelo homúnculo do córtex motor, causando a propagação desses sintomas.

b. *Convulsões focais disperceptivas* (CFDs; anteriormente denominadas convulsões parciais complexas). Trata-se do tipo mais comum de convulsão em adultos com epilepsia. Os pacientes parecem estar acordados, porém não respondem e são minimamente reativos com o ambiente. Podem ter olhar fixo para a frente ou podem exibir automatismos, como movimentos de mastigação, estalar os lábios, caretas ou repetição de palavras. Normalmente, duram vários minutos e são seguidas de um período pós-ictal. Em geral, os pacientes têm amnésia para o evento, porém são frequentemente conscientes da aura precedente, se houver (ver Quadro 6.3).

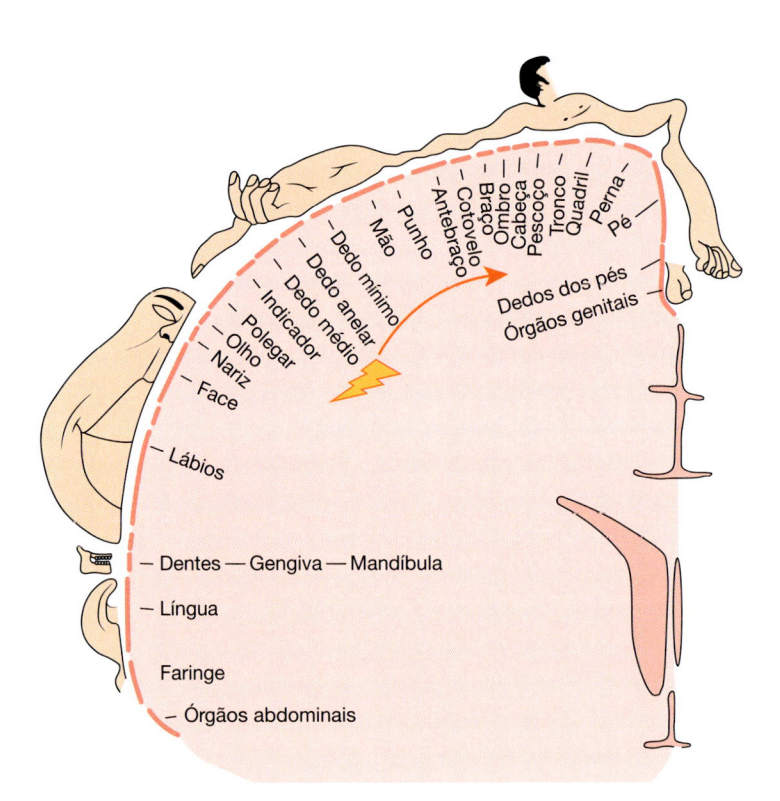

Você pode imaginar uma convulsão focal que afeta o córtex motor começando na mão e, em seguida, avançando para o braço.

> **Quadro 6.3 Crises de ausência *versus* crises focais disperceptivas**
>
> Após ler essas definições, pode parecer complicado distinguir entre crises de ausência e CFDs, porém essa diferenciação é habitualmente simples. Em primeiro lugar, as crises de ausência são observadas quase exclusivamente na infância. Em segundo lugar, as crises de ausência são muito breves (com duração de apenas alguns segundos), nunca começam com uma aura e não têm uma fase pós-ictal, enquanto as CFDs geralmente persistem por vários minutos, começam, com frequência, com uma aura e normalmente são seguidas de uma fase pós-ictal.

> **Quadro 6.4 Auras**
>
> Muitos pacientes declaram que sabem quando estão prestes a ter uma convulsão. O que eles descrevem são suas auras, que consistem em convulsões focais relativamente breves, que ocorrem no início de um episódio de convulsão e que são substanciais o suficiente para provocar sintomas, mas não tão grandes a ponto de interferir na consciência. Exemplos comuns incluem uma sensação "crescente" no estômago, gosto metálico na boca e odores agradáveis ou desagradáveis; todavia, as auras realmente podem ser qualquer coisa. Uma súbita sensação de familiaridade (*déjà vu*), não familiaridade (*jamais vu*), euforia ou dificuldade em encontrar as palavras são outros exemplos comuns. As auras visuais também são frequentes; as que se originam do lobo occipital consistem em alucinações elementares não formadas (como luzes brancas ou coloridas piscando), enquanto as que se originam do lobo temporal podem ser mais complexas (imagens de letras, animais e até mesmo pessoas).

Uma rápida observação sobre o diagnóstico diferencial das convulsões

Como você já sabe, as convulsões podem se manifestar de muitas maneiras diferentes e, portanto, podem ser algumas vezes difíceis de diagnosticar. Dois dos diagnósticos alternativos mais comuns e, sem dúvida, mais importantes a considerar são a síncope e o AVC.

Convulsão *versus* síncope. A síncope refere-se à perda da consciência devido a uma súbita queda da pressão arterial. Pode se assemelhar muito a uma convulsão. Com mais frequência, a síncope resulta de uma etiologia cardíaca ou neurocardiogênica (vasovagal) subjacente (ver página 151), cujo tratamento é claramente diferente do manejo de uma convulsão. Tanto as convulsões quanto a síncope podem estar associadas à perda de consciência e incontinência. A síncope convulsiva – uma variante comum de síncope que está associada a uma breve atividade tônica ou mioclônica – pode se assemelhar a uma convulsão para todas as pessoas. Assim, como podemos distingui-las uma da outra? Algumas características podem ajudar nessa diferenciação:

- O período de confusão que ocorre depois de uma convulsão pode durar alguns minutos a várias horas, ao passo que, no caso da síncope, dura, no máximo, 1 ou 2 minutos.
- Enquanto podem ocorrer sintomas premonitórios tanto na convulsão quanto na síncope, esses sintomas, na síncope, tendem a ser cardíacos (palpitações, diaforese, vertigem) ou visuais

(visão em túnel, "*blacking out*"), ao passo que, nas convulsões, consistem mais frequentemente em aura (luzes brilhantes, odor esquisito, sensação de aumento gástrico, sensação de *déjà vu*).
- A mordedura da língua ocorre quase exclusivamente nas convulsões.

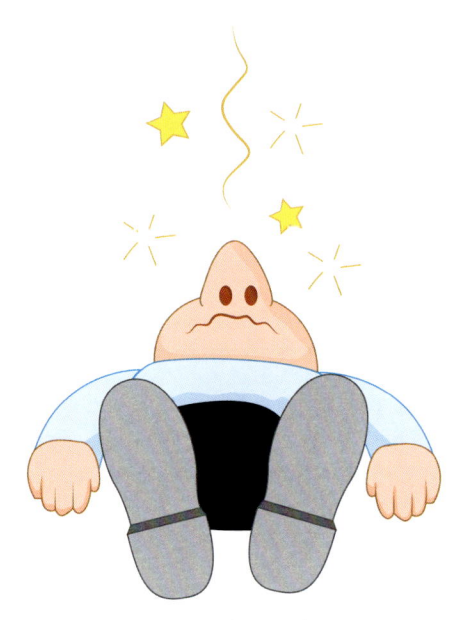

A distinção entre síncope e convulsão pode representar um desafio.

Convulsão *versus* AVC. Essa distinção é um pouco mais difícil, porém aparece toda vez no serviço de emeregência e pode representar um desafio, algumas vezes, até impossível de resolver.

Voltemos ao nosso paciente descrito no início deste capítulo, Carlton. Chegou ao serviço de emergência com olhar para a esquerda preferencial e fraqueza do lado direito após ter sido encontrado caído no chão de um estacionamento, com abalos em todo corpo durante vários minutos, de acordo com o relato de uma testemunha. Embora os abalos pudessem levá-lo a pensar absolutamente que esse paciente sofreu uma convulsão, o primeiro passo em seu manejo consiste em ativar um membro da equipe de AVC. Por quê? Carlton está apresentando início agudo de déficits neurológicos focais (preferência do olhar para a esquerda e fraqueza do lado direito), de modo que a possibilidade de AVC (que, em certas ocasiões, pode se manifestar com convulsão no momento de seu início) precisa estar em primeiro lugar no seu diagnóstico diferencial, visto que, conforme discutido no Capítulo 2, os AVCs são tratados de uma maneira altamente dependente do tempo. Assim, faça tudo o que puder para diagnosticar um AVC ou excluí-lo e, em seguida, considere o resto de seu diagnóstico diferencial.

Uma característica comum das convulsões que pode ser confundida com AVC é a **paralisia de Todd**, uma fraqueza pós-ictal transitória que envolve a parte do corpo que estava ativamente convulsiva. Suponhamos que a convulsão de Carlton tenha começado no hemisfério cerebral esquerdo (e, em seguida, se generalizou, o que é coerente com a descrição de abalos no corpo inteiro). O braço e a perna do lado direito devem ter sido inicialmente envolvidos. Após cessação da atividade convulsiva, ele poderia estar desproporcionalmente fraco do lado direito do corpo, devido à paralisia de Todd, cuja duração é de poucos minutos a várias horas. Por quê? Os neurônios que estavam disparando agora estão exaustos e podem necessitar de algum tempo para a sua recuperação. Você pode imaginar que esse tipo de fraqueza focal pode ser inicialmente difícil, se não impossível, de distinguir da fraqueza causada por um AVC.

Quadro 6.5

A paralisia de Todd é assim denominada em homenagem a Robert Bentley Todd, um médico irlandês, que foi o primeiro a descrever o fenômeno. Ele também era conhecido por prescrever vinho e conhaque para febres, e alguns atribuem um dos coquetéis mais conhecidos a ele – o *Hot Toddy*. Embora o seu valor medicinal seja discutível, pode ser exatamente o que você precisa para seguir com o resto deste capítulo!

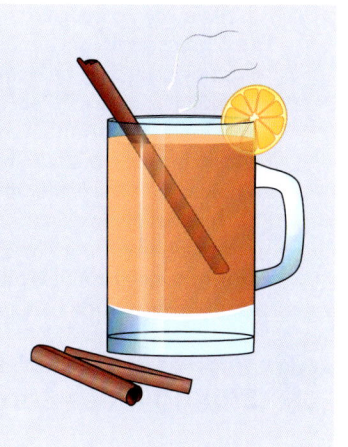

Quadro 6.6 Olhar preferencial durante e após uma convulsão

É também necessário considerar o olhar preferencial. Normalmente, os pacientes olham "em direção ao AVC" e "para longe da convulsão" (ver página 62). Se acreditarmos que a convulsão de Carlton tenha começado no hemisfério esquerdo, ele deve estar olhando para a direita *se estiver apresentando convulsão ativa*. Entretanto, não acreditamos que ele esteja sofrendo convulsão ativa; em vez disso, a suspeita é que ele esteja no período pós-ictal. Assim como a paralisia de Todd provoca fraqueza devido ao "esgotamento" dos neurônios, o olhar preferencial frequentemente inverte os lados na fase pós-ictal, devido ao "esgotamento" dos campos oculares frontais. Inicialmente, os campos oculares foram empurrando os olhos para longe do foco convulsivo, porém agora estão exaustos, de modo que os olhos se voltam para a direção oposta – no caso de Carlton, para a esquerda –, que é a mesma direção que você esperaria se ele tivesse um AVC hemisférico esquerdo.

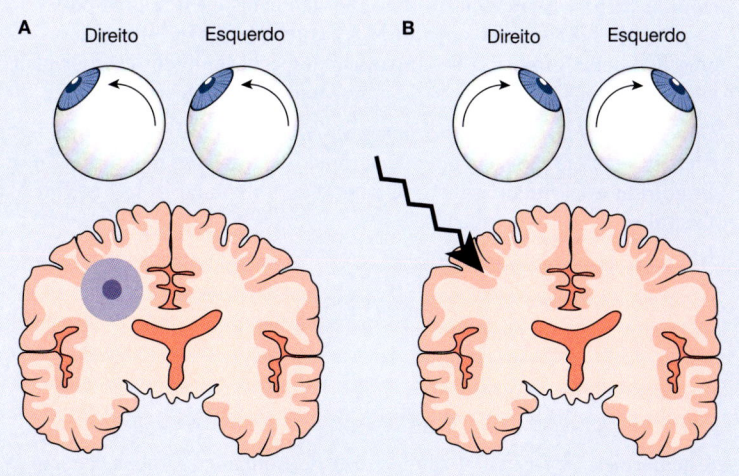

(A) Ablação (devido ao AVC ou ao estado pós-ictal após uma convulsão) dos campos oculares frontais e (B) estimulação (por uma convulsão) por campos oculares frontais.

Assim, como podemos distinguir o estado pós-ictal do AVC? Não há nenhuma resposta fácil. Precisamos levar em consideração todo o quadro clínico: os achados no exame, o que visualizamos nos exames de imagem e – geralmente o mais importante – o que podemos obter de uma anamnese cuidadosa. Por exemplo, se falarmos com a esposa de Carlton e ela nos disser que o marido tem um distúrbio convulsivo conhecido e ficou sem os seus medicamentos há vários dias, provavelmente temos a resposta. Os exames de imagem de perfusão também podem ajudar a determinar se há uma redução do fluxo sanguíneo para o cérebro, sugerindo um AVC (ver Capítulo 2). Todavia, algumas vezes, não podemos ter certeza e, nesses casos, tratamos o paciente como se tivesse sofrido um AVC, mesmo se houver suspeita de convulsão. A desvantagem potencial de perder a oportunidade de tratar um AVC é, com frequência, muito pior do que administrar terapia trombolítica a um paciente pós-ictal.

Etiologia das convulsões

As convulsões podem ter numerosas causas, porém podemos simplificá-las em quatro etiologias:

1. Lesão epileptogênica.
2. Distúrbios toxicometabólicos.
3. Medicamentos e outras substâncias.
4. Síndrome epiléptica.

Lesões epileptogênicas

As lesões epileptogênicas são lesões no cérebro que atuam como focos convulsivos. Podem estar presentes desde o nascimento ou podem ser adquiridas posteriormente na vida. Alguns exemplos comuns incluem:

- *Esclerose mesial temporal* (EMT). Trata-se de um diagnóstico patológico (embora frequentemente seja detectável na RM), definido por perda neuronal e gliose (proliferação de células gliais em um local de dano) no hipocampo. Constitui a causa subjacente mais comum de epilepsia do lobo temporal. Sua etiologia é incerta, porém uma história de convulsões febris na infância parece aumentar o risco. Foi também sugerida uma possível associação com o herpes-vírus humano 6. Como a EMT é comum em pacientes com convulsões, solicitamos uma RM com "protocolo de convulsão" (especificando cortes finos realizados através dos lobos temporais) em pacientes que apresentam uma primeira convulsão.
- *Displasia cortical e distúrbios de migração neuronal.* Essa terminologia bastante complicada refere-se a uma situação em que os neurônios são incapazes de se desenvolver corretamente ou de alcançar as partes do cérebro onde deveriam terminar; com frequência, essas células têm alta propensão a causar convulsões.
- *Lesão cerebral pré-natal ou perinatal.*
- *Encefalomalacia pós-AVC ou pós-traumática.*
- *Tumores cerebrais.*
- *Abscessos cerebrais.*
- *Anomalias vasculares* (como malformações arteriovenosas ou cavernosas).

A hemorragia intracerebral aguda e o AVC isquêmico também podem se manifestar com convulsão.

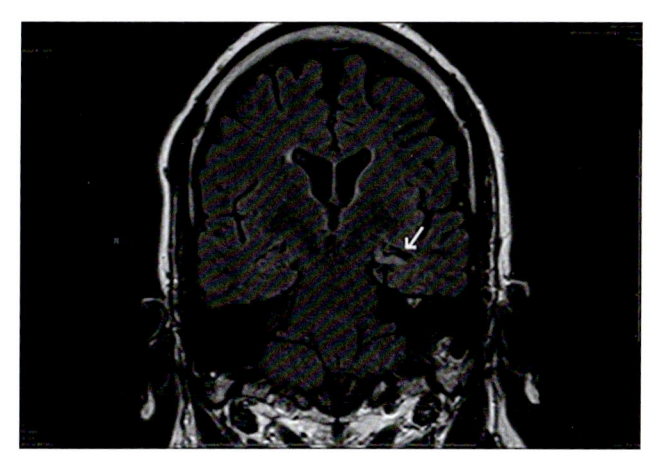

Esclerose mesial temporal na RM, caracterizada por perda de volume e aumento do sinal do hipocampo (*seta*). Pode ser bilateral; todavia, com frequência, é assimétrica. (Reimpressa de Yamada T, Meng E. *Practical Guide for Clinical Neurophysiologic Testing*. Wolters Kluwer; 2011.)

Distúrbios toxicometabólicos

Essa categoria é abrangente para as convulsões causadas por processos metabólicos e outros processos sistêmicos. Os exemplos comuns incluem:

- Hipoglicemia.
- Hiperglicemia.
- Hiponatremia.
- Hipocalcemia.
- Hipomagnesemia.
- Uremia.

As convulsões em decorrência de qualquer um desses distúrbios metabólicos seriam consideradas convulsões provocadas. Não há diretrizes definitivas para o uso de fármacos antiepilépticos nessas situações. Com mais frequência, se o distúrbio toxicometabólico for grave, você deve iniciar a administração de medicamentos e continuá-los até a alta hospitalar. Se o distúrbio toxicometabólico for corrigido e o paciente permanecer clinicamente estável por várias semanas, você pode considerar a redução do medicamento no ambiente ambulatorial.

Medicamentos e outras substâncias

Muitos medicamentos e substâncias ilícitas diminuem o limiar convulsivo em pacientes que já estão propensos a sofrer convulsão. Normalmente, esses fármacos não causam convulsões por si mesmos; todavia, em certas situações – no contexto de superdosagem, por exemplo, ou na presença de comprometimento hepático ou renal grave –, podem causar convulsões em pacientes que não têm nenhuma outra razão para sofrer convulsão. Exemplos comuns incluem analgésicos (como o tramadol), vários antibióticos (os carbapenêmicos, as cefalosporinas e as fluoroquinolonas são os fármacos de maior risco) e medicamentos psiquiátricos (mais frequentemente bupropiona em altas doses). A abstinência de álcool e de benzodiazepínicos constitui outras causas comuns de convulsões.

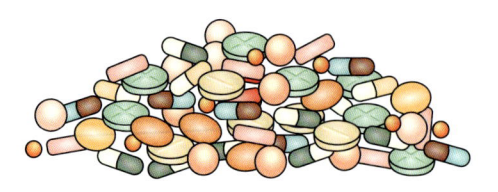

Muitos medicamentos e outras substâncias podem causar convulsões.

> **Quadro 6.7   Gatilhos de convulsões**
>
> Diferentemente das categorias anteriormente citadas, que por si sós podem predispor a convulsões, os gatilhos de convulsões são fatores que provocam convulsões em pacientes que já estão predispostos. Em outras palavras, o que faz com que um paciente com lesão epileptogênica conhecida tenha uma convulsão *hoje*? Muitas vezes, não sabemos a resposta, porém há uma série de coisas que perguntamos quando procuramos encontrar uma explicação. Esses fatores mais comuns incluem:
>
> - Infecção (sistêmica ou neurológica).
> - Estresse intenso ou ansiedade.
> - Privação de sono.
> - Esquecimento de fármacos antiepilépticos.
> - Uso de medicamentos para redução do limiar convulsivo.
> - Períodos menstruais (quando as convulsões ocorrem consistentemente em momentos específicos durante o ciclo menstrual, a condição é denominada *epilepsia catamenial*).
>
> Se um paciente com distúrbio convulsivo previamente bem controlado o procurar em seu consultório com uma convulsão inesperada, é fundamental perguntar sobre cada um desses itens anteriores, visto que isso o ajudará a definir o manejo. Por exemplo, se o paciente teve uma convulsão inesperada quando passou uma noite inteira sem dormir enquanto estudava para um exame, pode não ser necessário modificar os medicamentos desse paciente; em geral, será suficiente ter uma conversa sobre a importância de um sono consistente. Entretanto, se nenhum desses gatilhos estiver presente, o paciente provavelmente necessitará de um ajuste na sua medicação.

Síndromes epilépticas

As síndromes epilépticas são distúrbios definidos por características específicas que geralmente ocorrem em conjunto. Essas características podem incluir tipos de convulsões e padrões de EEG particulares, idade no início da convulsão e presença ou ausência característica de outros aspectos associados, como atraso do desenvolvimento e regressão motora. Existem centenas de síndromes epilépticas; a seguir, são apresentadas algumas com as quais você deve estar familiarizado. Todas, com exceção da última, têm o seu início muito cedo na vida.

Síndrome de West
- **Etiologia.** Aproximadamente 70% dos pacientes apresentam lesões cerebrais subjacentes (como lesões associadas à esclerose tuberosa ou neurofibromatose; ver Capítulo 17). Trinta por cento dos casos são considerados criptogênicos (i.e., de etiologia incerta).
- **Idade de início.** Normalmente <1 ano de idade.

- **Características clínicas.**
  - Espasmos infantis (contrações musculares breves e simétricas que geralmente envolvem o tronco, o pescoço e/ou os membros, seguidas de vários segundos de enrijecimento tônico; com frequência, ocorrem em salvas, muitas vezes pela manhã).
  - Interrupção do desenvolvimento psicomotor.
- **EEG.**
  - *Hipsarritmia* (padrão eletrográfico caracterizado por ondas lentas de alta voltagem, irregulares e difusas e pontas multifocais observadas predominantemente na fase interictal, ou seja, entre as convulsões; desaparece durante o sono com movimentos oculares rápidos [REM, do inglês *rapid eye movement*]).
- **Tratamento.**
  - Terapia hormonal (corticotropina/ hormônio adrenocorticotrópico [ACTH, do inglês *adrenocorticotropic hormone*]).
  - Vigabatrina (um análogo do ácido γ-aminobutírico [GABA, do inglês *gamma-aminobutyric acid*], que aumenta a atividade do GABA; pode causar defeitos do campo visual periférico e, portanto, exige monitoramento oftalmológico regular).
- **Prognóstico.** Sombrio, com morbidade e mortalidade significativamente aumentadas; associado ao desenvolvimento da síndrome de Lennox-Gastaut (ver página 172).

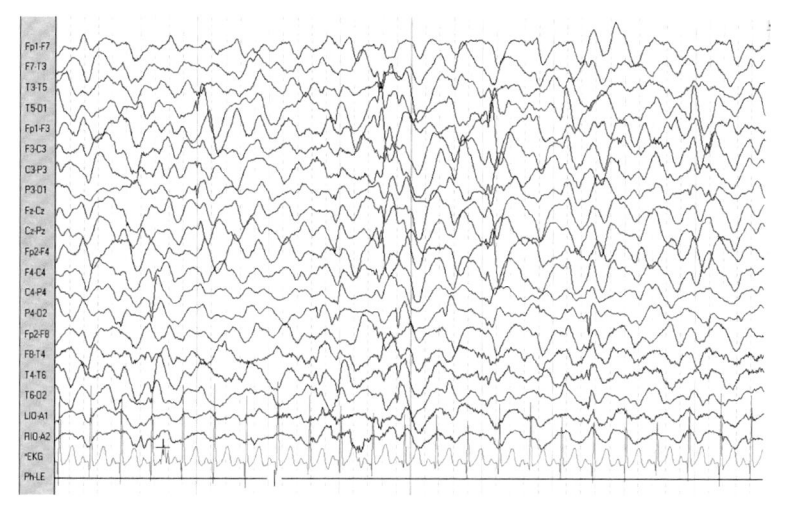

Hipsarritmia no EEG, caracterizada por fundo interictal caótico de alta amplitude, com pontas multifocais. (Reimpressa de Greenfield LJ, Carney PR, Geyer JD. *Reading EEGs: A Practical Approach*. 2nd ed. Wolters Kluwer; 2020.)

Epilepsia de ausência na infância

- **Etiologia.** Presumivelmente genética (porém ainda não foi identificado nenhum defeito genético claro).
- **Idade de início.** Infância (geralmente 5-10 anos de idade).
- **Características clínicas.**
  - Crises de ausência (podem ocorrer centenas por dia, frequentemente provocadas por hiperventilação).
  - Convulsões TCG (podem ocorrer, porém raramente antes da puberdade).

- **EEG.** Descargas de pontas e ondas de 3 Hz (observadas durante as convulsões, com início e término abruptos); geralmente normal entre as convulsões.
- **Tratamento.** Etossuximida (tratamento de primeira linha na maioria das crianças), valproato, lamotrigina.
- **Prognóstico.** Desaparece com o tempo na maioria das crianças. Em geral, você pode interromper o uso dos FAEs se o paciente estiver livre de convulsões por 1 a 2 anos.

Síndrome de Dravet
- **Etiologia.** Genética (70-80% dos casos são decorrentes de mutações no canal de sódio dependente de voltagem, conhecido como SCN1A; as mutações são, em sua maioria, *de novo*).
- **Idade de início.** Cerca de 6 meses.
- **Características clínicas.**
  - Epilepsia resistente a fármacos com múltiplos tipos de convulsões (frequentemente generalizadas e focais, muitas vezes provocadas por febre e luzes brilhantes).
  - Atraso cognitivo e motor (o desenvolvimento geralmente é normal antes da primeira convulsão).
- **EEG.** Evolui com o tempo; em geral, é normal até 1 ano de idade, com lentificação progressiva, má organização e anormalidades epileptiformes inespecíficas e variáveis.
- **Tratamento.** Normalmente, o tratamento de primeira linha consiste em valproato, frequentemente com clobazam adjuvante. Outras opções incluem levetiracetam e topiramato. Deve-se evitar o uso de agentes bloqueadores dos canais de sódio (como a lamotrigina). Como as convulsões são frequentemente resistentes a fármacos, a dieta cetogênica e várias cirurgias de epilepsia devem ser consideradas como outras opções terapêuticas.
- **Prognóstico.** Sombrio, com morbidade e mortalidade significativamente aumentadas. Esses pacientes correm alto risco de morte súbita inesperada em pacientes epilépticos (SUDEP, do inglês *sudden unexpected death in epilepsy;* ver página 176).

Síndrome de Lennox-Gastaut
- **Etiologia.** Cerca de 60% apresentam etiologias secundárias subjacentes (incluindo esclerose tuberosa, tumores, malformações corticais e síndromes genéticas). Quarenta por cento dos casos são considerados criptogênicos.
- **Idade de início.** Infância (geralmente 3-5 anos de idade).
- **Características clínicas.**
  - Epilepsia resistente a fármacos com múltiplos tipos de convulsões (com mais frequência, tônica e ausência atípica, porém observa-se também a ocorrência de convulsões mioclônicas e focais disperceptivas).
  - Deficiência intelectual (o desenvolvimento geralmente é normal antes da primeira convulsão).
- **EEG.** Padrão lento de ponta-onda de 1 a 2 Hz (interictal).
- **Tratamento.** Fármacos de amplo espectro ou generalizados (frequentemente necessários em combinação; ver a discussão dos FAEs na página 173). Com frequência, são acrescentados agentes de espectro estreito, tendo em vista a alta prevalência de tipos de convulsões mistas (generalizadas e focais). À semelhança da síndrome de Dravet, as medidas não farmacológicas também são indicadas com frequência.
- **Prognóstico.** Sombrio, com morbidade e mortalidade significativamente aumentadas.

Epilepsia mioclônica juvenil

- **Etiologia.** Presumivelmente genética (na maioria dos casos, com suspeita de mecanismos poligênicos ou multifatoriais).
- **Idade de início.** Adolescência (geralmente observada em adolescentes saudáveis nos demais aspectos).
- **Características clínicas.**
  - Tríade de tipos de convulsões (das mais comuns para as menos comuns: mioclônica, TCG e ausência). Com frequência, as convulsões ocorrem pela manhã e podem ser desencadeadas pela privação do sono e uso de álcool.
- **EEG.** Padrão de polipontas-ondas de 4 a 6 Hz (interictal).
- **Tratamento.** O valproato constitui o tratamento de primeira linha (todavia, é frequentemente evitado em adolescentes, tendo em vista a sua teratogenicidade); o levetiracetam, a lamotrigina e o topiramato também são usados com frequência.
- **Prognóstico.** A maioria dos pacientes obtém um excelente controle das convulsões com um único agente, porém frequentemente necessita de tratamento durante toda a vida.

Fármacos antiepilépticos (FAEs)

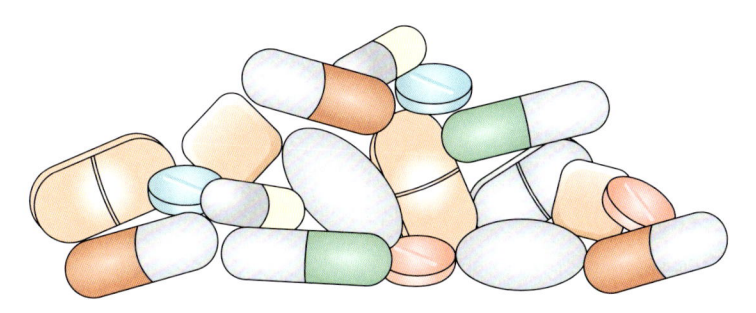

Existem muitos fármacos antiepilépticos!

Conhecer os FAEs pode parecer um pouco como nadar penosamente em uma sopa de letras do alfabeto. Felizmente para nossos pacientes, dispõe-se de muitos desses medicamentos, porém seus variados mecanismos de ação, propriedades farmacológicas e perfis de efeitos colaterais podem ser muito difíceis de dominar. Porém, não há necessidade de se desesperar. Existem apenas quatro princípios gerais que você precisa saber:

1. Embora alguns FAEs possam atuar melhor do que outros para determinados tipos específicos de convulsões ou síndromes epilépticas, há poucas evidências indicando quaisquer diferenças significativas na sua eficácia geral. Normalmente, as decisões quanto à escolha dos medicamentos baseiam-se na idade e no sexo do paciente, no perfil de efeitos colaterais e nas interações medicamentosas relevantes.
2. Todos esses fármacos atuam por meio da supressão da atividade neuronal. Eles exercem essa ação ao bloquear os canais de sódio ou de cálcio, ao inibir a neurotransmissão glutamatérgica (excitatória), ao aumentar a neurotransmissão GABAérgica (inibitória) ou, com mais frequência, ao combinar, de alguma forma, os efeitos anteriores.
3. Podemos dividir esses medicamentos em agentes de amplo espectro (i.e., aqueles que atuam para as convulsões tanto generalizadas quanto de início focal) e agentes de espectro estreito ou parciais (i.e., que atuam apenas nas convulsões de início focal). Como pode ser difícil distinguir entre convulsões generalizadas e de início focal quando os pacientes são diagnosticados

pela primeira vez com epilepsia, nós frequentemente iniciamos com agentes de amplo espectro e, em seguida (após a obtenção de mais dados, normalmente por meio de EEG e RM), restringimos o tratamento a agentes parciais, quando indicado.

4. Cerca de 50% dos pacientes obtêm um controle completo ou quase completo das convulsões com um único FAE. Outros 15% ou mais alcançam esse controle com um segundo FAE. Entretanto, a porcentagem que terá uma melhora significativa com um terceiro FAE cai para 3 a 4%. Essa é a razão pela qual a definição de epilepsia resistente a fármacos consiste em incapacidade de responder a dois ou mais FAEs.

Segue uma lista de alguns dos FAEs mais comumente usados. Essas tabelas não são de forma alguma abrangentes, porém fornecem um resumo conciso de algumas das informações mais importantes e relevantes de cada fármaco.

Agentes de amplo espectro

Fármaco antiepiléptico (FAE)	Mecanismo de ação	Efeitos adversos
Valproato	• Agonista do GABA • Antagonista dos canais de sódio e de cálcio	**Comuns:** ganho de peso, tremor, queda dos cabelos, desconforto gastrintestinal (GI) **Raros, porém graves:** hepatotoxicidade (pode ser fatal em crianças <2 anos de idade), pancreatite, trombocitopenia, hiperamonemia, teratogênico (provoca defeitos do tubo neural)
Levetiracetam	• Liga-se à proteína vesicular sináptica SV2A (diminui o influxo de cálcio dentro do terminal pré-sináptico)	**Comuns:** sedação, transtorno do humor (irritabilidade, agressão, depressão)
Topiramato	• Antagonista dos canais de sódio • Inibidor da anidrase carbônica	**Comuns:** parestesias, perda de peso, lentidão mental e dificuldade em encontrar palavras **Raros, porém graves:** nefrolitíase, glaucoma agudo, acidose metabólica, hipoidrose/intermação
Zonisamida	• Antagonista dos canais de sódio e de cálcio • Inibidor da anidrase carbônica	Semelhantes aos do topiramato
Lamotrigina	• Antagonista dos canais de cálcio • Inibe a liberação de glutamato	**Comuns:** tontura, sedação, cefaleia **Raros, porém graves:** síndrome de Stevens-Johnson
Clobazam	• Benzodiazepínico: liga-se a receptores pós-sinápticos nos neurônios GABAa e aumenta a frequência de abertura do receptor	**Comuns:** sedação, hipossalivação/boca seca, constipação intestinal **Raros, porém graves:** depressão respiratória, síndrome de Stevens-Johnson

Agentes de espectro estreito comuns

Fármaco antiepiléptico (FAE)	Mecanismo de ação	Efeitos adversos
Fenitoína	• Bloqueador dos canais de sódio	**Quando administrado intravenoso (IV):** arritmias cardíacas, hipotensão, síndrome da luva púrpura (flebite no local de infusão) **Em longo prazo:** perda da densidade óssea, atrofia cerebelar, hiperplasia gengival, traços faciais grosseiros, linfadenopatia generalizada **Superdosagem aguda:** ataxia, diplopia, vertigem
Carbamazepina	• Bloqueador dos canais de sódio	**Comuns:** tontura, fadiga, náusea **Raros, porém graves:** hiponatremia (mais frequentemente em pacientes >65 anos de idade), anemia aplásica, agranulocitose, hepatite, síndrome de Stevens-Johnson
Oxcarbazepina	• Bloqueador dos canais de sódio	Semelhantes aos da carbamazepina (geralmente mais bem tolerada, porém com maior risco de hiponatremia)
Eslicarbazepina	• Bloqueador dos canais de sódio	Semelhantes aos da carbamazepina (porém com menor risco de hiponatremia)
Lacosamida	• Bloqueador dos canais de sódio	**Comuns:** tontura, náusea **Raros, porém graves:** prolongamento de PR, bradiarritmias, hipotensão, episódios de síncope
Gabapentina	• Modula a atividade dos canais de cálcio	**Comuns:** sedação, tontura **Menos comuns:** tremor/movimentos anormais, edema periférico, ganho de peso
Pregabalina	• Modula a atividade dos canais de cálcio	**Comuns:** sedação, ganho de peso, edema periférico **Menos comuns:** tremor/movimentos anormais

Quadro 6.8 Epilepsia refratária (farmacorresistente)

Os pacientes são diagnosticados com epilepsia refratária quando não respondem a dois ou mais fármacos antiepilépticos adequadamente escolhidos. Cerca de um terço dos pacientes com epilepsia é resistente aos medicamentos. Embora seja frequentemente razoável continuar tentando diferentes combinações de FAEs, existem outras intervenções não farmacológicas que também devem ser seriamente consideradas.

- **Cirurgia para epilepsia.** Quando viável, a cirurgia para epilepsia pode constituir a melhor chance de o paciente alcançar um melhor controle das convulsões e, para alguns, de ficar livre de convulsões. Existem duas opções:
  - *Cirurgia de ressecção.* A ideia aqui é a ressecção do foco convulsivo. Para que o paciente seja candidato, é necessário um foco convulsivo identificável em uma área do cérebro não essencial (ou denominada "não eloquente") e de ressecção segura.
  - *Dispositivos de neuromodulação.* Incluem o *dispositivo de neuroestimulação responsiva (NER)*, que é implantado no crânio e que pode responder quase instantaneamente a uma atividade elétrica anormal (semelhante a um marca-passo cardíaco), interrompendo idealmente as convulsões antes mesmo de seu início, e o *dispositivo de estimulação do nervo vago (ENV)*, que é implantado sob a pele do tórax, com um fio enrolado no nervo vago. O mecanismo de ação do ENV não é conhecido.
- **Modificação da dieta.** A dieta cetogênica clássica é uma dieta rica em gordura e pobre em carboidratos (em uma razão de aproximadamente 4:1), que pode ser efetiva para alguns pacientes (por razões que permanecem, em grande parte, não esclarecidas), independentemente da idade e do tipo de convulsão. Entretanto, pode ser difícil aderir a essa dieta, tendo em vista os efeitos colaterais significativos associados a uma mudança nutricional tão drástica, incluindo distúrbio gastrintestinal, dislipidemia e hipoglicemia. A dieta de Atkins modificada e o tratamento com baixo índice glicêmico constituem alternativas mais recentes e ligeiramente menos rigorosas.

Quadro 6.9 Morte súbita inesperada em pacientes epilépticos (SUDEP)

Diz-se que ocorre SUDEP quando uma pessoa com epilepsia morre subitamente, sem qualquer causa óbvia. A morte pode ser ou não testemunhada (a maioria dos casos não tem testemunha), com ou sem qualquer evidência de convulsão. Alterações respiratórias e arritmias cardíacas induzidas por convulsão foram propostas como potenciais mecanismos, porém a etiologia permanece desconhecida. Os fatores de risco mais significativos para SUDEP incluem a presença e frequência de convulsões TCG, porém uma idade mais jovem (a SUDEP é relatada, com mais frequência, em crianças e adultos jovens) e variantes genéticas específicas também aumentam o risco. Infelizmente, a SUDEP não é rara; acredita-se que seja responsável por cerca de 10 a 15% de todas as mortes em pacientes com epilepsia. Otimizar o tratamento antiepiléptico o máximo possível, instruir os pacientes (ou seus pais, se o paciente for um lactente) a tentar dormir em decúbito ventral e informar os pacientes e suas famílias sobre esse risco são, por enquanto, o melhor que podemos fazer. Esperamos que estudos em andamento possam lançar alguma luz sobre os mecanismos da SUDEP e levar a melhores estratégias de prevenção.

Estado de mal epiléptico

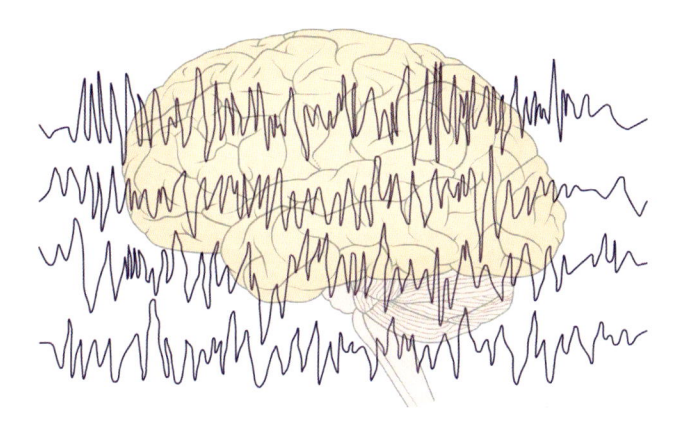

O estado de mal epiléptico pode ser (mas nem sempre é) uma verdadeira emergência neurológica, que exige avaliação e manejo imediatos. Pode ser assustador ver um paciente com estado de mal epiléptico, porém o diagnóstico é frequentemente fácil, e o tratamento, relativamente simples. Existem dois tipos principais de estado de mal epiléptico: convulsivo e não convulsivo.

1. **O estado de mal epiléptico convulsivo** foi historicamente definido como uma única crise convulsiva de pelo menos de 30 minutos de duração ou uma série de crises convulsivas com duração total de pelo menos 30 minutos sem retorno interictal (ou "entre as convulsões") para o estado basal. Entretanto, devido à urgência agora reconhecida de tratar o estado de mal epiléptico convulsivo generalizado, essas definições foram atualizadas e agora incluem:

   a. Cinco ou mais minutos de atividade convulsiva contínua OU

   b. Dois ou mais convulsões consecutivas, sem retorno para o estado basal entre elas.

   Embora se acredite geralmente que sejam necessários cerca de 30 minutos para que a atividade convulsiva generalizada represente um risco significativo de dano cerebral em longo prazo, é altamente improvável que a atividade convulsiva cesse de forma espontânea após persistir por 5 minutos, de modo que, na marca de 5 minutos, é necessário estabelecer o diagnóstico de estado de mal epiléptico e tratá-lo.

2. **Estado de mal epiléptico não convulsivo** (EMENC). O EMENC é exatamente o que parece: uma atividade convulsiva prolongada (neste caso, o limiar é de pelo menos 10 minutos) *sem* atividade motora associada proeminente (ou qualquer atividade). O EMENC é observado, com mais frequência, em pacientes em estado crítico – pacientes com sepse grave, insultos neurológicos agudos ou pacientes após parada cardíaca – e sempre deve ser considerado quando esses pacientes muito doentes "não acordam", apesar do tratamento clínico adequado. Como você pode imaginar, o diagnóstico depende quase exclusivamente do EEG, porém nem o diagnóstico nem o tratamento do EMENC são simples. Por conseguinte, é importante saber se o EMENC existe e ter um baixo limiar para monitoramento do EEG quando o estado mental persistentemente alterado ou flutuante do paciente não é de outro modo explicável.

> **Quadro 6.10 Estado de mal epiléptico convulsivo generalizado *versus* focal**
>
> Quando falam sobre estado de mal epiléptico convulsivo, as pessoas normalmente se referem ao estado de mal epiléptico convulsivo *generalizado*, ou seja, em convulsão de todo o corpo. Entretanto, o estado de mal epiléptico convulsivo também pode ser focal – por exemplo, abalo prolongado de um braço ou de uma perna. O estado motor focal sem comprometimento da consciência (também conhecido como **epilepsia parcial contínua**) é quase sempre devido a uma lesão cerebral focal subjacente. Não é uma emergência da mesma forma que o estado de mal epiléptico convulsivo generalizado: na verdade, pode durar dias, meses ou até mesmo anos sem qualquer evidência de dano cerebral. Além disso, pode ser extremamente difícil de tratar e, com frequência, exige um equilíbrio entre o manejo dos sintomas (com redução dos abalos para um nível tolerável) e efeitos colaterais dos medicamentos (evitando principalmente uma sedação excessiva causada por um excesso de fármacos antiepilépticos).

O algoritmo para o tratamento do estado de mal epiléptico convulsivo generalizado é simples e efetivo. É necessário memorizá-lo. É fácil entrar em pânico quando confrontado com um paciente em estado de mal epiléptico convulsivo; todavia, se conhecer este algoritmo, você não hesitará em entrar em ação.

1. **Fármacos de primeira linha.** Benzodiazepínicos. As opções incluem lorazepam, midazolam e diazepam IV. Atuam rapidamente, mas podem causar depressão respiratória significativa e, portanto, só podem ser administrados em determinadas doses, de modo a evitar a intubação.
2. **Fármacos de segunda linha.** Dispõe-se de várias opções, todas igualmente eficazes. A decisão baseia-se no perfil de efeitos colaterais.
   a. *Levetiracetam IV.* A dose precisa ser ajustada para a função renal do paciente; todavia, nos demais aspectos, o levetiracetam não tem efeitos adversos imediatos e significativos com os quais você precisa se preocupar.
   b. *Valproato IV.* Evite a sua administração a mulheres grávidas ou a pacientes com trombocitopenia ou disfunção hepática reconhecida.
   c. *Fenitoína IV.* Evite o seu uso em pacientes com arritmias cardíacas conhecidas ou que atualmente apresentam instabilidade hemodinâmica. Se estiver disponível, você pode administrar fosfenitoína IV, em lugar de fenitoína: trata-se de um pró-fármaco da fenitoína, que pode ser infundido até 3 vezes mais rapidamente, com menos risco de tromboflebite ou arritmias cardíacas.
   d. *Lacosamida IV.* A lacosamida é um agente mais novo, com menos evidências de suporte do que os medicamentos anteriormente listados. Entretanto, até o momento, parece ser igualmente efetiva e constitui outra opção de segunda linha. Evite o uso desse fármaco em pacientes com arritmias cardíacas conhecidas.
3. **Opções de terceira linha.** Escolha uma segunda opção na lista anterior. Se você administrou levetiracetam e não obteve resposta, por exemplo, tente o valproato.
4. **Opções de quarta linha.** Sedação e intubação. Nesse estágio, você essencialmente tenta "desativar" temporariamente o cérebro – e, assim se espera, reativá-lo. O midazolam e o propofol em gotejamento constituem as terapias mais comumente usadas. O pentobarbital e a cetamina são outras opções.

Quadro 6.11

Você pode se perguntar por que a fenitoína – um fármaco antiepiléptico de espectro estreito – é utilizada no tratamento do estado de mal epiléptico generalizado. Assim como as primeiras convulsões não provocadas em adultos são, em sua maioria, convulsões de início focal que se generalizam secundariamente, a maioria dos casos de estado de mal epiléptico em adultos também consiste em convulsões de início focal, com generalização secundária.

Quadro 6.12 Alterações no exame de imagem associadas ao estado de mal epiléptico

Além da identificação de lesões estruturais subjacentes, a RM pode revelar anormalidades devido à própria atividade convulsiva. O realce leptomeníngeo e as áreas de hiperintensidade T2 em sequências de recuperação de inversão atenuada por fluido (FLAIR, do inglês *fluid-attenuated inversion recovery*), bem como a restrição à difusão em sequências de imagens ponderadas em difusão (DWI, do inglês *diffusion-weighted imaging*) são comuns (observados, com mais frequência, em estruturas corticais, talâmicas e límbicas profundas, como o hipocampo), e acredita-se que estejam relacionados ao edema celular induzido pelas convulsões.

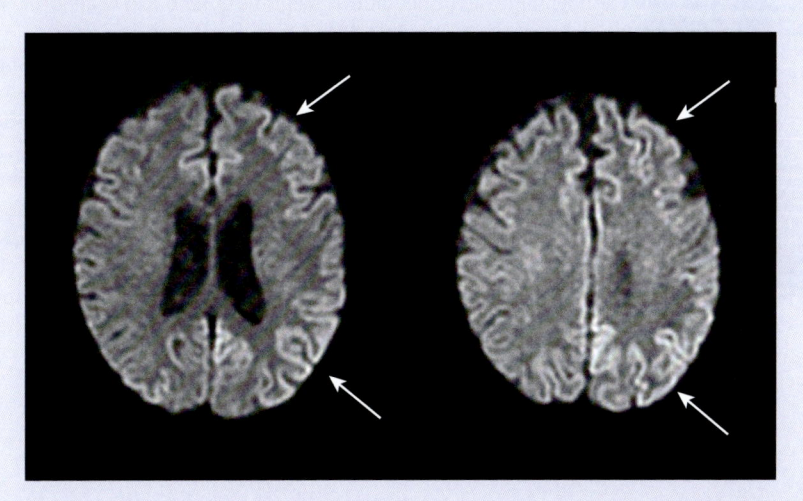

Exemplo de alterações pós-estado de mal epiléptico na RM ponderada em difusão, mostrando uma hiperintensidade predominantemente do lado esquerdo (setas) ao longo da borda cortical (referida coloquialmente como fita cortical), que compreende a camada mais externa do cérebro.

Modificada de Biller J, Espay A. *Practical Neurology Visual Review*. 2nd ed. Wolters Kluwer; 2013.

Quadro 6.13 Estado de mal epiléptico refratário e super-refratário

O estado de mal epiléptico refratário é definido como uma atividade convulsiva contínua, apesar do tratamento de primeira e de segunda linhas. O estado de mal epiléptico super-refratário é o estado de mal epiléptico que não respondeu à terapia anestésica.

Convulsões não epilépticas psicogênicas (CNEP)

Anteriormente denominadas pseudocrises, as CNEPs são eventos paroxísticos, que se assemelham clinicamente a convulsões epilépticas, porém sem nenhuma correlação com EEG, ou seja, se uma pessoa tiver uma convulsão psicogênica enquanto ligada a um EEG, o exame será normal, sem qualquer atividade epileptiforme.

Do ponto de vista clínico, a CNEP algumas vezes pode se assemelhar estreitamente a uma verdadeira atividade convulsiva (i.e., movimentos estereotipados relativamente breves, rítmicos e não supressíveis) ou, algumas vezes, pode não exibir nenhuma semelhança (com movimentos de duração muito mais longa – frequentemente 15-20 minutos – não rítmicos, não estereotipados e supressíveis). A CNEP tende a se caracterizar por movimentos erráticos assincrônicos, que começam e cessam; é comum a ocorrência de arqueamento associado das costas e choro. Entretanto, qualquer que seja o número de convulsões epilépticas e não epilépticas que você já presenciou, é importante permanecer humilde. Por exemplo, as convulsões epilépticas verdadeiras que se originam no lobo frontal podem parecer "psicogênicas", com movimentos bizarros de andar de bicicleta das pernas ou outros comportamentos hipermotores, que podem ser facilmente confundidos com eventos psicogênicos. Você pode suspeitar de convulsões não epilépticas, porém – com relativamente poucas exceções – você não pode ter certeza, a menos que obtenha um episódio no EEG.

Pacientes com CNEP frequentemente têm um parente ou amigo próximo com epilepsia. Muitos pacientes apresentam convulsões tanto epilépticas quanto não epilépticas. É comum obter uma história de abuso sexual, bem como outras comorbidades psiquiátricas.

Explicar esse diagnóstico ao paciente pode ser um desafio, porém é extremamente importante. Quanto mais tempo o paciente acreditar que tem epilepsia verdadeira e está sendo tratado para ela, pior o seu prognóstico de recuperação da CNEP. Com frequência, é útil enfatizar a gravidade desse diagnóstico. Embora esses eventos possam não ser de natureza epiléptica, eles são tão "reais" quanto as convulsões epilépticas e podem ter consequências graves e debilitantes (p. ex., levando a várias internações hospitalares, até mesmo com intubação desnecessária, além de causar ansiedade compreensível e exacerbação de outros transtornos de saúde mental) se não forem adequadamente tratados.

A base do tratamento consiste em encaminhamento do paciente para psicoterapia e, se necessário, retirada gradual dos FAEs previamente iniciados. Se a CNEP for diagnosticada precocemente, o prognóstico é satisfatório.

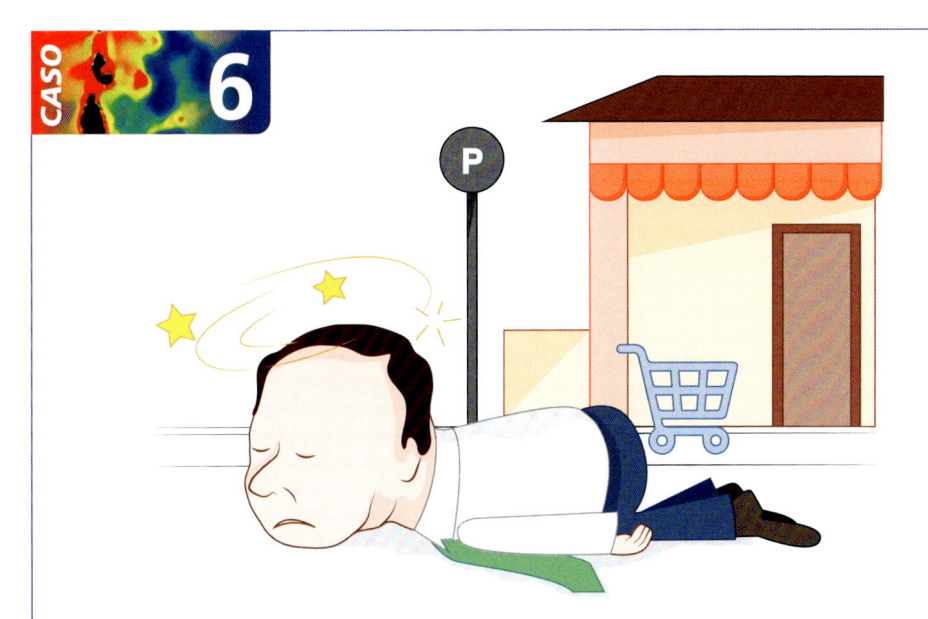

Acompanhamento de seu paciente: Carlton apresentou olhar preferencial para a esquerda e fraqueza do lado direito após ter sido encontrado caído no chão por uma testemunha que relatou a ocorrência de abalos do corpo inteiro antes da chegada do serviço de atendimento de urgência. Logo após a sua chegada ao SE, você chama um membro da equipe de AVC. Tanto a TC de crânio quanto a angiotomografia computadorizada não apresentam alterações dignas de nota. Enquanto você está procurando reunir informações sobre a história do paciente e a possibilidade de ser candidato à terapia trombolítica com ativador do plasminogênio tecidual (tPA, do inglês *tissue plasminogen activator*) – visto que você ainda não pode descartar um AVC –, você consegue falar com a esposa dele por telefone, que lhe conta que ele tem tido convulsões desde criança. Ela não sabe qual o medicamento antiepiléptico que ele toma ou se ele está tomando alguma medicação, porém declara que esteve doente nos últimos dias, com febre alta e calafrios. Ao examiná-lo novamente, você percebe que houve resolução do olhar preferencial. Ele ainda parece estar um pouco mais fraco do lado direito do que do lado esquerdo, porém ele está acordando gradualmente e, após algum estímulo, é capaz de lhe dizer o seu nome e data de nascimento.

Embora você ainda não possa ter certeza de que ele não teve um evento isquêmico, o exame está rapidamente melhorando; além da fraqueza sutil do braço direito, seu exame agora é não focal, de modo que você decide adequadamente adiar a administração de tPA. Uma RM realizada várias horas depois é normal, sem nenhuma evidência de isquemia aguda. O paciente, que agora está totalmente acordado, é capaz de lhe dizer que normalmente toma levetiracetam duas vezes ao dia, porém deixou de tomar duas doses nos últimos 2 dias porque estava se sentindo muito mal. Você orienta Carlton sobre a importância da adesão aos medicamentos, administra uma dose de ataque de levetiracetam para elevar os seus níveis e dá-lhe alta para casa, com precauções estritas para retornar ao hospital caso tenha outra convulsão.

Você agora já sabe:

- As convulsões generalizadas incluem convulsões TCG, tônicas, clônicas, mioclônicas, atônicas e crises de ausência. As convulsões focais são divididas em convulsões disperceptivas e convulsões perceptivas. As CFDs (anteriormente conhecidas como convulsões parciais complexas) constituem o tipo mais comum de convulsão em adultos com epilepsia.

- Pode ser surpreendentemente difícil distinguir o estado pós-ictal do AVC no contexto agudo. A realização de um exame neurológico cuidadoso e a rápida obtenção de informações colaterais relevantes são essenciais. Algumas vezes, se você ainda não tem certeza e o paciente apresenta déficits neurológicos persistentes e significativos, é imperativo tratar o paciente como se ele estivesse tendo um AVC.

- Existem muitos FAEs, porém nenhum demonstrou ser significativamente superior a qualquer outro. Em aproximadamente um terço dos casos, os pacientes com epilepsia são resistentes aos medicamentos e devem ser encaminhados para centros de epilepsia e considerados para terapias não farmacológicas, como modificações da dieta e cirurgia para epilepsia.

- Nem todos os tipos de estado de mal epiléptico são emergências verdadeiras. O estado de mal epiléptico convulsivo generalizado é uma emergência e deve ser rapidamente reconhecido e tratado. O estado de mal epiléptico convulsivo focal, também conhecido como epilepsia parcial contínua, não é uma emergência e pode durar dias, meses e até mesmo anos sem dano cerebral significativo.

- O EMENC é, com mais frequência, observado e diagnosticado em pacientes em estado crítico, com estado mental persistentemente precário ou flutuante. O diagnóstico (por EEG) e o tratamento rápidos frequentemente podem ajudar no prognóstico do paciente.

- As crises não epilépticas psicogênicas são comuns, particularmente entre pacientes com amigos próximos ou familiares que têm epilepsia e naqueles com história de outras comorbidades psiquiátricas ou abuso sexual. As CNEPs podem ser difíceis de distinguir das convulsões epilépticas; com frequência, o diagnóstico exige monitoramento prolongado para capturar um episódio, enquanto o paciente está realizando um EEG. Com diagnóstico precoce e manejo adequado, o prognóstico é satisfatório.

7 Transtornos neurocognitivos e demência

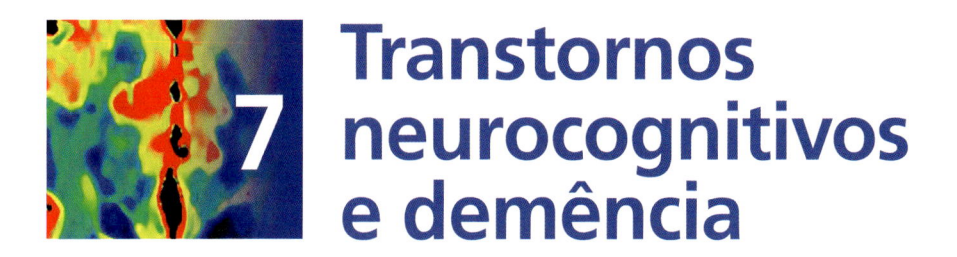

Neste capítulo, você aprenderá:

1. Como distinguir as alterações cognitivas do envelhecimento normal daquelas do comprometimento cognitivo leve (CCL) e da demência.

2. Distinguir entre os tipos mais comuns de demência, incluindo doença de Alzheimer (DA), demência vascular e demência por corpos de Lewy (DCL), entre outras.

3. Como proceder ao rastreamento de causas reversíveis de demência.

4. Quais os tratamentos disponíveis para ajudar pacientes com demência.

CASO 7

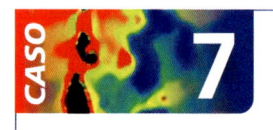

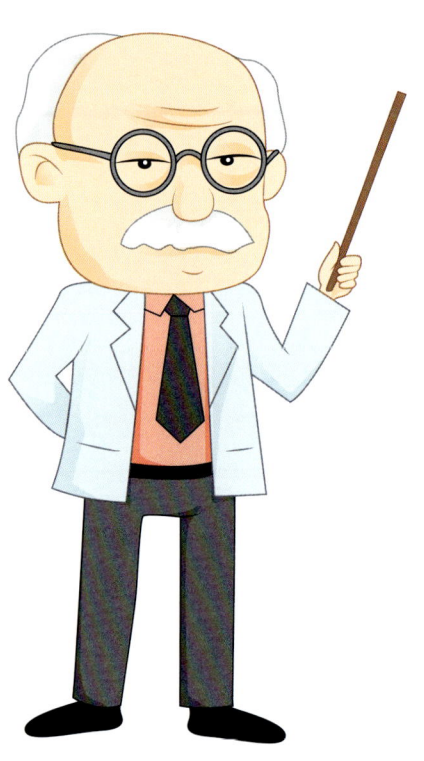

Seu paciente: Aaron, um professor de física de 65 anos de idade, o procura devido a preocupações sobre a sua memória. O trabalho está indo bem, porém, em algumas ocasiões, ele esqueceu onde tinha estacionado o carro, e, mais de uma vez, durante uma palestra, esqueceu o nome de um de seus alunos. Outra vez, esqueceu o nome do engenheiro que foi o fundador da ciência da termodinâmica (Sadi Carnot, para aqueles de vocês que estão interessados). Aaron não toma medicamentos e nega estar deprimido. Seu pai foi diagnosticado com demência na doença de Alzheimer aos 60 anos, e Aaron teme que esteja apresentando os primeiros sinais de demência. Ele deve ser avaliado? Em caso afirmativo, como?

Comprometimento cognitivo

Existe um amplo espectro de função cognitiva que consideramos como normal. Nossas habilidades nas diversas modalidades distintas de inteligência variam de pessoa para pessoa, e felizmente há essa variabilidade; afinal, um mundo feito somente de advogados ou contadores ou até mesmo de profissionais da saúde seria um lugar, de fato, muito limitado e tedioso.

Há também um espectro de declínio cognitivo normal à medida que envelhecemos: a memória, a função executiva, a velocidade de processamento e a capacidade de encontrar palavras normalmente declinam, variando quanto ao grau e à velocidade com que cada modalidade regride de indivíduo para indivíduo (a boa notícia é que outras funções cognitivas, como leitura e raciocínio verbal, frequentemente melhoram com a idade). Com o envelhecimento normal, a maior parte dessas mudanças é lenta e sutil e não afeta nosso trabalho ou nossas interações sociais. No outro extremo, encontra-se a demência – que *não* faz parte do envelhecimento normal –, em que ocorre comprometimento significativo das atividades diárias. Entre o envelhecimento normal e a demência, existe uma condição denominada CCL.

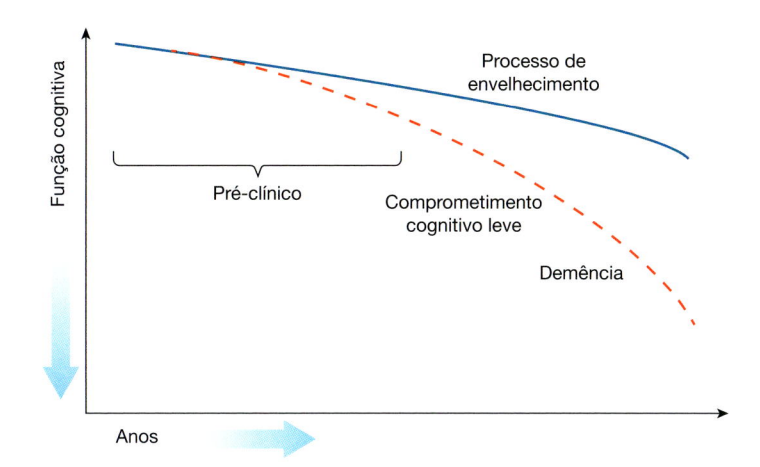

Visão simplificada de como ocorre declínio da cognição com o envelhecimento.

Antes de adentrarmos nos detalhes dos numerosos tipos de demência, seguem algumas definições úteis para ajudá-lo a ter maior clareza e evitar qualquer confusão.

Demência. O que queremos dizer exatamente quando utilizamos o termo *demência?* Quando o declínio cognitivo compromete a capacidade do paciente de funcionar de forma independente, esse paciente atravessou a linha cinza vaga e mal definida que separa o CCL (ver página 186) da demência[1]. Trata-se de uma linha que é cruzada com demasiada frequência: cerca de um em cada sete indivíduos ao longo da década dos 70 anos apresenta o diagnóstico de demência, e, aos 90 anos, esse número é de mais de um em cada três indivíduos. A demência é uma das principais causas de morte e de incapacidade em todo o mundo, e, devido ao envelhecimento constante da população, a expectativa é que a sua prevalência aumente até três vezes em 2050.

Os pacientes com demência apresentam um declínio em pelo menos um dos seguintes domínios:

- Memória e aprendizagem.
- Função executiva (habilidades organizacionais, como planejamento e resolução de problemas, autocontrole e raciocínio moral).
- Linguagem (acesso a palavras, fluência e compreensão).
- Cognição social (discernimento e emoções socialmente apropriados).
- Atenção complexa (capacidade de manter e manipular informações e capacidade de permanecer na execução da tarefa, apesar de distração).
- Funções motoras (capacidade de usar as próprias habilidades sensitivas e motoras para interagir com o ambiente).

---

[1]As edições IV e V do Manual Diagnóstico e Estatístico de Transtornos Mentais (DSM) utilizam o termo *transtorno neurocognitivo maior* para referir-se ao transtorno mais coloquialmente conhecido como demência.

> **Quadro 7.1 Demência *versus delirium***
>
> A demência tende a se manifestar de forma insidiosa e é progressiva e irreversível, enquanto o *delirium* tem uma apresentação aguda, com evolução oscilante e, com frequência, etiologia reversível. Para uma discussão abrangente do *delirium* e da encefalopatia, ver Capítulo 15.

A demência na doença de Alzheimer (DA), a demência vascular, a DCL, a demência frontotemporal (DFT) e a doença priônica (como a doença de Creutzfeldt-Jakob) representam tipos importantes de demência, que serão discutidos em profundidade mais adiante neste capítulo.

CCL. As estimativas variam, porém a CCL afeta até uma em cada dez pessoas até 69 anos de idade, e quase duas em cada dez até os 74 anos. Quinze por cento dos pacientes com mais de 65 anos de idade que apresentam CCL desenvolverão demência franca em até 2 anos; essa estatística pode desencorajar até mesmo o mais estoico entre seus pacientes, de modo que é importante dizer-lhes que isso significa que 85% dos indivíduos com CCL *não* progredirão para a demência durante esse período.

A definição mais simples de CCL consiste em *comprometimento cognitivo que não preenche totalmente os critérios diagnósticos para demência*; em outras palavras, o comprometimento cognitivo não prejudica de maneira significativa as atividades da vida diária. As condições basais de cada indivíduo são diferentes, de modo que é importante não estabelecer o diagnóstico de CCL a não ser que haja um declínio em relação ao próprio nível basal particular do paciente.

A distinção entre CCL e as alterações cognitivas que acompanham o envelhecimento normal baseia-se, em grande parte, no julgamento clínico e depende, em larga medida, da avaliação do próprio paciente (e dos familiares, amigos e colegas). Os sintomas que sugerem algo a mais do que o processo de envelhecimento normal incluem:

- Ficar perdido em lugares familiares.
- Esquecer-se de eventos recentes.
- Demonstrar um declínio na capacidade de compreender fatos que antes estavam ao alcance do paciente.
- Exibir um declínio das funções executivas, como planejamento e organização.
- Apresentar mudanças comportamentais, que variam desde apatia até agressão.

É necessário efetuar um rastreamento para comprometimento cognitivo? O rastreamento de rotina da população idosa não é recomendado pela maioria (embora nem todas) das diretrizes atuais, basicamente pelo fato de que não há evidências de que isso possa melhorar resultados clínicos significativos. Atualmente, não dispomos de muitos métodos baseados em evidências para retardar o declínio cognitivo além das mesmas recomendações sobre o estilo de vida – dieta saudável, exercícios etc. – que faríamos a qualquer paciente. Entretanto, os dados relativos ao exercício físico estão começando a ficar interessantes, e as evidências preliminares mostram que ele pode retardar a progressão do CCL para a demência.

Como avaliar o comprometimento cognitivo. Convém efetuar testes se e quando suspeitar que seu paciente pode apresentar comprometimento cognitivo, e dispõe-se de várias ferramentas para avaliação cognitiva. Algumas dessas ferramentas, que podem ser usadas no consultório, são rápidas e fáceis, enquanto outras exigem encaminhamento a um centro especializado e são mais trabalhosas (com frequência, necessitam de uma sessão de um dia inteiro de testes cognitivos aplicados por um neuropsicólogo). A utilidade dos testes reside mais em fornecer evidências "objetivas" para o diagnóstico e a trajetória da doença para os pacientes e familiares do que em orientar a terapia e melhorar os resultados clínicos. Os testes validados realizados no consultório levam apenas alguns minutos para serem executados e incluem o Miniexame do Estado Mental (MEEM), o Mini-Cog, a avaliação cognitiva de Montreal (MOCA, do inglês *Montreal Cognitive Assessment*) e a avaliação de demência de 8 itens.

A MOCA avalia vários domínios cognitivos, incluindo função visuoespacial (i.e., o paciente deve copiar o cubo), nomeação (nomear os animais) e memória (lembrar-se de uma lista de cinco palavras). (Copyright Z. Nasreddine, MD. Reproduzida com autorização. http://www.mocatest.org)

Quando os testes são anormais. Quando a sua avaliação clínica leva à suspeita do diagnóstico de CCL ou demência, você precisa descartar outros transtornos de confusão, bem como quaisquer fatores reversíveis que possam contribuir para o declínio do paciente. Em particular, precisa considerar:

- Depressão.
- Transtornos do sono.
- Uso de álcool e de substâncias.
- Contribuição de medicamentos prescritos.
- Transtornos reversíveis, como deficiência de vitamina B12 e hipotireoidismo.
- Hidrocefalia de pressão normal (HPN).

Os exames laboratoriais recomendados para a investigação básica de demência incluem hemograma completo, painel metabólico básico, vitamina B12 e hormônio estimulante da tireoide (TSH, do inglês *thyroid-stimulating hormone*). Pode-se considerar também a determinação da reagina plasmática rápida (RPR), bem como teste de vírus da imunodeficiência humana (HIV, do inglês *human immunodeficiency virus*), em populações específicas de pacientes de alto risco. Todos os pacientes devem ser submetidos a rastreamento para depressão. Com frequência, uma ressonância magnética (RM) do cérebro é apropriada para descartar a possibilidade de qualquer patologia estrutural subjacente e avaliar a carga de doença vascular. Outros exames, como análise do líquido cerebrospinal (LCS) e tomografia computadorizada por emissão de pósitrons (PET scan, do inglês *positron-emission tomography*), podem ser valiosos, dependendo da apresentação clínica, porém não estão indicados na investigação de rotina da demência.

Demência (também conhecida como transtorno neurocognitivo maior)

Conforme assinalado anteriormente, os pacientes com demência apresentam um declínio em pelo menos um dos seguintes domínios: memória e aprendizagem, função executiva, linguagem, cognição social, atenção complexa e funções motoras. Quando esse declínio prejudica a capacidade do paciente de funcionar de forma independente, ele é diagnosticado com demência.

Tipos importantes de demência incluem:

- Doença de Alzheimer.
- Demência vascular.
- Demência por corpos de Lewy.
- Demência frontotemporal.
- Doenças priônicas (incluindo doença de Creutzfeldt-Jakob).

Doença de Alzheimer (DA)

A prevalência da DA ao longo da vida é superior a 11% entre os homens e superior a 21% entre as mulheres. A maior parte desses pacientes apresenta *DA de início tardio* (a partir dos 65 anos de idade). A *DA de início precoce* é muito menos comum. A DA constitui a causa mais comum de demência em todo o mundo.

Genética. A DA de início tardio (i.e., esporádica) tem sido mais estreitamente ligada geneticamente aos genes que codificam a apolipoproteína E, em particular o alelo épsilon 4 da apolipoproteína E (APOE4), que está presente em 14% da população geral. Os heterozigotos têm um aumento de 3 vezes no risco de DA, enquanto os homozigotos apresentam um risco 8 a 12 vezes maior. Entretanto, 30 a 60% dos pacientes com DA *não* possuem esse alelo. Não se recomenda utilizar o APOE4 como ferramenta de rastreamento, visto que ele não é específico e que não há nenhuma intervenção preventiva ou terapêutica que possamos oferecer com base nos resultados do teste. Para pacientes que desejam realizar esse teste, deve-se considerar o seu encaminhamento para aconselhamento genético.

> **Quadro 7.2 Doença de Alzheimer de início precoce**
>
> A DA de início precoce, que se manifesta em pacientes com menos de 65 anos de idade, pode ocorrer de forma esporádica; todavia, com mais frequência, há um componente genético identificável com forte padrão de herança autossômica associado a mutações em vários genes. A mais comum é uma mutação na presenilina 1 no cromossomo 14, uma proteína que está envolvida na conversão da proteína precursora amiloide (APP, do inglês *amyloid precursor protein*) em beta-amiloide e, com menos frequência, ocorrem mutações na presenilina 2 (no cromossomo 1) e na própria APP (no cromossomo 21). A DA de início precoce é muito menos comum que a DA de início tardio. Tende a seguir uma evolução mais agressiva, e o comprometimento da memória pode ser sobrepujado por outros déficits cognitivos.

Apenas como comentário adicional, o impacto do alelo APOE4 não se limita a aumentar o risco de DA; ele também aumenta o risco de DCL. Além disso, os portadores de APOE4 têm menos capacidade de manter uma saúde neuronal após acidente vascular cerebral (AVC) ou traumatismo craniano. Por outro lado, os dados sugerem que o APOE2 pode ser protetor contra a DA e está associado a um aumento do tempo de vida em pacientes com e sem DA.

Fatores de risco. O envelhecimento, o sexo feminino e o alelo APOE4 são fatores de risco não modificáveis bem estabelecidos. Os fatores de risco potencialmente evitáveis ou reversíveis incluem:

- Os mesmos fatores que aumentam o risco de doença cardiovascular (p. ex., hipertensão, síndrome metabólica e hiperglicemia).
- História de lesão cerebral traumática.
- Transtornos do sono.
- Alguns medicamentos com atividade anticolinérgica (p. ex., antidepressivos, antipsicóticos e fármacos antiparkinsonianos).
- Baixo nível de atividade tanto física quanto cognitiva ao longo da vida.

Histologia. As características patológicas essenciais da DA consistem nos emaranhados neurofibrilares (compostos por agregados *intracelulares* em forma de chama da proteína tau hiperfosforilada, uma proteína associada a microtúbulos) e placas neuríticas senis (agregados *extracelulares* de beta-amiloide). O acúmulo dessas substâncias no tecido cerebral está associado à degeneração neuronal, morte celular e angiopatia cerebral. A proteína tau e o beta-amiloide constituem as causas da DA? Ainda não sabemos ao certo, porém os conhecimentos adquiridos revelam que sim, mas é preciso ficar atento.

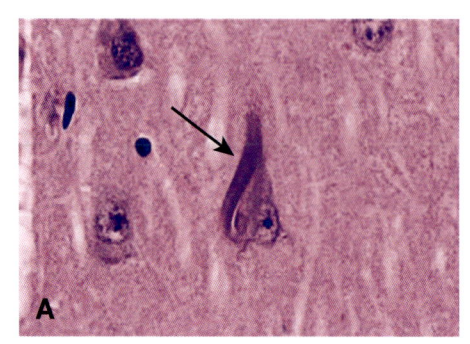

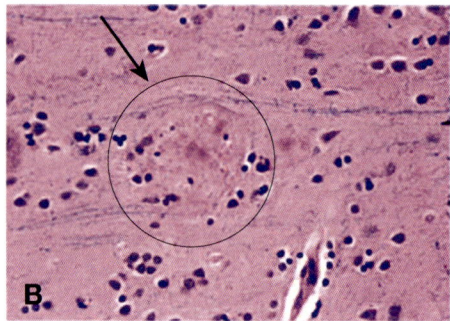

(A) Emaranhados neurofibrilares e (B) placas neuríticas em cortes de cérebro corados pela hematoxilina e eosina (H&E). (Modificada de Mills SE. *Histology for Pathologists*. 4th ed. Wolters Kluwer; 2012.)

Apresentação clínica e diagnóstico. Em geral, a DA manifesta-se com progressão insidiosa de déficits de memória. Os problemas relacionados com a memória de curto prazo – dificuldade em recordar eventos recentes, em oposição a eventos antigos – habitualmente são os primeiros a aparecer. Com o passar do tempo, surgem outros déficits cognitivos, que frequentemente flutuam de dia para dia e que podem incluir comprometimento intelectual e das funções executiva e visuoespacial, juntamente com déficits de linguagem e alterações na personalidade e no comportamento. Os pacientes podem apresentar julgamento prejudicado, confusão, desorientação, depressão, ansiedade e – em última análise – delírios e alucinações. Alguns pacientes podem desenvolver apatia profunda, outros, agitação, e outros, ainda, períodos alternados de apatia e agitação. Exceto quando a DA está em seus estágios iniciais – quando a função intelectual ainda está até certo ponto preservada –, os pacientes não têm consciência do que está acontecendo com eles. Por fim, os pacientes ficam acamados, incapazes de andar independentemente e desenvolvem incontinência vesical e intestinal.

Com exceção do exame do estado mental, o exame neurológico normalmente permanece normal até os estágios muito avançados da doença. A presença de sinais neurológicos focais ou de características parkinsonianas deve ser levar a uma avaliação de outras causas.

O diagnóstico diferencial de DA é amplo, e é importante descartar a possibilidade de outras causas de demência, em particular as causas reversíveis (ver página 199). Conforme assinalado anteriormente, devem-se solicitar exames laboratoriais. A detecção de proteínas tau no sangue é um novo exame que ainda não está disponível no comércio e que poderá oferecer uma maneira rápida de estabelecer o diagnóstico de DA.

Recomenda-se uma RM para descartar as causas estruturais de demência. As características clássicas que sugerem DA na RM do cérebro incluem atrofia cortical com aumento ventricular, juntamente com atrofia do hipocampo e lobos temporais mediais. Essas alterações não são específicas da DA, porém altamente sugestivas do diagnóstico no contexto clínico correto. O PET *scan*, embora não seja realizado rotineiramente, pode demonstrar hipometabolismo nos lobos temporoparietais posteriores.

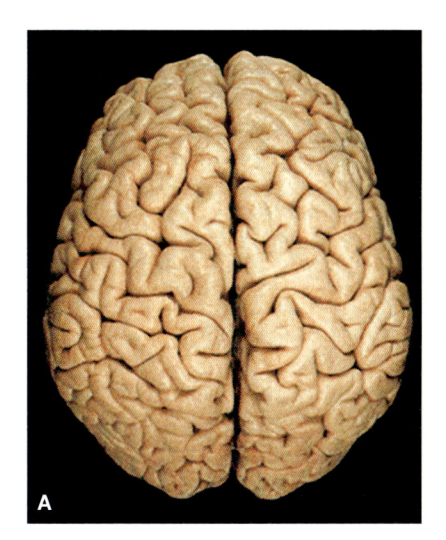

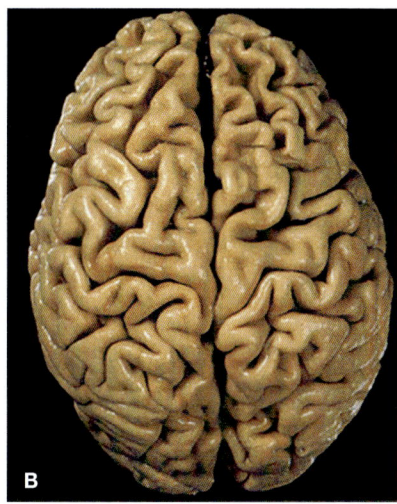

Cérebro saudável (A) comparado com o cérebro de um paciente com doença de Alzheimer (B). Observe a atrofia cortical significativa, caracterizada por sulcos alargados e giros adelgaçados. (Cortesia do Dr. F. Stephen Vogel, Duke University.)

Os biomarcadores do LCS continuam sendo utilizados principalmente para protocolos de pesquisa, porém os achados de níveis elevados de proteína tau e baixos níveis de beta-amiloide são razoavelmente sensíveis e específicos da DA.

Tratamento. Infelizmente, não existe cura para a DA. Os medicamentos disponíveis não revertem os sintomas existentes e podem, na melhor das hipóteses, apenas retardar ligeiramente o declínio do paciente.

Terapias dirigidas para a doença. As vias tanto colinérgicas quanto glutaminérgicas parecem ser importantes na função cortical, e essas vias constituem os alvos das terapias atuais. Os inibidores da acetilcolinesterase (p. ex., donepezila) podem proporcionar algum benefício modesto ao retardar a doença em pacientes com DA leve a grave, enquanto a memantina, um antagonista do receptor NMDA (*N*-metil-D-aspartato), pode beneficiar alguns pacientes com doença moderada a grave. Uma combinação de memantina e de um inibidor da acetilcolinesterase pode ser ligeiramente mais eficaz do que qualquer um deles isoladamente.

O aducanumabe, um anticorpo monoclonal recombinante, é o primeiro fármaco que tem como alvo específico a proteína beta-amiloide. Foi demonstrado que o aducanumabe reduz o acúmulo de amiloide no cérebro, porém as evidências de um benefício clínico têm sido, na melhor das hipóteses, muito modestas. Sua aprovação pela Food and Drug Administration (FDA) tem sido controversa, porém, até o momento em que este livro estava sendo redigido, o seu uso pode ser considerado para pacientes com problemas de memória ou cognitivos leves.

Terapias de suporte. Os sistemas de apoio social (tanto para o paciente quanto para os cuidadores) são fundamentais. Os antipsicóticos (frequentemente quetiapina) e antidepressivos (inibidores seletivos da recaptação de serotonina [ISRSs] e inibidores da recaptação de serotonina/norepinefrina [IRSNs]) podem ser usados para ajudar no manejo dos sintomas comportamentais. Não foi encontrada nenhuma terapia complementar ou alternativa capaz de oferecer qualquer benefício significativo. Em particular, o *ginkgo biloba*, um "intensificador da memória" popular de venda livre, não demonstrou retardar o declínio cognitivo em adultos de idade mais avançada.

Nunca se esqueça que o preço cobrado pela DA aos cuidadores do paciente pode ser arrebatador, de modo que eles podem se beneficiar de aconselhamento e apoio.

Medicamentos para a doença de Alzheimer

Medicamento	Mecanismo de ação	Indicações
Memantina	Antagonista do receptor NMDA	Para a demência moderada a grave; habitualmente bem tolerada, apesar dos relatos de agravamento de confusão, alucinações e tontura
Donepezila, rivastigmina, galantamina	Inibidores da acetilcolinesterase	Para a demência leve a grave; os efeitos colaterais GI são comuns (incluindo náusea e diarreia), particularmente ao iniciar a terapia
Aducanumabe	Anticorpo monoclonal dirigido para o beta-amiloide	Para a demência leve; parece ser bem tolerado

GI, gastrintestinal; NMDA, *N*-metil-D-aspartato.

Prevenção. Nenhuma intervenção isolada parece produzir qualquer diferença significativa na redução do risco de DA, porém há evidências de que uma abordagem multimodal possa ser útil: a pressão arterial deve ser controlada, a atividade física e mental, incentivada, e o paciente deve consumir uma dieta saudável (como a dieta mediterrânea). Nenhum suplemento ou medicamento demonstrou reduzir o risco de desenvolvimento da DA.

Demência vascular

A demência vascular é outra demência que você observará com frequência. Algumas vezes designada como "demência multi-infarto", a demência vascular é responsável por aproximadamente 8 a 15% dos casos de comprometimento cognitivo. Muitos pacientes exibem elementos tanto da DA quanto da demência vascular, o que não surpreende, visto que (1) ambas são comuns e (2) compartilham muitos dos mesmos fatores de risco.

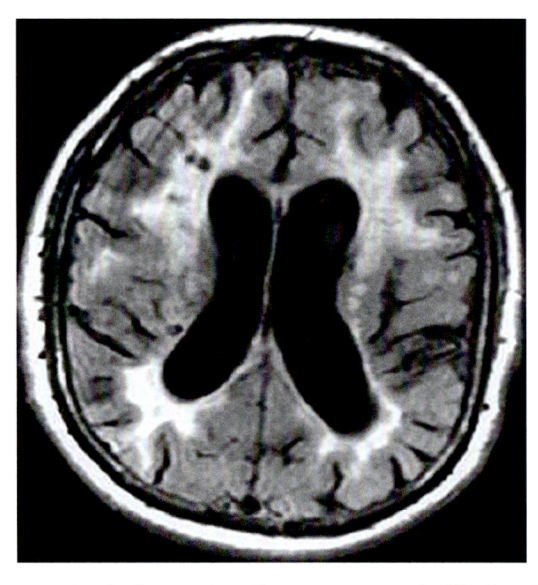

RM de um paciente com demência vascular. Observe a carga significativa de doença isquêmica microvascular, caracterizada por substância branca extensa e lesões hiperintensas periventriculares na sequência de recuperação de inversão atenuada por fluido (FLAIR, do inglês *fluid-attenuated inversion recovery*). (Reimpressa de Guermazi A, Miaux Y, Rovira- Cañellas A, et al. Neuroradiological findings in vascular dementia. *Neuroradiology*. 2007; 49(1):1-22.)

A demência vascular é o resultado de doença cerebrovascular, uma consequência da carga cumulativa de anos de hipertensão não controlada, hiperlipidemia, diabetes melito e obesidade sobre o cérebro. O tabagismo também aumenta significativamente o risco.

Características clínicas e diagnóstico. Deve-se suspeitar de demência vascular em qualquer paciente com disfunção cognitiva que também apresente fatores de risco para doença cerebrovascular e cardiovascular. Diferentemente da DA, cuja progressão é lenta e contínua, a demência vascular pode evoluir passo a passo; novos déficits cognitivos podem aparecer de repente, constituindo, presumivelmente, o resultado de novos infartos cerebrais. Em comparação com a DA, o exame físico é mais frequentemente anormal, notável pela presença de déficits focais que resultam da carga cumulativa de AVC. A RM mostra evidências de doença microvascular (ver figura apresentada anteriormente) e, com frequência, áreas mais distintas e maiores de infarto.

Tratamento. Os fatores de risco cardiovasculares devem ser controlados. Recomenda-se o uso de anti-hipertensivos, agentes de redução do colesterol (geralmente estatinas) e medicamentos para o controle rigoroso da glicemia, conforme indicado para prevenir a progressão – o que é de importância crítica, se lembrarmos a carga global da demência em todo o mundo. Os inibidores da colinesterase, que são usados para a DA, também podem ter um pequeno benefício para alguns desses pacientes.

Quadro 7.3 Papel do AVC na demência vascular

Lembre-se de que a definição de AVC – *o início agudo de déficits neurológicos focais* – é clínica. Os pacientes com demência vascular com frequência apresentam história de AVC, embora isso não seja necessário para o diagnóstico de demência vascular. Embora a RM mostre uma doença isquêmica microvascular significativa e suficiente para causar declínio cognitivo progressivo, esses pacientes não são diagnosticados como tendo história de AVC na ausência de história de déficits neurológicos focais súbitos.

Demência por corpos de Lewy (DCL)

Quando você atende um paciente com comprometimento cognitivo e pelo menos uma característica de parkinsonismo[2], como bradicinesia (i.e., lentidão de movimento), rigidez ou instabilidade postural, considere o diagnóstico de DCL.

Qual é a diferença entre essa entidade e a doença de Parkinson com demência sobreposta? Não é fácil fazer essa distinção, e os dois distúrbios podem representar duas extremidades de um único espectro; existe uma considerável sobreposição clínica e patológica entre os dois. O diagnóstico de DCL só deve ser estabelecido quando a demência e o parkinsonismo aparecem dentro de 1 ano um em relação ao outro. O tremor também tende a ser menos proeminente na DCL.

Os corpos de Lewy, que constituem a característica patológica essencial da DCL, são inclusões de alfa-sinucleína dentro dos neurônios e só podem ser reconhecidos na necropsia.

---

[2]Ver o Capítulo 13 para uma revisão abrangente da doença de Parkinson.

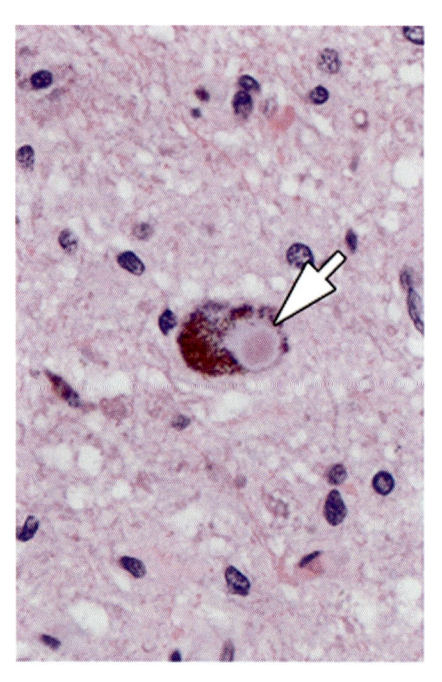

Os corpos de Lewy são inclusões hialinas intraneuronais concêntricas. (Reimpressa de Jankovic J, Tolosa E. *Parkinson's Disease and Movement Disorders*. 6th ed. Wolters Kluwer; 2015.)

Existem várias características essenciais da DCL que podem facilitar o seu reconhecimento e distingui-la de outras formas de demência:

- Características de parkinsonismo, conforme já discutido.
- Nível flutuante de cognição. Com frequência, os pacientes exibem níveis variáveis de atenção e estado de alerta ao longo do dia. Todavia, infelizmente, à semelhança de outras demências, a história natural da DCL é, em última análise, de progressão inexorável.
- Alucinações visuais precoces e proeminentes. *As alucinações liliputianas* – em que os pacientes veem pessoas e animais minúsculos não ameaçadores – são clássicas da DCL, porém podem ocorrer também alucinações mais abstratas. As alucinações visuais na DA são raras.

A ansiedade também é comum, e o início recente de ansiedade (também frequentemente flutuante) mais tarde na vida deve levar à consideração de DCL.

Tratamento. O tratamento é sintomático. À semelhança das outras demências, nenhum tratamento demonstrou modificar o curso da doença. Os pacientes com DCL apresentam deficiência na atividade colinérgica e dopaminérgica. Portanto, os inibidores anticolinesterásicos são usados com frequência com algum sucesso modesto, enquanto a levodopa pode ser útil para as características parkinsonianas (embora frequentemente seja menos efetiva do que na doença de Parkinson idiopática). Os antipsicóticos podem ser considerados em pacientes com psicose grave, porém é preciso ter em mente que esses medicamentos atuam como antagonistas dopaminérgicos e, portanto, podem agravar os sintomas parkinsonianos. Curiosamente, a levodopa – quando titulada com cuidado – geralmente é bem tolerada e não parece exacerbar de modo significativo as características psicóticas.

A expectativa de vida é de menos da metade daquela de pacientes com DA.

Demência frontotemporal (DFT)

Trata-se, na verdade, de um grupo de demências, cuja forma mais grave e comum é a *demência frontotemporal variante comportamental (DFTvc)*. A DFTvc é uma das causas mais comuns de demência de início precoce, cuja prevalência se assemelha àquela da DA em pacientes com menos de 65 anos de idade. Com mais frequência, é esporádica, embora existam formas familiares.

Apresentação clínica. A DFTvc afeta uma população mais jovem do que a DA, com idade média de início na década dos 50 anos. Como o quadro clínico é dominado por alterações do comportamento e da personalidade, ela pode ser confundida com uma doença psiquiátrica primária. Os primeiros sinais, como baixo desempenho no trabalho, problemas conjugais, desinibição social, apatia e falta de empatia, podem ser ignorados e falsamente atribuídos aos estressores normais da vida. Comportamentos repetitivos e compulsivos são comuns, assim como alterações no comportamento alimentar (a alimentação em excesso e uma forte predileção por doces são comuns, porém esses comportamentos alimentares dificilmente distinguem esses pacientes da população em geral!). As variantes menos comuns de DFT incluem a afasia não fluente progressiva e a afasia fluente progressiva, que se caracterizam por dificuldade proeminente em encontrar as palavras e comprometimento da compreensão da linguagem, respectivamente. Por fim, ocorre comprometimento da memória em todas as variantes, embora frequentemente não seja a característica mais saliente.

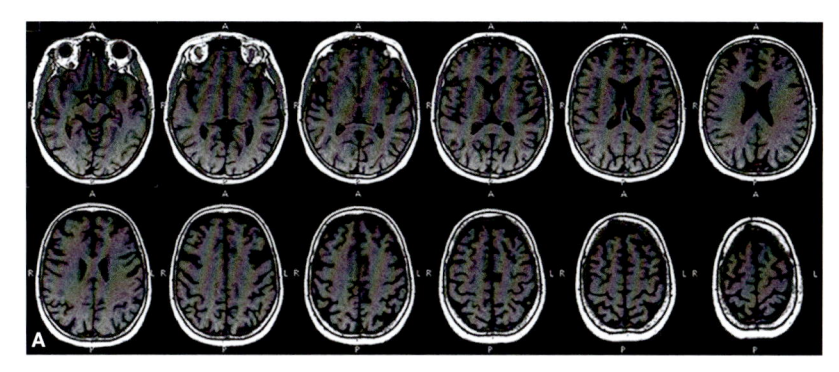

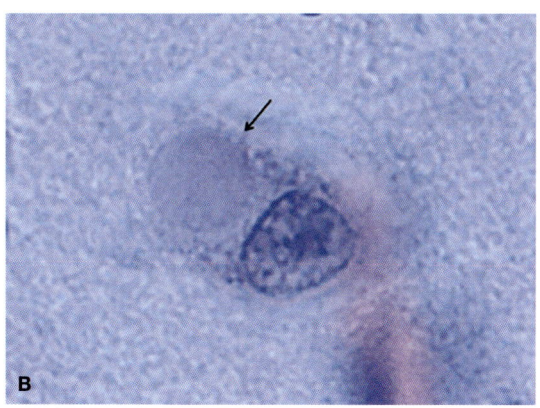

(*A*) RM de um paciente com DFT, mostrando uma extensa atrofia mais proeminente no córtex frontal. (*B*) Corte microscópico de um grande corpo de Pick imediatamente ao lado do núcleo. (*A*, reimpressa de von Schulthess GK. *Molecular Anatomic Imaging*. 3rd ed. Wolters Kluwer; 2015; e *B*, reimpressa de Rubin R, Strayer DS. *Rubin's Pathology*. 5th ed. Wolters Kluwer; 2007.)

> **Quadro 7.4 DFT e esclerose lateral amiotrófica (ELA)**
>
> Em 2011, foi identificada uma mutação gênica específica que poderia causar tanto DFT quanto ELA. Desde então, foram descobertas várias outras mutações que podem causar ambas as doenças. Embora a DFT seja considerada como uma demência puramente cognitiva, e a ELA, como um distúrbio do movimento, pode haver, na realidade, uma considerável sobreposição clínica entre as duas (p. ex., cerca de 50% dos pacientes com ELA acabam exibindo algum grau de comprometimento cognitivo). As características genéticas precisas e os aspectos clínicos que caracterizam o *espectro da DFT-ELA* continuam sendo uma área de pesquisa ativa. Ver o Capítulo 11 para uma revisão sobre ELA.

Histologia. Os corpos de Pick, que consistem em agregados intracelulares redondos de proteína tau, são encontrados em cerca da metade de todos os casos de DFT.

Diagnóstico. Dependendo da forma específica de DFT, o diagnóstico é principalmente clínico e pode ser sustentado por neuroimagem (a TC ou a RM revelam atrofia frontal e/ou temporal) e análise histopatológica (para fornecer um diagnóstico definitivo, embora isso raramente seja necessário).

Tratamento. Não existe nenhum tratamento específico. O suporte aos cuidadores do paciente pode ser a intervenção mais importante, visto que as mudanças de comportamento podem representar uma fonte de enorme sofrimento para a família do paciente. Deve-se oferecer também aconselhamento genético.

Doenças priônicas e doença de Creutzfeldt-Jakob

As doenças priônicas são doenças neurodegenerativas causadas pelo acúmulo no cérebro da proteína priônica infecciosa e insolúvel, uma variante mal enovelada (PrP^{SC}) que substitui a proteína priônica normal (PrP^c) (ver Quadro 7.5). Do ponto de vista histológico, essas doenças caracterizam-se por vacúolos citoplasmáticos intraneuronais, que conferem ao tecido cerebral uma aparência espongiforme (*encefalopatia espongiforme* é outro termo para referir-se a essas doenças), juntamente com perda neuronal e ausência de inflamação. Existem quatro variantes principais de doença priônica:

- Doença de Creutzfeldt-Jakob (DCJ).
- Insônia familiar fatal.
- Síndrome de Gerstmann-Straussler-Scheinker.
- Kuru.

Doença de Creutzfeldt-Jakob. Nosso foco será a DCJ, visto que ela é a mais comum das doenças priônicas – apesar de rara (ocorre cerca de 1 novo caso de DCJ esporádica por 1.000.000 de pessoas por ano em todo o mundo). A DCJ é sempre fatal, e 90% dos pacientes morrem dentro de 1 ano após o diagnóstico. A evolução do paciente é dominada por rápido declínio cognitivo, motor e comportamental. A velocidade de progressão diferencia a DCJ das outras demências já discutidas. Os sintomas psiquiátricos (incluindo ansiedade e apatia) e os sintomas cognitivos (perda da memória, afasia, apraxia) frequentemente dominam o quadro clínico no início da evolução, seguidos de mioclonia (presente em cerca de 90% dos pacientes), ataxia e fraqueza. Os pacientes finalmente entram em estado de coma, e a morte mais frequentemente resulta de infecção respiratória sobreposta.

A DCJ pode ser herdada como traço autossômico dominante; todavia, na maioria dos casos, surge esporadicamente. Pode ser também transmitida e adquirida de várias outras maneiras – por meio de instrumentos neurocirúrgicos e material cadavérico (p. ex., transplantes de córnea, transplantes de dura-máter) contaminados e hormônio do crescimento derivado de hipófise contaminado. Raramente, pode ser causada por exposição à encefalopatia espongiforme bovina (uma condição referida como *DCJ variante* ou, coloquialmente, como doença da vaca louca).

Quadro 7.5 Príons

Os príons são partículas de proteína que surgem a partir de mutações do gene PRNP no braço curto do cromossomo 20. A função precisa desse gene ainda não é compreendida; é expresso em todo o corpo, porém predominantemente no cérebro, sugerindo que ele provavelmente desempenhe alguma função neurológica. A doença progride muito rapidamente, devido à capacidade dos príons de utilizar a proteína PrP^C normal como modelo para se replicar, escapando da mecânica mais complexa de replicação pelo DNA celular.

O diagnóstico é habitualmente estabelecido por uma combinação do quadro clínico, achados na RM (ver adiante), anormalidades no eletrencefalograma (EEG) (mostrando complexos de ondas agudas periódicas generalizados, que *não* são observados na forma variante) e análise do LCS para a proteína 14-3-3 (uma proteína neuronal presente no LCS que indica lesão neuronal; entretanto, a ocorrência de níveis elevados não é específica da DCJ). Um exame mais recente (conhecido como conversão induzida por *quaking* em tempo real, ou RT-QuIC), que detecta proteínas priônicas mal enoveladas no LCS, parece ser promissor. Todavia, o diagnóstico definitivo atualmente só pode ser estabelecido por meio de análise neuropatológica realizada em necropsia. O tratamento é exclusivamente de suporte.

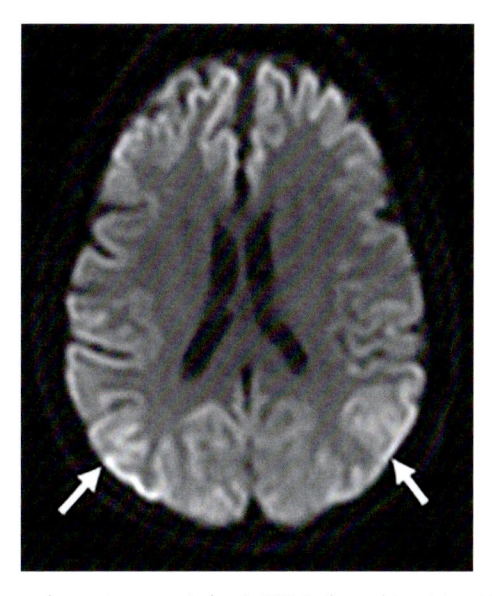

Os achados de RM que podem estar associados à DCJ incluem hiperintensidades difusas dos giros corticais (*setas;* isso é conhecido como "fita cortical", que também pode ser observada no contexto do estado de mal epiléptico), bem como hiperintensidades de sinal nos núcleos da base bilaterais e tálamos (não mostrados). (Reimpressa de Louis ED, Mayer SA, Noble JM. *Merritt's Neurology*. 14th ed. Wolters Kluwer; 2021.)

A **insônia familiar fatal** é herdada como doença autossômica dominante (foram relatados casos esporádicos, porém raros) e caracteriza-se por insônia grave associada a uma resposta de sobressalto exagerada e hiperatividade simpática. À semelhança da DCJ, a progressão é rápida, e a morte geralmente ocorre dentro de 1 ano após o diagnóstico.

A **síndrome de Gerstmann-Straussler-Scheinker** também é herdada de forma autossômica dominante. O quadro clínico é dominado por sintomas cerebelares, como ataxia e incoordenação da marcha, seguidos de fraqueza e graus variáveis de perda de memória. A evolução é um pouco mais gradual, e a maioria dos pacientes sobrevive por 4 a 5 anos após o diagnóstico.

O **Kuru** foi a primeira doença priônica identificada e era endêmica entre as tribos Fore em Papua Nova Guiné no início e meados da década de 1900. O Kuru é adquirido por canibalismo (i.e., ingestão de tecido cerebral de um ser humano infectado; os familiares falecidos eram tradicionalmente comidos para ajudar a libertar seus espíritos). Acreditava-se que essa prática tinha sido erradicada há décadas com a cessação do canibalismo, porém foram relatados diversos casos desde então. Os sintomas consistem em tremores precoces e proeminentes (o termo kuru deriva de uma palavra Fore que significa "agitar"), ataxia e mioclonia, seguidos de demência e morte, geralmente dentro de 1 a 2 anos após o diagnóstico.

Quadro 7.6 Diagnóstico diferencial das demências rapidamente progressivas

Existe uma longa lista de doenças e substâncias que podem causar demência rapidamente progressiva, porém todas elas, à semelhança da DCJ, só raramente se manifestam como demência de progressão rápida. Entretanto, é importante ter em mente esses diagnósticos, visto que, diferentemente da DCJ, a maioria é potencialmente reversível:

- Infecções HIV, doença de Lyme, herpes-vírus simples, neurossífilis).
- Toxinas (álcool, substâncias, metais pesados).
- Síndromes paraneoplásicas.
- Doenças autoimunes (lúpus eritematoso sistêmico [LES], síndrome de Sjögren, Hashimoto).
- Doenças granulomatosas (Behçet, sarcoidose).
- Vasculite.

O que você aprendeu até agora, com resumo básico

Tipo de demência	Aspectos mais característicos
Demência na doença de Alzheimer	O déficit de memória é predominante
Demência vascular	Progressão gradual
Demência por corpos de Lewy	Características parkinsonianas, alucinações visuais, função cognitiva flutuante
Demência frontotemporal	Alterações do comportamento
Doença de Creutzfeldt-Jakob	Progressão muito rápida, mioclonia

Demências reversíveis

Existem várias demências reversíveis que, por serem tratáveis, constituem diagnósticos importantes que não devem ser omitidos.

Transtornos psiquiátricos. Vários transtornos psiquiátricos, como *depressão maior*, podem simular uma demência. Quando ocorre demência em consequência de uma doença mental, é referida como síndrome de demência da depressão, anteriormente conhecida como pseudodemência. O tratamento com antidepressivos geralmente leva à resolução dos sintomas cognitivos.

Distúrbios metabólicos. O comprometimento cognitivo associado à *tireoidite de Hashimoto* pode evoluir de forma aguda ou subaguda. A deficiência de vitamina B12 (que pode constituir uma causa de neuropatia periférica [página 281] ou de degeneração combinada subaguda da medula espinal [página 269]) também pode provocar comprometimento cognitivo leve reversível e demência. Outro exemplo é o uso de álcool de longa duração, resultando na *síndrome de Wernicke-Korsakoff* (página 380).

Hidrocefalia de pressão normal (HPN). Esse distúrbio é discutido com muito mais frequência do que é encontrado; a HPN é rara. Classicamente, manifesta-se com a tríade de declínio cognitivo, distúrbio da marcha e incontinência urinária ("maluco, instável e molhado" é uma maneira comum de se lembrar disso). Assim, você pode entender por que esse distúrbio aparece com tanta frequência em discussões, visto que todas essas três características são comuns em indivíduos idosos.

A maioria dos casos de HPN é idiopática, resultado de um desequilíbrio entre a produção e a absorção de LCS. A pressão do LCS é normal ou apenas ligeiramente elevada. As causas secundárias incluem infecções, condições inflamatórias e AVCs hemorrágicos que comprometem a absorção de LCS. O aumento de volume do LCS na HPN tanto idiopática quanto secundária leva a um aumento ventricular e compressão do tecido cerebral adjacente.

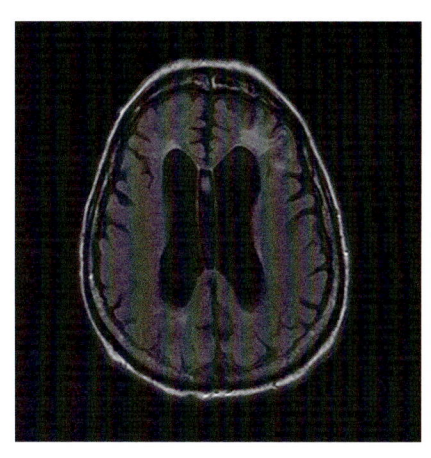

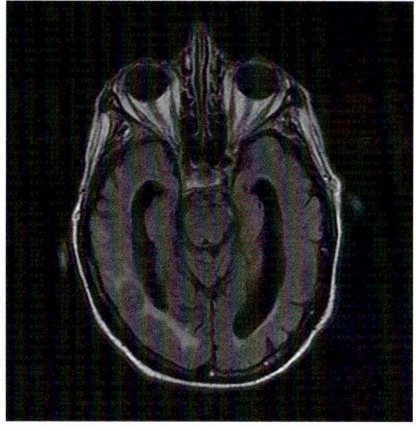

RM de um paciente que apresenta HPN, com ventriculomegalia desproporcional ao grau de atrofia cerebral generalizada. Entretanto, é importante ter em mente que a HPN é, antes de tudo e principalmente, um diagnóstico clínico. Com frequência, você verá relatórios de radiologia que comentam sobre a presença de ventriculomegalia (frequentemente seguida de "*pode ser consistente com HPN*"), porém você precisa efetuar uma "*correlação clínica*". Se o paciente não apresenta características consistentes com HPN, o diagnóstico não é de HPN, independentemente dos achados de imagem. (Reimpressa de Louis ED, Mayer SA, Noble JM. *Merritt's Neurology*. 14th ed. Wolters Kluwer; 2021.)

A HPN progride lentamente. O comprometimento cognitivo do paciente pode assumir praticamente qualquer forma e pode simular a DA. A incontinência urinária é a menos comum das três características clássicas (cerca de 50% dos pacientes). O distúrbio típico da marcha frequentemente é descrito como marcha arrastada e pode imitar estreitamente a marcha arrastada associada à doença de Parkinson.

Deve-se suspeitar de HPN em qualquer paciente com demência e distúrbio da marcha, com ou sem incontinência urinária. O primeiro exame complementar é uma RM ou TC, e, se o exame revelar aumento dos ventrículos *desproporcional ao grau de atrofia cerebral generalizada*, deve-se proceder a uma punção lombar, que tem implicações diagnósticas e terapêuticas. Se a retirada de uma pequena quantidade de LCS levar a uma melhora dos sintomas, então o paciente pode ser candidato a uma derivação. A marcha deve melhorar rapidamente, dentro de alguns minutos após a retirada de LCS; entretanto, alguns pacientes podem melhorar até 24 horas depois. A drenagem do LCS não é um teste perfeito; apresenta uma sensibilidade relativamente baixa para prever quem se beneficiará de uma derivação, de modo que alguns pacientes que poderiam se beneficiar serão omitidos.

A derivação mais comum usada atualmente é uma derivação ventriculoperitoneal, e uma válvula ajustável permite uma cuidadosa titulação da pressão do LCS. Em cerca de 25% dos pacientes, ocorrem complicações em decorrência da colocação de derivação, exigindo intervenção neurocirúrgica; essas complicações incluem hematomas subdurais e necessidade de revisão da derivação. Os pacientes com apresentação clássica de HPN que melhoram com a retirada de LCS apresentarão, em sua maioria, uma melhora com a derivação; a marcha mostra a maior melhora, enquanto a função cognitiva tem menos probabilidade de melhorar.

Amnésia global transitória (AGT). Uma das favoritas de livros, televisão e filmes, a amnésia pode ser um ótimo enredo, mas pode ser uma realidade aterrorizante. A AGT não é uma demência – nem um distúrbio neurodegenerativo –, porém queremos discuti-la aqui em virtude de seu déficit de memória súbito e dramático.

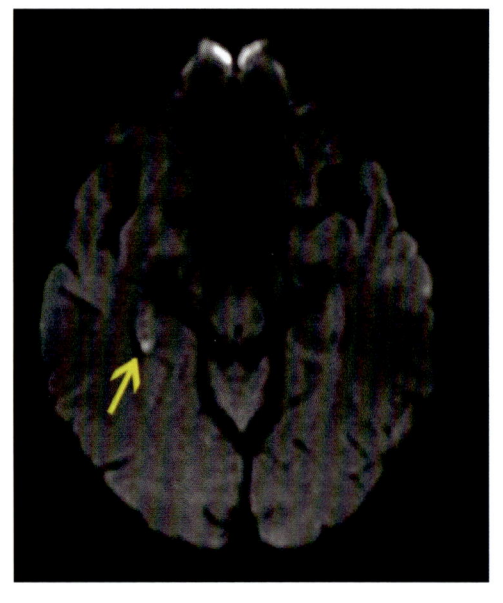

RM com pequeno foco de restrição à difusão no hipocampo direito de um paciente com amnésia global transitória. (Reimpressa de Cuello Oderiz C, Miñarro D, Dardik D, et al. Teaching NeuroImages: hippocampal foci of restricted diffusion in transient global amnesia. *Neurology.* 2015; 85(20):e145.)

A AGT é uma amnésia reversível. O exame neurológico é normal, exceto pelo súbito desenvolvimento de incapacidade de criar novas memórias. Os pacientes continuam fazendo as mesmas perguntas repetidas vezes: "Onde estou?", "Quem é você?" e assim por diante. Entretanto, permanecem orientados para eles próprios e totalmente capazes de executar tarefas cognitivas complexas. O grau de amnésia retrógrada – a incapacidade de lembrar fatos antes do evento – é variável.

Normalmente, os sintomas duram de 1 a 24 horas, porém alguns pacientes podem apresentar comprometimento residual da memória muito leve, que persiste por semanas.

A AGT ocorre com mais frequência em pacientes de 50 a 70 anos de idade e pode afetar tanto homens quanto mulheres. A causa não é conhecida. Pacientes com AGT não parecem correr maior risco de AVC ou convulsão ou de desenvolver demência posteriormente na vida.

Os pacientes com AGT devem ser observados até que retornem a seu estado mental basal. Com frequência, obtém-se uma RM para excluir a possibilidade de AVC ou de foco de convulsão subjacente, e o exame pode revelar pequenas lesões incidentais que restringem a difusão nos hipocampos (ver imagem na página 200). Se houver qualquer anormalidade neurológica ou se o déficit de memória persistir por mais de 24 horas, indica-se definitivamente a realização de exame de imagem e EEG.

Não há necessidade de tratamento além de tranquilizar o paciente. A recorrência é rara, mas pode ser observada e, por razões incertas, é mais comum em pacientes com história pessoal ou familiar de migrânea.

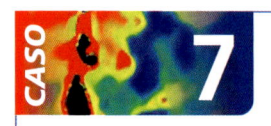

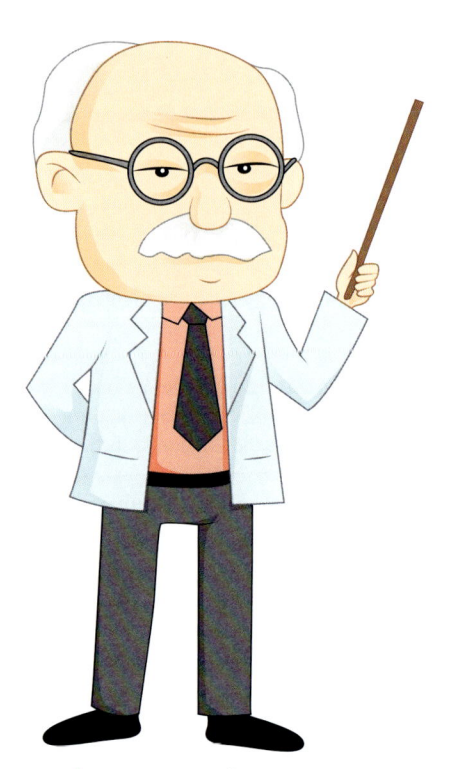

Acompanhamento de seu paciente: Embora a apresentação de Aaron não tenha causado preocupação imediata, você utiliza uma das avaliações rápidas do estado mental realizadas no consultório e descobre que ele parece ter comprometimento cognitivo leve. Você o tranquiliza, assegurando que ele não tem demência. Você também o informa que não há medicamentos atualmente disponíveis para reduzir o risco de progressão, porém ele imediatamente concorda com suas recomendações para um estilo de vida saudável – exercícios diários, em particular. Ele deverá voltar para vê-lo regularmente de modo que possa monitorar o seu estado cognitivo.

Você agora já sabe:

- Existe uma linha tênue que separa as alterações cognitivas do envelhecimento normal e as do comprometimento cognitivo leve; o teste do estado mental pode ser útil para distinguir as duas.
- Os tipos importantes de demência incluem doença de Alzheimer (perda profunda da memória), demência vascular (progride de maneira gradual), demência por corpos de Lewy (parkinsonismo e, com frequência, alucinações visuais), demência frontotemporal (alterações do comportamento e da personalidade) e doença de Creutzfeldt-Jakob (progressão rápida).
- Sempre exclua as causas reversíveis de demência, como depressão, alcoolismo, tireoidite de Hashimoto, deficiência de vitamina B12 e hidrocefalia de pressão normal.

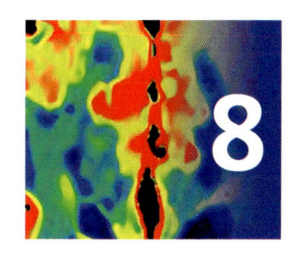

8 Meningite, encefalite e outras doenças infecciosas do sistema nervoso

Neste capítulo, você aprenderá:

1 | A diferença entre meningite e encefalite.

2 | A apresentação clínica, as causas e o tratamento da meningite.

3 | A apresentação clínica, as causas e o tratamento da encefalite.

4 | As complicações neurológicas da infecção pelo vírus da imunodeficiência humana (HIV, do inglês *human immunodeficiency virus*), da neurossífilis e da doença de Lyme.

5 | O que sabemos até agora sobre as manifestações neurológicas da covid-19.

6 | A apresentação e o tratamento dos abscessos cerebrais.

CASO 8

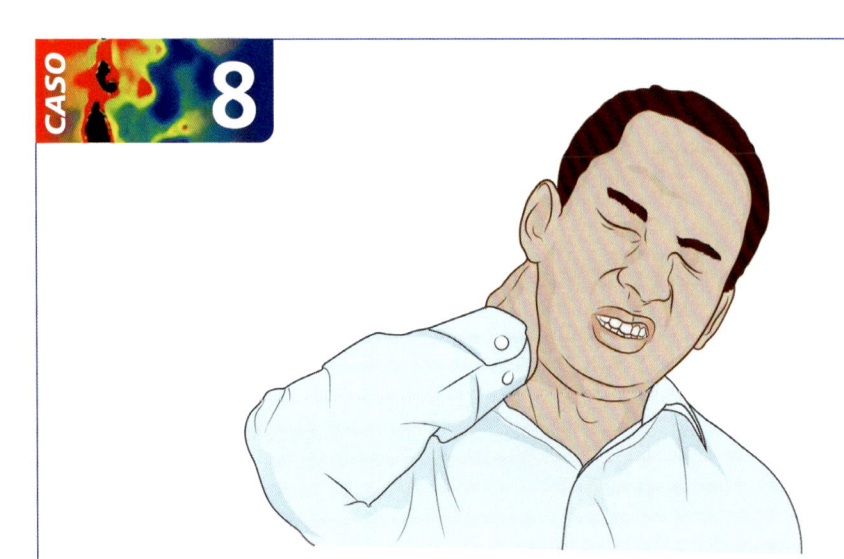

Seu paciente: Amir, um consultor de gestão de 33 anos de idade, o procura com uma forte dor de cabeça, que começou há apenas algumas horas, associada a fotofobia e calafrios. O paciente tem uma história de cefaleias de migrânea, porém essa dor de cabeça atual é muito mais intensa do que a migrânea habitual. A temperatura medida é de 39,5 °C, e o paciente demonstra acentuada rigidez de nuca (pescoço rígido) ao exame. Não há exantema óbvio. Tampouco são observadas anormalidades neurológicas focais. Amir está letárgico, porém não desorientado. Qual seu próximo passo imediato no manejo desse paciente: você solicita uma tomografia computadorizada (TC) ou ressonância magnética (RM), realiza uma punção lombar para análise do líquido cerebrospinal (LCS) ou inicia imediatamente uma terapia antimicrobiana empírica?

A *encefalite* refere-se à inflamação do parênquima cerebral. A *meningite* refere-se à inflamação das meninges. Tradicionalmente, são distinguidas uma da outra pela presença de comprometimento neurológico (encefalite) ou preservação da função neurológica normal (meningite).

Diferentemente da meningite, como a encefalite afeta o parênquima cerebral, ela pode causar déficits neurológicos focais, incluindo alteração do estado mental (mais comumente), hemiparesia, perda hemissensitiva e comprometimento da linguagem.

Por outro lado, embora a meningite possa causar alteração do estado mental, trata-se, com mais frequência, de um fenômeno secundário, que pode ser atribuído a uma combinação de letargia e dor (lembre-se de que, diferentemente do parênquima cerebral, as meninges são sensíveis à dor). A função cerebral permanece normal nos demais aspectos. A síndrome clássica associada à meningite resulta de irritação meníngea e é denominada apropriadamente *meningismo*: uma combinação de rigidez de nuca, cefaleia e fotofobia.

Não é raro que a meningite e a encefalite coexistam em certo grau (meningoencefalite). Por exemplo, a meningite pode apresentar déficits neurológicos focais como resultado do comprometimento do córtex cerebral e da medula espinal. Entretanto, para maior clareza na classificação dos diagnósticos diferenciais, é interessante manter a seguinte distinção:

- Febre + déficits neurológicos focais = encefalite.
- Febre + meningismo + ausência de déficits neurológicos focais = meningite.

Aviso: Identificaremos várias falhas nessa categorização à medida que prosseguirmos neste capítulo. Todavia, analisar a meningite e a encefalite dessa maneira fornece uma base sólida para compreender as doenças infecciosas do sistema nervoso central (SNC).

Meningite

Nos Estados Unidos, os casos de meningite em adultos (e também de encefalite) são causados, em sua maioria, por vírus. A meningite viral é relativamente benigna. Embora essas infecções virais sejam, com frequência, muito desagradáveis e possam ser debilitantes, a grande maioria dos pacientes tem uma recuperação completa. Menos de um em cada cinco casos de meningite é provocado por bactérias, porém essa causa de meningite pode ser tão rapidamente fatal que é pertinente ser a primeira a receber nossa atenção.

Meningite bacteriana

A meningite bacteriana é uma emergência médica. Embora existam outras causas de meningite além da infecção bacteriana (acabamos de mencionar que a meningite viral é mais comum, e, como veremos em breve, há numerosas outras etiologias infecciosas e não infecciosas), os pacientes que apresentam, como Amir, febre, cefaleia, rigidez de nuca, fotofobia e/ou confusão têm meningite bacteriana até prova em contrário. O primeiro passo é iniciar imediatamente o tratamento, antes de prosseguir com qualquer avaliação adicional.

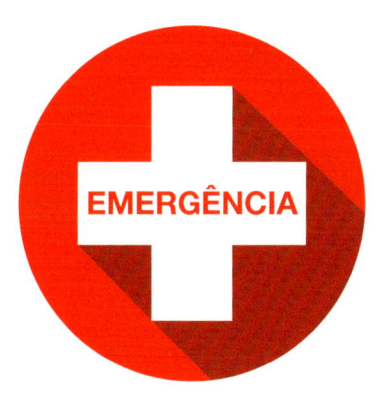

A suspeita de meningite bacteriana deve ser tratada como emergência médica.

Apresentação clínica. A maioria dos pacientes com meningite bacteriana tem aparência muito doente. A apresentação clássica consiste em febre, rigidez de nuca, fotofobia e alteração do estado mental. Os pacientes que não apresentam pelo menos um desses sintomas clássicos quase certamente *não* têm meningite bacteriana. Por outro lado, menos da metade dos pacientes com meningite bacteriana apresenta todo o complexo de sintomas. Nos lactentes[1], nos indivíduos idosos e em pacientes imunossuprimidos, em particular, um ou mais desses sintomas frequentemente estão discretos ou ausentes por completo. A cefaleia constitui, na verdade, o sintoma de apresentação mais comum da meningite bacteriana (relatada em aproximadamente 80% dos pacientes), seguida de febre e rigidez de nuca. A qualidade e a localização da cefaleia são variáveis e não podem ser utilizadas para ajudar a orientar o diagnóstico.

Quadro 8.1 Sinais de Brudzinski e Kernig

A *rigidez de nuca* reflete a inflamação subjacente das meninges pia-máter e aracnóide sensíveis à dor ao redor das raízes e dos nervos espinais. O movimento do pescoço é muito doloroso, de modo que os pacientes procuram manter o pescoço o mais imóvel possível. Se, durante o exame, você tentar forçar a flexão do pescoço, o paciente flexionará os joelhos e os quadris, constituindo o denominado *sinal de Brudzinski*. A extensão de um joelho do paciente com a coxa em ângulo reto com o tronco causará dor nas costas e nos músculos isquiotibiais, um achado denominado *sinal de Kernig*. Quando positivos no contexto clínico correto, esses testes são altamente específicos para meningite. Todavia, não são sensíveis, ou seja, a sua ausência não pode ser usada para descartar o diagnóstico.

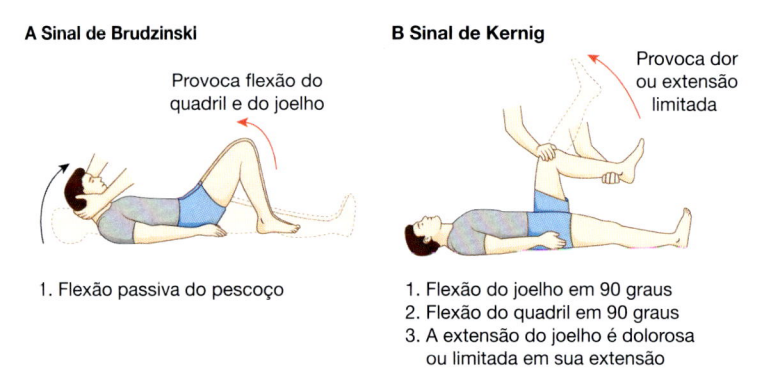

A Sinal de Brudzinski

Provoca flexão do quadril e do joelho

1. Flexão passiva do pescoço

B Sinal de Kernig

Provoca dor ou extensão limitada

1. Flexão do joelho em 90 graus
2. Flexão do quadril em 90 graus
3. A extensão do joelho é dolorosa ou limitada em sua extensão

Como produzir os sinais de Brudzinski e de Kernig.

Outras características da meningite bacteriana podem incluir:

- Náusea e vômitos.
- Convulsões.
- Coma.

---

[1] As manifestações da meningite bacteriana em lactentes podem ser particularmente inespecíficas e podem incluir hiper- e hipotermia, alimentação precária, convulsões e abaulamento da fontanela; a rigidez de nuca é incomum.

- Sinais neurológicos focais (já estamos assinalando falhas na definição padrão) – mais comumente, trata-se de anormalidades dos nervos cranianos, devido ao exsudato inflamatório que atravessa a barreira da pia-máter e comprime os nervos.

- Exantema – a meningite meningocócica, que está associada a um prognóstico particularmente sombrio, é acompanhada, com frequência, de exantema maculopapular transitório e rapidamente progressivo.

Causas da meningite bacteriana. As bactérias podem seguir o seu trajeto para dentro do espaço subaracnóideo por disseminação hematogênica (bacteriemia) ou por extensão direta a partir de uma área localizada de infecção, como sinusite aguda ou otite média. Diferentes faixas etárias são afetadas por microrganismos diferentes (ver tabela a seguir); todavia, nos adultos, as causas mais comuns de meningite bacteriana são as seguintes:

1. *Streptococccus pneumoniae* (também conhecido como pneumococo).
2. *Neisseria meningitidis* (também conhecida como meningococo).

Patógenos mais comuns e seu tratamento, de acordo com a faixa etária

Idade	Patógenos mais comuns	Tratamento empírico
<1 mês	Estreptococo do grupo B (EGB), E. coli (+ outros bastonetes gram-negativos entéricos), Listeria	Ampicilina + cefotaxima
1-23 meses	EGB, E. coli, S. pneumoniae, N. meningitidis, Haemophilus influenzae	Vancomicina + ceftriaxona
2-50 anos	S. pneumoniae, N. meningitidis	Vancomicina + ceftriaxona
>50 anos	S. pneumoniae, N. meningitidis, Listeria, bastonetes gram-negativos aeróbicos (pseudomonas)	Vancomicina + ceftriaxona + ampicilina

Quadro 8.2 Vacinas meningocócica e pneumocócica

A vacinação de rotina contra os sorogrupos meningocócicos A e C levou a um acentuado declínio da infecção meningocócica, e hoje dispõe-se também de vacinação contra o sorogrupo B. Atualmente, a vacina pneumocócica é recomendada de modo rotineiro para adultos com 65 anos ou mais, bem como para aqueles com risco de doença invasiva, ou seja, indivíduos com implante coclear, vazamento de LCS ou história pregressa de doença pneumocócica invasiva, e diminuiu a incidência de infecção pneumocócica invasiva.

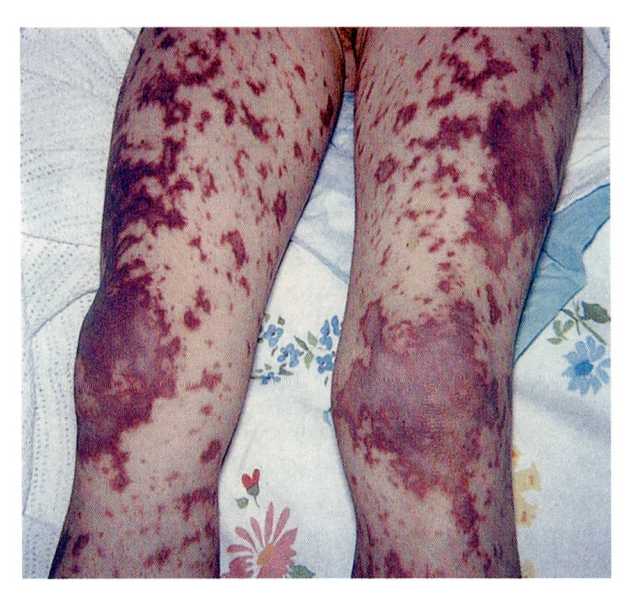

Exantema fulminante em paciente com meningococcemia. (Reimpressa de Scheld MW, Whitley RJ, Marra CM. *Infections of the Central Nervous System*. 4th ed. Lippincott Williams & Wilkens; 2004.)

S. pneumoniae, um diplococo gram-positivo, constitui a causa mais comum de meningite bacteriana em adultos. Essa infecção bacteriana provoca mais comumente pneumonia (o que explica o seu nome), e muitos pacientes com meningite também apresentam evidências de pneumonia. Entretanto, é importante ressaltar que a ausência de pneumonia não exclui a possibilidade de diagnóstico de meningite por *S. pneumoniae*.

N. meningitidis, um diplococo gram-negativo, constitui a segunda causa mais comum. A meningite causada por *N. meningitidis* é singular, visto que se manifesta de forma súbita e devastadora, progredindo rapidamente em apenas algumas horas. Deve-se suspeitar desse tipo de meningite imediatamente no paciente que apresenta o clássico exantema maculopapular que não empalidece (ver anteriormente), que pode ser observado em cerca de 50% dos pacientes por ocasião da apresentação. As complicações podem incluir choque, que pode causar infarto e insuficiência suprarrenal (uma condição conhecida como síndrome de Waterhouse-Friderichsen); coagulação intravascular disseminada, insuficiência cardíaca; e púrpura fulminante (sangramento cutâneo difuso e necrose).

A incidência da meningite causada por ***Haemophilus influenzae***, uma bactéria gram-negativa, diminuiu drasticamente nos Estados Unidos e em outros países desenvolvidos desde o início da década de 1990, em virtude da vacinação infantil generalizada contra *H. influenzae* tipo b (conhecido como Hib, a cepa mais virulenta e, entre as cepas tipificáveis, a que tem mais probabilidade de causar doença invasiva). Todavia, no mundo inteiro, o *H. influenzae* continua sendo uma das causas mais comuns de meningite. As crianças com menos de 5 anos de idade têm mais propensão a serem afetadas.

Listeria monocytogenes, um bastonete gram-positivo, responde por cerca de 5 a 8% dos casos de meningite bacteriana e ocorre principalmente em recém-nascidos, mulheres grávidas, adultos com mais de 50 anos de idade e pacientes imunocomprometidos. Trata-se principalmente de uma doença transmitida por alimentos (adquirida, com mais frequência, de leite ou queijo contaminados e não pasteurizados). A meningoencefalite é, na verdade, mais comum do que a meningite isoladamente, e a evolução pode variar de leve (febre com alterações sutis do estado mental) até fulminante, resultando em coma ou morte.

As causas bacterianas menos comuns incluem *estreptococos* (a infecção por estreptococo do grupo A pode ser observada após a fratura da base do crânio; a infecção por estreptococo do grupo B afeta predominantemente recém-nascidos e lactentes), bem como *estafilococos* e *bactérias gram-negativas aeróbicas* (o *S. aureus* e *Pseudomonas* podem estar associados a trauma craniano penetrante ou neurocirurgia; os pacientes imunocomprometidos correm maior risco de meningite por *Pseudomonas*). Com mais frequência, *Escherichia coli* afeta recém-nascidos como resultado de exposição durante o parto vaginal.

Diagnóstico. Devem-se obter imediatamente um hemograma completo e hemoculturas em pacientes com suspeita de meningite bacteriana. Se possível, as hemoculturas devem ser obtidas antes do início da antibioticoterapia; são positivas na maioria dos casos de meningite bacteriana. Entretanto, a chave para o diagnóstico consiste em uma punção lombar para análise do LCS. Se a punção lombar for, por qualquer motivo, contraindicada ou retardada, a antibioticoterapia não deve ser adiada, visto que qualquer atraso no tratamento pode ser fatal.

A análise do LCS permite (1) diferenciar rapidamente as causas bacterianas das virais e de outras causas de meningite, (2) identificar imediatamente o microrganismo se a coloração de gram for positiva[2] e (3) realizar testes definitivos para definir a etiologia precisa e a sensibilidade do microrganismo aos antibióticos.

Achados do LCS associados à meningite

	Pressão de abertura	Tipo de célula predominante	Proteína	Glicose
Bacteriana	↑	Leucócitos polimorfonucleares	↑	↓
Fúngica	↑	Linfócitos	↑	↓
Viral	↑ ou normal	Linfócitos	↑ ou normal	Normal

Os testes essenciais do LCS a serem solicitados incluem:
- Contagem de células e contagem diferencial.
- Níveis de glicose e proteína.
- Coloração de Gram.
- Culturas (bacterianas, virais e, se o paciente for imunocomprometido ou apresentar outros fatores de risco, fúngicas) e teste da reação em cadeia da polimerase (PCR, do inglês *polymerase chain reaction*) (tanto viral quanto bacteriana).

A TC da cabeça está indicada antes da realização de uma punção lombar somente se houver preocupação quanto a um aumento da pressão intracraniana, que pode levar à herniação quando o LCS é retirado durante a punção lombar. Deve-se suspeitar de aumento da pressão intracraniana nas seguintes situações:

1. Presença de quaisquer anormalidades neurológicas no exame (o papiledema, especificamente, é indicativo de elevação da pressão intracraniana, porém qualquer sinal focal no exame é potencialmente preocupante para um diagnóstico concomitante ou alternativo, incluindo abscesso intracraniano ou outra lesão expansiva).
2. O paciente teve uma convulsão.
3. O paciente está imunocomprometido.

---

[2]Resultados negativos em testes de Gram são comuns em pacientes com meningite bacteriana que já receberam antibioticoterapia, bem como naqueles com listeriose ou infecção por bactérias gram-negativas.

Tratamento. Mais uma vez: *se você suspeitar de meningite bacteriana, não atrase o tratamento para prosseguir a sua avaliação diagnóstica*. A antibioticoterapia empírica em adultos geralmente consiste em uma cefalosporina de terceira geração (ceftriaxona) combinada com vancomicina (ver tabela na página 207). Deve-se acrescentar ampicilina em pacientes idosos ou imunocomprometidos para fornecer uma cobertura contra *Listeria*. A terapia pode ser ajustada uma vez identificado o verdadeiro patógeno e após avaliação dos padrões de resistência a antibióticos.

Deve-se administrar também dexametasona intravenosa (IV) para casos suspeitos ou comprovados de meningite pneumocócica (não foi constatado nenhum benefício em outras causas de meningite bacteriana), e o medicamento só deve ser continuado se a presença de diplococos gram-positivos (i.e., pneumococos) for confirmada na coloração de Gram. Embora ainda não se tenha esclarecido se os corticosteroides diminuem a mortalidade em pacientes com meningite pneumocócica, eles parecem melhorar os resultados neurológicos e reduzir o risco de perda auditiva. A hidratação IV também pode reduzir sequelas neurológicas.

O aciclovir IV também é frequentemente acrescentado de modo empírico, devido à sobreposição na apresentação clínica da meningite/encefalite por herpes-vírus simples (HVS) (ver adiante, bem como na página 216) e meningite bacteriana. Uma vez descartada a possibilidade de infecção por HVS, o aciclovir pode ser interrompido.

Prognóstico. Apesar das modernas técnicas de diagnóstico e dos poderosos antibióticos atuais, cerca de 25% dos pacientes hospitalizados com meningite bacteriana ainda morrem, e muitos que sobrevivem apresentam perda auditiva residual, convulsões, comprometimento cognitivo ou outros déficits neurológicos focais. Um importante fator de risco para mortalidade que deveríamos ser capazes de melhorar é o atraso na instituição da antibioticoterapia.

Outras causas de meningite

Muitas outras causas de meningite podem ser classificadas em causas infecciosas e não infecciosas. Em ambos os casos, as culturas bacterianas de rotina do LCS são negativas. O perfil resultante do LCS é frequentemente denominado *meningite asséptica* (i.e., meningite com cultura negativa).

Causas infecciosas (virais). A meningite viral constitui a principal causa de meningite asséptica. Os sintomas tendem a ser muito menos graves do que aqueles observados na meningite bacteriana. As causas virais mais comuns incluem:

- *Enterovírus* (incluindo ecovírus, vírus coxsackie e outros enterovírus não poliovírus). Nos Estados Unidos, essas infecções ocorrem habitualmente nos meses de verão. Os pacientes quase sempre se recuperam por completo, porém os sintomas, como cefaleia e fadiga, podem persistir por vários meses.

- *Herpes-vírus.* Diferentemente da encefalite por herpes (ver página 216), que quase sempre é causada pelo HVS-1, a meningite é, com mais frequência, causada pelo HVS-2. Com frequência, observa-se a presença de lesões genitais. Os pacientes são tratados com aciclovir IV, embora o benefício permaneça incerto. O HVS-1, o vírus varicela-zóster (VVZ) e o citomegalovírus também podem causar meningite, habitualmente em pacientes imunocomprometidos.

- *HIV.* A meningite por HIV tende a se manifestar por ocasião da soroconversão inicial e normalmente desaparece sem tratamento.

- *Infecções transmitidas por mosquitos.* Nos Estados Unidos, nesses últimos anos, surgiram várias infecções transmitidas por mosquitos. A principal delas é a causada pelo vírus do Oeste do Nilo. Esse vírus particular também pode causar encefalite ou paralisia flácida aguda (ver página 217).

- *Caxumba.* Antes da introdução da vacina para sarampo, caxumba e rubéola (MMR, do inglês *measles, mumps and rubella*), a caxumba era uma das causas mais comuns de meningite asséptica. Hoje, devido ao número crescente de crianças que não estão sendo vacinadas, a incidência está novamente aumentando. A meningite continua sendo a complicação extrassalivar e extratesticular mais frequente da caxumba.

Causas infecciosas (não virais). Outras causas infecciosas de meningite asséptica incluem infecções por espiroquetas, infecções fúngicas, tuberculose (TB) e infecções parasitárias. Observe que, embora os espiroquetas e o bacilo da TB sejam bactérias, as culturas bacterianas de rotina serão negativas, e, portanto, essas infecções são, nesse contexto, consideradas *assépticas*.

- As infecções por espiroquetas incluem doença de Lyme, sífilis e leptospirose.
  - *Borrelia burgdorferi,* que causa a doença de Lyme, provoca meningite linfocítica, que normalmente é observada várias semanas após o aparecimento da erupção cutânea inicial do eritema migratório (ver página 223 para mais informações sobre as manifestações neurológicas da doença de Lyme).
  - A meningite sifilítica, que é causada por *Treponema pallidum,* tende a ocorrer no contexto da sífilis secundária e, com frequência, está associada a um exantema disseminado (ver página 220 para mais informações sobre a sífilis).
  - A leptospirose, que é causada por espiroquetas do gênero *Leptospira* que preferem climas quentes, é adquirida por meio da exposição à água ou ao solo contaminados. Tende a se manifestar com início abrupto de febre, mialgias e cefaleia; observa-se a ocorrência de meningite em mais de 50% dos indivíduos infectados.

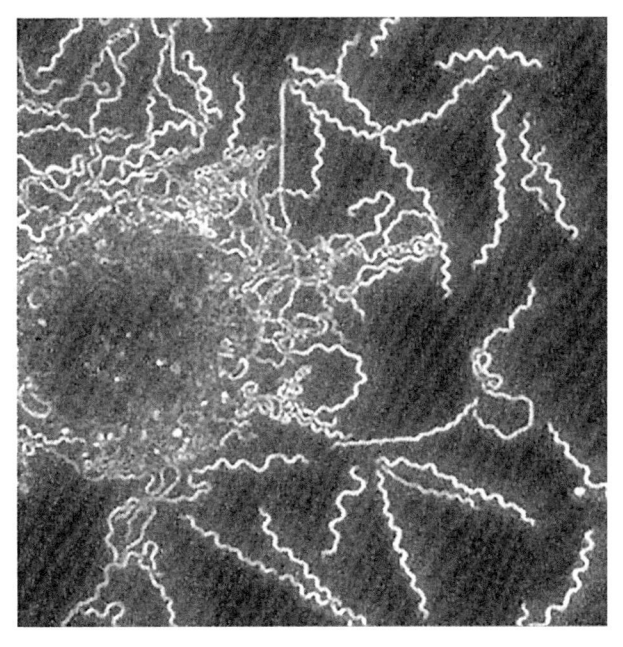

Borrelia burgdorferi, com aparência de saca-rolha, vista ao microscópio de campo escuro. (Reimpressa de Strohl WA, Rouse H, Fisher BD. *Lippincott's Illustrated Reviews: Microbiology.* Lippincott Williams & Wilkins; 2001.)

- Entre os fungos, os principais responsáveis são *Cryptococcus* e o *Coccidioides*.
  - *Cryptococcus,* uma levedura encapsulada, constitui uma importante causa de meningite entre pacientes com HIV e aqueles que, por qualquer motivo, estão gravemente imunocomprometidos. A infecção surge de forma indolente e evolui ao longo de um período de várias semanas, frequentemente com sinais e sintomas de pressão intracraniana elevada (as cápsulas fúngicas podem provocar obstrução do sistema ventricular, impedindo o fluxo normal de LCS). A análise do LCS é notável por uma pressão de abertura elevada e antígeno criptocócico positivo. Uma linfocitose leve e níveis elevados de proteína são comuns, mas nem sempre estão presentes; o perfil básico do LCS pode ser normal. O tratamento inicial consiste em anfotericina e flucitosina. Podem ser necessárias punções lombares repetidas para remover o excesso de LCS e, assim, impedir a elevação da pressão intracraniana. Em geral, o fluconazol é usado para manutenção em longo prazo.

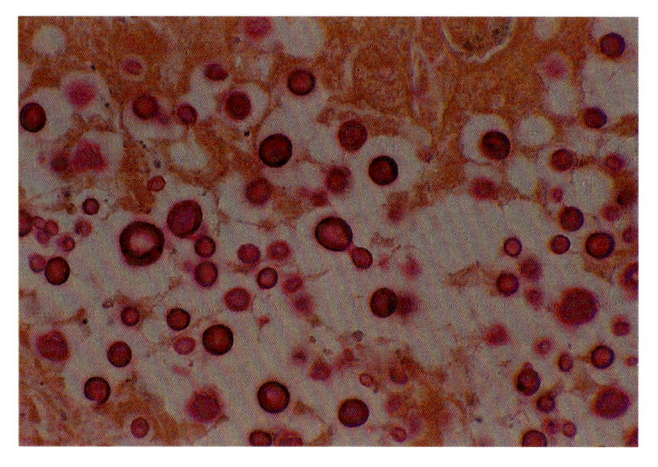

O *Cryptococcus* aparece como levedura em brotamento, circundada por cápsula mucoide. (Reimpressa de McClatchey KD. *Clinical Laboratory Medicine*. 2nd ed. Lippincott Williams & Wilkins; 2002.)

- O *Coccidioides* é endêmico no sudoeste dos Estados Unidos, bem como na América Central e América do Sul (entretanto, com a mudança climática, casos também estão sendo relatados mais ao norte). Os pacientes expostos permanecem, em sua maioria, assintomáticos ou apresentam apenas sintomas leves de gripe. A doença grave, quando ocorre, manifesta-se mais frequentemente como pneumonia, porém o organismo pode se disseminar e causar osteomielite, artrite séptica e meningite. Diferentemente do *Cryptococcus,* o *Coccidioides* pode afetar pacientes tanto imunocompetentes quanto imunossuprimidos. Os pacientes com risco de doença grave incluem mulheres grávidas, pacientes diabéticos, tabagistas e indivíduos idosos, bem como pacientes imunossuprimidos. Há necessidade de tratamento antifúngico (normalmente com fluconazol) durante toda a vida; sem tratamento, a meningite por *Coccidioides* é universalmente fatal.

Quadro 8.3 Outros fungos que podem atacar o SNC

Certos fungos passíveis de atacar o SNC o fazem sem realmente causar meningite. Entretanto, convém considerá-los aqui de maneira sucinta dentro do contexto das doenças fúngicas do SNC.

Aspergillus pode causar doença parenquimatosa (incluindo abscessos e granulomas) e doença por invasão vascular (infartos multifocais isquêmicos e/ou hemorrágicos). Os pacientes imunossuprimidos correm maior risco, particularmente aqueles com neutropenia ou submetidos a terapia crônica com glicocorticoides. Com frequência, para estabelecer o diagnóstico, é necessária uma combinação de hemoculturas positivas, biomarcadores séricos (ensaios para galactomanana e beta--D-glicana), lavado broncoalveolar e neuroimagem. O voriconazol, frequentemente usado em associação com caspofungina, constitui o tratamento de primeira linha.

A **mucormicose** é uma infecção causada por fungo, que mais frequentemente acomete pacientes com diabetes melito (particularmente aqueles com cetoacidose diabética), neoplasias malignas hematológicas ou outros estados imunocomprometidos (pós-transplante, HIV/síndrome da imunodeficiência adquirida [AIDS, do inglês *acquired immunodeficiency syndrome*]). Esse fungo é inalado e ataca os seios e a vascularização paranasais. Normalmente, a infecção manifesta-se como sinusite aguda, com febre, secreção nasal purulenta, cefaleia e dor sinusal. Porém, esta não é a infecção sinusal que você observa rotineiramente. Pode espalhar-se com velocidade devastadora, causando doença pulmonar, complicações orbitárias (resultando em proptose e, por fim, cegueira) e manifestações cerebrais (frequentemente devido à disseminação do seio esfenoidal para o seio cavernoso, causando múltiplas neuropatias cranianas). Deve-se suspeitar de mucormicose em um paciente, particularmente um paciente de risco, que apresenta febre, sinusite aguda e sintomas neurológicos associados. Uma escara negra, que resulta de necrose tecidual, pode ser visível dentro das passagens nasais ou em outro local na orofaringe ou ao redor das órbitas. O diagnóstico é difícil e, em geral, exige tanto uma endoscopia nasal quanto exame de neuroimagem. O tratamento consiste em desbridamento cirúrgico e terapia antifúngica com anfotericina B. Apesar da terapia agressiva, a mortalidade é elevada e, em alguns estudos, ultrapassa 60%.

- A *tuberculose* provoca meningite basilar subaguda (o que significa que ela afeta a base do crânio). O início é habitualmente gradual, com cefaleia, vômitos e letargia. Os déficits de nervos cranianos resultam da inflamação que se concentra dentro e ao redor do tronco encefálico. O diagnóstico pode ser difícil, visto que o esfregaço para bacilos álcool-ácido-resistentes (BAAR) do LCS é, com frequência, negativo, e a cultura pode levar várias semanas para crescer. A adenosina desaminase do LCS pode ser um teste adjuvante útil, porém a obtenção de um resultado positivo não é específica da TB e pode ocorrer com outras infecções bacterianas. Na maioria dos casos, são necessárias múltiplas funções lombares com amostras repetidas de LCS para estabelecer o diagnóstico de forma conclusiva. Outros exames – achados positivos em testes cutâneos (derivado proteico purificado [PPD, do inglês *purified protein derivative*]) ou ensaio de liberação de interferona-gama, juntamente com uma radiografia de tórax consistente com TB – sustentam fortemente o diagnóstico. O tratamento deve ser iniciado de modo empírico, com base na suspeita clínica, e não deve ser adiado para confirmação diagnóstica. A terapia inicial com quatro medicamentos (normalmente rifampicina, isoniazida, pirazinamida e etambutol) é administrada por 2 meses; em seguida, a rifampicina e a isoniazida são continuadas por mais 7 a 10 meses.

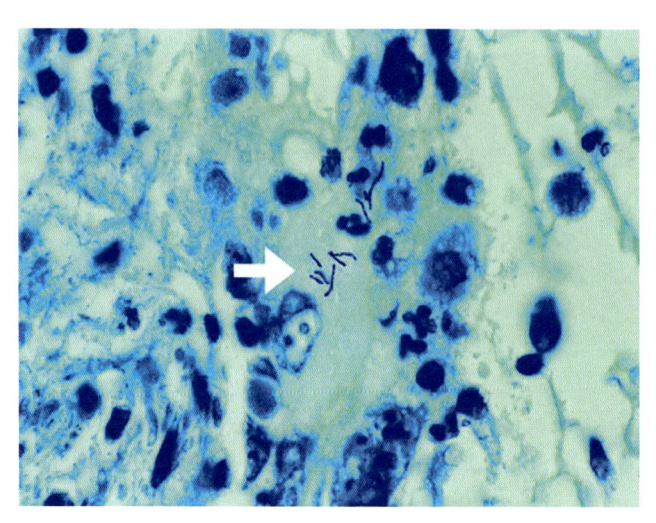

Coloração BAAR para tuberculose (TB). (Reimpressa de Shields JA, Shields CL. *Eyelid, Conjunctival, and Orbital Tumors: An Atlas and Textbook*. 3rd ed. Wolters Kluwer; 2015.)

Quadro 8.4 Outras complicações neurológicas da tuberculose

O **tuberculoma** é uma coleção de tubérculos (nódulos duros formados pela TB), que se agregam em uma massa firme. Os tuberculomas podem ocorrer tanto no cérebro quanto na medula espinal e, quando sintomáticos, manifestam-se como um tumor ou outra lesão expansiva com cefaleia, convulsões e/ou déficits focais, dependendo de sua localização. Aparecem como lesões com realce em anel na RM. O tratamento é basicamente o mesmo que para a meningite tuberculosa.

Quando a TB afeta as articulações e os ossos, é designada como TB esquelética. Podem ocorrer osteomielite e artrite; a espondilite (inflamação das vértebras, também conhecida como *doença de Pott*) é outra manifestação. As vértebras torácicas e lombares são mais frequentemente acometidas, causando dor lombar progressiva e instabilidade da marcha. O tratamento envolve terapia antimicrobiana e, em certos casos avançados, desbridamento cirúrgico, descompressão e/ou drenagem.

- Por fim, vários *parasitas*, mais notoriamente *Naegleria*, podem causar meningoencefalite, que pode ser fatal.

Causas não infecciosas. A leucemia, o linfoma e o carcinoma metastático podem semear as meninges, causando a denominada *carcinomatose leptomeníngea*. A análise do LCS não revela nenhuma infecção, porém a citologia pode ser positiva para células malignas (ver o Capítulo 16 para mais detalhes). Vários medicamentos também podem causar meningite asséptica, incluindo anti-inflamatórios não esteroides (AINEs), o antibiótico sulfametoxazol-trimetroprima e a imunoglobulina IV (IGIV).

Causas de meningite asséptica

Meningite viral
Infecções por espiroquetas
Infecções fúngicas
Tuberculose
Neoplasia maligna
Induzida por medicamentos

Meningite crônica

Sim, a meningite crônica existe. Ela é definida como a presença de inflamação do LCS (i.e., pleocitose do LCS, outro termo para se referir a um aumento das contagens de leucócitos em um líquido corporal, neste caso, o LCS) que persiste durante pelo menos 1 mês sem haver resolução. O paciente típico apresenta várias semanas de cefaleia, náusea, uma ou várias neuropatias cranianas e polirradiculopatia.

A meningite crônica pode ser causada por infecções (incluindo infecções virais, bacterianas, fúngicas e parasitárias), bem como por uma variedade de condições não infecciosas, como neoplasia maligna, doenças autoimunes (como lúpus eritematoso sistêmico e sarcoide), vasculite (síndrome de Behçet e granulomatose com poliangiite) e medicamentos (AINEs, IGIV e agentes intratecais).

Não se recomenda a antibioticoterapia empírica, visto que as possibilidades diagnósticas são muito diversas e difíceis de definir. Estudos de casos de pequeno porte mostraram que alguns pacientes com meningite crônica idiopática podem responder à terapia antituberculose, enquanto alguns respondem aos glicocorticoides, porém essas terapias, em particular a última, não são benignas e só devem ser consideradas após extensa avaliação e consulta com especialistas de todas as áreas pertinentes.

O prognóstico geral para pacientes com meningite crônica é bom, se for possível diagnosticar e tratar a causa. Para os pacientes com doença idiopática, a maioria também tem uma boa evolução; os sintomas melhoram ou se estabilizam no decorrer de um período de 1 a vários anos.

Encefalite

Visão geral

Quase todos os casos de encefalite infecciosa[3] são virais. A maioria dos vírus pode causar tanto meningite como encefalite, porém a maior parte tem mais probabilidade de causar uma delas em vez da outra. Por exemplo, o HVS-1 tem mais tendência a causar encefalite, mas pode provocar meningite; o HVS-2, conforme discutido anteriormente, tem muito mais propensão a causar meningite e menos tendência a provocar encefalite. Todavia, na maioria dos casos, a causa específica da encefalite nunca é identificada. Pacientes com encefalite viral tendem a ter um curso benigno e autolimitado, porém existem exceções, que serão apresentadas adiante, neste capítulo.

---

[3] À semelhança da meningite, a encefalite tem etiologias não infecciosas, incluindo encefalite autoimune, que será discutida mais adiante, na página 248.

Segue uma lista de alguns dos vírus mais comuns que podem causar encefalite:

Herpes-vírus (HVS-1 > HVS-2, VVZ, EBV, HVH-6)
Arbovírus (do Oeste do Nilo, japonesa, de St. Louis, equina do Leste e do Oeste)
Enterovírus (ecovírus, vírus coxsackie, poliovírus)
HIV
Raiva
Sarampo
Influenza

HSV-1, herpes-vírus simples 1; HSV-2, herpes vírus simples 2; VZV, vírus varicela-zóster; EBV, vírus Epstein--Barr; HVH-6, herpes-vírus humano 6; HIV, vírus da imunodeficiência humana.

A encefalite manifesta-se mais comumente com febre e alteração do estado mental, que varia desde confusão sutil até obnubilação. Em geral, não há sinais de irritação meníngea, incluindo rigidez de nuca e fotofobia. As convulsões são comuns. Podem ocorrer déficits neurológicos focais, como hemiparesia ou afasia. Um pródromo viral típico (febre, calafrios, mialgias) precede geralmente o comprometimento do cérebro.

À semelhança da meningite, a análise do LCS é fundamental. Como a maioria dos casos é de origem viral, predomina um perfil asséptico (i.e., pleocitose linfocítica com proteína normal a levemente elevada e glicose normal). O teste de PCR está disponível para muitas das causas virais, incluindo herpes-vírus, enterovírus e vírus do Oeste do Nilo.

Encefalite por herpes

Este é um diagnóstico que você não pode esquecer, visto que existe tratamento disponível e a intervenção precoce pode salvar a vida do paciente. A maioria dos casos é produzida pelo HVS-1, e pode ocorrer encefalite com infecção primária ou reativação. Os pacientes apresentam as características típicas da encefalite descritas anteriormente, e mais da metade sofre convulsões. O perfil do LCS é notável pelo nível elevado de proteína, predomínio de células linfocíticas e, diferentemente da maioria das encefalites virais, embora certamente não patognomônica, uma contagem elevada de eritrócitos. O teste de PCR para HVS-1 no LCS tem alta sensibilidade e especificidade para o diagnóstico. A RM do cérebro frequentemente revela *edema ou hemorragia dentro dos lobos temporais,* enquanto o EEG mostra classicamente *ondas agudas periódicas que surgem de um ou de ambos os lobos temporais.* O tratamento consiste em aciclovir IV[4], que deve ser administrado empiricamente se houver suspeita clínica. A mortalidade costumava ser extremamente alta (mais de 70%), porém o tratamento precoce produziu uma redução substancial. Entretanto, muitos pacientes sofrem déficits neurológicos residuais, que podem incluir déficits cognitivos, comprometimento da memória e anormalidades comportamentais.

---

[4]Lembre-se de administrar aciclovir IV com líquidos IV para prevenir uma lesão renal induzida por aciclovir, devido à formação de cristais.

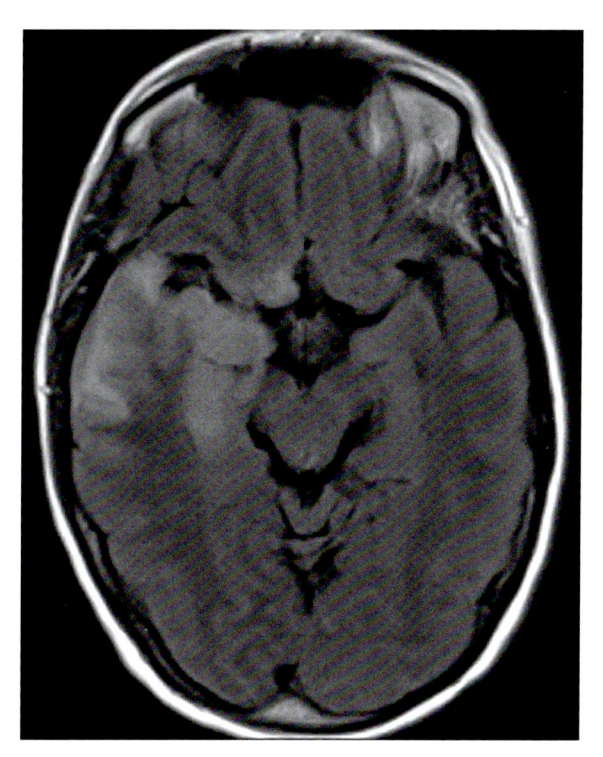

RM de um paciente com encefalite por HVS-1, mostrando acentuado edema do lobo temporal direito. (Reimpressa de Louis ED, Mayer SA, Rowland LP. *Merritt's Neurology*. 13th ed. Wolters Kluwer; 2015.)

Encefalite transmitida por artrópodes

Os insetos podem carregar vários patógenos que podem causar encefalite. Entre os que provavelmente você já ouviu falar, destacam-se o vírus do Oeste do Nilo, a encefalite japonesa, a encefalite de St. Louis, a encefalite equina Ocidental e Oriental, a dengue e a doença de Lyme. A localização geográfica do paciente e um histórico de possível exposição (frequentemente durante uma viagem) podem ser úteis, porém os pacientes precisam realizar uma análise do LCS para descartar outras causas passíveis de tratamento. A sorologia e o teste do ácido nucleico podem ajudar no diagnóstico. Dispõe-se apenas de tratamento de suporte para as etiologias virais. A doxiciclina é a terapia recomendada para a doença de Lyme.

O *vírus do Oeste do Nilo* (WNV, do inglês *West Nile virus*) é um vírus de RNA de fita simples, que apareceu pela primeira vez nos Estados Unidos em 1999. Embora a maioria dos casos seja assintomática, a doença neuroinvasiva pode ocorrer e está associada a uma alta taxa de mortalidade. Em adultos, a encefalite por WNV está frequentemente associada a sintomas extrapiramidais, como tremor, parkinsonismo e mioclonia. Em crianças, a meningite constitui a apresentação mais comum e assemelha-se a outras meningites virais. O WNV também pode causar mielite aguda semelhante à poliomielite, caracterizada por paralisia flácida assimétrica, hiporreflexia e disfunção autonômica. O diagnóstico de infecção pelo WNV é estabelecido por testes no soro (anticorpos) e LCS (anticorpos e PCR). Não existe nenhum tratamento conhecido, porém alguns estudos mostraram um potencial benefício da IGIV, particularmente em pacientes imunocomprometidos.

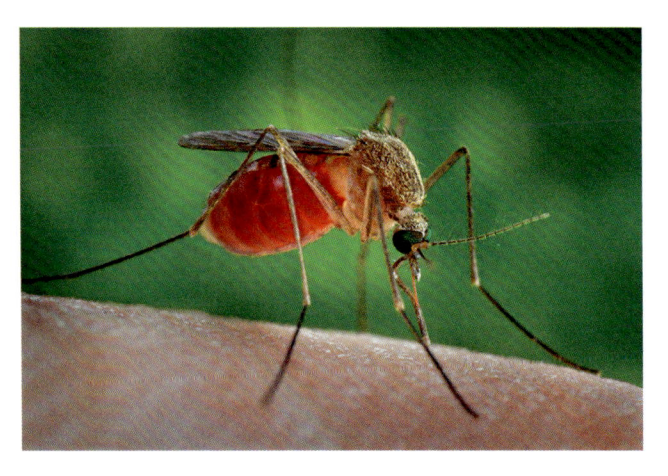

O WNV é mais comumente transmitido no verão pela picada de um mosquito infectado. (Gathany J. *Public Health Images Library*. Centers for Disease Control and Prevention; 2014. http://phil.cdc.gov)

Agora que você adquiriu um bom conhecimento sobre a meningite e a encefalite, precisamos dedicar algum tempo para várias infecções específicas, muitas das quais já foram discutidas de modo sucinto, que podem ter consequências neurológicas importantes. Essas infecções incluem HIV, sífilis, doença de Lyme, neurocisticercose, hanseníase, poliomielite e covid-19.

Infecção por HIV: complicações neurológicas

Antes do advento da moderna terapia antirretroviral, as infecções oportunistas do SNC eram comuns em pacientes HIV-positivos. Felizmente, essas infecções são, hoje, significativamente menos comuns.

- A **meningite por HIV** não é, tecnicamente, uma infecção oportunista, porém uma manifestação aguda pelo HIV. Manifesta-se como meningite asséptica típica, que tende a desaparecer por si só em 2 a 4 semanas. Além disso, pode ocorrer *síndrome de Guillain-Barré* em associação à infecção aguda pelo HIV, porém ela geralmente aparece várias semanas depois.

- A **leucoencefalopatia multifocal progressiva** (LMP), que resulta da infecção pelo vírus JC, é muito menos comum hoje em dia em pacientes com HIV devido ao uso generalizado da terapia antirretroviral. A LMP é uma doença da substância branca (a substância branca, *leuco*, no cérebro, *encéfalo*, está danificada, *patia*), que normalmente apresenta déficits neurológicos subagudos; os sintomas dependem da localização das lesões da substância branca. As convulsões, uma manifestação da doença cortical, também são comuns, presumivelmente devido a lesões adjacentes ao córtex. Vários medicamentos, incluindo natalizumabe e ocrelizumabe (utilizados no tratamento da esclerose múltipla), também podem aumentar o risco de LMP (ver página 246).

- A **toxoplasmose**, que é causada pelo protozoário parasita intracelular *Toxoplasma gondii*, constitui a infecção do SNC mais comum em pacientes com HIV não tratado ou inadequadamente tratado. A toxoplasmose em pacientes imunocompetentes é quase sempre assintomática; entretanto, quando a contagem de células CD4 cai abaixo de 100 células/μL, o parasita pode sofrer reativação e causar doença tanto sistêmica quanto do SNC. A encefalite constitui a manifestação neurológica mais comum. Um diagnóstico presuntivo é estabelecido por meio de exames de imagem do cérebro (ver a figura a seguir e o Quadro 8.5) e teste sorológico no contexto clínico apropriado; embora frequentemente seja desnecessária, a biópsia é, entretanto, necessária para o diagnóstico definitivo. O tratamento agudo consiste em pirimetamina e sulfadiazina. Administra-se também leucovorina para prevenir a toxicidade hematológica induzida pela pirimetamina. O sulfametoxazol-trimetoprima é usado para profilaxia em pacientes HIV-positivos com contagens de células CD4 inferiores a 100 células/μL.

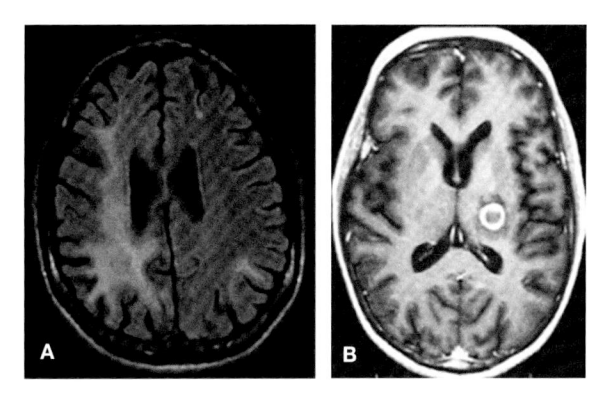

(A) RM em recuperação de inversão atenuada por fluido (FLAIR, do inglês *fluid-attenuated inversion recovery*) de um paciente com LMP, mostrando as lesões características da substância branca sem realce, assimétricas e confluentes. (B) RM ponderada em T1 pós-contraste de um paciente com toxoplasmose, mostrando a lesão com realce em anel clássica. A toxoplasmose pode ser indistinguível do linfoma do SNC no exame de imagem; o contexto clínico é fundamental, porém pode ser necessária uma biópsia cerebral para diferenciar as duas doenças. (Reimpressa de Atlas SW. *Magnetic Resonance Imaging of the Brain and Spine*. 5th ed. Wolters Kluwer; 2016.)

- **Outras complicações infecciosas** incluem encefalite por citomegalovírus e, conforme assinalado anteriormente, meningite criptocócica.

As **complicações neurológicas não infecciosas** da infecção crônica pelo HIV incluem:
- *Polineuropatia simétrica distal* (da própria infecção ou como efeito colateral da terapia antirretroviral).
- *Polineuropatia desmielinizante inflamatória crônica* (ver página 287).
- *Síndrome inflamatória de reconstituição imune* (SIRI). Pode ocorrer SIRI quando pacientes com baixas contagens de células CD4 iniciam a terapia antirretroviral. Os sintomas variam desde cefaleia e tontura até delírio e coma.
- *Transtorno neurocognitivo associado ao HIV* (HAND, do inglês *HIV-associated neurocognitive disorder*). Trata-se de uma forma de demência que pode se manifestar com vários tipos e graus de déficits cognitivos. Resulta da inflamação contínua que persiste, apesar da supressão viral. Embora a prevalência e a gravidade tenham diminuído nos últimos anos, formas leves de disfunção cognitiva ainda ocorrem em até 20% dos indivíduos HIV-positivos.

Uma complicação neurológica final da infecção pelo HIV é o *linfoma primário do SNC*, que pode ocorrer em pacientes tanto imunocompetentes quanto imunocomprometidos e que é discutido de forma detalhada no Capítulo 16.

> **Quadro 8.5 Lesões cerebrais com realce em anel**
>
> Esse descritor, "realce em anel", aparece frequentemente em neurologia – acabamos de mencioná-lo em nossa discussão sobre toxoplasmose (dê uma olhada novamente na RM mostrada na página 219) –, de modo que acreditamos que mereça um curto parágrafo. O que isso significa? A lesão com realce em anel é um achado radiográfico anormal que pode ser observado na TC contrastada ou na RM, que se caracteriza por uma região de hipo- ou isodensidade (na TC) ou hipo- ou isointensidade (na RM), circundada por uma faixa de realce brilhante pelo contraste. O diagnóstico diferencial é longo, porém algumas das etiologias mais comuns incluem:
>
> - **Infecções** (abscesso bacteriano ou fúngico, tuberculoma, toxoplasma, neurocisticercose).
> - **Distúrbios neoplásicos** (linfoma do SNC, glioblastoma, metástase).
> - **Distúrbios inflamatórios** (sarcoide e uma forma rara de esclerose múltipla [EM], denominada EM tumefativa, que aparece como um tumor no exame de imagem).
> - **Distúrbios vasculares** (infarto subagudo, hematoma em resolução).
>
> A capacidade de diferenciar essas causas potenciais depende, em grande parte, do contexto clínico. Entretanto, é algumas vezes necessário proceder a uma avaliação mais detalhada, com punção lombar ou biópsia cerebral.

Neurossífilis

A sífilis, que é causada pelo espiroqueta *Treponema pallidum,* ressurgiu nesses últimos anos. Como os pacientes são, em sua maioria, tratados no início da fase primária, quando a doença ainda está localizada, as complicações neurológicas da sífilis, que estão associadas à doença não tratada, são apenas raramente encontradas. Todavia, a neurossífilis não desapareceu da população. É particularmente prevalente na população HIV-positiva. Como as complicações da neurossífilis em longo prazo podem ser devastadoras e o tratamento com penicilina é curativo, este é outro diagnóstico que você não pode esquecer.

As manifestações clínicas da neurossífilis são normalmente divididas em fases precoce (que ocorre dentro de meses a alguns anos após a infecção inicial) e tardia (que ocorre 10 anos ou mais após a infecção inicial).

Neurossífilis precoce. A sífilis primária manifesta-se como uma úlcera genital indolor. Durante a fase secundária da infecção, o espiroqueta, sem tratamento, dissemina-se por todo o corpo, provoca exantema difuso e pode se estabelecer em múltiplos órgãos, incluindo as meninges.

- O *comprometimento meníngeo* pode permanecer assintomático ou pode causar uma variedade de sintomas, que incluem desde aqueles de uma meningite aguda típica até comprometimento de nervos cranianos e convulsões.

- O *comprometimento meningovascular* da medula espinal e, algumas vezes, do cérebro com infarto resultante (em essência, trata-se de pequenos acidentes vasculares cerebrais [AVCs], e os sintomas observados dependerão inteiramente de sua localização) é uma manifestação menos comum da neurossífilis precoce. Alterações comportamentais e da personalidade, cefaleia e tontura, provavelmente devido à presença de meningite leve, frequentemente precedem e anunciam um infarto verdadeiro em dias a semanas. Em populações de risco, a sífilis deve ser considerada como causa de AVC de grandes vasos.

- Nesse estágio, podem ocorrer também *sintomas oculares* (perda da visão ou visão turva, devido, com mais frequência, à uveíte posterior ou panuveíte) e *sintomas óticos* (perda auditiva).

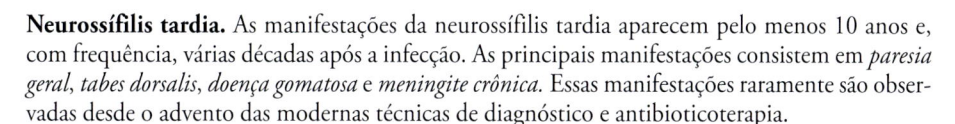

Neurossífilis tardia. As manifestações da neurossífilis tardia aparecem pelo menos 10 anos e, com frequência, várias décadas após a infecção. As principais manifestações consistem em *paresia geral*, *tabes dorsalis*, *doença gomatosa* e *meningite crônica*. Essas manifestações raramente são observadas desde o advento das modernas técnicas de diagnóstico e antibioticoterapia.

- A *paresia geral*, também conhecida como *demência da sífilis*, é uma demência de início gradual, caracterizada por uma constelação de sintomas que normalmente evoluem 10 a 20 anos após a infecção inicial. O mnemônico PAROCIF é útil para lembrar os domínios afetados:
  - **P**ersonalidade (lábil, paranoide, desinibida).
  - **A**feto (embotado, deprimido, eufórico, maníaco).
  - **R**eflexos (reflexos tendíneos profundos hiperativos).
  - **O**lho (pupilas grandes e desiguais, que reagem lentamente à luz e à acomodação; por fim, os pacientes podem desenvolver *pupilas de Argyll Robertson* [embora sejam mais comumente observadas no *tabes dorsalis*], que são pequenas, irregulares e não reativas à luz, porém capazes de se contrair com acomodação).
  - **C**onsciência (delírios, ilusões, alucinações).
  - **I**ntelecto (comprometimento da memória, julgamento e discernimento).
  - **F**ala (arrastada).
- O *tabes dorsalis* geralmente só se desenvolve pelo menos 20 anos após a infecção. O comprometimento das colunas posteriores (também conhecidas como dorsais) da medula espinal e dos gânglios da raiz dorsal (o termo latim *tabes dorsalis* significa algo como "decaimento dorsal") resulta em perda sensitiva gradual nos membros inferiores, hiporreflexia e dores lancinantes semelhantes a raios na face, no tronco e/ou nos membros. A perda da sensação de dor e propriocepção pode levar à destruição das articulações (articulações de Charcot) e úlceras traumáticas. Outras manifestações do *tabes dorsalis* incluem ataxia sensitiva, disfunção da bexiga, distúrbio gastrintestinal e anormalidades pupilares, incluindo pupilas de Argyll Robertson.
- As *gomas* são um tipo de lesão granulomatosa, que se desenvolvem no cérebro ou na medula espinal tardiamente no curso da sífilis terciária. Manifestam-se como lesões expansivas (ver página 390).
- Pode ocorrer também *meningite crônica*, e acredita-se que ela seja a causa da demência observada com paresia geral.

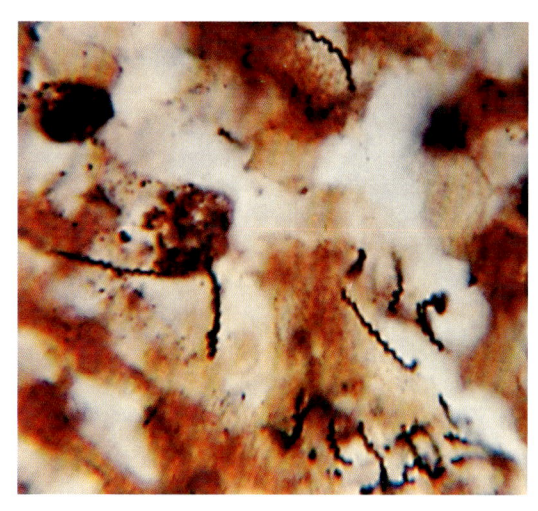

Imunocoloração demonstrando numerosos espiroquetas. (Reimpressa de Rubin R, Strayer DS. *Rubin's Pathology: Clinicopathologic Foundations of Medicine*. 5th ed. Lippincott Williams & Wilkins; 2008.)

Diagnóstico. O diagnóstico de neurossífilis é estabelecido por uma combinação dos três itens seguintes:

1. Sintomas clínicos.
2. Sorologia positiva do LCS – o teste usado com mais frequência é o Venereal Disease Research Laboratory (VDRL).[5]
3. Aumento da contagem de células ou de proteína no LCS.

Entretanto, nem todos os pacientes com neurossífilis preenchem todos os três critérios; é neste momento que entra o julgamento clínico. Pacientes com sorologia sanguínea positiva, seja com teste inespecífico (p. ex., VDRL ou reagina plasmática rápida [RPR]) ou com teste treponêmico específico (p. ex., anticorpo treponêmico fluorescente, absorvido [FTA-ABS]), juntamente com qualquer um dos critérios anteriores, exigem uma séria consideração para o diagnóstico de neurossífilis.

Os pacientes com sintomas neurológicos, oculares ou otálgicos consistentes com sífilis devem ser submetidos a uma punção lombar, mesmo quando a história de sífilis é incerta, e os resultados dos testes sorológicos não são confirmatórios.

Além disso, alguns pacientes apresentam neurossífilis *assintomática*. Esses pacientes têm evidências de sífilis primária ou secundária, porém não exibem quaisquer sinais ou sintomas neurológicos. As diretrizes variam, porém uma punção lombar pode ser ainda recomendada se o paciente tiver alto risco de neurossífilis, ou seja, se for HIV-positivo, tiver um alto título de RPR e baixa contagem de células T CD4+ (<350/μL) e não foi tratado com terapia antirretroviral. A obtenção de um resultado positivo do VDRL no LCS confirma o diagnóstico. Mesmo na ausência de VDRL do LCS positivo, uma elevação da contagem de leucócitos e/ou de proteína no LCS é consistente com neurossífilis, embora também possa ser causada pelo próprio HIV. A maioria das diretrizes recomenda o tratamento desses pacientes como se tivessem neurossífilis.

Tratamento. A sífilis em qualquer fase responde à penicilina. A resistência à penicilina não tem sido um problema. Diferentemente dos pacientes com sífilis primária, que podem ser tratados com única injeção intramuscular (IM), os pacientes com neurossífilis devem receber um curso de 10 a 14 dias de penicilina IV ou IM. Os pacientes alérgicos à penicilina devem ser dessensibilizados, se possível; caso contrário, a ceftriaxona constitui uma opção alternativa.

O sucesso da terapia é avaliado pela melhora clínica e pela normalização das anormalidades do LCS. Após o ciclo de tratamento, os pacientes devem repetir a análise do LCS a cada 3 a 6 meses. A ausência de redução da contagem de células em 6 meses ou de um declínio do VDRL do LCS de pelo menos 4 vezes em 1 ano são indicações para repetir o tratamento.

---

[5]Tenha em mente que o teste VDRL do LCS carece de sensibilidade: enquanto um teste reativo é confirmatório (na maioria das vezes), um teste negativo não exclui o diagnóstico. O teste do FTA-ABS é o oposto: é sensível, porém inespecífico. O teste de PCR do LCS também está disponível, porém não é sensível o suficiente para ser amplamente utilizado.

Doença de Lyme: manifestações neurológicas

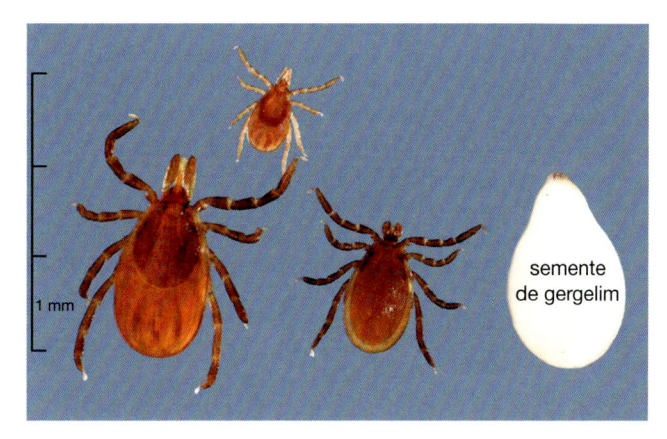

A doença de Lyme é transmitida pela picada de carrapatos Ixodes infectados. A semente de gergelim mostra o seu tamanho relativo. (Reimpressa de Engleberg NC, DiRita VJ, Dermody TS. *Schaechter's Mechanisms of Microbial Disease*. 5th ed. Wolters Kluwer Health/Lippincott Williams & Wilkins; 2012.)

À semelhança do *Treponema pallidum*, a *Borrelia burgdorferi*, a causa da doença de Lyme, é um espiroqueta. Como a sífilis, quando a infecção primária não é tratada, o microrganismo pode se disseminar para outros órgãos. Além da pele e das articulações, o sistema nervoso é o sistema orgânico mais comumente afetado. Lembrando a neurossífilis, o comprometimento do sistema nervoso na doença de Lyme pode ocorrer de várias maneiras.

- **Comprometimento do SNC.** A *semeadura das meninges* manifesta-se como uma meningite asséptica típica. Os sintomas consistem em febre, cefaleia, rigidez de nuca e fotofobia. Se for realizada uma análise do LCS, mostrará a presença de pleocitose leve, elevação moderada da proteína e nível normal de glicose. Com muito menos frequência, os pacientes podem desenvolver sinais e sintomas de *encefalopatia* ou *encefalomielite*, com comprometimento do cérebro e da medula espinal. Entretanto, os pacientes com doença de Lyme que se queixam de cefaleia, comprometimento cognitivo leve ou déficit de memória provavelmente não apresentam, em sua maioria, uma verdadeira infecção do SNC; em vez disso, assim como outros sintomas inespecíficos, como febre e fadiga, esses pacientes provavelmente exibem sintomas que acompanham com frequência qualquer processo inflamatório.

- O **comprometimento do sistema nervoso periférico** é comum. Qualquer nervo craniano pode ser afetado; todavia, com mais frequência, o sétimo nervo craniano está envolvido, produzindo paralisia facial. Em áreas endêmicas, pacientes com paralisia facial devem ser testados para a doença de Lyme. A maioria dos casos é unilateral, porém ocorre envolvimento bilateral. Outros nervos periféricos também podem ser afetados. Normalmente, a *radiculoneurite* manifesta-se com dor, frequentemente acompanhada de achados sensitivos ou motores e hiporreflexia; o quadro clínico pode simular radiculopatias mecânicas típicas (ver Capítulo 11), como ciática.

O diagnóstico de doença de Lyme do sistema nervoso requer evidências clínicas de comprometimento neurológico, juntamente com possível exposição a carrapatos e sorologia sanguínea positiva. A análise do LCS normalmente não é realizada em pacientes com comprometimento de nervos periféricos ou sintomas inespecíficos leves, porém é recomendada em pacientes com meningite para descartar a possibilidade de outros patógenos mais ameaçadores. O LCS geralmente, mas nem sempre, é positivo para anticorpos anti-Lyme. À semelhança da neurossífilis, a sensibilidade do teste de PCR é muito baixa para ser útil.

Todos os pacientes com doença de Lyme confirmada devem ser tratados. A doxiciclina oral continua sendo o fármaco de escolha, mesmo para pacientes com comprometimento neurológico, com exceção dos raros pacientes que apresentam encefalite, os quais necessitam de tratamento com ceftriaxona IV.

> **Quadro 8.6 Síndrome pós-Lyme**
>
> Alguns pacientes que foram tratados adequadamente para doença de Lyme continuam apresentando sintomas inespecíficos, que podem ter uma característica neurológica – cefaleia, fraqueza generalizada e comprometimento da função cognitiva. Esses pacientes sofrem, e seus sintomas devem ser levados a sério, porém não há evidências de que tenham infecção em curso. A causa de seus sintomas não é atualmente compreendida. A antibioticoterapia adicional não tem nenhuma utilidade.

Covid-19: manifestações neurológicas

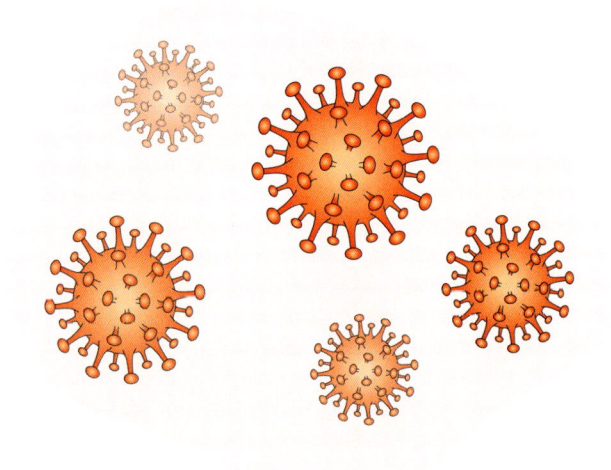

A imagem agora muito familiar do vírus SARS-CoV-2.

As manifestações neurológicas da covid-19, a doença associada ao vírus SARS-CoV-2, são, como tudo associado a esse patógeno, multifacetadas no mínimo. É mais fácil agrupar essas manifestações em várias categorias:

- Manifestações secundárias da doença subjacente, como cefaleia e tontura (exatamente como pode ocorrer com qualquer doença febril).

- Encefalopatia/encefalite. Muitos pacientes apresentam alteração do estado mental, porém ainda não foi elucidado se isso resulta de uma infecção verdadeira do SNC (encefalite) ou se isso é simplesmente secundário aos efeitos da infecção sistêmica e consequente distúrbio metabólico (encefalopatia). Os sintomas cognitivos inespecíficos, porém muito reais e debilitantes, podem persistir por muitos meses em alguns pacientes.
- Risco aumentado de AVC isquêmico e hemorrágico, mesmo em pacientes jovens. Isso parece refletir o estado de hipercoagulabilidade associado à resposta inflamatória excessiva que é responsável por tantas das complicações graves da doença.
- Comprometimento de nervos periféricos e cranianos, incluindo, em muitos pacientes com covid-19, perda do paladar e do olfato.
- Dano ao músculo esquelético, que pode levar à rabdomiólise.

Algumas outras infecções do SNC que precisam ser conhecidas

Neurocisticercose

A neurocisticercose (NCC) é causada pelo estágio larval da tênia do porco, *Taenia solium*. A NCC é a doença parasitária mais comum do SNC e constitui a causa mais comum de epilepsia adquirida no mundo. É endêmica na América Latina, Ásia, África e Índia.

O ciclo de vida da cisticercose resulta em três fases da doença: (1) a fase inicial (ou viável) é habitualmente assintomática; (2) a fase degenerativa é sintomática, devido a uma resposta inflamatória induzida; e (3) a fase não viável, em que os cisticercos se transformam e sofrem calcificação. A NCC intraparenquimatosa é a forma mais comum, caracterizada por um ou mais cistos dentro do parênquima cerebral. Os sintomas variam de acordo com a localização dos cistos, porém as convulsões constituem a apresentação mais comum. A febre geralmente está ausente. As formas extraparenquimatosas incluem doença intraventricular, subaracnóidea, ocular e espinal. O diagnóstico baseia-se nos sintomas clínicos, na exposição epidemiológica e nos achados consistentes de neuroimagem.

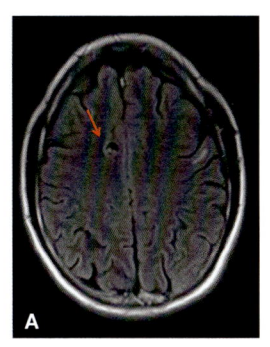

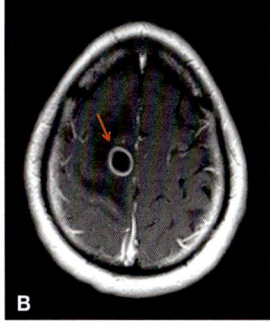

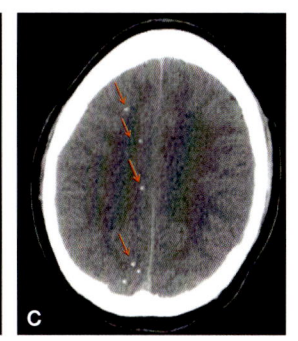

Imagens de diferentes pacientes com NCC, mostrando os diferentes estágios da doença: (A) o estágio viável em RM em FLAIR, com um único cisto sem realce; (B) o estágio degenerativo (i.e., com realce) na RM pós-contraste, com um único cisto realçado, circundado por edema significativo; e (C) o estágio não viável (i.e., calcificado) na TC, com vários cistos calcificados dispersos. (Cortesia de Jonathan Howard.)

O tratamento inicial deve se concentrar no controle da pressão intracraniana elevada, o resultado do edema difuso causado por uma alta carga de cistos (os esteroides constituem a terapia de primeira linha) e controle das convulsões. A terapia antiparasitária com albendazol e praziquantel está indicada para pacientes com cistos viáveis ou em degeneração no exame de imagem, porém deve ser evitada naqueles com alta carga de cistos, devido ao perigo de agravar a inflamação.

Hanseníase

Por milhares de anos, acreditou-se que a hanseníase, em várias formas, era uma doença hereditária, uma maldição ou um castigo de Deus. Aprendemos algumas coisas ao longo dos anos e, agora, sabemos que a doença é causada pelo *Mycobacterium leprae,* um BAAR que foi identificado, na década de 1870, pelo Dr. Gerhard Henrik Armauer Hansen (a hanseníase também é conhecida como doença de Hansen). Apesar de toda a compreensão que adquirimos sobre a hanseníase e, em parte, devido à drástica redução da prevalência da doença ao longo das últimas décadas (a maioria dos médicos nos Estados Unidos nunca verá um único caso), ela continua sendo uma doença temida e, em grande parte, incompreendida. A hanseníase raramente comporta risco de vida. Não é altamente contagiosa, e o tratamento é efetivo.

Hoje, a maioria dos casos ocorre em países em desenvolvimento. Os fatores de risco incluem idade avançada, contato próximo e prolongado com pacientes afetados e exposição a tatus selvagens (o mecanismo de transmissão do tatu para o homem não está bem elucidado, porém os tatus no sul dos Estados Unidos compreendem um grande reservatório de *M. leprae*). Deixando de lado os tatus, acredita-se que, na maioria dos casos, a transmissão ocorra por meio de secreções respiratórias. As lesões cutâneas e o dano aos nervos periféricos constituem as principais manifestações clínicas. O *Mycobacterium leprae* cresce melhor em temperaturas mais baixas, o que explica a sua predileção pela pele e pelos nervos superficiais.

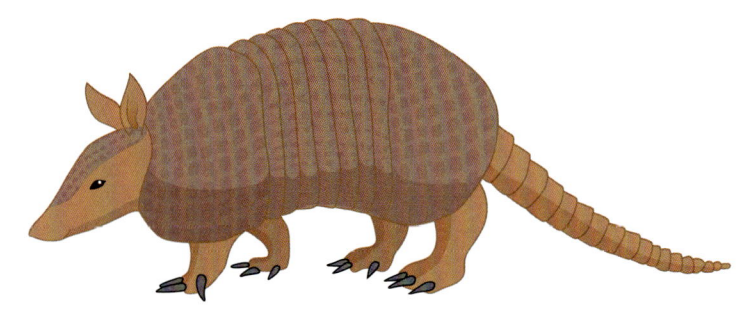

Tatu. Não está bem esclarecido se esse animal é portador de hanseníase.

Existem numerosos tipos de hanseníase, porém é importante conhecer dois em particular. A **forma tuberculoide** da doença limita-se a lesões cutâneas hipopigmentadas associadas a aumento e hipersensibilidade dos nervos e dano predominantemente de nervos sensitivos, causando áreas de sensibilidade diminuída geralmente nas lesões cutâneas e ao seu redor.

A **forma lepromatosa** da doença, uma forma mais difusa que é observada com mais frequência em pacientes imunocomprometidos, provoca caracteristicamente lesões cutâneas mais disseminadas, com perda sensitiva mais extensa, que pode resultar em graves deformidades do corpo e dos dedos. Podem ocorrer também neuropatias motoras, perda dos pelos corporais (afetando predominantemente as sobrancelhas e os cílios) e colapso do septo nasal.

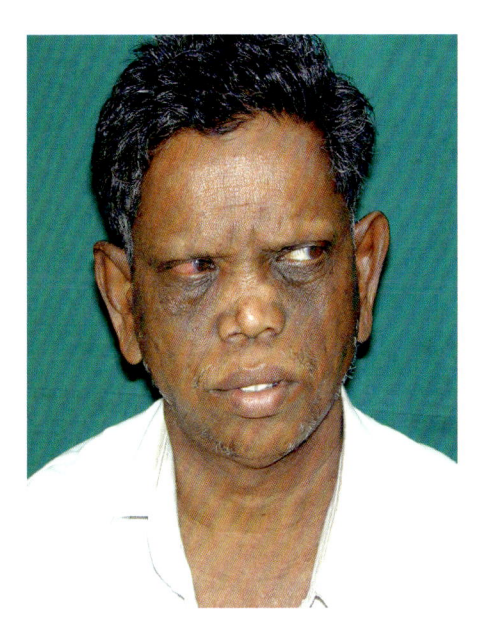

A forma lepromatosa da hanseníase pode causar perda das sobrancelhas e dos cílios, bem como perfuração e colapso do septo nasal. (Reimpressa de Garg SJ. *Uveitis*. 2nd ed. Wolters Kluwer; 2018.)

O diagnóstico baseia-se predominantemente nos achados clínicos; a biópsia de pele e o teste de PCR tecidual podem ajudar a confirmar o diagnóstico. Não há exames de sangue confiáveis. A poliquimioterapia com dapsona e rifampicina é o tratamento de primeira linha; acrescenta-se a clofazimina para a doença lepromatosa. O tratamento é efetivo, mas podem ser necessários vários anos para a resolução completa das lesões cutâneas.

Poliomielite

No momento em que este livro foi escrito, restavam apenas dois países endêmicos da poliomielite: o Afeganistão e o Paquistão. A vacinação eliminou a doença nos Estados Unidos e em outros países desenvolvidos, e o número de casos também está desaparecendo em regiões menos desenvolvidas.

O *poliovírus* (uma espécie de enterovírus) é mais frequentemente assintomático. Pode causar também uma doença febril leve e meningite asséptica. Com muito menos frequência, o vírus pode atacar os neurônios motores do tronco encefálico e medula espinal, resultando em poliomielite. A *paralisia flácida assimétrica aguda* constitui a marca registrada da doença, frequentemente precedida de sinais meníngeos, incluindo rigidez de nuca, cefaleia e febre. O exame do LCS é fundamental para o diagnóstico e revela um perfil de meningite asséptica com pleocitose moderada, bem como cultura para poliovírus ou PCR positivas. O tratamento é de suporte.

Cerca de dois terços dos pacientes com poliomielite ficam com déficits residuais. Embora seja provável que você nunca examine um paciente com doença aguda, os pacientes que contraíram poliomielite antes da vacinação generalizada podem procurá-lo com fadiga progressiva e fraqueza muscular, uma condição conhecida como *síndrome pós-pólio*. Normalmente, os sintomas desenvolvem-se pelo menos 15 anos após a infecção aguda. A patogênese não está totalmente compreendida. Uma eletromiografia (EMG) confirma o comprometimento do neurônio motor inferior, e o tratamento é de suporte.

Os *enterovírus não poliomielite* (como os ecovírus e o vírus coxsackie) e os *arbovírus* (incluindo vírus do Oeste do Nilo, conforme já mencionado) também podem causar paralisia flácida aguda, simulando a poliomielite.

Botulismo

O botulismo é causado pela bactéria *Clostridium botulinum*. A paralisia descendente e as neuropatias cranianas, frequentemente precedidas de sintomas gastrintestinais, resultam do bloqueio dos receptores pré-sinápticos de acetilcolina. Essa doença é discutida mais adiante, no Capítulo 12 (ver página 316).

Abscesso cerebral

Os *abscessos cerebrais* são de natureza infecciosa, porém se manifestam, com mais frequência, como lesões expansivas, com cefaleia, convulsões e déficits neurológicos focais. A localização, o tamanho e a taxa de crescimento do abscesso determinarão a sintomatologia precisa. Ocorre febre em apenas cerca de 50% dos casos. Por conseguinte, o diagnóstico diferencial inclui tanto infecções do SNC quanto outras lesões expansivas, como hematomas e tumores.

O abscesso cerebral pode se desenvolver por disseminação hematogênica a partir de um local distante de infecção ou como resultado da extensão de uma fonte de infecção contígua (p. ex., sinusite, mastoidite ou infecção dentária). Procedimentos cirúrgicos e traumatismo craniano também podem ser responsáveis. As bactérias representam, de longe, os agentes etiológicos mais comuns – as espécies de estafilococos e de estreptococos e as *Enterobacteriaceae* estão no topo da lista –, porém outros patógenos, como fungos, micobactérias e parasitas, também podem ser responsáveis, particularmente em pacientes imunocomprometidos. Por exemplo, a infecção pelo HIV constitui um importante fator de risco para o abscesso cerebral causado por *Toxoplasma gondii* e *Mycobacterium tuberculosis*.

Todos os pacientes com suspeita de abscesso cerebral devem ser submetidos a exames de imagem. A RM com gadolínio constitui o exame preferido e é particularmente adequada para distinguir o abscesso cerebral de neoplasia maligna. Hemoculturas devem ser sempre obtidas, e a punção lombar para cultura do LCS deve ser realizada, se não houver contraindicação, devido ao risco de pressão intracraniana elevada e herniação subsequente.

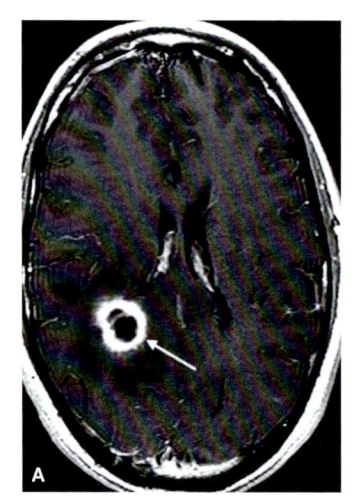

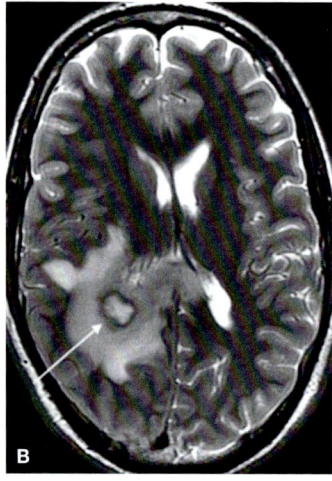

Sequências T1 (*A*) e T2 (*B*) pós-contraste de RM, mostrando um abscesso cerebral com realce em anel e edema vasogênico circundante significativo. As setas brancas apontam para o abscesso. (Reimpressa de Farrell TA. Radiology 101, 5th Edition. Philadelphia: Wolters Kluwer, 2019.)

O tratamento inclui terapia antimicrobiana, e, quanto mais cedo for instituída, melhor será o resultado. Os ciclos típicos variam de 4 a 8 semanas de antibióticos IV. A aspiração estereotáxica também está frequentemente indicada para diagnóstico e drenagem.

As complicações potenciais dos abscessos cerebrais incluem convulsões, hidrocefalia (particularmente com lesões na fossa posterior) e ruptura no sistema ventricular. A mortalidade diminuiu acentuadamente nos últimos anos – agora, está em cerca de 15% –, e a maioria dos pacientes tem uma boa recuperação.

Quadro 8.7 Abscesso epidural medular

O abscesso epidural medular é raro e resulta de disseminação hematogênica, procedimentos neurocirúrgicos ou raquianestesia. A maioria dos pacientes apresenta fatores de risco subjacentes, notavelmente diabetes melito e uso de substâncias IV. *Staphylococcus aureus* é o patógeno identificado com mais frequência. Podem ocorrer febre, dor lombar focal e disfunção neurológica, incluindo déficits sensitivo-motores e disfunção intestinal e da bexiga. O tratamento inclui antibióticos IV e, na maioria dos casos, drenagem neurocirúrgica. A maioria dos pacientes passa bem, porém um pequeno número acaba com certo grau de paralisia. A mortalidade é de menos de 10%.

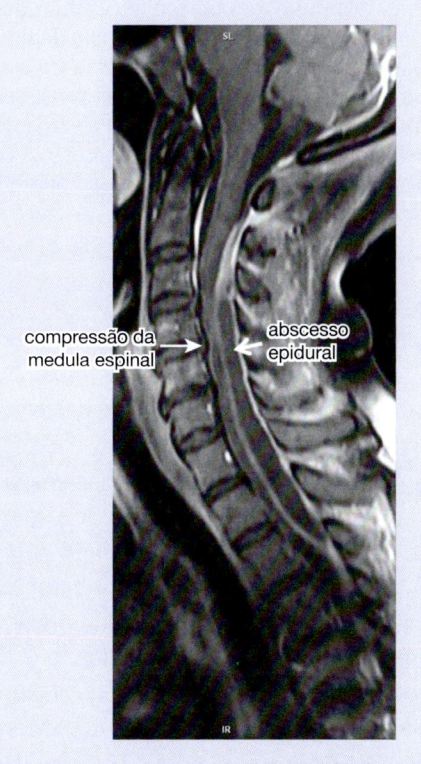

RM ponderada em T1 pós-contraste, mostrando um grande abscesso epidural com realce da parede circundante, provocando um grave deslocamento e compressão da medula espinal. (Modificada de Peterson JJ. *Berquist's Musculoskeletal Imaging Companion*. 3rd ed. Wolters Kluwer; 2017.)

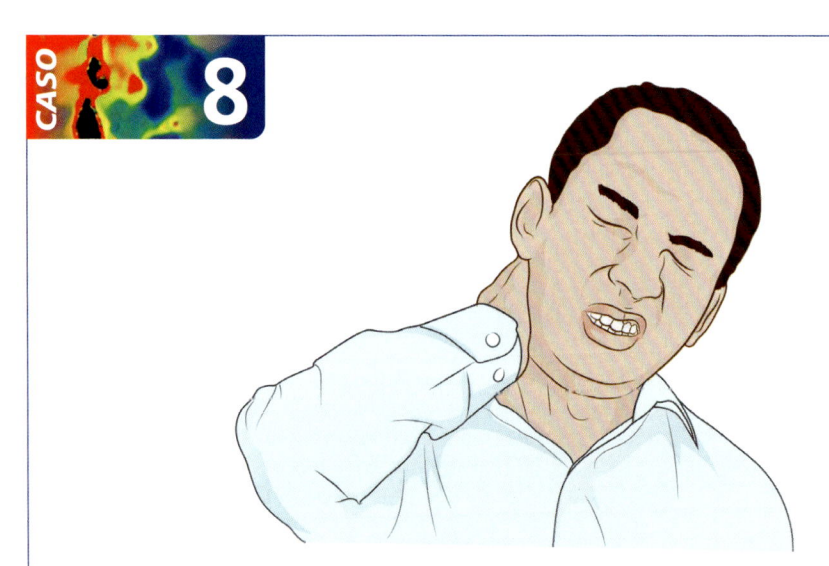

Acompanhamento de seu paciente: Amir apresentou cefaleia de várias horas de duração, febre, calafrios e fotofobia, e seu exame confirmou rigidez de nuca. Você suspeita que ele possa estar com meningite e, devido à demora em levá-lo ao hospital, começa imediatamente a administração de antibióticos IV (ceftriaxona e vancomicina) e dexametasona, até mesmo antes que uma punção lombar possa ser realizada. O LCS finalmente mostra aumento da pressão de abertura, contagem elevada de leucócitos com predomínio dos neutrófilos, proteína elevada e baixo nível de glicose. A coloração de Gram é positiva para *Streptococcus pneumoniae*. Amir melhora rapidamente com antibióticos e recupera-se sem qualquer complicação neurológica.

Você agora já sabe:

- Como reconhecer e diagnosticar a meningite bacteriana, uma verdadeira emergência médica.
- As características específicas da meningite bacteriana associada aos patógenos mais comuns.
- Como a análise do LCS pode ajudá-lo a distinguir a meningite bacteriana da meningite causada por vírus, bem como de outras causas infecciosas e não infecciosas.
- Quando suspeitar de meningite crônica, que pode resultar de infecção, neoplasia maligna e distúrbios autoimunes/inflamatórios.
- Quando suspeitar de encefalite, bem como as características específicas da encefalite por herpes e da encefalite transmitida por artrópodes.
- As manifestações clínicas e o tratamento da neurossífilis, doença de Lyme, covid-19 e outras infecções com manifestações neurológicas importantes.
- As características e o tratamento dos abscessos cerebrais.

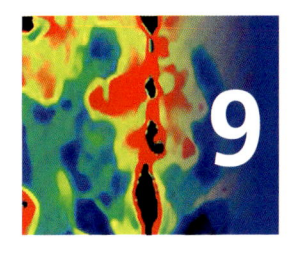

Esclerose múltipla (e outras doenças imunológicas do sistema nervoso central)

9

Neste capítulo, você aprenderá:

1 | Como diagnosticar a esclerose múltipla (EM).

2 | Como resolver o complicado diagnóstico diferencial da EM.

3 | Como tratar as exacerbações da EM e reduzir o risco e a gravidade das crises recorrentes.

4 | O diagnóstico diferencial da neurite óptica.

5 | Como diagnosticar e tratar várias doenças imunológicas do sistema nervoso central (SNC) menos comuns, porém importantes.

CASO 9

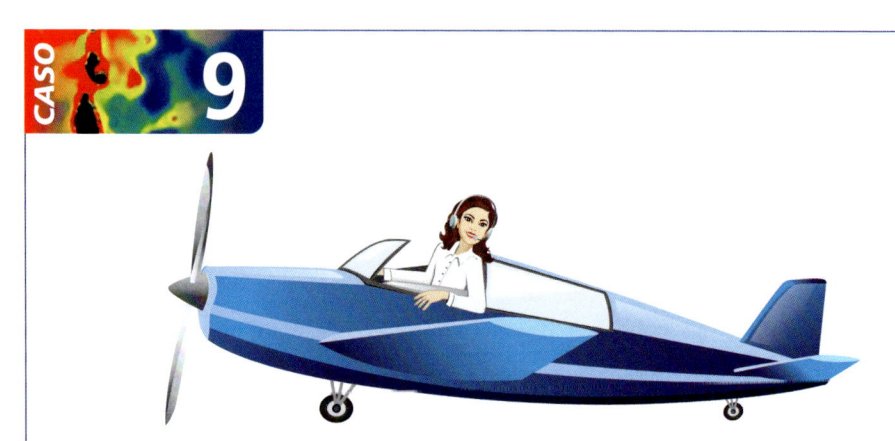

Sua paciente: Emma, 33 anos, piloto de avião, previamente saudável, o procura com queixa de visão dupla de cerca de 36 horas de duração e que ocorre sempre que ela olha para a esquerda. Entrou na internet, pesquisou as possibilidades diagnósticas e está preocupada com a possibilidade de ter EM. Lembra que, há 1 ano, ela sentiu dormência na perna esquerda que durou vários dias e, e seguida, desapareceu de forma gradual, tão misteriosamente quanto apareceu. Qual é o seu próximo passo no manejo dessa paciente?

Oftalmoplegia internuclear (OIN) do olhar esquerdo (lesão do FLM direito)

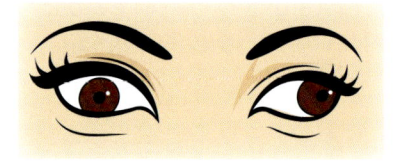

Oftalmoplegia internuclear (OIN). O exame de Emma revela os achados oculares mostrado aqui. Trata-se de um exemplo de OIN, causada por uma lesão no fascículo longitudinal medial (FLM). O FLM é um trato de fibras no tronco encefálico, que une os núcleos do terceiro e sexto nervos cranianos para possibilitar o olhar horizontal conjugado. Por exemplo, para olhar para a esquerda, o núcleo esquerdo do sexto nervo craniano dispara, resultando em abdução do olho esquerdo e, por meio do FLM, em adução simultânea do olho direito.

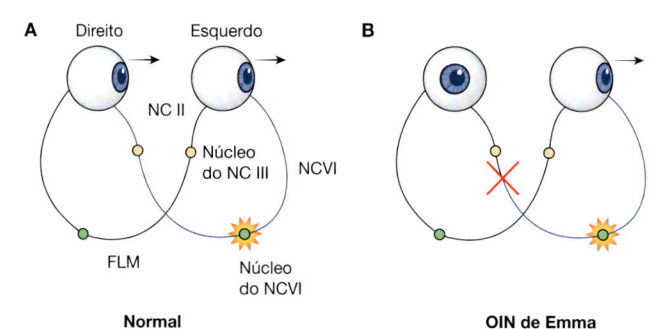

A Normal / **B** OIN de Emma

Se o FLM estiver danificado, como no caso de Emma (conforme ilustrado no diagrama), não pode ocorrer adução do olho direito além da linha média quando ela tenta olhar para a esquerda. O olho esquerdo, que pode abduzir, apresentará nistagmo acentuado. Uma breve observação sobre a nomenclatura: a OIN de Emma seria denominada OIN DIREITA. Isso é confuso, visto que o próprio FLM cruza a linha média, porém a convenção determina que a lesão recebe o nome do olho que não consegue se mover totalmente (neste caso, o olho direito).

O sistema imune é um construto impressionante, porém imperfeito, que algumas vezes ataca as células e os tecidos saudáveis do hospedeiro, quando, na verdade, deveria estar ocupado cuidando de invasores estranhos, como vírus e bactérias, ou eliminando células cancerosas antes de perderem o controle. O sistema nervoso não está isento desse tipo de ataque autoimune mal orientado. Uma dessas doenças autoimunes, a EM, é bastante comum, com prevalência, em algumas regiões, de mais de 100 por 100.000 pessoas.

Esclerose múltipla

Não faz muito tempo, o diagnóstico de EM era, com toda razão, temido. Embora alguns pacientes respondessem bem e tivessem pouca ou nenhuma incapacidade, muitos outros apresentavam uma evolução mais grave – geralmente de forma intermitente, algumas vezes implacavelmente – e desenvolviam déficits e incapacidades neurológicos difusos e, com frequência, devastadores. Pouco podia ser feito para alterar a sua evolução natural. Este não é mais o caso. Hoje, dispõe-se de muitos medicamentos, todos eles imunomoduladores de um tipo ou de outro, que, quando combinados com intervenções no estilo de vida e tratamento sintomáticos, alteraram de maneira substancial o prognóstico para melhor.

O maior desafio frequentemente é encontrado no estabelecimento do diagnóstico. A doença pode atacar em qualquer local do SNC e, portanto, pode se manifestar de inúmeras maneiras. Muitos pacientes procuram o seu médico com pequenas queixas neurológicas, muito menos dramáticas do que as de Emma, e pode ser difícil descobrir quem necessita de uma avaliação para EM e quem não precisa dela. É importante não desprezar essas queixas aparentemente inconsequentes sem uma cuidadosa história e exame físico, visto que o diagnóstico e o tratamento precoces da EM podem retardar a progressão da doença e limitar a incapacidade.

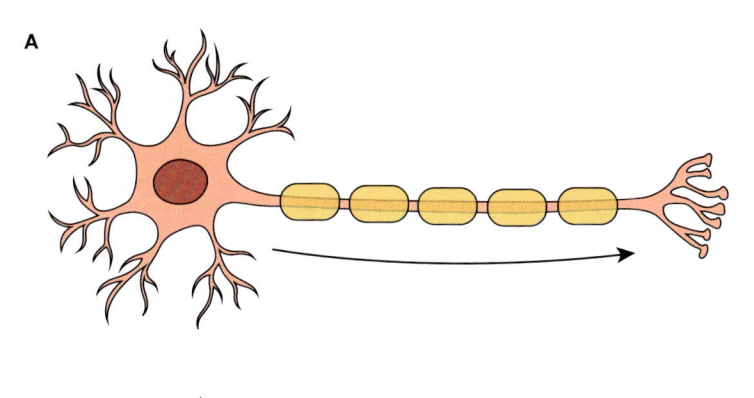

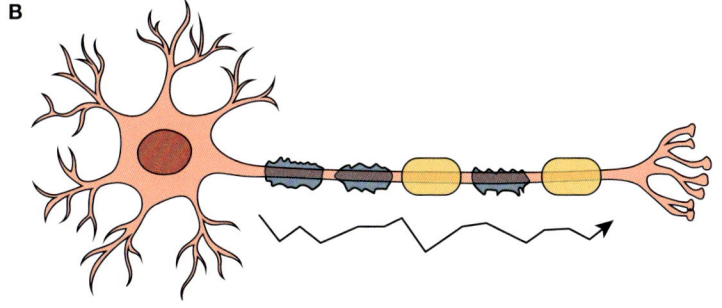

A fisiopatologia da EM é complexa e não é totalmente compreendida. Entretanto, na maioria dos casos, parece envolver inflamação dirigida contra a bainha de mielina no SNC, levando à desmielinização e, por fim, à degeneração axonal. O axônio na parte superior (A) mostra uma mielinização saudável, enquanto o axônio na parte inferior (B) foi danificado pela EM.

Alguns fatos básicos importantes

- A EM é três vezes mais comum em mulheres do que em homens.
- Ocorre, com mais frequência, entre 20 e 50 anos de idade.
  - Um bom conselho – esses dois primeiros fatos não devem ser mal interpretados para significar que a EM *só* ocorre em mulheres jovens; a doença pode e de fato ocorre em homens e também pode ocorrer e de fato ocorre em crianças e pacientes de mais idade, apenas com menos frequência.
- Os fatores de risco para EM incluem fatores tanto genéticos quanto ambientais.
  - Foram identificadas centenas de variantes genéticas que estão associadas a um aumento do risco de EM. Entretanto, nenhum gene ou constelação de vários genes é suficiente para responder pela doença; a interação entre predisposição genética e vários fatores ambientais parece ser essencial.
  - Os fatores de risco ambientais incluem obesidade, tabagismo, infecção prévia pelo vírus Epstein-Barr e localização geográfica. A EM tem uma distribuição geográfica singular, tornando-se mais comum à medida que nos afastamos do equador (i.e., em altas latitudes). Não se sabe ao certo por que isso ocorre. As hipóteses formuladas incluem menores níveis de exposição à radiação ultravioleta (UV) ou níveis séricos mais baixos de vitamina D entre as populações de latitudes mais altas.
  - *Importante:* Nem uma história de trauma nem qualquer vacina (nenhuma!) foram definitivamente associadas a um risco aumentado de EM.

Definição da EM

Não existe nenhum exame específico para estabelecer o diagnóstico de EM. Classicamente, o diagnóstico de EM exige:

- Pelo menos dois episódios de disfunção neurológica *disseminados no espaço e no tempo* dentro do SNC. Em outras palavras, pelo menos dois déficits neurológicos precisam ocorrer em dois períodos distintos e precisam estar localizados em duas regiões anatômicas diferentes (i.e., "espaço") dentro do SNC.

Essa definição continua sendo válida, porém foi e continua sendo ampliada à medida que aumentou a nossa compreensão da doença e foram realizados avanços nas técnicas de imagem. A iteração mais recente de 2017 dos *critérios de McDonald* (os critérios padrão-ouro usados para o diagnóstico de EM) exige cinco itens para o diagnóstico de EM:

- Uma síndrome clínica "típica" (ver página 236 para mais detalhes; é importante lembrar que os critérios de McDonald são validados em pacientes que apresentam sintomas consistentes com EM), diferentemente dos pacientes com sintomas inespecíficos, como cefaleia ou fadiga.
- Evidências clínicas objetivas no exame neurológico (p. ex., a OIN de Emma).
- Disseminação no espaço (esse critério pode ser preenchido por achados clínicos OU pela presença de lesões na ressonância magnética [RM]).

- Disseminação no tempo (esse critério também pode ser preenchido por achados clínicos ou da RM ou pela presença de bandas oligoclonais no líquido cerebrospinal [LCS] que são típicas do LCS, totalmente não relacionadas com o tempo, mas que representam um substituto adequado de acordo com os critérios mais recentes; ver mais detalhes adiante).
- Falta de uma explicação melhor para a apresentação do paciente (i.e., o quadro clínico geral não é mais bem explicado por uma etiologia inflamatória ou infecciosa diferente). Esta é uma importante ressalva, visto que ainda precisamos assegurar que outras etiologias não sejam ignoradas.

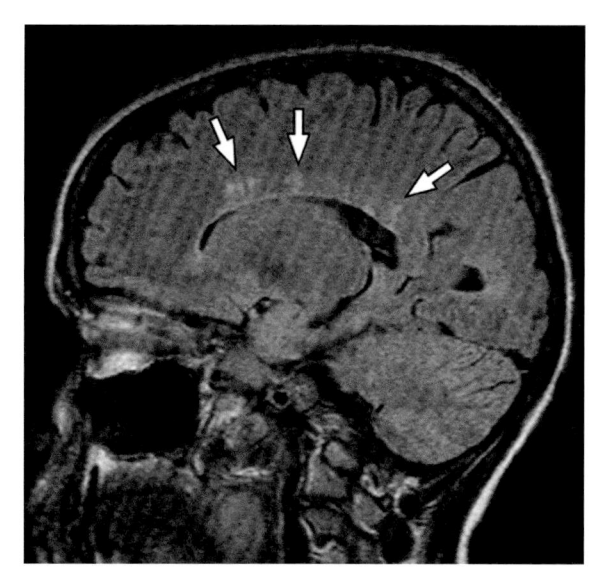

RM sagital do cérebro de um paciente com EM. Observe as placas de desmielinização periventricular que se irradiam a partir do ventrículo lateral em ângulos de aproximadamente 90 graus. Essa lesão é coloquialmente designada como dedos de Dawson, que constituem uma característica da EM. (Reimpressa de Lee E. *Pediatric Radiology: Practical Imaging Evaluation of Infants and Children*. Wolters Kluwer; 2017.)

A EM ocorre em dois fenótipos clínicos básicos:
- **EM remitente recorrente.** 85% dos pacientes apresentam essa forma de EM, que se caracteriza por crises intermitentes de disfunção neurológica envolvendo diferentes locais no SNC. Essas crises são variavelmente referidas como recorrências ou exacerbações. Não se confunda, todos esses termos referem-se ao mesmo processo. Os pacientes podem se recuperar por completo de cada crise ou podem exibir algum grau de comprometimento ou incapacidade neurológicos residuais.
  - Os pacientes que apresentam uma primeira crise clínica são considerados portadores de *síndrome clinicamente isolada (SCI)*. Embora esses pacientes não preencham a definição clássica de EM (lembre-se de que é necessário haver disseminação no espaço e no tempo), muitos preenchem os atuais critérios de EM (com base em evidências radiográficas ou do LCS; ver discussão anterior). Os pacientes que não preenchem os critérios para EM correm alto risco de conversão para a EM clinicamente definida.

- Existe também uma entidade denominada *síndrome radiologicamente isolada (SRI)*, em que duas lesões consistentes com EM são observadas de modo incidental em uma RM de um paciente sem qualquer sintoma clínico de EM. Até 40% desses indivíduos sofrerão a sua primeira crise clínica dentro de 5 anos.
- **EM progressiva primária.** Esse tipo de EM é menos comum; evolui de modo gradual, sem episódios distintos de disfunção aguda e recuperação. Alguns pacientes com EM remitente recorrente evoluem para esse tipo de quadro clínico, e, quando a incapacidade se acumula insidiosamente, diz-se que esses pacientes apresentam *EM progressiva secundária*.

> **Quadro 9.1**
> A distinção entre EM remitente recorrente e EM progressiva é importante, visto que o tratamento e o prognóstico são muito diferentes.

Sinais e sintomas clínicos

Uma vez definida a EM, discutiremos agora as suas manifestações clínicas. Quais são os sintomas "típicos"? São numerosos e variados, como seria de esperar de uma doença que pode provocar dano em qualquer parte do SNC, de modo que nos concentraremos nos mais comuns.

Neurite óptica. Esse termo refere-se à inflamação do nervo óptico. Os sintomas consistem em perda unilateral da visão, que normalmente progride ao longo de vários dias a semanas. A perda da visão pode ser total ou pode haver um leve borramento visual. Com frequência, a visão de corcs é perdida preferencialmente à acuidade. A dor ocular é comum e é frequentemente exacerbada pelos movimentos oculares. O achado mais comum no exame físico é um defeito pupilar aferente (DPA) (ver Quadro 9.2).

O exame fundoscópico pode revelar papilite (edema do disco óptico); todavia, na maioria dos casos, a inflamação do nervo óptico envolve apenas a parte retrobulbar (que significa atrás do globo ocular) do nervo e, portanto, não pode ser visualizada. Como parte de seu exame à beira do leito, você provavelmente será capaz de demonstrar uma diminuição da acuidade visual e comprometimento dos campos visuais (o achado clássico consiste em escotoma central ou mancha escura no centro da visão). Em qualquer paciente com neurite óptica, deve-se obter uma RM com gadolínio das órbitas e do cérebro, que pode revelar realce e edema do nervo óptico afetado, bem como outras lesões compatíveis com crises anteriores de desmielinização clinicamente silenciosas. Cerca de 20% dos pacientes com um primeiro episódio de neurite óptica e RM normal nos demais aspectos desenvolverão EM; entretanto, se a RM demonstrar evidências de desmielinização anterior consistente com EM, essa porcentagem alcança 80%.

A maioria dos pacientes recupera uma função visual adequada dentro de várias semanas a meses após uma crise aguda.

Quadro 9.2 Defeito pupilar aferente

Um dos achados característicos da neurite óptica consiste em um *defeito pupilar aferente* (DPA). Move-se um feixe luminoso de forma alternada entre o olho normal e o olho afetado. Quando a luz volta para o olho afetado, a pupila, que você normalmente esperaria que fosse contrair, dilata-se em vez disso. Essa anormalidade ocorre porque o reflexo pupilar é consensual: em outras palavras, a luz em um dos olhos provoca contração de ambas as pupilas. Assim, quando a luz ilumina o olho normal, os dois olhos sofrem contração consensual de maneira normal; entretanto, quando a luz ilumina o olho afetado, a percepção geral de luz fica comprometida, e as pupilas parecem dilatar-se.

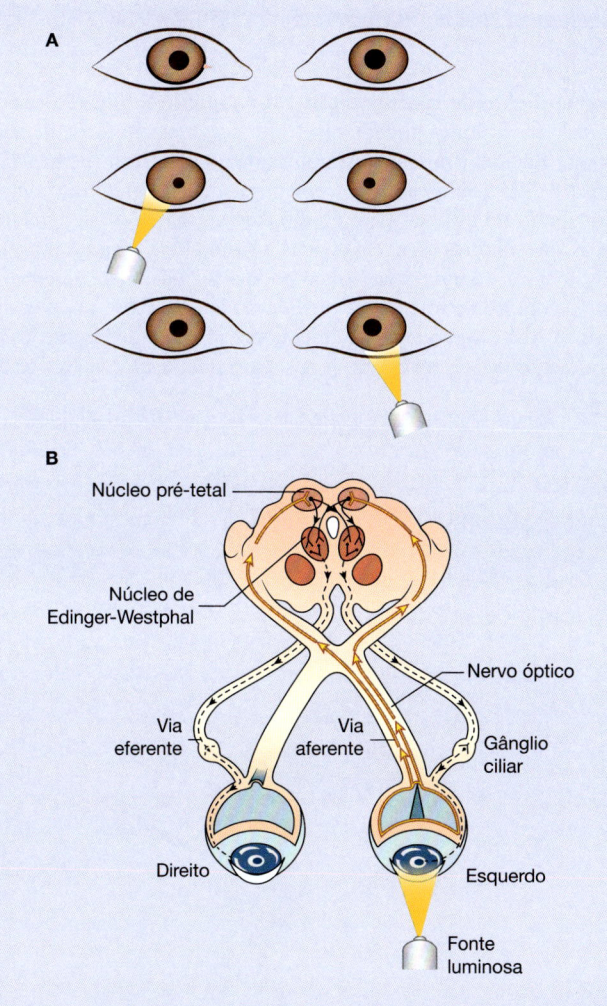

(A) Demonstração de defeito pupilar aferente. (B) Anatomia da via do reflexo pupilar. (1) Ramo aferente do reflexo: a luz incide na retina, ativando o nervo óptico ipsilateral, que se projeta para os dois núcleos bilaterais de Edinger-Westphal (EW) dos nervos oculomotores (o que explica a natureza consensual do reflexo). (2) Ramo eferente do reflexo: as fibras parassimpáticas que seguem o seu trajeto dentro do nervo oculomotor (NC III) projetam-se dos núcleos de EW para o gânglio ciliar, onde ativam os nervos ciliares curtos que inervam o músculo esfíncter da pupila, causando constrição pupilar bilateral.

> **Quadro 9.3 Diagnóstico diferencial de neurite óptica**
>
> Embora esteja mais comumente associada à EM, a neurite óptica tem muitas outras causas possíveis. Em geral, a *neurite óptica bilateral* ou *neurite óptica associada a novos sintomas neurológicos ou sistêmicos* devem levar a uma investigação mais detalhada de outras etiologias. Algumas condições importantes a considerar incluem:
>
> - Distúrbio do espectro da neuromielite óptica (DENMO) (ver página 243).
> - Neurite óptica inflamatória recorrente crônica (NOIRC).
> - Doenças do tecido conectivo (p. ex., lúpus eritematoso sistêmico [LES] e sarcoidose)
> - Neuropatia óptica paraneoplásica (mais frequentemente associada ao autoanticorpo CRMP5).
> - Síndromes infecciosas (p. ex., doença de Lyme, sífilis, citomegalovirus).

Comprometimento da medula espinal (i.e., mielite). Quando uma crise aguda afeta a medula espinal, os pacientes podem apresentar sintomas motores ou sensitivos focais abaixo do nível espinal afetado. Embora os sintomas não sejam, com frequência, perfeitamente simétricos, as duas pernas geralmente são acometidas em certo grau. Inicialmente, os pacientes podem sentir um aperto no nível do dermátomo afetado, o que foi designado como "*abraço da EM*". Quando as vias motoras estão envolvidas, os músculos afetados inicialmente podem ser fracos e flácidos; todavia, com o passar do tempo, ocorrerá desenvolvimento de espasticidade e hiper-reflexia. O comprometimento da medula espinal também pode levar a sintomas urinários e intestinais. A RM da coluna normalmente revela lesões de "segmento curto", isto é, lesões que envolvem menos de três níveis vertebrais. Para uma revisão mais detalhada da medula espinal, ver o Capítulo 10.

> **Quadro 9.4 Sinal de Lhermitte**
>
> O **sinal de Lhermitte** é uma característica da EM frequentemente destacada em palestras e rodadas. O paciente descreve uma sensação de choque elétrico que dispara pela coluna com a flexão do pescoço. Embora seja sugestivo de EM, o sinal de Lhermitte não é patognomônico e pode ser observado em outras doenças que afetam fibras da coluna posterior na medula espinal cervical.
>
> Sinal de Lhermitte.

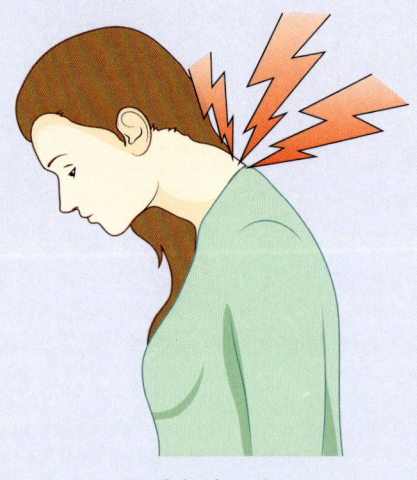

Síndromes do tronco encefálico e cerebelar. As anormalidades oculomotoras são muito menos comuns do que a neurite óptica. Entretanto, pode ocorrer diplopia, frequentemente devido à OIN, como no caso de Emma, introduzido neste capítulo, ou devido à paralisia de um único nervo (habitualmente o sexto nervo craniano). A EM também pode causar neuralgia do trigêmeo (ver página 108). O comprometimento cerebelar pode causar vertigem ou ataxia.

Déficits cerebrais cognitivos. Em geral, esses déficits desenvolvem-se com a doença avançada, afetando múltiplas áreas no cérebro. Pode haver comprometimento da memória de curto prazo, da função executiva, da função visuoespacial e da velocidade com que o indivíduo pensa e se comunica; este último caso é coloquialmente conhecido como "*névoa mental da EM*".

Com o passar do tempo, além dos déficits cognitivos e da disfunção do humor, os pacientes podem desenvolver sintomas incapacitantes em decorrência de lesão axonal irreversível. Entre eles, destacam-se os seguintes:
- Bexiga neurogênica (incontinência, polaciúria, urgência).
- Intestino neurogênico (incontinência, constipação intestinal).
- Disfunção sexual.
- Dor neuropática.
- Fadiga crônica.
- Espasticidade (aumento do tônus muscular, frequentemente com espasmos sobrepostos).
- Alteração da marcha.

Como estabelecer o diagnóstico

Vamos reiterar o principal critério diagnóstico para a EM: *evidências de déficits neurológicos disseminados no espaço e no tempo*. Conforme já assinalado, a primeira crise é referida como *síndrome clinicamente isolada*, embora a avaliação, nessa ocasião, possa revelar outras lesões que qualificam o diagnóstico completo de EM. Por conseguinte, uma história completa e exame físico são essenciais.

Obtenha uma história completa e realize um exame neurológico. Em particular, pergunte ao paciente sobre as manifestações mais comuns da EM. Solicite ao paciente que procure lembrar-se de qualquer outro evento que possa ter ignorado ou esquecido, mas que pode ter sido um evento sentinela de EM, que teve resolução completa. Em seguida, realize um exame neurológico cuidadoso. Você pode descobrir um achado sutil de que nem mesmo o paciente tem conhecimento (p. ex., anormalidades dos movimentos dos olhos, perda sensitiva sutil ou reflexos anormais).

Realize uma RM. Se você suspeitar do diagnóstico, obtenha uma RM do cérebro. Há necessidade de contraste se o paciente apresentar sintomas ativos recentes; caso contrário, não é necessário administrar gadolínio. Praticamente todos os centros de RM utilizam um protocolo padronizado para EM. Se uma RM do cérebro não for conclusiva ou se houver sinais ou sintomas de comprometimento da medula espinal, deve-se efetuar também um exame de imagem da medula espinal.

Quadro 9.5 Exame de imagem da medula espinal

Ponto-chave: se você estiver interessado na própria medula espinal – o que é o caso da EM (lembre-se de que a EM é uma doença do SNC e apenas dele) –, solicite uma RM da coluna cervical e torácica. Não há necessidade de RM da coluna lombar. Lembre-se: a medula espinal termina aproximadamente em L1; portanto, a RM da coluna lombar não visualiza a medula espinal, mas apenas o feixe de nervos espinais e raízes nervosas que são denominados cauda equina.

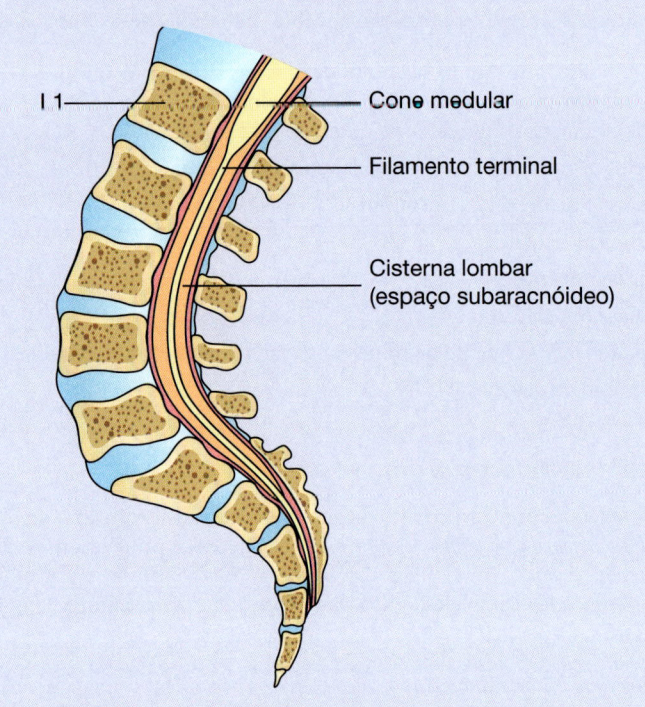

Coluna lombar. Observe como a medula espinal termina no nível L1.

Lesões da substância branca na RM podem ser observadas em muitas doenças, não apenas na EM. A doença cerebrovascular de longa duração e, talvez de modo surpreendente, a migrânea são os dois simuladores potenciais mais comuns (ver Quadro 3.2, página 98). Entretanto, existem critérios específicos de RM que, se preenchidos, tornam a EM o diagnóstico mais provável. As lesões clássicas da EM são ovoides, em oposição às lesões arredondadas, e tendem a ocorrer em quatro locais específicos:

- Periventricular.
- Justacortical (e cortical, um acréscimo recente aos critérios de McDonald de 2017).
- Infratentorial (tronco encefálico e cerebelo).
- Medula espinal.

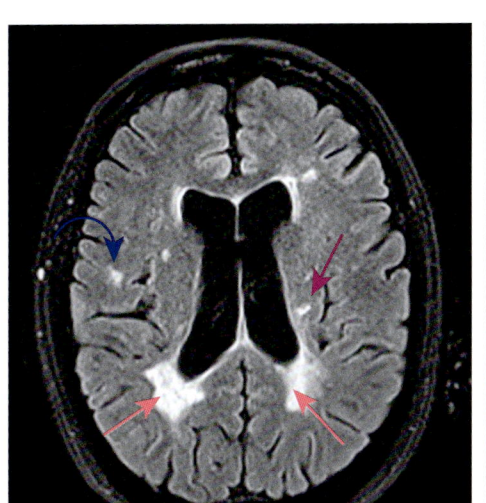

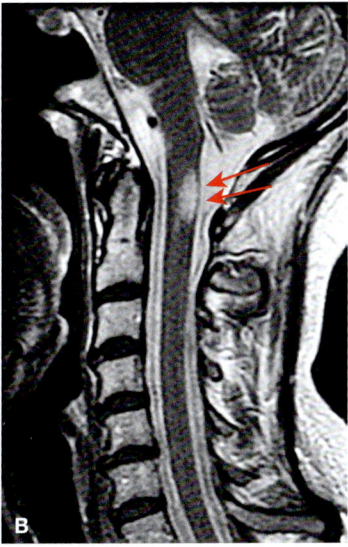

(A) Lesões de EM justacortical (*seta azul*) e periventricular (*seta roxa*). A doença da substância branca mais confluente (*setas rosas*) é característica da doença microvascular de longa duração (i.e., devido à hipertensão não controlada, hiperlipidemia etc.); essas áreas não representam placas de EM. (B) Lesão de EM da medula espinal cervical alta (*setas vermelhas*). (A, modificada, em parte, de Sanelli PC, Schaefer PW, Loevner LA. *Neuroimaging: The Essentials*. Wolters Kluwer; 2016; e B, reimpressa de Barkovich AJ, Raybaud C. *Pediatric Neuroimaging*. 6th ed. Wolters Kluwer; 2018.)

Todas as lesões de EM (antigas ou recentes) são hiperintensas em imagens ponderadas em TII. As lesões ativas exibem realce com gadolínio (e continuam exibindo realce por aproximadamente 1 mês); não há realce das lesões antigas, que podem, com o passar do tempo, formar os denominados buracos negros na imagem ponderada em TI, indicando perda axonal. Por conseguinte, se você observar lesões tanto com realce quanto sem realce, você tem evidências de disseminação no tempo e no espaço. A RM também pode avaliar a gravidade da doença e, até certo ponto, ajudar a prever o prognóstico do paciente.

Examine o LCS. Se o diagnóstico ainda estiver incerto, a análise do LCS é o próximo passo. Você deve procurar: (1) *bandas oligoclonais específicas do LCS*, que estão presentes na maioria dos pacientes com EM, e (2) *taxa aumentada de síntese de imunoglobulina G (IgG)*. O primeiro achado refere-se a bandas na eletroforese que não estão presentes no soro. O segundo achado refere-se à taxa de produção de IgG dentro do LCS. Esses achados não são específicos da EM, de modo que precisam ser avaliados dentro do contexto clínico geral. Todavia, a ausência de bandas oligoclonais específicas do LCS sugere que o paciente pode não ter EM (nos casos de suspeita de EM, apenas 2-3% dos pacientes apresentarão, de fato, a doença na ausência de bandas oligoclonais). O número de leucócitos no LCS geralmente está normal (menos de 5), mas pode estar elevado, embora raramente ultrapasse 50.

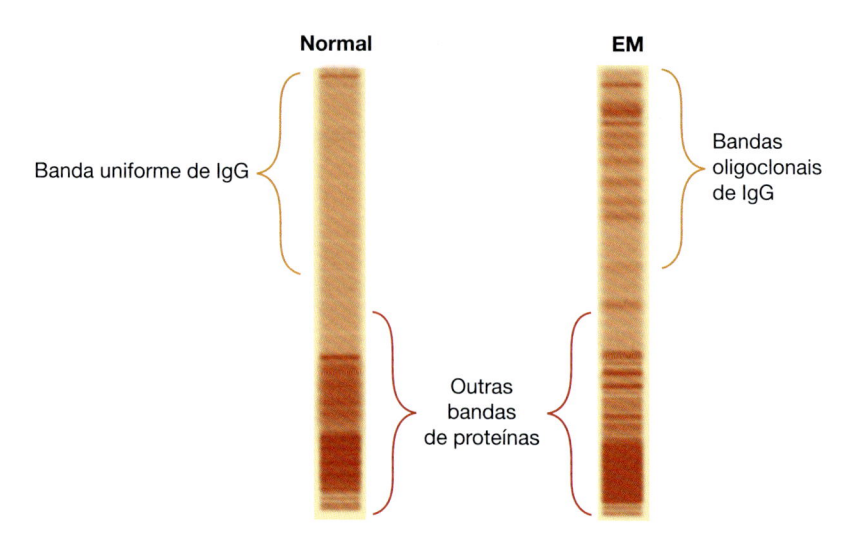

Bandas oligoclonais na eletroforese. A primeira mostra uma eletroforese normal. A segunda é de um paciente com EM. IgG, imunoglobulina G.

Se você ainda não tiver certeza do diagnóstico. Embora raramente sejam utilizados, os *potenciais evocados visual e somatossensitivo* medem a velocidade da condução nervosa e mostram-se anormais em alguns pacientes com EM. Sua acurácia não é grande; todavia, no contexto clínico correto, um potencial evocado anormal pode, em casos difíceis, revelar uma disfunção local em uma região do SNC, como o nervo óptico, fornecendo, assim, a peça final de evidência que faz com que você esteja razoavelmente confiante de que seu paciente tem EM.

Diagnóstico diferencial

O diagnóstico diferencial da EM é extenso, tendo em vista as numerosas formas pelas quais pode se manifestar. Entre os fatores de confusão mais importantes, destacam-se os seguintes:

- Outras doenças inflamatórias que afetam o SNC (incluindo DENMO, encefalomielite disseminada aguda [ADEM, do inglês *acute disseminated encephalomyelitis*], neurossarcoidose e síndrome de Susac; ver discussão adiante, páginas 243-244).
- Doenças vasculares. A vasculite do SNC pode causar diversos déficits neurológicos, frequentemente em decorrência de pequenos sangramentos ou acidentes vasculares cerebrais (AVCs) que podem mimetizar algumas das características da EM (ver página 88).
- Infecções. Devem-se considerar a doença de Lyme (embora a neuroborreliose fulminante seja rara), o vírus da imunodeficiência humana (HIV, do inglês *human immunodeficiency virus*) e a sífilis.
- Doenças metabólicas. Considere as deficiências de vitamina B12, cobre e zinco.
- Neoplasias malignas do SNC. Entre elas, você precisa considerar o linfoma, neoplasias primárias e síndromes paraneoplásicas (ver Capítulo 16).
- Transtornos psiquiátricos. Considere a depressão ou a ansiedade com características somáticas (p. ex., formigamento, fadiga e névoa mental); podem imitar os sintomas da EM, porém não estão associados a achados objetivos no exame neurológico, e os exames de imagem serão normais.

Várias condições inflamatórias primárias podem afetar o SNC e simular estreitamente a maneira pela qual a EM se manifesta e evolui. Embora sejam menos comuns do que a EM, é importante que você as conheça.

- O *DENMO* compreende várias entidades relacionadas, porém distintas, que se manifestam mais comumente com neurite óptica ou mielite transversa (ver página 267) e, com menos frequência, soluços ou vômitos intratáveis (o resultado do comprometimento da área postrema no bulbo). Quase todos os casos estão associados ao *autoanticorpo IgG antiaquaporina 4* **(AQP4)** (a aquaporina é um canal de água presente em todo o corpo, incluindo o SNC); uma porcentagem menor é soropositiva para a glicoproteína da mielina dos oligodendrócitos (MOG)[1].
- O DENMO pode causar crises graves e incapacidade profunda. Por exemplo, a neurite óptica relacionada à neuromielite óptica (NMO) normalmente é muito mais grave do que a neurite óptica relacionada à EM, com um curso mais rápido e resultado mais devastador se não for tratada.
- Para estabelecer o diagnóstico de DENMO:
  - Deve-se suspeitar da doença com base no quadro clínico, bem como na aparência das lesões na RM. A RM do cérebro frequentemente não é notável, porém a medula espinal pode revelar lesões espessas e longas que se estendem por vários níveis vertebrais (diferentemente das lesões de "segmento curto" que são características da EM).
  - Deve-se testar o sangue para autoanticorpos anti-AQP4 (mais sensível do que o teste do LCS) e, se o resultado for negativo, para anticorpos anti-MOG. Diferentemente do que se observa na EM, o LCS frequentemente apresenta uma contagem elevada de leucócitos, e as bandas oligoclonais habitualmente estão ausentes. O diagnóstico acurado é importante, visto que, em comparação com a EM, o DENMO com frequência exige ciclos significativamente mais longos de terapia com corticosteroides (muitas vezes com plasmaférese adicional, comumente designada como PLEX) para prevenir recorrências e não responde aos medicamentos modificadores da doença que são usados na EM. Em vez disso, são utilizados o rituximabe e o eculizumabe, entre outros, embora a evidência de sua eficácia nesse contexto ainda seja relativamente escassa.

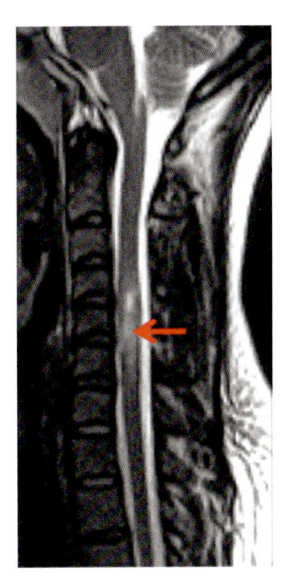

Lesão de NMO na medula espinal cervical (*seta*). Compare essa figura com a lesão menor da medula espinal da EM na figura B da página 241. (Reimpressa de Sanelli P, Schaefer P, Laurie Loevner L. *Neuroimaging: The Essentials.* Wolters Kluwer; 2015.)

---

[1] A doença associada a anticorpos anti-MOG representa uma síndrome de sobreposição, mas que pode ser clinicamente distinta e que pode estar associada a crises tanto monofásicas quanto recorrentes de desmielinização. Pode assemelhar-se estreitamente à doença associada a anticorpos anti-AQP4, porém tende a afetar pacientes mais jovens e, com frequência, apresenta um resultado mais favorável, com resposta geralmente satisfatória à terapia com esteroides.

- A *ADEM* é uma doença aguda, rapidamente progressiva e normalmente monofásica, causada por desmielinização autoimune. Com mais frequência, é observada em crianças após infecção bacteriana ou viral. A apresentação é variável, porém geralmente inclui déficits neurológicos focais recentes e sintomas sistêmicos, como febre, cefaleia e náusea. Ao contrário das lesões ovoides relativamente bem circunscritas na RM que são características da EM, as lesões associadas à ADEM são maiores e mais difusas (frequentemente descritas como "macias") e, o mais importante, tendem a apresentar realce com contraste. O LCS revela pleocitose linfocítica (embora normalmente com menos de 100 células) e, à semelhança do DENMO, não demonstra a presença de bandas oligoclonais. O tratamento consiste em corticosteroides em altas doses, seguidos de plasmaférese, se necessário.

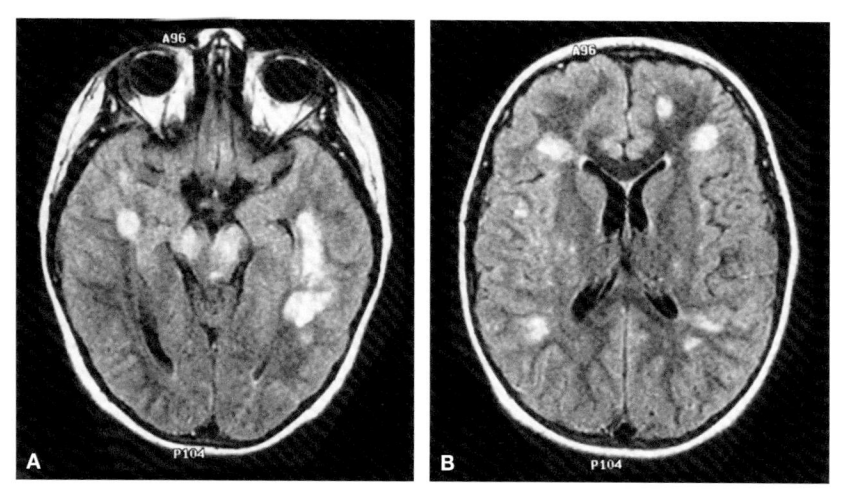

Lesões "macias" características da ADEM. (Reimpressa de Brant WE, Helms CA. *Brant and Helms Solution*. Wolters Kluwer; 2006.)

- Seguem-se vários outros distúrbios imunológicos/inflamatórios que podem imitar a EM, mas que são ainda mais raros do que o DENMO e a ADEM. Dois desses distúrbios precisam ser considerados:
  - *Neurossarcoidose*, a manifestação neurológica da sarcoidose. À semelhança da EM, pode afetar o cérebro, o nervo óptico e a medula espinal. Diferentemente da EM, a neurossarcoidose pode afetar quase todas as estruturas no sistema nervoso, incluindo nervos periféricos e meninges.
  - A *síndrome de Susac* é um distúrbio ainda menos comum. Trata-se de uma doença vascular inflamatória, que mais frequentemente se manifesta com perda auditiva neurossensorial, encefalopatia e oclusão da artéria retiniana. A síndrome de Susac pode se assemelhar muito à EM na RM, porém tem predileção particular pelo corpo caloso.

Evolução clínica

A evolução clínica mais comum da EM é de recidiva e remissão. Com o tratamento, a maioria dos pacientes responde muito bem durante muitos anos. Uma minoria significativa, até mesmo sem terapia, apresentará apenas uma ou várias crises e sofrerá pouca incapacidade. Entretanto, sem tratamento, cerca da metade dos pacientes evolui para a EM progressiva secundária.

A *recidiva* ou *exacerbação* é definida como um episódio de novo déficit neurológico ou incapacidade, que se desenvolve no decorrer de várias horas, persiste por mais de 24 horas e ocorre na ausência de febre ou infecção. A recuperação é lenta, ao longo de várias semanas a meses, mas pode não ser completa, de modo que muitos pacientes apresentarão algum grau de déficit neurológico residual. A frequência e a gravidade das recidivas é imprevisível e varia muito. Felizmente, o tratamento pode melhorar enormemente o prognóstico geral.

> **Quadro 9.6   Pseudoexacerbação**
>
> Uma recidiva precisa ser distinguida de uma *"pseudoexacerbação"*, ou seja, um agravamento dos sintomas neurológicos de déficits já existentes. Muitos pacientes experimentam uma pseudoexacerbação com uma elevação da temperatura corporal causada por exercício, clima quente, infecção ou febre. Esse tipo de pseudoexacerbação é denominado *fenômeno de Uhthoff*. Isso não significa uma nova crise ou lesão, porém apenas uma redução adicional na condutividade elétrica causada por um aumento de temperatura. Normalmente, esses eventos são transitórios, e os pacientes voltam a seu estado basal assim que a sua temperatura diminui. O estresse e a infecção constituem outros gatilhos comuns passíveis de causar pseudoexacerbações.

Pacientes com EM progressiva primária sofrem um declínio mais progressivo. Esse diagnóstico é estabelecido pela documentação de incapacidade neurológica progressiva sem recorrência durante um período de pelo menos 1 ano.

Tratamento

O tratamento da EM é triplo: tratamento das crises agudas, redução do risco de crises futuras e incapacidade e controle dos sintomas. Ponto-chave: Pacientes com SCI correm alto risco de progressão para EM totalmente desenvolvida caso recebam também terapia modificadora da doença (ver fatores prognósticos adiante).

Tratamento das exacerbações agudas. Os corticosteroides em altas doses continuam sendo a base do tratamento de uma recidiva aguda. Os esteroides aceleram a recuperação, porém não possuem nenhum impacto definitivo sobre o prognóstico em longo prazo do paciente ou o risco de crises futuras. As formulações orais e parenterais são igualmente efetivas e seguras, porém os pacientes com exacerbações graves que causam incapacidade aguda geralmente são hospitalizados para administração de esteroides por via intravenosa (IV) e monitoramento rigoroso. Como sempre, ao lidar com esteroides em altas doses, é preciso monitorar cuidadosamente os níveis de glicemia, e deve-se prescrever profilaticamente um inibidor da bomba de prótons para proteção gástrica. A insônia, a agitação e a psicose são outros efeitos colaterais importantes dos esteroides em altas doses. Para uma exacerbação que não responde aos esteroides, a plasmaférese constitui a opção de segunda linha.

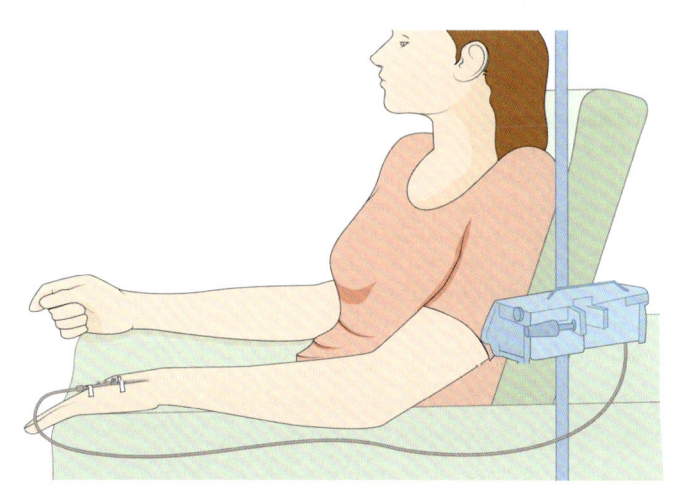

Os esteroides IV geralmente são administrados em ambiente hospitalar.

Modificando a evolução da doença. O seu mantra deve ser *tratar precocemente*. A terapia modificadora da doença diminui o risco de crises recorrentes, o aparecimento de novas lesões na RM e a incapacidade. Os agentes modificadores da doença também reduzem o risco de progressão de pacientes com SCI para EM. Os agentes modificadores da doença não devem ser usados para tratamento das exacerbações agudas nem para redução da sintomatologia existente.

Atualmente, dispõe-se de várias classes de medicamentos para tratar a doença remitente recorrente:

- *Agentes injetáveis.* A *betainterferona* foi o primeiro agente modificador da doença efetivo. As interferonas ainda são usadas algumas vezes, em virtude de seu registro de segurança comprovado, porém são menos efetivas do que os fármacos orais mais recentes. O *acetato de glatirâmer* é outro medicamento injetável que já existe há muitos anos e que pode atuar adequadamente, com poucos efeitos colaterais graves.
- *Agentes orais.* Muitos pacientes preferem agentes orais aos injetáveis, e agora dispõe-se de vários desses medicamentos no mercado. Dependendo do agente em particular, é necessário que o paciente proceda a um monitoramento periódico do hemograma completo e provas de função hepática. O *fingolimode*, o *fumarato de dimetila* e a *teriflunomida* são três dos mais comumente prescritos.
- *Anticorpos monoclonais.* Esses agentes são administrados por infusão IV. São altamente efetivos, porém carregam maior risco. O *natalizumabe* (dirigido contra a alfa4-integrina, esse anticorpo monoclonal liga-se aos linfócitos e impede a sua aderência às paredes dos vasos, reduzindo, assim, a entrada de linfócitos no SNC) e o *ocrelizumabe* (dirigido contra o antígeno de superfície CD20 das células B) são os dois mais comumente prescritos. O natalizumabe, em particular, exige monitoramento regular do estado dos anticorpos contra o vírus JC, visto que pacientes que foram expostos a esse vírus (cerca da metade da população geral) correm risco significativamente maior de desenvolver leucoencefalopatia multifocal progressiva (LMP; ver página 218) e precisam ter esse anticorpo monoclonal substituído por outro medicamento.

Em geral, quanto mais efetivo for o medicamento, maior o risco de efeitos colaterais potencialmente graves. Entretanto, esses medicamentos são bem tolerados pela grande maioria dos pacientes.

Até recentemente, não tínhamos nenhum agente modificador da doença para EM progressiva primária. Todavia, foi constatado que o *ocrelizumabe* diminui a porcentagem de pacientes que apresentam incapacidade e progressão da doença. O efeito colateral mais comum consiste em infecção, particularmente infecções das vias respiratórias superiores. Pode ocorrer também LMP. Outro medicamento, o *siponimode*, parece ser efetivo para limitar a incapacidade na EM progressiva secundária.

Tratamento sintomático. Os pacientes que desenvolvem complicações em longo prazo da EM frequentemente necessitam de ajuda adicional para controlar a sua carga sintomática. Existe uma longa lista de intervenções do estilo de vida e medicamentos que podem ser úteis. Com frequência, são prescritos agentes anticolinérgicos (p. ex., oxibutinina) para a incontinência urinária; o baclofeno é um dos medicamentos mais comuns prescritos para a espasticidade; e a gabapentina é usada no tratamento da dor neuropática.

E quanto aos *canabinoides*? Os dados aqui estão longe do ideal, porém as evidências estão crescendo lentamente, mostrando que os canabinoides podem ser pelo menos modestamente efetivos na redução da espasticidade e dor neuropática na EM (no momento em que este texto está sendo redigido, os canabinoides ainda não estão aprovados pela Food and Drug Administration [FDA] para essa indicação nos Estados Unidos).

> **Quadro 9.7 Vitamina D para EM?**
>
> Foram estudadas várias vitaminas e intervenções dietéticas, porém não foi encontrado nenhum benefício consistente, com uma possível exceção. A associação de baixos níveis de vitamina D a um risco aumentado de EM em populações brancas sugere que a suplementação poderia ser útil. Embora os benefícios não tenham sido tão acentuados quanto os pesquisadores esperavam, em pelo menos alguns pacientes, a suplementação de vitamina D parece reduzir o aparecimento de novas lesões na RM, bem como a taxa de recidiva e progressão para a incapacidade. Por conseguinte, a maioria dos pacientes recebe terapia com vitamina D, com o objetivo de alcançar níveis dentro da faixa normal.

Prognóstico

A EM é uma doença tratável. O objetivo para todos os pacientes é o que os neurologistas expressam como "*nenhuma evidência de atividade da doença*" (NEAD) no primeiro ano após o diagnóstico. A NEAD significa ausência de recidivas clínicas, ausência de novas lesões na RM e ausência de acúmulo de incapacidade. Entretanto, com o passar dos anos, esse objetivo pode se tornar cada vez mais difícil de manter.

É praticamente impossível prever a evolução da doença em qualquer paciente; todavia, as características prognósticas favoráveis incluem:

- Sexo feminino.
- Idade mais jovem por ocasião do diagnóstico.
- Pouca incapacidade dentro de 5 anos após o diagnóstico.

A neurite óptica como primeiro sintoma indica um prognóstico mais favorável em curto prazo, porém a incapacidade em longo prazo não é melhor nem pior do que em pacientes com outras apresentações.

As características prognósticas mais sombrias incluem:

- Sexo masculino.
- Idade mais avançada por ocasião do diagnóstico.
- Crises frequentes no início da evolução.
- Doença progressiva desde o início.
- Sintomas cerebelares como primeira evidência da doença.

Com frequência, recomenda-se iniciar a terapia com os medicamentos mais agressivos para pacientes com características prognósticas sombrias ou com múltiplas lesões na RM, visto que eles correm maior risco de acúmulo de incapacidade.

EM e gravidez

As mulheres com EM podem ter gestações normais e amamentar com segurança.

A gravidez parece diminuir a frequência de exacerbações da EM, porém um aumento no número de exacerbações no período pós-parto praticamente equilibra a equação. A gravidez não modifica o prognóstico em longo prazo da doença. As mulheres com EM têm um ligeiro aumento na taxa de cesarianas e recém-nascidos com baixo peso ao nascer, porém não parece haver um aumento de natimortos, gravidez ectópica, defeitos congênitos ou abortos espontâneos. Quando possível, as mulheres não devem usar agentes modificadores da doença durante a gravidez, porém essa recomendação não foi adequadamente estudada. As exacerbações são tratadas com corticosteroides.

A conclusão é que a gravidez não é contraindicada pela EM, porém os riscos e benefícios devem ser pesados em pacientes com doença grave, nos quais a interrupção temporária ou a alteração significativa do tratamento representam um alto risco.

A amamentação é segura com alguns agentes modificadores da doença, porém os dados são limitados para os medicamentos mais recentes, de modo que é necessário consultar um especialista em EM e obstetra para orientar o tratamento. A EM em si não representa uma contraindicação para a amamentação.

Encefalite autoimune: outra doença imunológica do SNC que precisa ser conhecida

Por muito tempo, acreditou-se que a encefalite fosse principalmente uma doença infecciosa, mais comumente causada pelo herpes-vírus simples (HVS) ou por patógenos transmitidos por mosquitos ou carrapatos (ver página 215). Todavia, a encefalite também pode ser causada pelo ataque do cérebro pelo próprio sistema imune do corpo. Como ficou comprovado, a encefalite autoimune é quase tão comum quanto a forma infecciosa. A consideração desse diagnóstico é crucial, visto que o tratamento rápido leva a resultados significativamente melhores.

Existem dois tipos principais de encefalite que são considerados imunomediados:

- A **encefalite paraneoplásica**, que invariavelmente está relacionada com malignidade (embora frequentemente se manifeste antes de o paciente ter qualquer consciência de uma neoplasia maligna subjacente), causada não pelo câncer em si, mas pela reação imunológica (i.e., anticorpos) que o câncer provoca.
- A **encefalite autoimune**, que mais frequentemente é causada por autoanticorpos dirigidos contra antígenos de superfície neuronais.

A nomenclatura é um pouco enganosa, visto que a encefalite paraneoplásica é, por definição, autoimune, enquanto a encefalite autoimune pode ser paraneoplásica. Não se preocupe excessivamente com a classificação. Aqui está o que você deve saber:

Apresentação

Em geral, a encefalite imunomediada manifesta-se de forma subaguda, ao longo de várias semanas a meses, embora algumas vezes possa evoluir muito mais rapidamente. Existem três alvos anatômicos principais.

- A **encefalite límbica**, como o próprio nome indica, envolve as estruturas do sistema límbico, incluindo amígdala, hipocampo, hipotálamo e córtex límbico[2]. É considerada uma síndrome paraneoplásica clássica, mas pode ocorrer sem neoplasia maligna subjacente. Os sintomas comuns consistem em perda de memória, alterações cognitivas e comportamentais (com frequência, esses pacientes são inicialmente internados em enfermarias psiquiátricas devido a agitação, desinibição e vários comportamentos bizarros), convulsões focais e sintomas relacionados com disfunção hipotalâmica, como hipertermia e anormalidades endócrinas. A RM pode ser normal; todavia, com frequência, mostra um aumento do sinal na sequência da RM (FLAIR, do inglês *fluid-attenuated inversion recovery*) nos lobos temporais mesiais.

    Uma forma de encefalite límbica, denominada *encefalite associada a anticorpos contra o receptor de NMDA*, é observada, com mais frequência, em mulheres jovens e é causada por autoanticorpos dirigidos contra o receptor glutamatérgico NMDA (N-metil-D-aspartato). É comum a ocorrência de discinesias orofaciais (que se assemelham aos movimentos de mastigação coreoatetoides; ver página 348), bem como instabilidade autonômica grave. Os anticorpos anti-NMDA estão mais frequentemente associados a teratomas ovarianos. Uma segunda forma de encefalite límbica, a *encefalite associada a anti-LGI1*, é mais provavelmente observada em pacientes de mais idade e em homens. Com mais frequência, manifesta-se com convulsões distônicas faciobraquiais, neuropatia periférica e hiponatremia. Os anticorpos anti-LGI1 normalmente não estão associados a uma neoplasia subjacente.

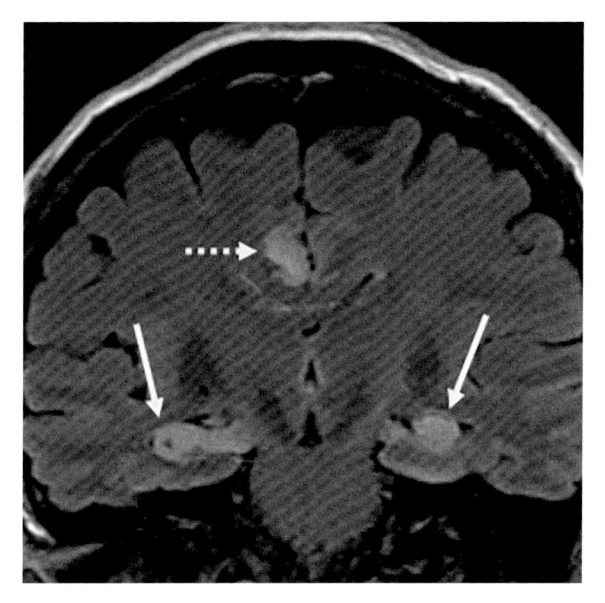

    RM coronal, mostrando hiperintensidades na sequência FLAIR proeminentes nos lobos temporais mesiais bilaterais (setas contínuas) e giro do cíngulo (seta tracejada), que constituem uma característica da encefalite límbica. (Reimpressa de Scheld WM, Whitley RJ, Marra CM. *Infections of the Central Nervous System*. 4th ed. Wolters Kluwer; 2014.)

- A **encefalite do tronco encefálico** pode apresentar uma ampla variedade de sintomas localizados na ponte e no bulbo, incluindo anormalidades dos movimentos extraoculares, disfagia, disartria e vertigem. Esse distúrbio frequentemente ocorre em associação com degeneração cerebelar paraneoplásica.

---

[2]As estruturas do sistema límbico estão envolvidas na regulação do comportamento, emoções e estabelecimento da memória de longo prazo.

- A **encefalomielite** manifesta-se com comprometimento difuso do sistema nervoso, incluindo as regiões citadas anteriormente, medula espinal e gânglios da raiz dorsal. A maioria dos casos está associada a anticorpos anti-Hu (que também estão frequentemente associados a encefalite límbica, neuropatia sensitiva e degeneração cerebelar). O câncer de pulmão de pequenas células constitui a neoplasia maligna mais comumente associada.
- Outros alvos menos comuns incluem o nervo óptico, a retina e o gânglio da raiz dorsal.

Diagnóstico

A investigação deve incluir RM, eletrencefalograma (EEG) e testes sorológicos tanto no soro quanto no LCS (os autoanticorpos são, em sua maioria, mais bem testados no soro, porém alguns, mais notavelmente o anticorpo anti-NMDA, são mais sensíveis no LCS). Quando apropriado, deve-se proceder também a um rastreamento abrangente para neoplasia maligna.

Tratamento

O tratamento com imunoterapia (mais frequentemente corticosteroides, imunoglobulina IV e plasmaférese; o rituximabe normalmente é um tratamento de segunda ou terceira linha) nunca deve ser adiado pela caracterização dos anticorpos ou diagnóstico da neoplasia maligna em pacientes que apresentam uma síndrome de encefalite autoimune clássica. Uma vez identificada a síndrome específica, o tratamento pode ser estreitado e refinado. A recuperação é variável, mas pode ser completa ou quase completa se o tratamento for iniciado precocemente.

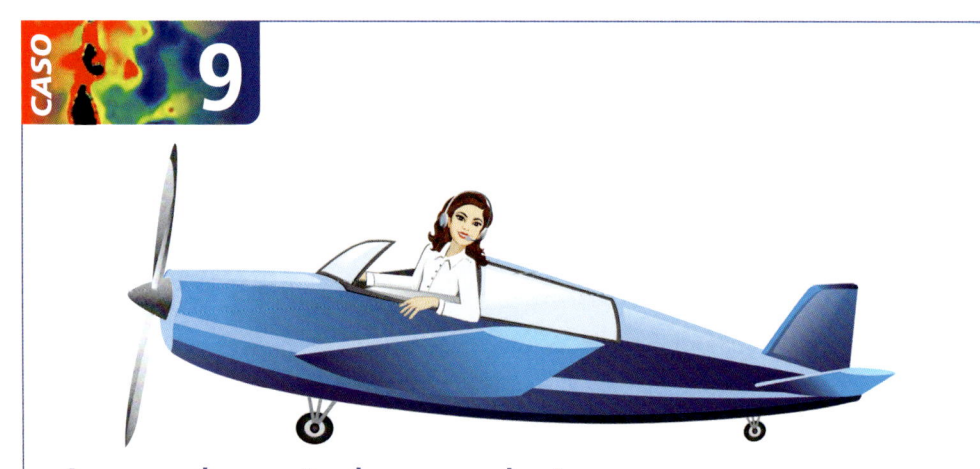

CASO 9

Acompanhamento de sua paciente: Emma apresentou OIN, um achado altamente sugestivo de EM em uma paciente de sua idade. A história de Emma referente ao episódio de dormência nas pernas 1 ano antes constituiria uma segunda lesão disseminada no tempo e no espaço, porém é necessário examinar cuidadosamente as evidências históricas em todos os pacientes. Foi necessário obter uma RM, que confirmou a presença de várias lesões nessa paciente, algumas clinicamente silenciosas, compatíveis com EM. Emma foi tratada com glicocorticoides em altas doses, e a sua diplopia desapareceu. Logo depois, foi iniciada uma terapia modificadora da doença. Vários anos depois, ela continua extremamente bem, com apenas uma leve crise de neurite óptica e sem nenhuma incapacidade progressiva.

Você agora já sabe:

- A EM é o resultado de desmielinização imunomediada e destruição axonal de neurônios no SNC.
- É classicamente definida pela disseminação de crises clínicas no espaço e no tempo; o uso da RM e teste para bandas oligoclonais específicas do LCS ampliou a definição dessa doença. Isso é importante, visto que o diagnóstico precoce possibilita um tratamento precoce, que pode modificar o curso da doença.
- A maioria dos pacientes com EM apresenta doença remitente recorrente, para a qual se dispõe de muitos medicamentos modificadores da doença; alguns pacientes apresentarão doença progressiva primária, e sabemos hoje que também existem medicamentos para essa forma de EM.
- Mais uma vez, o diagnóstico e o tratamento precoces são importantes, e até mesmo pacientes com SCI devem ser considerados para a terapia modificadora da doença.
- As exacerbações agudas são tratadas com vários dias de corticosteroides orais ou IV, porém os esteroides não modificam o resultado em longo prazo.
- Quando há desenvolvimento de complicações incapacitantes e crônicas, utiliza-se a terapia sintomática, que pode, em muitos pacientes, melhorar significativamente a qualidade de vida.
- As mulheres com EM podem ter gestações normais e podem amamentar com segurança.
- O diagnóstico diferencial da EM é amplo e inclui DENMO e ADEM.
- A encefalite autoimune apresenta muitas variedades, e a lista de autoanticorpos relevantes está crescendo a cada dia. As boas notícias? A apresentação clínica é, com frequência, facilmente reconhecível, e você não precisa aguardar a confirmação dos anticorpos para iniciar o tratamento.

10 Medula espinal

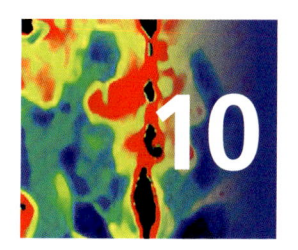

Neste capítulo, você aprenderá:

1 | Um pouco mais da anatomia da medula espinal.

2 | Como reconhecer a compressão aguda da medula espinal – isso é muito importante!

3 | Como distinguir a síndrome do cone medular da síndrome da cauda equina.

4 | Tudo sobre mielite transversa: quais são as causas, como ela se manifesta e como tratá-la.

5 | Como a deficiência de vitamina B12, a deficiência de cobre e o abuso de óxido nitroso podem danificar a medula espinal.

CASO 10

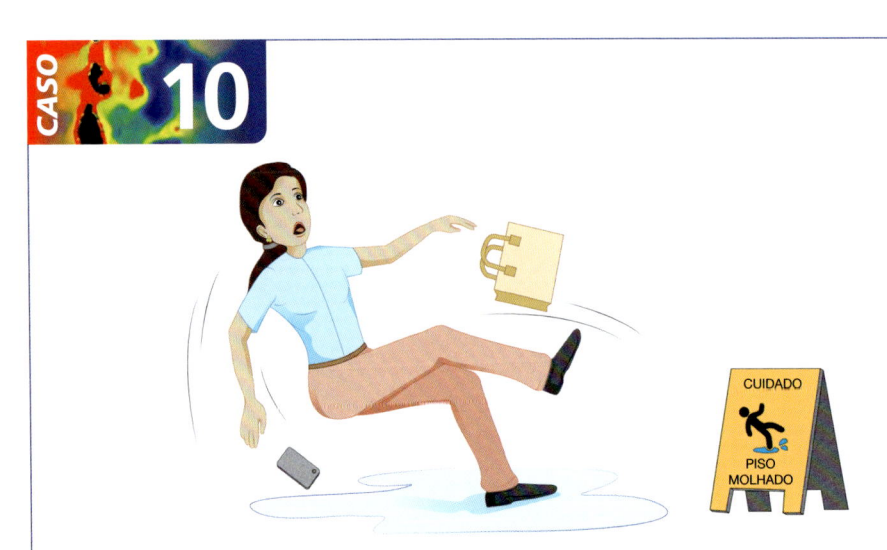

Sua paciente: Priya, uma executiva de *marketing* de 22 anos de idade, chega ao serviço de emergência (SE) após escorregar e cair na rua esta manhã. Declara que esteve se sentindo fraca nos últimos dias, com formigamento em ambos os pés e dificuldade progressiva para andar. Quando acordou pela manhã, os sintomas estavam piores, e estava a caminho para ver o seu médico quando caiu. Quando chegou ao consultório, ele a encaminhou para o SE para uma avaliação imediata. No exame, os sinais vitais estão estáveis. Priya está fraca em ambas as pernas, a esquerda ligeiramente mais do que a direita, com os músculos flexores ligeiramente mais afetados do que os extensores. Os reflexos aquileu e patelar estão diminuídos nas duas pernas, e, quando você testa a sensibilidade à picada com um alfinete, você verifica que ela sente a picada muito menos intensa em todas as partes dos pés até uma faixa que circunda a cintura, apenas alguns centímetros abaixo do umbigo. Ela não tem dor. Qual é o próximo passo no manejo dessa paciente?

Neste capítulo, vamos nos concentrar em como reconhecer a patologia da medula espinal, que é frequentemente grave e que algumas vezes constitui uma emergência médica. O Capítulo 1 já lhe forneceu uma descrição detalhada dos tratos motores e sensitivos à medida que ascendem e descem pela medula espinal, mas, como esse capítulo já ficou para trás em sua memória, começaremos com uma rápida revisão da anatomia básica da medula espinal.

Anatomia básica

A medula espinal começa onde termina o tronco encefálico e estende-se (nos adultos) até aproximadamente a vértebra L1. A própria medula espinal faz parte do sistema nervoso central (SNC) e atua como canal entre o cérebro e o resto do corpo.

- Existem 33 vértebras. Vinte e quatro são articuladas – 7 vértebras cervicais, 12 torácicas e 5 lombares – e 9 são fundidas – 5 vértebras sacrais (fundidas no sacro) e 4 vértebras coccígeas (fundidas no cóccix).

Medula espinal **255**

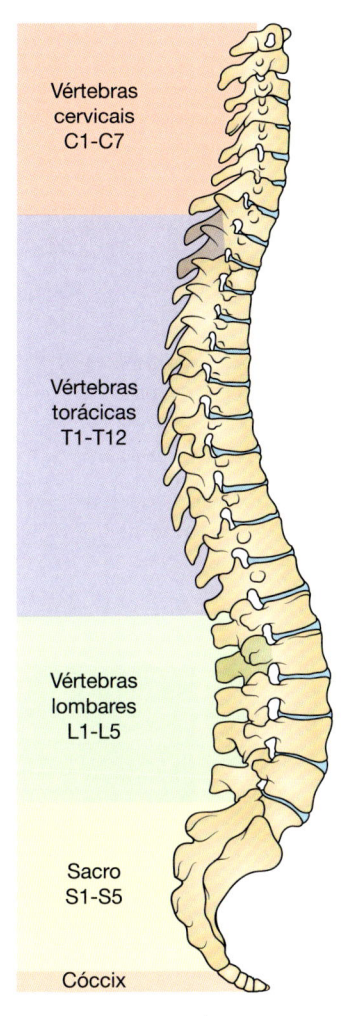

As 33 vértebras.

- Existem 31 pares de nervos espinais que saem da medula espinal: 8 cervicais, 12 torácicos, 5 lombares, 5 sacrais e 1 coccígeo. Os nervos espinais C1 a C7 saem da medula espinal *acima* de suas vértebras correspondentes (p. ex., o terceiro nervo cervical, C3, sai entre a segunda e a terceira vértebras cervicais), enquanto, de C8 em diante, os nervos saem *abaixo* (p. ex., T2 sai entre a segunda e a terceira vértebras torácicas). Cada nervo contém uma raiz posterior (que transporta aferentes sensitivos) e uma raiz anterior (que transporta eferentes motores).
- A extensão inferior da medula espinal contém duas estruturas importantes. A primeira é o *cone medular*, a extremidade caudal da medula espinal, que termina aproximadamente na vértebra L1 (nos recém-nascidos, está mais próximo de L3). A segunda estrutura é a *cauda equina*, um feixe de raízes nervosas derivado do segundo segmento da medula espinal lombar ao primeiro segmento coccígeo, que se estende abaixo da medula espinal.
- À semelhança do cérebro, a medula espinal é revestida por três camadas de meninges. A dura-máter (a camada mais externa e mais resistente) estende-se aproximadamente até o nível da vértebra S2 (caudalmente ao nível onde termina a medula espinal) e insere-se no cóccix. A aracnoide também se estende até S2, porém fecha-se sobre si mesma, formando um saco

selado de líquido cerebrospinal (LCS) que banha a medula espinal. A pia-máter (a membrana mais interna e mais delicada) adere à medula espinal até se juntar com ela em L1 (onde termina a medula espinal) em um feixe estreito, semelhante a uma corda, denominado *filamento terminal*, que ajuda a ancorar a medula espinal em seu lugar e, juntamente com a dura-máter, insere-se no cóccix, em S2.

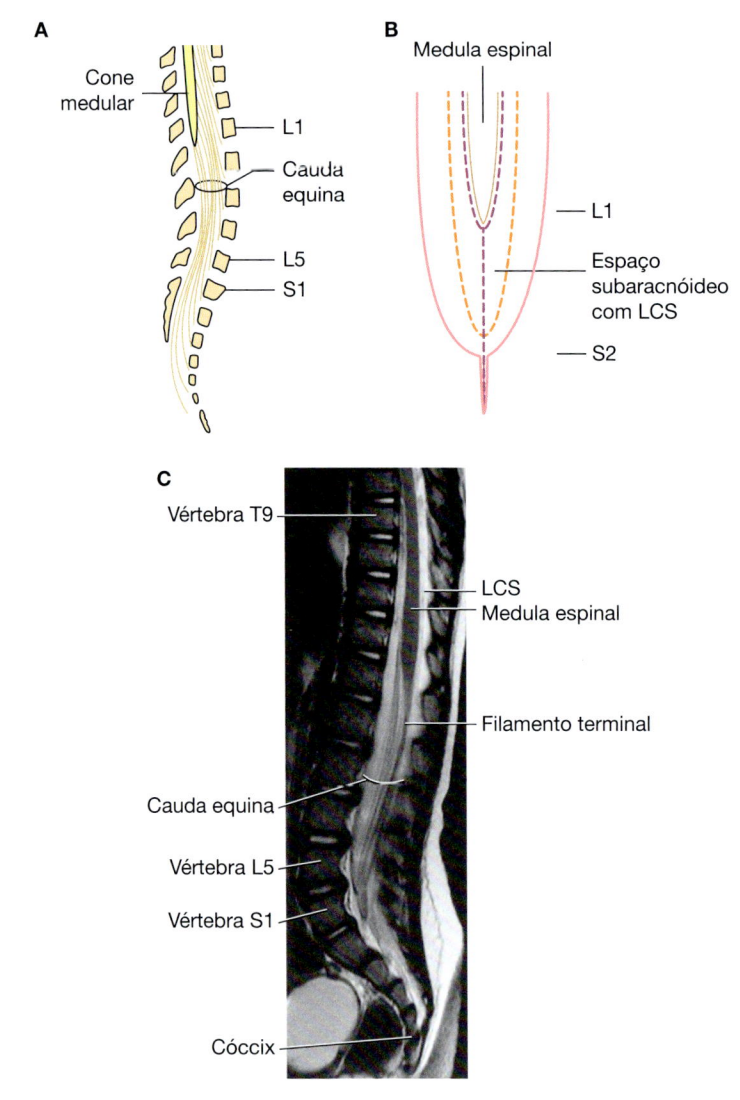

(A) Parte inferior da medula espinal. (B) As três camadas de meninges que envolvem a medula espinal. A dura-máter (rosa) termina em S2 e insere-se no cóccix. A aracnoide (laranja) forma um saco fechado de LCS que banha a medula espinal. A pia-máter (roxo) une-se no filamento terminal e, em seguida, como a dura-máter, insere-se no cóccix em S2. (C) A aparência de tudo isso em uma ressonância magnética (RM) mostrando a parte torácica inferior e a parte lombar da medula espinal. É possível observar também a aparência aberta do feixe de raízes nervosas que se estende abaixo da medula espinal. (C, modificada de Haines DE. *Neuroanatomy Atlas in Clinical Context*. 10th ed. Wolters Kluwer; 2018.)

É fundamental distinguir os níveis da *medula espinal* dos níveis *vertebrais*. A *medula espinal* termina aproximadamente no nível *vertebral* L1, enquanto o espaço aracnóideo estende-se até o nível *vertebral* S2, resultando em um grande espaço de acesso seguro para a obtenção de LCS por punção lombar (ver o Capítulo 1 para mais detalhes).

- O principal *trato motor* que desce pela medula espinal é o trato corticospinal. Esses neurônios começam no córtex motor do cérebro, percorrem a medula espinal principalmente na substância branca lateral e fazem sinapse em neurônios motores inferiores (NMIs; células do corno anterior), que, em seguida, saem da medula espinal e seguem o seu trajeto até os músculos-alvo. Os dois *tratos sensitivos* principais são o trato da coluna posterior/lemnisco medial e trato espinotalâmico, que conduzem as sensações de pressão/vibração/propriocepção e dor/temperatura, respectivamente. Ver o Capítulo 1 para uma revisão detalhada.

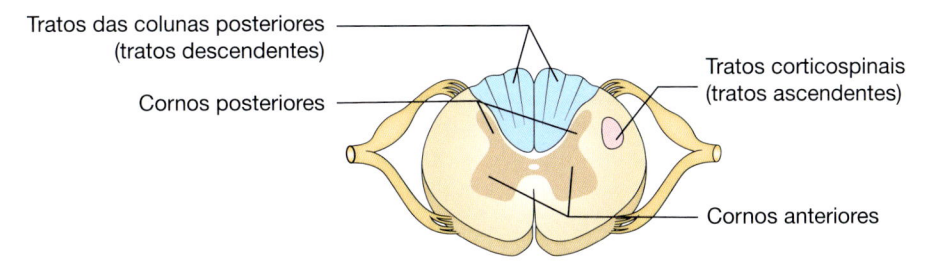

Tratos das colunas posteriores (tratos descendentes)

Cornos posteriores

Tratos corticospinais (tratos ascendentes)

Cornos anteriores

A substância cinzenta da medula espinal (cuja forma se assemelha a uma borboleta) é organizada em dois cornos anteriores (ventrais) e dois cornos posteriores (dorsais). A substância branca circundante, que conduz os tratos ascendente e descendente, inclui os funículos anterior, posterior e lateral. Observe que essa organização é oposta àquela que observamos no cérebro, onde a substância cinzenta do córtex situa-se do lado externo, e os tratos da substância branca se localizam mais profundamente.

Compressão aguda da medula espinal

A compressão aguda da medula espinal é uma verdadeira emergência neurológica. Apesar dos avanços no diagnóstico e tratamento precoces, continua sendo um evento frequentemente devastador e debilitante. Embora o tratamento da compressão da medula espinal seja mais frequentemente *neurocirúrgico* do que neurológico, é importante compreender a patogênese da compressão da medula espinal e, em particular, ser capaz de reconhecê-la quando presente. Você precisa saber como distinguir a fraqueza ou dormência de início agudo causada por compressão da medula espinal daquela provocada por diagnósticos de confusão, como acidente vascular cerebral (AVC), síndrome de Guillain-Barré ou convulsão (entre outros), de modo que possa ajudar rapidamente a orientar o manejo. O tratamento depende inteiramente da etiologia subjacente.

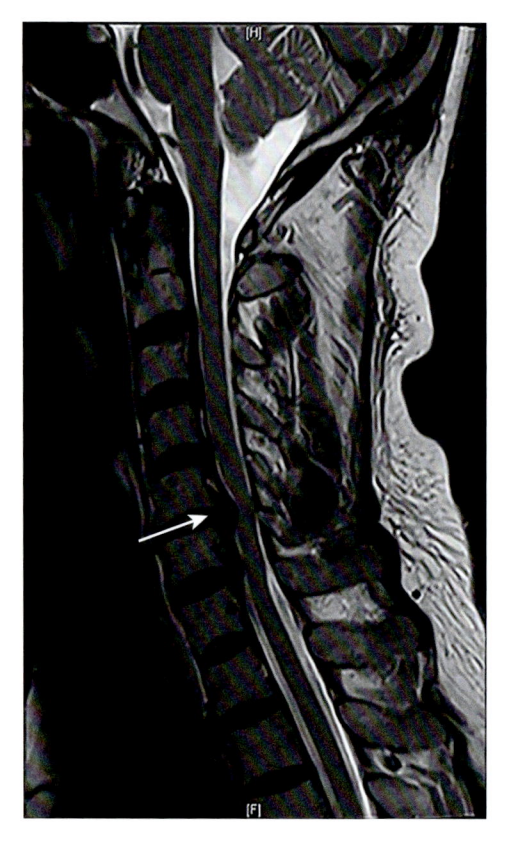

Exemplo de compressão da medula cervical por hérnia de disco (seta branca) na RM. (Modificada de Grauer JN. OKU12 Orthopaedic Knowledge Update. Wolters Kluwer.)

Causas

As causas importantes de compressão aguda da medula espinal incluem as seguintes:

- **Traumatismo.** Os acidentes com veículos motorizados, as lesões esportivas, as quedas e os ferimentos por arma de fogo constituem as causas mais comuns de lesão traumática da medula espinal. Nos Estados Unidos, a cada ano, ocorrem 12.000 novos casos de lesão traumática da medula espinal.
- **Neoplasia maligna.** Quase todos os tipos de câncer podem sofrer metástase para a coluna, porém os que têm mais propensão a envolver as vértebras são os cânceres de próstata, pulmão e mama, bem como o mieloma múltiplo. Uma vez implantados dentro das vértebras, esses tumores podem invadir o espaço epidural, resultando em compressão da medula espinal devido tanto ao efeito expansivo quanto a fraturas patológicas por compressão, bem como obstrução do fluxo sanguíneo venoso e edema subsequente da medula espinal.
- **Abscesso epidural.** Os fatores de risco incluem abuso de substâncias intravenosas (IV), estado imunocomprometido, trauma da coluna e cirurgia de coluna vertebral. Os abscessos epidurais manifestam-se classicamente com uma tríade de sintomas: febre, dor focal no dorso e déficits neurológicos. O *Staphylococcus aureus* constitui o microrganismo etiológico mais comum.

- **Hematoma epidural.** Em geral, os hematomas epidurais espinais são a consequência de trauma ou cirurgia de coluna, frequentemente em pacientes com propensão basal ao sangramento, como aqueles que recebem anticoagulação ou que apresentam trombocitopenia. Os hematomas epidurais espontâneos são raros. Como são mais frequentemente causados por sangramento venoso (em oposição ao arterial), os sintomas tendem a evoluir no decorrer de algumas horas a dias, embora algumas vezes possam se manifestar de forma mais aguda.

Apresentação clínica

A anatomia da medula espinal é complicada, porém o reconhecimento de compressão aguda geralmente é bastante simples. Os sintomas de apresentação mais comuns estão listados adiante. Independentemente da especialidade médica ou cirúrgica que você escolher, é essencial aprender *estes sinais de alerta*: você provavelmente encontrará centenas, senão milhares de pacientes com dor nas costas ao longo de sua carreira, dos quais a grande maioria não apresentará compressão aguda da medula espinal, de modo que é fundamental saber quando se preocupar com uma compressão da medula espinal e quando iniciar imediatamente a sua avaliação e tratamento.

- **Fraqueza bilateral dos membros.** Os pacientes que apresentam fraqueza de início agudo de ambos os braços e/ou ambas as pernas, sem qualquer fraqueza facial[1], têm patologia da medula espinal até prova em contrário. A fraqueza costuma ser assimétrica (i.e., uma perna é mais afetada do que a outra) e, com frequência, está associada a pelo menos uma ou duas das outras características listadas a seguir. Isso não quer dizer que todos os pacientes com fraqueza bilateral das pernas tenham compressão aguda da medula espinal (p. ex., essa fraqueza pode ser causada pela síndrome de Guillain-Barré, embora geralmente progrida ao longo dos dias, e não em poucas horas; ver página 284). Entretanto, pacientes com fraqueza bilateral dos braços e/ou das pernas quase sempre precisam ser submetidos a uma investigação imediata para excluir a possibilidade de compressão da medula antes que você considere outras causas.

- **Nível sensitivo.** Um nível sensitivo é definido como o nível do dermátomo mais caudal (ou seja, o mais baixo ou mais distante do crânio) (ver Quadro 10.2 na página 261) em que tanto o toque leve quanto a picada de alfinete estão intactos; esse nível sensitivo indica uma possível lesão medular NESTE ou ligeiramente ACIMA deste nível. Pacientes com sensibilidade diminuída ao toque leve e à picada de alfinete abaixo dos mamilos, por exemplo, apresentam um nível sensitivo T4, sugerindo que a lesão está situada em torno de T4 ou acima (mais precisamente, a lesão provavelmente está mais próxima de T6 ou acima, devido ao trato de Lissauer: se você lembrar do Capítulo 1, os neurônios de primeira ordem do trato espinotalâmico seguem o seu percurso ao longo da medula espinal no denominado trato de Lissauer por cerca de dois níveis vertebrais antes de entrar na medula espinal. Não se preocupe muito com esse detalhe; ele raramente é relevante do ponto de vista clínico).

---

[1] É necessário fazer uma distinção importante aqui entre fraqueza facial, que não pode ser causada por uma lesão da medula espinal, e dormência, que pode sê-lo. Como os núcleos do nervo craniano V (que são responsáveis pela sensibilidade na face) são enormes, estendendo-se pela maior parte do tronco encefálico para dentro da medula cervical, as lesões da medula cervical podem causar *dormência* facial. Por conseguinte, embora a fraqueza facial não possa ser atribuída a uma lesão da medula espinal, a *dormência* pode sê-lo, embora raramente.

Quadro 10.1 Patologia bilateral da artéria cerebral anterior (ACA)

A patologia aguda que afeta o território bilateral da ACA no cérebro constitui outra causa de fraqueza bilateral dos membros inferiores de início súbito (ver figura do homúnculo a seguir; as ACAs suprem o córtex predominantemente responsável pelo movimento dos membros inferiores). Os tumores parassagitais em rápida expansão ou com sangramento representam uma possível causa. Os AVCs devido à oclusão da ACA ázigo (variante do círculo de Willis, em que a artéria comunicante anterior está ausente, enquanto os segmentos proximais de ambas as ACAs formam um único tronco) constituem outra causa.

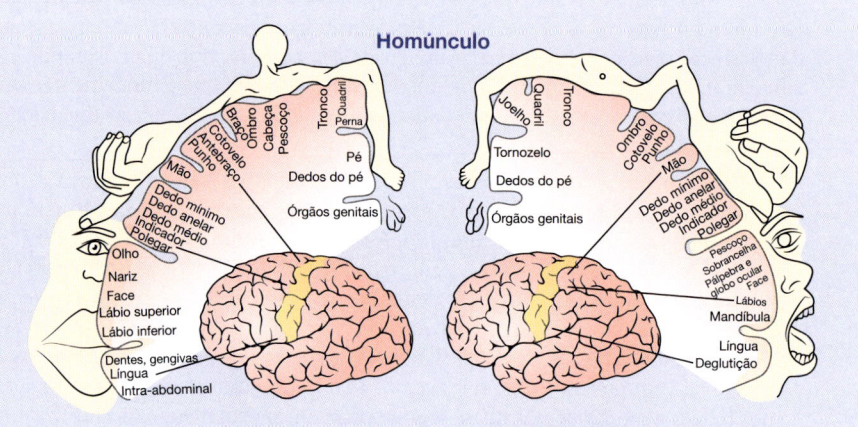

Lembrete do homúnculo no córtex cerebral, demonstrando a proximidade dos dois lados onde se origina o impulso motor para os membros inferiores.

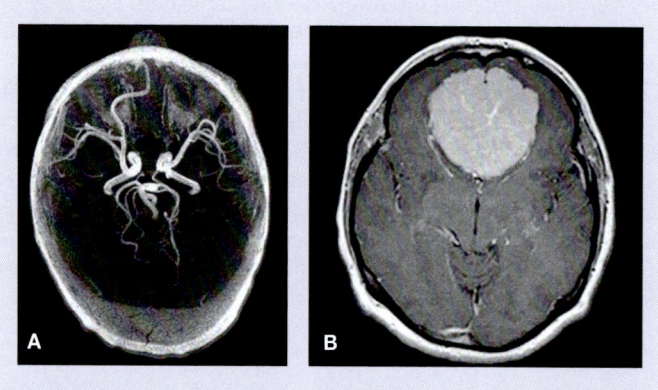

(A) ACA ázigo. Se houver oclusão do único tronco da ACA, ambos os territórios da ACA correm risco de isquemia. (B) Meningioma parassagital volumoso. (A, cortesia do Dr. Roberto Schubert, Radiopaedia.org, rID: 17059. B, reimpressa de Haines DE. *Neuroanatomy Atlas in Clinical Context*. 10th ed. Wolters Kluwer; 2018).

- **Disfunção intestinal ou vesical.** Dependendo da etiologia, os pacientes com compressão aguda da medula espinal podem apresentar hipoatividade, hiperatividade ou atividade normal das vias intestinal e vesical. A ocorrência de trauma pode causar um período de choque medular neurogênico (ver seção sobre Exame na página 262), resultando em tônus flácido

Quadro 10.2 Dermátomos como ponto de referência

Seguem alguns dermátomos úteis como ponto de referência que precisam ser conhecidos. O dermátomo é uma área de pele suprida por nervos sensitivos de uma única raiz nervosa espinal.

C3	"Gola alta"
T4	Mamilo
T10	Umbigo
L1	Ligamento inguinal
L4	Patela

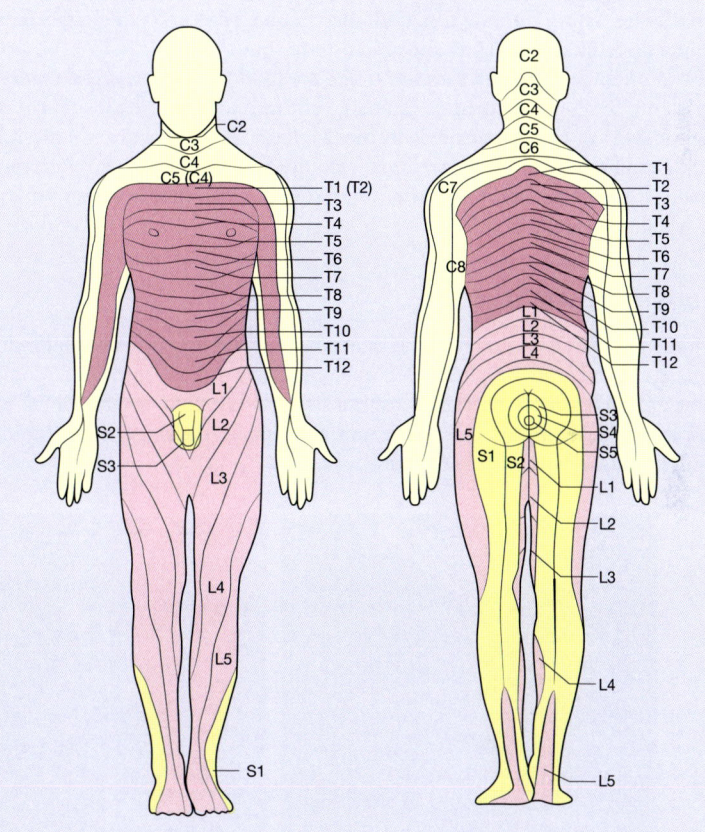

Dermátomos na pessoa. Você não precisa memorizar essa pessoa, porém ela servirá como ótima referência.

do intestino e da bexiga, com consequente impactação fecal e incontinência urinária por transbordamento. Outros tipos de compressão acima do cone medular podem romper a coordenação entre os esfíncteres e a musculatura da parede intestinal ou vesical, levando a uma combinação de urgência e evacuação incompleta. A síndrome do cone medular, discutida posteriormente, leva a um tônus flácido semelhante ao choque neurogênico pós-traumático.

Quadro 10.3 Escala de Comprometimento ASIA

A Escala de Comprometimento da American Spinal Injury Association (ASIA) é uma escala neurológica padronizada, que avalia a distribuição e o grau de disfunção tanto motora quanto sensitiva, usada para ajudar a classificar a gravidade da lesão e a definir metas para reabilitação.

Exame

Imediatamente após sofrer trauma agudo da medula espinal, os pacientes podem apresentar *choque medular*, a perda de todas as funções da medula espinal abaixo do nível da lesão. A paralisia flácida e arreflexia são características. Outros sintomas incluem bexiga atônica com incontinência por transbordamento, distensão intestinal com constipação grave, diminuição do tônus retal e, algumas vezes, disfunção autonômica significativa. O choque medular pode ter uma duração de algumas horas a dias antes de retroceder para revelar a verdadeira função neurológica do paciente. Assim, durante o período de choque, você não pode estabelecer um prognóstico acurado do resultado ou da recuperação do paciente.

Com o tempo, o exame torna-se o que é referido como *exame para mielopatia* (i.e., exame consistente com lesão da medula espinal), caracterizado por achados típicos de neurônio motor superior (NMS), como espasticidade, hiper-reflexia e clônus abaixo do nível da lesão. A lesão da medula espinal é principalmente uma lesão do NMS (com exceção dos poucos NMIs que são afetados no nível da lesão), e, portanto, o exame caracteriza-se por sintomas do tipo do NMS (ver página 20 para uma revisão).

Triagem e avaliação

Os pacientes com lesões traumáticas da medula espinal devem ser imobilizados e levados diretamente a um ambiente hospitalar. Em qualquer paciente com suspeita de compressão da medula espinal, é quase sempre necessário realizar uma RM da coluna vertebral. A tomografia computadorizada (TC) mostrará os ossos (e, portanto, pode revelar estreitamento do canal vertebral), porém não visualiza a medula espinal em si.

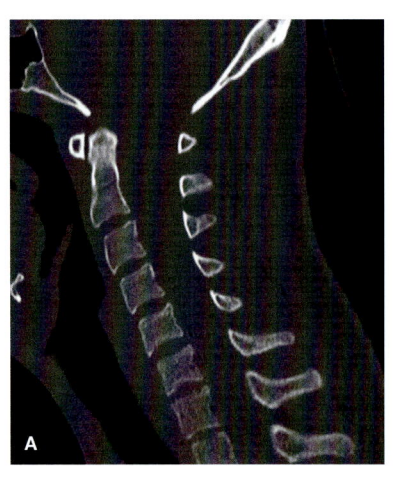

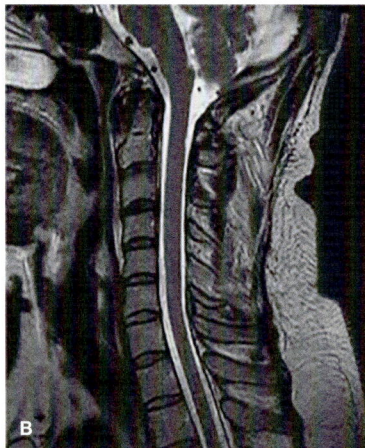

Você pode constatar a diferença entre a TC (*A*) da coluna cervical (que visualiza muito bem as vértebras, porém não fornece muita informação sobre a medula espinal) e a RM (*B*), que claramente ressalta a medula espinal e o espaço tecal circundante. (*A*, reimpressa de Benzel EC. *Cervical Spine*. 5th ed. Wolters Kluwer; 2012. *B*, modificada de Berquist TH. *MRI of the Musculoskeletal System*. 6th ed. Wolters Kluwer; 2012.)

Já falamos disso no Capítulo 9, porém vale a pena repetir: se você está preocupado com a possibilidade de dano à *medula espinal*, solicite uma RM da coluna cervical e da coluna torácica. Não há necessidade de exame da coluna lombar. A medula espinal termina aproximadamente em L1; por conseguinte, a RM da coluna lombar visualiza predominantemente a cauda equina, e não a medula espinal. Se você não tem certeza da localização da lesão, pode solicitar uma RM de toda a coluna (frequentemente denominada "exame de coluna"), porém a qualidade tende a ser inferior a uma RM cervical ou torácica específica. Isso deve servir como importante lembrete da razão pela qual é importante conhecer a anatomia!

Uma vez diagnosticada a compressão da medula espinal, o tratamento depende inteiramente da causa subjacente. O trauma pode exigir cirurgia; a neoplasia maligna pode exigir radioterapia; e o abscesso epidural pode necessitar de antibióticos e drenagem.

Síndromes da medula espinal

Existem várias síndromes específicas decorrentes de compressão da medula espinal que merecem uma menção especial, visto que o reconhecimento delas pode ajudá-lo rapidamente a localizar o problema e a instituir um tratamento rápido, quando apropriado.

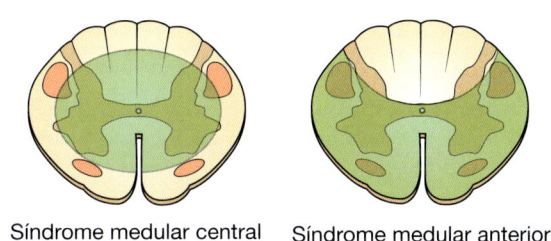

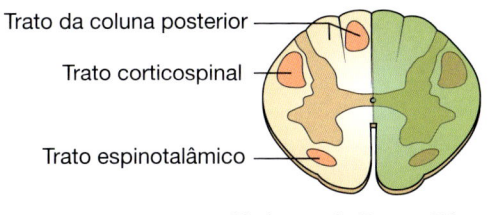

Síndrome medular central   Síndrome medular anterior

Trato da coluna posterior
Trato corticospinal
Trato espinotalâmico

Síndrome de Brown-Séquard

Três síndromes da medula espinal importantes e incompletas (as áreas verdes mostram o local das lesões).

Síndrome de Brown-Séquard

A síndrome de Brown-Séquard resulta da hemissecção da medula espinal. Convém voltar ao Capítulo 1 para rever a anatomia dos tratos sensitivo e motor antes de tentar entender essa síndrome. Na maioria dos casos de lesão medular, os sintomas são frequentemente incompletos e misturados – raramente ocorre hemissecção perfeita da medula espinal, e o dano raramente é perfeitamente simétrico –, porém os sintomas de um caso "clássico" estão listados na íntegra a seguir.

Abaixo do nível da lesão da medula espinal, você deve esperar observar:
- Sintomas do NMS ipsilateral (devido ao dano ao trato corticospinal).
- Perda ipsilateral da sensação de vibração, pressão e propriocepção (dano à coluna posterior).
- Perda contralateral de sensibilidade álgica e térmica (dano ao trato espinotalâmico; lembre-se, o trato espinotalâmico cruza imediatamente quando ele entra na medula espinal. Além disso, devido ao trato de Lissauer, as sensibilidades álgica e térmica devem estar perdidas alguns níveis *abaixo* da lesão).

No nível da lesão, você deve esperar observar:
- Sintomas do NMI ipsilateral (dano às células do corno anterior).
- Perda ipsilateral de todas as sensibilidades (danos às fibras do trato espinotalâmico quando cruzam).

As causas incluem trauma, lesões compressivas extrínsecas, tumores e placas de esclerose múltipla. O tratamento depende inteiramente da etiologia subjacente.

Síndromes medulares anterior e central

A **síndrome medular anterior** resulta mais comumente de trauma ou infarto da artéria espinal anterior (que fornece fluxo sanguíneo aos dois terços anteriores da medula espinal). Os sintomas consistem em fraqueza bilateral e perda da sensibilidade álgica e térmica abaixo do nível da lesão, com preservação da sensação de vibração, pressão e propriocepção, devido à preservação dos tratos da coluna posterior.

A **síndrome medular central** é observada, com mais frequência, em pacientes idosos com doença degenerativa da coluna cervical e em pacientes mais jovens com lesões de hiperextensão (p. ex., em decorrência de colisão traseira de automóvel); pode ser também devido à expansão do canal medular, uma cavidade repleta de líquido dentro da medula espinal (frequentemente observada em associação com malformações de Chiari 1 ou como consequência de trauma medular anterior). Um nível sensitivo suspenso (i.e., perda da sensibilidade em uma distribuição semelhante a uma faixa ou capa nos braços e na parte superior do dorso, com retenção da função sensitiva no tronco e nas pernas) devido ao dano às fibras do trato espinotalâmico quando cruzam é característico; entretanto, se a lesão se estender para fora o suficiente para atingir os tratos sensitivos ascendentes, as lesões medulares centrais também podem causar perda bilateral da sensibilidade abaixo do nível da lesão. Se houver fraqueza, ela afeta ambos os membros superiores mais do que os membros inferiores, visto que as fibras que suprem os braços seguem um trajeto mais medial dentro do trato corticospinal do que as fibras que suprem as pernas.

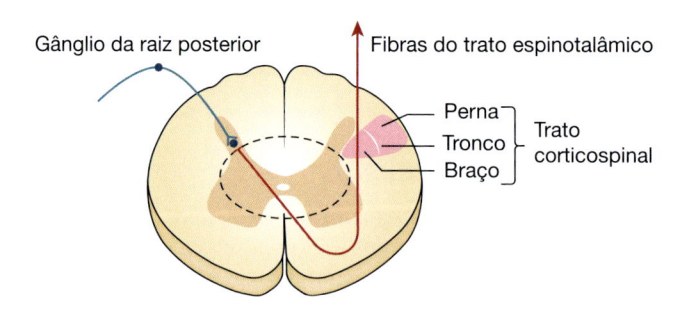

A síndrome medular central frequentemente só afeta as fibras que cruzam do trato espinotalâmico, resultando em um nível sensitivo suspenso ou perda da sensibilidade semelhante a uma capa aproximadamente no nível ou nos níveis da lesão, com sensibilidade intacta tanto acima quanto abaixo. Observe também como as fibras motoras do trato corticospinal lateral que suprem os braços seguem o seu trajeto medialmente às que suprem as pernas e, portanto, são mais propensas a serem comprometidas.

Déficit sensitivo semelhante a uma capa

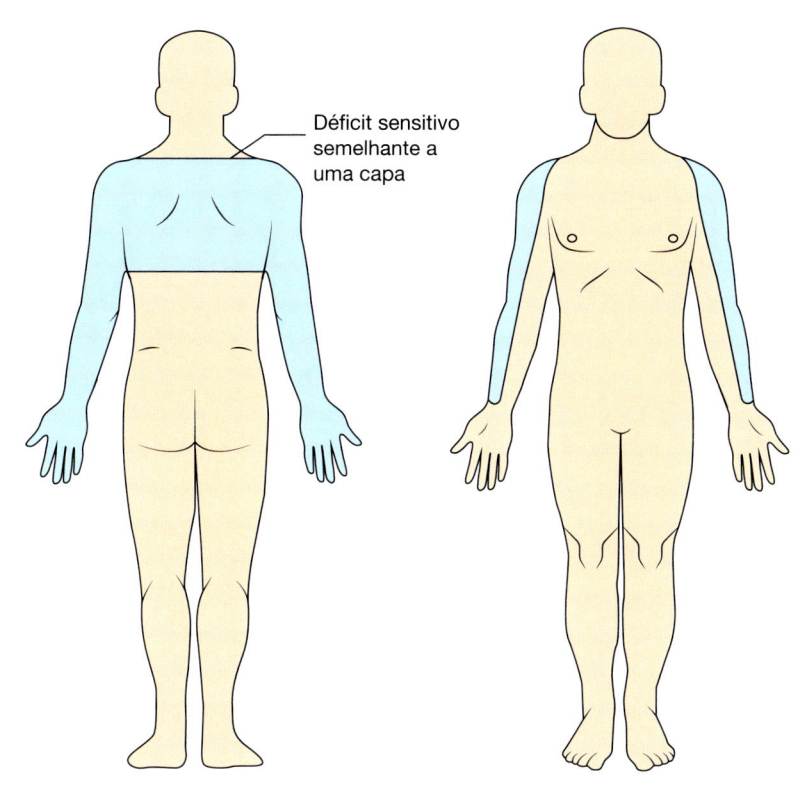

A perda sensitiva semelhante a uma capa pode ser causada por lesões medulares centrais.

Síndromes do cone medular e da cauda equina

A síndrome do cone medular é uma constelação de sinais e sintomas atribuídos à lesão do cone medular. De forma semelhante, a síndrome da cauda equina é o resultado de lesão da cauda equina (e, portanto, não é tecnicamente uma verdadeira síndrome "medular"). À semelhança da síndrome de Brown-Séquard, essas síndromes raramente são completas e podem exibir sobreposição significativa, porém é útil compreender as diferenças.

	Síndrome do cone medular	Síndrome da cauda equina
Devido a	Compressão no nível vertebral L1/L2	Compressão de 2/mais raízes espinais abaixo de L2
Apresentação característica	Sintomas intestinais e vesicais precoces	Dor lombar/nas pernas proeminente
Sintomas motores	Neurônios motores superiores/ neurônios motores inferiores mistos (habitualmente leves)	Neurônios motores inferiores (frequentemente assimétricos)
Sintomas sensitivos	Anestesia em sela (dermátomos S3-S5)	Envolve os dermátomos de quaisquer raízes afetadas
Sintomas autonômicos	Retenção urinária e incontinência por transbordamento, impotência	Menos comuns do que na síndrome do cone medular

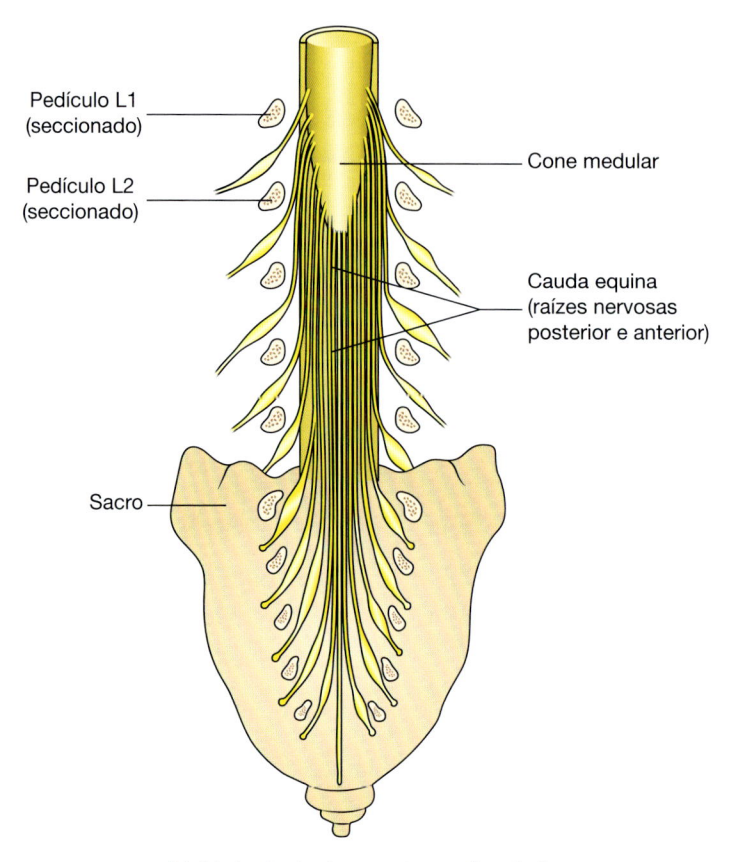

Rápido lembrete do que estamos discutindo.

O cone contém segmentos da medula sacral e raízes nervosas. A compressão, mais frequentemente como resultado de fratura vertebral, trauma ou hérnia de disco (ver Quadro 10.4), tende a se manifestar de forma aguda, com disfunção intestinal e vesical precoce e proeminente, fraqueza bilateral das pernas geralmente leve (a lesão pode afetar e, com frequência, afeta tanto os NMSs descendentes na medula espinal quanto os NMIs que saem da coluna vertebral, visto que, aqui, tudo está estreitamente reunido) e anestesia em sela.

As lesões na vértebra L2 ou abaixo dela podem provocar dano à cauda, que contém as raízes nervosas lombares sacrais. As causas consistem em hérnia de disco (mais comumente), estenose lombar, abscessos e tumores epidurais, bem como numerosas causas inflamatórias, incluindo sarcoide e polineuropatia desmielinizante inflamatória crônica. É comum haver dor lombar e dor que se irradia para as pernas. A fraqueza dos membros inferiores é, com mais frequência, assimétrica (os nervos estão mais espalhados nessa região), e a perda sensitiva ocorre na distribuição dermatomal de quaisquer raízes nervosas afetadas (p. ex., se as raízes nervosas S3-S5 forem afetadas, ocorrerá, como no caso do cone medular, anestesia em sela).

Em ambos os casos, pode-se considerar o uso empírico de esteroides em um esforço para limitar o edema, embora as evidências sobre a sua eficácia sejam mistas, e o risco de complicações potenciais (particularmente complicações infecciosas) deva ser ponderado em relação aos potenciais benefícios. Uma RM quase sempre é útil para estabelecer o diagnóstico. Se houver suspeita de uma condição infecciosa ou inflamatória, é também necessário realizar uma punção lombar. O tratamento depende da etiologia subjacente: cirurgia para hérnia de disco; radioterapia para câncer; esteroides, plasmaférese (PLEX) ou imunoglobulina IV (IGIV) para uma polirradiculopatia desmielinizante inflamatória (ver página 284).

> **Quadro 10.4 Hérnia de disco**
>
> Os discos intervertebrais estão localizados entre as vértebras e atuam como almofadas para ajudar a sustentar e proteger a coluna vertebral. São compostos por um anel fibroso externo e uma camada interna hidratada (o núcleo pulposo). Ocorre hérnia de disco quando o núcleo pulposo é espremido para fora através de uma rachadura no anel fibroso. A hérnia pode ocorrer em qualquer local, porém a coluna lombar é mais comumente afetada (razão pela qual a hérnia de disco encontra-se nas prioridades do diagnóstico diferencial para as síndromes do cone medular e da cauda equina). Muitas hérnias de disco são assintomáticas. Em geral, a hérnia sintomática começa com semanas a meses de dor vaga nas costas (devido à degeneração gradual do disco intervertebral e dos ligamentos que mantêm o disco no seu local), seguida de início súbito de dor intensa, formigamento e/ou dormência, que se espalha para a perna ipsilateral, devido à compressão do nervo espinal, habitualmente durante um exercício ou uma manobra de Valsalva (a tosse e o espirro constituem fatores precipitantes comuns). Os pacientes idosos correm maior risco, porém a hérnia de disco também pode ocorrer em indivíduos mais jovens, frequentemente atletas. O tratamento consiste em fisioterapia, anti-inflamatórios e relaxantes musculares. Muitos pacientes passam bem e melhoram por conta própria, porém a cirurgia é uma opção quando esses tratamentos falham.

Mielite transversa

O termo *mielite transversa* refere-se à inflamação da medula espinal. Tende a se manifestar de forma subaguda, no decorrer de várias horas a dias, com fraqueza progressiva de ambos os braços e/ou pernas, parestesias, nível sensitivo, sintomas autonômicos, incluindo incontinência intestinal e vesical, disfunção sexual e dor lombar e nas pernas.

O termo *mielite transversa* é meramente descritivo e refere-se à inflamação de segmentos da medula espinal. Pacientes com mielite transversa necessitam de uma avaliação extensa para estabelecer o verdadeiro diagnóstico etiológico, que orientará o tratamento subsequente. Existem muitas etiologias subjacentes possíveis, de modo que vamos dividi-las em apenas algumas categorias:

- **Infecciosas** (vírus do Oeste do Nilo, vírus Zika, herpes-vírus simples, vírus da imunodeficiência humana [HIV, do inglês *human immunodeficiency virus*], vírus da leucemia de células T humanas tipo 1, doença de Lyme e sífilis são alguns exemplos).
- **Doenças autoimunes sistêmicas** (a mielite transversa pode estar associada ao lúpus, à sarcoidose e à síndrome de Sjögren).
- **Doenças autoimunes do SNC** (esclerose múltipla, neuromielite óptica, encefalomielite disseminada aguda).
- **Paraneoplásicas** (mais frequentemente associadas a anticorpos anti-Hu e anti-CRMP5; mais detalhes podem ser encontrados no Capítulo 16).
- **Espontânea** (idiopática; a causa em até 30% dos casos permanece desconhecida, apesar de uma avaliação abrangente).

O diagnóstico exige a realização de RM, que revela uma lesão distinta com realce na medula espinal, que se estende por um ou mais segmentos vertebrais (se a lesão se estender por três ou mais segmentos, ela é denominada *mielite transversa longitudinalmente extensa* [MTLE][2]). Na maioria dos casos, o LCS deve ser inflamatório, com pleocitose e elevação das proteínas. Para identificar mais precisamente a etiologia, são realizados diversos ensaios para ácido nucleico viral, anticorpos específicos, bandas oligoclonais e taxas de síntese de imunoglobulinas tanto no LCS quanto no soro.

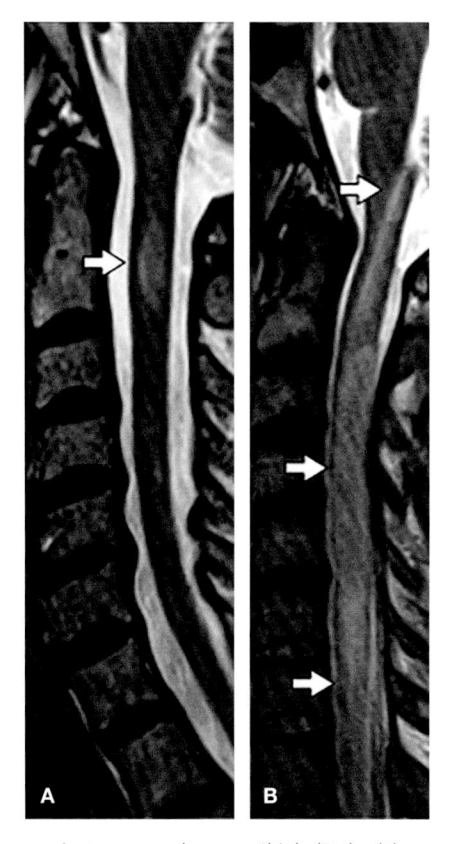

(A) Mielite transversa em um paciente com esclerose múltipla (EM) e (B) com neuromielite óptica. As setas apontam para as lesões medulares hiperintensas consistentes com mielite transversa. (Reimpressa de Louis ED, Mayer SA, Noble JM. *Merritt's Neurology*. 14th ed. Wolters Kluwer; 2021.)

O tratamento depende da etiologia subjacente, mas, como você pode imaginar, ela nem sempre é imediatamente aparente, e a investigação pode levar vários dias. Quando a causa não é conhecida, o tratamento de primeira linha imediato consiste em altas doses de corticosteroides IV, que devem ser administrados de forma empírica e rapidamente para prevenir os sintomas progressivos. A PLEX e os agentes imunossupressores, como ciclosporina, micofenolato e rituximabe, também são usados para os casos refratários.

---

[2]Conforme anteriormente discutido no Capítulo 9, as lesões medulares da EM tendem a ser pequenas ou de segmento curto, enquanto as lesões medulares associadas à neuromielite óptica normalmente se enquadram na classificação da MTLE.

Distúrbios tóxicos/metabólicos da medula espinal

A **deficiência de vitamina B12** pode resultar em degeneração dos funículos dorsolaterais da substância branca, um distúrbio conhecido como **degeneração combinada subaguda**. Essa condição manifesta-se com fraqueza do tipo NMS gradualmente progressiva (devido à degeneração dos tratos corticospinais que percorrem a substância branca lateral), parestesias e ataxia sensitiva potencialmente incapacitante (devido ao envolvimento das fibras sensitivas que seguem o seu trajeto no trato da coluna posterior/lemnisco medial). A elevação do nível sérico de ácido metilmalônico é um exame complementar mais confiável do que a diminuição do nível sérico de vitamina B12. A RM pode revelar um sinal T2 alto nas colunas dorsolaterais da medula espinal. O tratamento agressivo com vitamina B12 pode interromper a progressão da doença. Ver página 281 para uma revisão das outras sequelas da deficiência de vitamina B12.

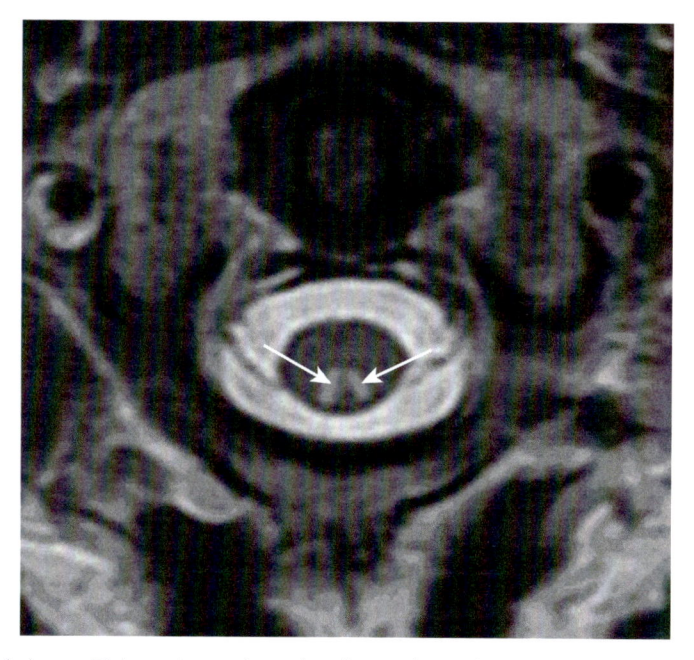

Hiperintensidades em T2 (setas brancas) envolvendo as colunas dorsolaterais na RM axial, compatível com degeneração combinada subaguda. (Modificada de Kumar A, Singh AK. Teaching neuroimage: inverted V sign in subacute combined degeneration of spinal cord. *Neurology*. 2009;72(1):e4.)

A **deficiência de cobre**, que resulta mais comumente de má-absorção no contexto de cirurgia gastrintestinal (como derivação gástrica) ou toxicidade do zinco (o zinco inibe a absorção de cobre), pode simular a degeneração combinada subaguda. É comum a presença de anemia associada (que pode ser micro, macro ou normocítica, em oposição à anemia megaloblástica macrocítica causada pela deficiência de vitamina B12) e leucopenia. O tratamento consiste em suplementação de cobre.

O **óxido nitroso** é uma substância de abuso comum, em grande parte porque pode ser obtido facilmente. Por exemplo, o óxido nitroso é usado para encher balões e como propulsor em latas de *chantilly*. Quando inalado, cria uma sensação de euforia (seu uso para entretenimento deu origem às denominadas "festas de riso"). Entretanto, pode causar também inativação irreversível da vitamina B12. Isso ocorre, com mais frequência, após exposição crônica ao óxido nitroso, mas também pode ocorrer rapidamente, mesmo após uma única exposição, em pacientes com níveis basais baixos de vitamina B12. A consequente disfunção da medula espinal dorsolateral é idêntica àquela causada pela deficiência de vitamina B12 de outras etiologias. O tratamento exige a interrupção imediata da exposição ao óxido nitroso e suplementação de vitamina B12 em altas doses.

Estenose lombar

A estenose lombar, ou estreitamento do canal vertebral lombar, não é primariamente um problema da *medula espinal*, porém constitui uma causa incrivelmente comum de incapacidade na população idosa, que provavelmente você encontrará, independentemente da especialidade que você escolher. Com mais frequência, é causada por doença degenerativa (também denominada *espondilose*), que afeta as vértebras. Embora a hérnia de disco associada e a formação de osteófitos possam comprimir a medula espinal (se as vértebras T12/L1 forem afetadas; lembre-se de que a medula espinal termina aproximadamente no nível L1) ou a cauda equina, elas mais frequentemente atingem os forames neurais onde saem as raízes espinais.

A dor radicular no dorso e na perna[3], que se agrava na posição ortostática e ao caminhar e melhora com a posição sentada e com a inclinação para a frente, conhecida como *claudicação neurogênica*, é característica. Acredita-se que a marcha e a posição ortostática aumentem a demanda metabólica dos nervos e estreitem o espaço dentro do canal lombar, resultando em agravamento da isquemia e compressão dos nervos já lesionados. É também comum haver perda sensitiva bilateral, porém frequentemente assimétrica, e fraqueza dos membros inferiores.

O diagnóstico exige um exame de imagem para demonstrar o estreitamento do canal lombar (a RM é o padrão-ouro), *bem como* os sintomas clínicos característicos. A terapia de primeira linha consiste em fisioterapia e uso de anti-inflamatórios não esteroides; as evidências atuais não sustentam a utilidade de injeções epidurais de esteroides. Normalmente, a cirurgia é reservada para os pacientes que não respondem ao tratamento clínico e precisa ser cuidadosamente considerada caso a caso, visto que há evidências limitadas que demonstram benefícios claros.

Quadro 10.5 Estenose cervical

A *estenose cervical*, à semelhança da estenose lombar, resulta mais frequentemente de doença vertebral degenerativa. Tende a se manifestar de forma gradual, com disfunção da marcha e/ou perda da destreza das mãos; é menos comum a ocorrência de fraqueza franca. O diagnóstico e o tratamento são muito semelhantes aos da estenose lombar. A *doença degenerativa da coluna torácica* é significativamente menos comum do que a doença cervical ou lombar.

---

[3] A *radiculopatia* refere-se a sintomas atribuídos à compressão de *raízes nervosas*. Diferentemente das lesões confinadas à medula espinal, que não tendem a ser dolorosas, a compressão de raízes nervosas causa *dor*. Normalmente, a dor é descrita como aguda, com qualidade quase elétrica, disparando sempre que o nervo é afetado (para mais informações, ver o Quadro 11.8, no próximo capítulo, na página 296, sobre Neuropatias periféricas).

Medula espinal **271**

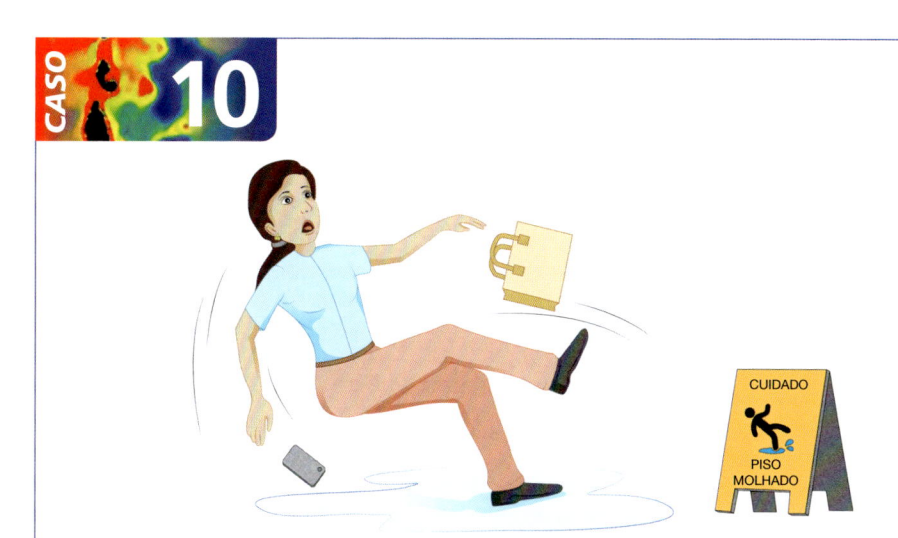

CASO 10

Acompanhamento de sua paciente: Você está preocupado com a lesão da medula espinal e solicita imediatamente uma RM da coluna cervical e coluna torácica. Você não sabe o que exatamente está ocorrendo, porém, tendo em vista os sintomas bilaterais dos membros inferiores de Priya, o nível sensitivo e a hiper-reflexia, você foi capaz de localizar rapidamente o problema na medula espinal. Felizmente, o exame é realizado rapidamente e revela uma lesão volumosa hiperintensa em TII na medula espinal, que se estende em vários níveis da coluna torácica. Inicia-se empiricamente a administração de esteroides em alta dose, e a paciente é internada. Alguns dias depois, obtém-se um resultado positivo para o anticorpo antiaquaporina-4, confirmando o diagnóstico de neuromielite óptica. Priya é submetida a um curso de PLEX após o tratamento com esteroides, com melhora significativa dos sintomas, de modo que a paciente recebe alta logo, com um acompanhamento rigoroso.

Você agora já sabe:

- Quando suspeitar de compressão aguda da medular espinal e o que fazer.
- Como diferenciar e diagnosticar a síndrome do cone medular e a síndrome da cauda equina.
- Como reconhecer, diagnosticar e tratar a estenose lombar.
- As numerosas etiologias potenciais da mielite transversa, incluindo causas infecciosas, autoimunes sistêmicas, autoimunes do SNC e paraneoplásicas.
- A apresentação e o tratamento da deficiência de vitamina B12 e de outras causas tóxicas/metabólicas da degeneração combinada subaguda.

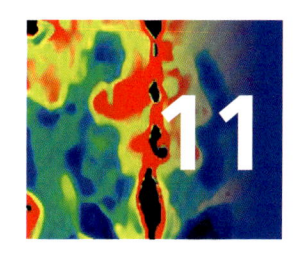

11 Neuropatias periféricas e esclerose lateral amiotrófica

Neste capítulo, você aprenderá:

1. Que a esclerose lateral amiotrófica (ELA) se manifesta com fraqueza e caracteriza-se por achados dos neurônios motores superiores e inferiores.

2. Que a neuropatia sensitivo-motora dependente de comprimento é extremamente comum e possui múltiplas causas, porém pode ser frequentemente diagnosticada com facilidade por meio de exame neurológico básico e alguns exames laboratoriais simples.

3. Quando suspeitar da síndrome de Guillain-Barré, bem como a importância de agilizar a sua avaliação e tratamento.

4. Como centralizar o seu diagnóstico de neuropatia periférica em torno de alguns pontos-chave – aguda *versus* crônica, motora *versus* sensitiva, simétrica *versus* assimétrica –, o que permitirá descobrir quem precisa e quem não precisa ser avaliado e tratado rapidamente.

5. Que as mononeuropatias, como a síndrome do túnel do carpo, frequentemente resultam de compressão ou de lesão, e como devem ser tratadas.

6. Todas as diferentes maneiras pelas quais o diabetes melito pode causar problemas no sistema nervoso periférico (SNP).

CASO 11

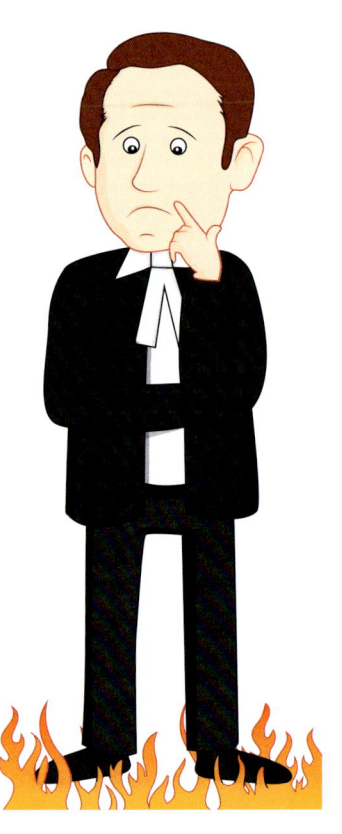

Seu paciente: Allen, um advogado de 50 anos de idade, apresenta dormência e formigamento nos pés desde o ano passado. Não tem outros sintomas, e a sua história médica pregressa é benigna. Não toma nenhum medicamento. Está levemente acima do peso. O exame neurológico confirma uma redução da sensação de vibração nos membros inferiores, bem como diminuição do reflexo aquileu. Allen está preocupado com a possibilidade de ter diabetes melito – seus pais têm diabetes tipo 2 –, porém o seu nível de glicemia em jejum é de 96 mg/dL e a hemoglobina A1c é de 5,6%, ambos normais. Quais são os seus próximos passos na avaliação desse paciente?

Parece que o sistema nervoso central (SNC) é o centro das atenções. Afinal, ele é a essência de quem somos. Porém, não se apresse em desprezar o SNP. Sem ele, o SNC seria praticamente ineficaz. Não seríamos capazes de perceber o mundo ao nosso redor, nos alimentar e vestir ou nem sequer digitar no teclado de um computador para escrever estas frases.

Este capítulo é dedicado às neuropatias periféricas, que são numerosas. Entretanto, você descobrirá que a sua avaliação é direta. Quando se deparar com um paciente no qual você suspeita de neuropatia periférica, sempre pergunte a si mesmo se os sintomas são:

- Agudos ou crônicos?
- Simétricos ou assimétricos?
- Predominantemente sensitivos ou motores?
- Localizáveis em um ou vários nervos?

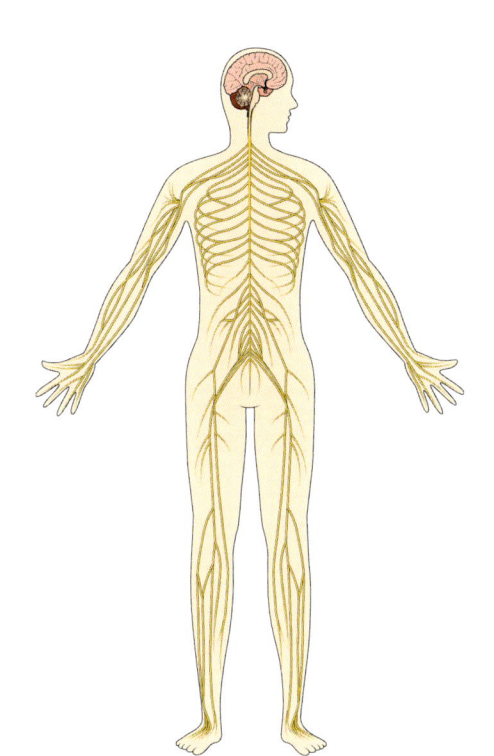

Remova o cérebro e a medula espinal e você estará olhando para o SNP. Bem, não exatamente; essa afirmativa é um tanto simplista. Existem algumas exceções importantes: os nervos cranianos (exceto NC I e NC II), bem como as células do corno anterior na medula espinal (os corpos celulares dos neurônios motores inferiores), também fazem parte do SNP.

Iniciaremos este capítulo com uma doença que afeta *tanto* o SNC *quanto* o SNP, uma transição fácil para nós, porém uma doença devastadora para aqueles que são acometidos.

Esclerose lateral amiotrófica (ELA)

A ELA é uma doença de causa desconhecida, que afeta os neurônios motores tanto superiores quanto inferiores. É progressiva e uniformemente fatal. Embora existam alguns casos familiares com mutação genética subjacente identificável, a maioria dos casos é esporádica e idiopática. A ELA é rara, com incidência de menos de 3 por 100.000 indivíduos-ano. Entretanto, esse número tem aumentado lentamente ao longo das últimas décadas, talvez um resultado, pelo menos em parte, de nossa maior expectativa de vida.

Sintomas. A chave para estabelecer o diagnóstico de ELA é reconhecer o envolvimento dos neurônios motores *tanto* superiores *quanto* inferiores. Como lembrete do Capítulo 1 (esse material deve parecer-lhe familiar!):

- Os *neurônios motores superiores* (NMSs) incluem todos os neurônios que seguem o seu trajeto nas vias motoras acima dos neurônios motores inferiores. Incluem os neurônios nos tratos corticospinal e corticobulbar. Os achados clássicos dos NMSs consistem em fraqueza, aumento do tônus e espasticidade, hiper-reflexia, clônus e dorsiflexão do hálux (também conhecida como sinal de Babinski).

- Os *neurônios motores inferiores* (NMIs) são os nervos finais nas vias motoras que inervam os músculos. Incluem as células do corno anterior na medula espinal e os nervos cranianos que possuem componentes motores (i.e., todos os nervos cranianos com exceção dos NC I, II e VIII). Diferentemente da doença do NMS, a doença do NMI manifesta-se com fraqueza, mas também pode causar atrofia muscular, diminuição do tônus muscular, hiporreflexia e fasciculações (pequenas contrações musculares).

Todos os pacientes com ELA finalmente terão achados consistentes com doença do NMS e do NMI. Entretanto, no início, pode haver evidências de doença apenas do NMS ou apenas do NMI, dificultando o diagnóstico. A apresentação mais comum consiste em fraqueza assimétrica dos membros, envolvendo normalmente as mãos e/ou os pés, embora uma minoria significativa (cerca de 20%) dos pacientes apresentarão inicialmente fraqueza dos músculos bulbares.

Os sintomas bulbares (i.e., sintomas localizáveis no bulbo), como disartria e disfagia, também são comuns na ELA e podem ser causados por doença do NMS (especificamente os tratos corticobulbares, que começam no córtex motor e fazem sinapse nos núcleos motores dos nervos cranianos no tronco encefálico) ou por doença do NMI (os próprios nervos cranianos do tronco encefálico: NC IX, X, XI e XII). O *afeto pseudobulbar* é um sintoma bulbar comum do NMS, que se caracteriza por riso ou choro inapropriados, frequentemente desencadeados por estímulos que, em condições normais, não provocariam essas respostas. Outros sintomas bulbares comuns do NMS consistem em fala espástica, aumento do tônus do músculo masseter e laringospasmo (frequentemente descrito como uma breve sensação de aperto na garganta). As fasciculações da língua constituem o sintoma bulbar mais comum do NMI.

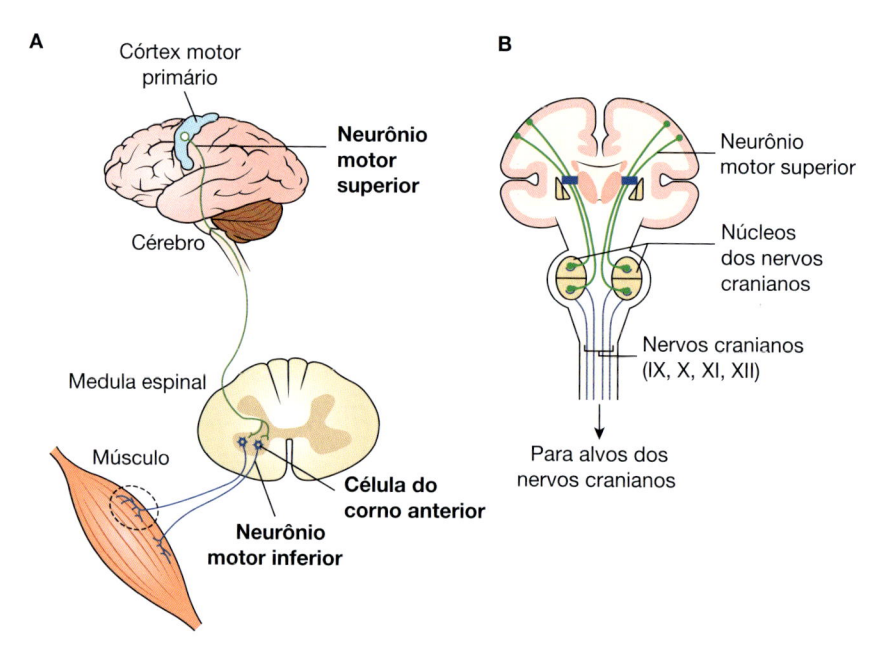

(A) Os neurônios motores superiores do trato corticospinal começam no córtex motor e projetam-se para baixo, através da coroa radiada, cápsula interna e tronco encefálico (onde cruzam para o lado contralateral), na medula espinal, onde fazem sinapse com os neurônios motores inferiores. (B) Os neurônios motores superiores do trato corticobulbar também começam no córtex motor, porém fazem sinapse no tronco encefálico (mais uma vez, após cruzamento) nos núcleos dos NC IX, X, XI e XII.

Cerca de metade dos pacientes com ELA apresentará, em última análise, algum grau de comprometimento cognitivo. Alguns pacientes podem ter queixas sensitivas, como parestesias, porém o exame sensitivo é quase sempre normal. Caso contrário, você precisa considerar outros diagnósticos.

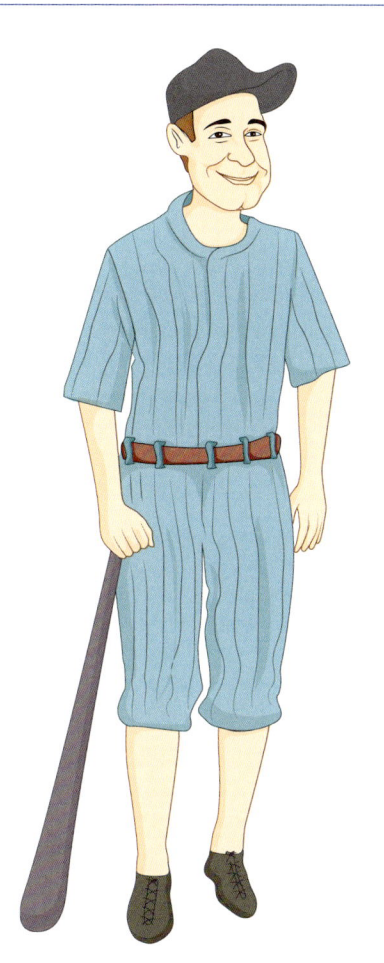

Lou Gehrig, o famoso jogador de beisebol no Hall da Fama que jogou 17 temporadas pelo New York Yankees, foi diagnosticado com ELA aos 30 anos. Hoje, é comum referir-se coloquialmente à doença como doença de Lou Gehrig.

Diagnóstico. O diagnóstico de ELA é estabelecido com base na história e no exame neurológico e é confirmado por eletromiografia (EMG) e estudos de condução nervosa (ECNs). A ressonância magnética (RM) do cérebro e da medula espinal é realizada para descartar outras causas possíveis; a RM geralmente é normal na ELA, embora você possa (raramente) verificar alterações do sinal T2 que começam no córtex motor e se estendem pelos tratos corticospinais. A análise do líquido cerebrospinal (LCS) também pode ser útil para excluir a possibilidade de outras causas de polineuropatia, como distúrbios inflamatórios, infecção pelo vírus da imunodeficiência humana (HIV, do inglês *human immunodeficiency virus*), linfoma e doença de Lyme.

Prognóstico. O prognóstico é sombrio. A sobrevida mediana é de 2 a 5 anos, porém existem alguns pacientes que vivem muito mais, embora implacavelmente com progressiva incapacidade. Diferentemente da esclerose múltipla (EM) (ver Capítulo 9), a progressão não se caracteriza por exacerbações e remissões, mas por um declínio linear. A causa mais comum de morte consiste em insuficiência respiratória, devido ao comprometimento dos músculos respiratórios.

Tratamento. O tratamento baseia-se, em grande parte, nos sintomas e exige cuidados multidisciplinares. À medida que a doença progride, os pacientes frequentemente necessitam de sonda de alimentação e traqueostomia com ventilação mecânica. Existem medicamentos aprovados especificamente para pacientes com ELA. O riluzol, um inibidor do glutamato, e a edaravone, um eliminador de radicais livres, podem retardar a progressão em grau modesto e prolongar a sobrevida por vários meses.

Quadro 11.1 Simuladores e variantes da ELA

Vários distúrbios, todos eles ainda menos comuns do que a ELA, precisam ser considerados no diagnóstico diferencial de pacientes que apresentam neuropatia motora.
Os simuladores da ELA incluem:

- A **neuropatia motora multifocal** (NMM), uma doença desmielinizante autoimune que pode se manifestar exatamente como a ELA, porém com comprometimento exclusivo do NMI. A fraqueza irregular e, com frequência, assimétrica normalmente poupa os nervos cranianos e músculos bulbares. Em muitos pacientes, mas não em todos, a NMM está associada a anticorpos dirigidos contra o gangliosídeo GM1. É importante distinguir a NMM da ELA, visto que, diferentemente da ELA, a NMM responde à imunoglobulina intravenosa (IGIV). A EMG, juntamente com o quadro clínico, é fundamental para ajudar a diferenciar essas duas condições.
- **Estenose da coluna cervical**, resultado de degeneração progressiva das vértebras e discos intervertebrais da coluna cervical, geralmente por osteoartrite. Os pacientes podem apresentar:
  - Dor no pescoço, ombro ou braço.
  - Achados do NMI nos membros superiores (que podem ocorrer no nível de compressão medular, resultado do dano às células do corno anterior e/ou raízes nervosas).
  - Achados do NMS nos membros superiores e/ou inferiores (resultado do dano ao trato corticospinal na medula espinal).
  - Perda sensitiva nos braços e diminuição da sensibilidade abaixo do nível da lesão (seguindo um padrão dermatomal).
  - Comprometimento da marcha, que é muito comum e que resulta de uma combinação dos déficits sensitivos e motores descritos anteriormente.

O diagnóstico de estenose cervical é estabelecido por exames de imagem e eletrodiagnóstico.
As variantes de ELA incluem:

- **Esclerose lateral primária.** Esse distúrbio apresenta sinais e sintomas do NMS. Só tardiamente na evolução é que alguns pacientes apresentam comprometimento do NMI. A esclerose lateral primária progride mais lentamente do que a ELA – os pacientes precisam ser acompanhados por vários anos antes que esse diagnóstico possa ser estabelecido –, e a sua expectativa de vida é consideravelmente melhor.
- **Atrofia muscular progressiva.** Essa condição se manifesta exclusivamente com sinais e sintomas do NMI, embora no estágio avançado da doença alguns pacientes também exibam envolvimento do NMS. A sobrevida pode ser alguns meses mais longa do que a da ELA clássica.

Para cada um desses distúrbios, a história, o exame neurológico e a EMG são fundamentais para ajudar a distingui-los da ELA.

Neuropatias periféricas: considerações gerais

Começaremos com uma rápida revisão da anatomia (apenas neste parágrafo, prometemos!). O SNP é dividido em dois componentes: a *divisão somática*, que inclui os nervos espinais (aferentes sensitivos e eferentes motores), e a *divisão autonômica*, que é ainda subdividida nas divisões *parassimpática* e *simpática*. É importante ter em mente que os nervos cranianos, com exceção do NC I e II, fazem parte do SNP. Dependendo do nervo craniano específico, podem ser formados por componentes sensitivos, motores e/ou autonômicos.

Quando falamos de neuropatias periféricas, estamos nos referindo à patologia que afeta qualquer uma das estruturas anteriores: os nervos somáticos sensitivos e motores, bem como os nervos autônomos e cranianos. Assim, a gastroparesia, a hipotensão ortostática e a diplopia podem ser causadas por neuropatia periférica.

As neuropatias periféricas são muito comuns. Você encontrará pacientes com neuropatias periféricas, independentemente do ramo da medicina que escolher.

O termo "neuropatia periférica" abrange, na verdade, vários distúrbios diferentes:

- **Polineuropatia.** É nisso que a maioria das pessoas pensa quando utiliza o termo neuropatia periférica. A polineuropatia refere-se ao dano a múltiplos nervos por um único processo patológico. O comprometimento é, em geral, simetricamente bilateral e sincrônico, isto é, quando os sintomas progridem, essa progressão ocorre do lado direito e do lado esquerdo mais ou menos ao mesmo tempo. Dedicaremos a maior parte deste capítulo a esses distúrbios, visto que eles são, de longe, os mais comuns.

- **Mononeurite múltipla.** Esse termo refere-se ao dano a pelo menos dois nervos periféricos distintos. Diferentemente da polineuropatia, a mononeurite múltipla não precisa ser simétrica, e o dano aos vários nervos não precisa ocorrer ao mesmo tempo.

- **Mononeuropatia.** Esse termo refere-se ao dano a um único nervo. Em geral, esses distúrbios são causados por trauma, encarceramento ou compressão. Um exemplo comum é a síndrome do túnel do carpo (neuropatia do nervo mediano no punho). Entretanto, nem todas as mononeuropatias são de origem mecânica; a grande exceção é a mononeuropatia craniana, que resulta mais frequentemente de um processo infeccioso/inflamatório (p. ex., NC VII ou paralisia de Bell) ou de evento isquêmico (paralisia de NC III).

- **Plexopatia.** As plexopatias afetam qualquer uma das duas redes distintas de nervos, o plexo braquial, que inerva os músculos e a pele do ombro e do braço, ou o plexo lombossacral, que inerva os músculos e a pele dos membros inferiores.

Quadro 11.2 Neuropatia periférica *versus* radiculopatia

Conforme assinalado no Capítulo 10, lembre-se de que o termo *radiculopatia* refere-se à compressão de uma raiz nervosa, frequentemente por hérnia de disco ou osteófito. Em geral, as *radiculopatias são dolorosas*, enquanto as neuropatias periféricas não provocam dor ou, pelo menos, não o fazem predominantemente (uma exceção importante a essa regra é a neuropatia de fibras finas; ver página 288). As radiculopatias tendem a causar *sintomas incompletos* (i.e., fraqueza leve em comparação com paralisia total, visto que os músculos envolvidos também recebem impulsos neurológicos de outras raízes nervosas), enquanto as neuropatias periféricas têm mais tendência a causar *sintomas completos*. É fundamental conhecer aqui a neuroanatomia periférica. Felizmente, entretanto, quando o melhor exame neurológico o deixa incerto, o teste eletrodiagnóstico pode ajudar a localizar a lesão.

Polineuropatias

Uma maneira de considerar as polineuropatias é classificá-las em distúrbios axonais primários e desmielinizantes primários. Embora essa classificação possa ser útil do ponto de vista fisiopatológico, e não vamos ignorar por completo essa abordagem, é preferível, do ponto de vista prático, raciocinar em termos daquilo que você provavelmente verá na clínica. E isso é surpreendentemente simples, facilmente dividido em apenas três categorias:
- Polineuropatias sensitivo-motoras dependentes de comprimento.
- Polineuropatias desmielinizantes inflamatórias.
- Neuropatias de fibras finas.

Polineuropatias sensitivo-motoras dependentes de comprimento

Essas polineuropatias são muito comuns. Manifestam-se com *déficits simétricos bilaterais*. Como os nervos mais longos do corpo são preferencialmente afetados, os sintomas tendem a começar nos pés (e, em menor grau, nas mãos; quando tanto as mãos quanto os pés são afetados, diz-se que a neuropatia do paciente tem uma distribuição em "meia e luva") e, em seguida, progridem para cima. Os déficits sensitivos constituem a apresentação mais comum, resultando em dormência e parestesias, porém pode haver anormalidades motoras, que podem ser até mesmo a característica predominante. Os achados sensitivos são frequentemente acompanhados de ausência ou diminuição dos reflexos tendíneos profundos (lembre-se de que os nervos motores periféricos são NMIs!). Pode também haver desenvolvimento de disfunção autonômica. Na maioria dos casos, os déficits neurológicos evoluem lentamente ao longo dos anos.

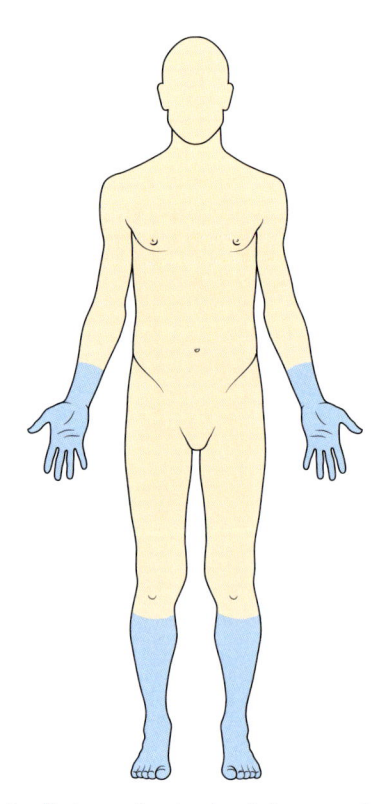

Distribuição clássica em "meia e luva" de uma polineuropatia.

O diabetes melito é, de longe, a etiologia subjacente mais comumente identificada, porém existem outras condições com as quais você deve se familiarizar. Os diagnósticos alternativos mais frequentes incluem os seguintes:

- *Doenças infecciosas* (como HIV, hepatite C e doença de Lyme).
- *Deficiências de vitaminas* (incluindo B1, B6, B12, D e E).
- *Disproteinemias* (como mieloma múltiplo, macroglobulinemia de Waldenstrom e gamopatia monoclonal de significado indeterminado [MGUS, do inglês *monoclonal gammopathy of undetermined significance*]).
- *Distúrbios hereditários* (mais comumente doença de Charcot-Marie-Tooth).
- *Fármacos, substâncias ou toxinas relacionadas* (uso crônico de álcool, vários agentes quimioterápicos e exposições a metais pesados).
- *Causas menos comuns.* São também muito importantes e não devem ser omitidas! Incluem vasculite, amiloidose, síndromes paraneoplásicas e outras doenças sistêmicas, como hipotireoidismo e doença renal terminal.
- *Idiopáticas.* Por definição, nenhuma causa subjacente pode ser encontrada.

Essas polineuropatias são, em sua maioria, consideradas predominantemente axonais; entretanto, um certo grau de desmielinização também está frequentemente presente nos testes eletrofisiológicos.

O rastreamento típico para neuropatia (i.e., exame de sangue a partir de amostra enviada do consultório para pacientes que apresentam polineuropatia sensitivo-motora clássica dependente de comprimento) inclui níveis de vitaminas, eletroforese das proteínas séricas e imunoeletroforese (para descartar a possibilidade de disproteinemias) e provas de função da tireoide. O rastreamento para doenças como a doença de Lyme e a infecção pelo HIV deve ser considerado caso a caso, com base no risco.

Examinaremos rapidamente algumas das etiologias mais comuns de polineuropatias sensitivo-motoras dependentes de comprimento.

Diabetes melito. Ensina-se convencionalmente que o diabetes melito leva muitos anos para causar dano neurológico, e é verdade que a prevalência e a gravidade da neuropatia correlacionam-se com a duração e a gravidade do diabetes do paciente. Entretanto, mais de 10% dos pacientes terão evidências de neuropatia por ocasião do diagnóstico do diabetes, e até 25% dos pacientes *sem* diabetes, porém com tolerância à glicose diminuída, exibirão alterações eletrodiagnósticas compatíveis com neuropatia diabética. A mensagem aqui é simples: você não deve descartar a possibilidade de hiperglicemia como causa de neuropatia periférica em pacientes sem diagnóstico prévio de diabetes melito ou sem critérios laboratoriais para diabetes franco. Pode ser conveniente efetuar um teste de tolerância à glicose, visto que fornecerá um resultado anormal em alguns desses pacientes. Não raro, os neurologistas são os primeiros a diagnosticar o diabetes melito em pacientes nos quais a neuropatia periférica constitui o sintoma de apresentação.

Em um paciente com diabetes franco ou tolerância à glicose diminuída e polineuropatia simétrica distal, a sua avaliação está concluída. Normalmente, os pacientes queixam-se de dor e parestesias nos pés e/ou nas mãos, e o seu exame mostrará uma redução da sensibilidade distal à vibração e diminuição do reflexo aquileu. A fraqueza motora, se ela se desenvolver, é um achado muito mais tardio.

O controle rigoroso da glicose, o exercício físico e o manejo de cada um dos componentes da síndrome metabólica (obesidade, hipertensão, hiperlipidemia etc.) podem retardar a progressão da polineuropatia metabólica e melhorar os sintomas. Se houver necessidade, os anticonvulsivantes (frequentemente gabapentina e pregabalina), os antidepressivos tricíclicos e os inibidores seletivos da recaptação de serotonina/norepinefrina (IRSNs) podem ajudar a reduzir a dor neuropática em pacientes diabéticos.

Deficiência de vitamina B12 (cobalamina). São necessários vários anos para que ocorra depleção das reservas hepáticas de vitamina B12. As causas mais comuns incluem insuficiência pancreática, dano ileal (como pode ocorrer em pacientes com doença de Crohn ou após cirurgia bariátrica), anemia perniciosa e vários medicamentos que interferem na absorção de vitamina B12 (incluindo metformina e inibidores da bomba de prótons, como omeprazol). A adesão a uma dieta vegana estrita também pode resultar em deficiência de vitamina B12.

As principais consequências da deficiência de vitamina B12 incluem anemia megaloblástica, transtornos neuropsiquiátricos (incluindo depressão e lentidão cognitiva) e mielopatia devido a doença da coluna dorsolateral da medula espinal (conhecida como *degeneração combinada subaguda;* ver página 269 para mais detalhes). A neuropatia periférica também é comum, habitualmente acompanhada de sinais de mielopatia. Tende a ser distal e simétrica e pode surgir de forma aguda. A elevação do nível sérico de ácido metilmalônico é um exame diagnóstico mais confiável do que níveis séricos diminuídos de vitamina B12 (a vitamina B12 atua como cofator para a metilmalonil-CoA mutase, que catalisa a conversão do ácido metilmalônico em succinil-CoA; portanto, a deficiência de vitamina B12 resulta em níveis elevados de ácido metilmalônico). A suplementação com vitamina B12 retarda a progressão e melhora os sintomas do paciente em semanas.

Vitamina B12.

Deficiência de vitamina B1 (tiamina). A deficiência de tiamina é observada, com mais frequência, no contexto de desnutrição (em populações cuja dieta consiste principalmente em arroz ou cereais ou em pacientes com anorexia, cirurgia de *bypass* gástrico anterior, hiperêmese gravídica ou uso crônico de álcool) e em pacientes submetidos à hemodiálise. Provoca dois fenótipos clínicos distintos: a *síndrome de Wernicke Korsakoff* (ver página 380) e o beri béri.

O beri béri pode ocorrer tanto em lactentes (principalmente os que são amamentados por mulheres que apresentam deficiência de tiamina) quanto em adultos. Existem duas formas de beri béri: o *beri béri seco*, que se caracteriza por polineuropatia sensitivo-motora dependente de comprimento e simétrica, e o *beri béri* úmido, que apresenta sinais e sintomas de comprometimento cardíaco, juntamente com polineuropatia. A medição da tiamina no sangue total é o melhor teste; entretanto, mesmo esse exame possui sensibilidade e especificidade diagnósticas limitadas. O teste de atividade da tiamina transcetolase eritrocitária é outra opção. Dependendo da gravidade da apresentação, o tratamento consiste em suplementação de tiamina intravenosa (IV) ou oral.

Vitamina B1.

Paraproteinemias. As paraproteinemias caracterizam-se por uma quantidade excessiva de paraproteínas (i.e., imunoglobulinas monoclonais produzidas por uma população clonal de células B maduras) no sangue. O *mieloma múltiplo*, a *MGUS* e a *macroglobulinemia de Waldenstrom* podem causar polineuropatia (geralmente devido à amiloidose) que, com exceção da presença de um pico de imunoglobulina monoclonal no soro, não se manifesta clinicamente de maneira diferente daquelas descritas anteriormente.

A *amiloidose hereditária relacionada com a transtirretina* (hATTR, do inglês *hereditary transthyretin amyloid*) é um tipo de amiloidose autossômica dominante hereditária, devido à deposição de fibrilas derivadas da transtirretina (a transtirretina é uma proteína de transporte da tiroxina, entre outras coisas). A neuropatia constitui, com frequência, o sintoma de apresentação (é comum a observação da síndrome do túnel do carpo bilateral), porém ocorrem também estenose espinal, ruptura do tendão do músculo bíceps e comprometimento de outros órgãos. Em pacientes com neuropatia além de doença cardíaca, renal ou pulmonar inexplicadas, a hATTR é um diagnóstico importante a considerar, visto que é autossômica dominante e, portanto, associada a consequências genéticas importantes, assim como é indicada ao tratamento efetivo. A tafamidis foi aprovada em 2019; acredita-se que seja capaz de estabilizar a proteína transtirretina e reduzir a formação de amiloide TTR.

A *síndrome POEMS* refere-se à ocorrência de *polineuropatia, organomegalia, endocrinopatia, proteína monoclonal* e *alterações cutâneas*. Nem todos os pacientes com POEMS apresentam todos esses componentes. Para estabelecer o diagnóstico, é necessária a presença de distúrbio de plasmócitos monoclonais e de neuropatia periférica relativamente grave. A neuropatia da síndrome POEMS começa como neuropatia sensitiva distal típica, porém seguida de neuropatia motora frequentemente debilitante, que se espalha proximalmente. Deve-se suspeitar de POEMS em um paciente com paraproteína identificada (benigna ou maligna), neuropatia e qualquer uma das outras características dessa síndrome.

Síndrome de Charcot-Marie-Tooth (CMT). Muitas doenças genéticas apresentam polineuropatia distal como característica proeminente. A síndrome de CMT é a mais comum. Ela abrange um grupo de neuropatias sensitivas e motoras hereditárias e progressivas, que resultam de várias mutações genéticas associadas à produção defeituosa de proteínas necessárias para nervos periféricos totalmente funcionais.

Os pacientes tendem a manifestar a síndrome na adolescência ou no início da vida adulta. Diferentemente da polineuropatia diabética, os achados motores frequentemente predominam. A apresentação inicial mais comum consiste em fraqueza da parte distal dos membros (que se manifesta, com frequência, como perda da destreza e entorse frequente dos tornozelos), com alteração da marcha e perda da massa muscular. A queda franca do pé geralmente aparece mais tarde na evolução. A perda sensitiva distal é observada, porém geralmente é menos proeminente. Os achados característicos no exame incluem arcos dos pés altos (conhecidos como *pé cavo*), dedos dos pés em martelo e "pernas de cegonha", que resultam da atrofia muscular distal. Se houver suspeita de síndrome de CMT, investigue sempre sobre uma história familiar de queixas semelhantes. O diagnóstico pode ser confirmado por meio de teste eletrofisiológico e análise genética. Não existe nenhuma terapia específica.

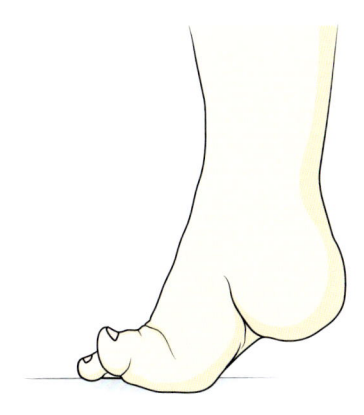

O pé cavo ou arco do pé alto é uma característica comum da síndrome de CMT.

Polineuropatia idiopática. Esse distúrbio manifesta-se exatamente como qualquer outra polineuropatia sensitiva distal, porém sem causa conhecida. Até 25% dos pacientes com neuropatia periférica acabam recebendo esse diagnóstico. A boa notícia é que o prognóstico para esses pacientes é geralmente excelente. A doença não progride de modo substancial na maioria dos pacientes, e raramente ocorre desenvolvimento de fraqueza motora.

Polineuropatias desmielinizantes inflamatórias (síndrome de Guillain-Barré)

As polineuropatias desmielinizantes inflamatórias são classificadas sob o epônimo de *síndrome de Guillain-Barré* (SGB), os nomes de dois dos neurologistas franceses que primeiro descreveram o distúrbio. Diferentemente das polineuropatias predominantemente sensitivas e lentamente progressivas já descritas, a SGB manifesta-se, com mais frequência, como polineuropatia predominantemente motora, monofásica, rapidamente progressiva e subaguda ou, mais corretamente, poli*rradiculo*neuropatia, visto que a desmielinização em geral começa nas raízes nervosas. Existem diversas variantes de SGB – ver a lista a seguir –, porém a *polirradiculoneuropatia desmielinizante inflamatória aguda (PDIA)* é, de longe, a variante mais comum, representando quase 90% de todos os casos de SGB.

As numerosas variantes de síndrome de Guillain-Barré

Fraqueza predominante	Fraqueza NÃO predominante
Polirradiculoneuropatia inflamatória aguda (PDIA)	Síndrome de Miller Fisher (SMF)
Neuropatia axonal motora aguda (NAMA)	Encefalite de Bickerstaff
Neuropatia axonal sensitivo-motora aguda (NASMA)	Pandisautonomia aguda
Variante faríngea-cervical-braquial	Neuropatia sensitiva pura

Polirradiculoneuropatia desmielinizante inflamatória aguda. Isso é o que a maioria das pessoas quer dizer quando falam sobre a SGB. A PDIA é uma doença monofásica de início agudo, que progride rapidamente ao longo de vários dias. Acredita-se que o *mimetismo molecular* seja o mecanismo fisiopatológico pelo qual os anticorpos de reação cruzada, estimulados por uma infecção anterior, atacam erroneamente a mielina dos nervos periféricos.

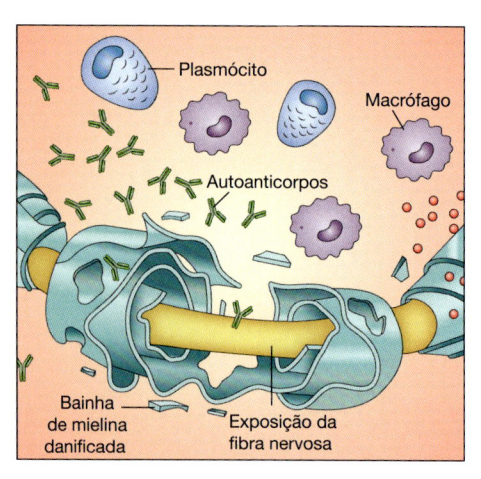

O sistema imune ataca o revestimento de mielina dos nervos periféricos na PDIA.

Sintomas. Os sintomas são, com frequência, precedidos de uma doença respiratória ou gastrintestinal (*Campylobacter jejuni* é o fator precipitante mais comumente identificado, porém foi também implicada uma longa lista de infecções virais, como vírus Epstein-Barr, citomegalovírus, vírus *influenza* e vírus Zika, bem como infecções bacterianas, incluindo *Escherichia coli* e micoplasma).

Os sintomas comuns incluem:

- Parestesias leves nas mãos e nos pés (que constituem frequentemente o sintoma inicial).
- Fraqueza progressiva e relativamente simétrica, que começa nos membros inferiores e ascende no decorrer de várias horas a dias; essa paralisia ascendente constitui o aspecto mais característico da PDIA.
- Reflexos deprimidos ou ausentes.
- Dor nas costas e nas pernas, devido à inflamação das raízes nervosas.
- Fraqueza oculomotora, facial e orofaríngea, devido ao comprometimento de nervos cranianos.
- Fraqueza dos músculos respiratórios (10-30% dos pacientes acabam necessitando de suporte ventilatório).
- Disfunção autonômica, causando oscilações instáveis da frequência cardíaca, pressão arterial e arritmias cardíacas potencialmente perigosas.

Quadro 11.3 A vacina contra a gripe pode causar SGB?

Se – e isso é muito importante – a vacina contra a gripe for capaz de causar SGB, o risco é extremamente baixo, no máximo 1 a 2 casos por 1 milhão de doses. Esse risco é muito menor do que os riscos associados à própria gripe (tudo o que você precisa saber é que ocorreram 61.000 mortes relacionadas com a gripe nos Estados Unidos no período de 2017-2018, que foi uma temporada típica de gripe). Todavia, recomenda-se que a vacina contra a gripe não seja administrada a indivíduos que desenvolveram SGB no decorrer de 6 semanas após uma vacina anterior contra a gripe.

Diagnóstico. O diagnóstico depende (1) do exame físico, que deve confirmar a presença de fraqueza distal profunda com reflexos ausentes ou deprimidos, e (2) da análise do LCS, que revela níveis elevados de proteína e contagem normal de leucócitos (conhecida como "*dissociação albuminocitológica*"). Os testes eletrofisiológicos podem ser valiosos para confirmar o diagnóstico e distinguir entre as diferentes variantes de SGB, o que é importante, em grande parte, para estabelecer o prognóstico do paciente. Podem ser necessárias cerca de 3 semanas para observar alterações na EMG e nos ECN; se forem realizados muito cedo, esses testes fornecerão resultados normais. A RM da medula espinal pode ser normal ou pode exibir realce das raízes nervosas envolvidas. Com frequência, é necessário descartar a possibilidade de outra patologia da medula espinal passível de mimetizar a SGB. É também uma boa ideia solicitar um exame de sangue básico para neuropatia periférica, de modo a excluir definitivamente outras causas tratáveis.

Tratamento. A IGIV e a plasmaférese (PLEX) são opções de tratamento de primeira linha igualmente efetivas. A sua combinação não melhora os resultados, e não há evidências de que os corticosteroides sejam úteis. A maioria dos pacientes começa a melhorar em 4 semanas, e 80 a 90% alcançam uma recuperação completa, embora isso possa levar muitos meses. A taxa de mortalidade é de 5%, quase sempre por insuficiência respiratória. Alguns pacientes podem sofrer recidivas, e, nesses casos, diz-se que eles apresentam *polineuropatia desmielinizante inflamatória crônica* (ver página 287).

Quadro 11.4 Paralisia do carrapato

A paralisia do carrapato é uma doença que pode mimetizar a SGB, embora seja muito rara. É causada por neurotoxinas produzidas por qualquer um dos numerosos carrapatos vetores, que bloqueiam a liberação de acetilcolina das terminações nervosas pré-sinápticas. Os carrapatos devem ter se alimentado durante pelo menos 4 dias para provocar sintomas. A paralisia do carrapato pode se manifestar de muitas maneiras – paralisia assimétrica, fraqueza facial e faríngea, ataxia –; entretanto, quando o quadro consiste em parestesias e fraqueza ascendente, pode mimetizar a SGB. Todavia, com mais frequência, é assimétrica, e a análise do LCS é normal. A chave para o diagnóstico é procurar o carrapato, e a chave para o tratamento é removê-lo. A maioria dos pacientes recupera-se dentro de horas a dias após a remoção do carrapato. O tratamento é, nos demais aspectos, de suporte.

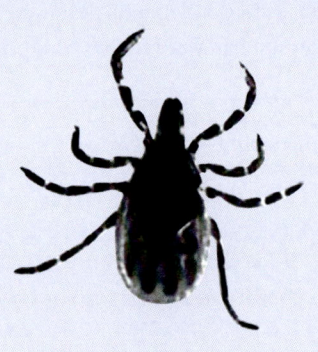

O carrapato-estrela solitária, uma das muitas espécies de carrapatos que podem causar paralisia do carrapato. (Modificada de Wolfson AB, Hendey GW, Ling LJ, et al. *Harwood-Nuss' Clinical Practice of Emergency Medicine*, 5th ed. Wolters Kluwer, 2009.)

Quadro 11.5 Outras variantes da SGB

Apenas breves palavras sobre algumas variantes de SGB importantes, porém muito menos comuns:

- **Neuropatia axonal motora aguda (NAMA).** A NAMA, uma forma axonal aguda de SGB, ocorre principalmente na Ásia e tende a afetar adultos mais jovens. Progride mais rapidamente do que a PDIA, porém apresenta taxas semelhantes de recuperação. Pode ser distinguida da PDIA pela falta de comprometimento sensitivo e pelo seu padrão axonal nos testes eletrofisiológicos. Com frequência, está associada à presença de anticorpos antigangliosídeos (incluindo GM1, GD1a e GalNac-GD1a).
- **Neuropatia axonal sensitivomotora aguda (NASMA).** Trata-se de uma forma mais grave de NAMA, com envolvimento tanto sensitivo quanto motor. O prognóstico é mais grave, com recuperação mais prolongada e, com frequência, incompleta.
- **Variante faríngeo-cervical-braquial.** Caracterizada por fraqueza dos músculos da faringe, pescoço e ombro, com disfunção associada da deglutição. A força das pernas e os reflexos geralmente são preservados. Considere essa variante como uma variante de SGB localizada e tipicamente axonal.

(Continua)

Quadro 11.5   Outras variantes da SGB   *(Continuação)*

- **Síndrome de Miller Fisher (SMF).** Classicamente, apresenta a tríade clínica de ataxia, arreflexia e oftalmoplegia, embora muitos pacientes só desenvolvam, na verdade, dois dos três sintomas. Os anticorpos antigangliosídeos contra GQ1b estão presentes na maioria dos casos.
- **Encefalite de Bickerstaff.** Trata-se de uma encefalite do tronco encefálico, caracterizada por encefalopatia, hiper-reflexia e características de SMF, incluindo ataxia e oftalmoplegia. À semelhança da SMF, também está associada a anticorpos anti-GQ1b.
- **Neuropatia sensitiva pura.** Apresenta ataxia sensitiva significativa e arreflexia, com comprometimento motor ausente ou mínimo.
- **Pandisautonomia aguda.** Caracterizada por comprometimento difuso dos nervos autonômicos, que pode resultar em hipotensão ortostática, retenção urinária, diarreia, vômitos, diminuição da sudorese e anormalidades pupilares. Além disso, pode-se observar a presença de anormalidades sensitivas e diminuição ou ausência dos reflexos.

Polineuropatia desmielinizante inflamatória crônica (PDIC). A PDIC pode ser considerada uma forma crônica de PDIA. Distingue-se principalmente pelo tempo de seu curso – por definição, os sintomas precisam persistir durante pelo menos 8 semanas – e pela sua capacidade de responder ao tratamento com corticosteroides (lembre-se de que a PDIA não responde aos esteroides). Tende a ser monofásica, com início relativamente gradual e recuperação até mesmo mais gradual; entretanto, alguns pacientes podem apresentar uma evolução recidivante e remitente. Nos demais aspectos, a PDIC assemelha-se muito à PDIA, com fraqueza motora ascendente, simétrica e predominantemente distal e diminuição ou ausência dos reflexos. A dissociação albuminocitológica no LCS é um achado fundamental, assim como na PDIA. O tratamento de primeira linha consiste em IGIV, PLEX ou corticosteroides em pulsos de alta dose.

Existem diversas variantes de PDIC, incluindo formas predominantemente sensitivas e motoras puras, cujo reconhecimento e diagnóstico podem ser mais difíceis. A análise do LCS e os testes eletrofisiológicos são úteis.

Quadro 11.6   Eletromiografia e estudos de condução nervosa

A EMG e os ECNs podem ajudar a distinguir os distúrbios de nervos periféricos dos distúrbios principalmente musculares e os distúrbios axonais dos desmielinizantes. A EMG mede a atividade elétrica dos músculos. Os ECNs (que avaliam os nervos tanto sensitivos quanto motores) medem quão bem e quão rápido os nervos enviam sinais. Em geral:

- As características dos distúrbios axonais incluem redução da amplitude dos potenciais de ação nervosos evocados (o potencial de ação do nervo sensitivo [PANS], e o potencial de ação muscular composto [PANC]), bem como atividade espontânea anormal, incluindo potenciais de fibrilação e ondas agudas.
- As características dos distúrbios desmielinizantes incluem redução das velocidades de condução, latências distais prolongadas e bloqueio de condução.

(Continua)

> **Quadro 11.6 Eletromiografia e estudos de condução nervosa** *(Continuação)*
>
> O teste eletrodiagnóstico é mais frequentemente útil quando o diagnóstico é incerto.
>
> A realização de EMG envolve a inserção de uma pequena agulha em diferentes músculos.

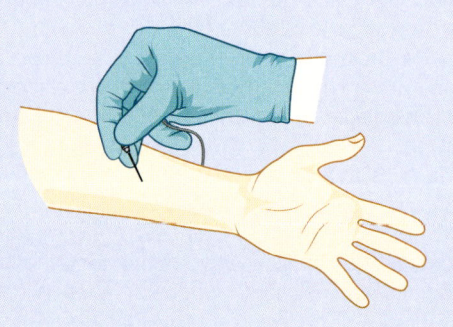

Neuropatia de fibras finas

A neuropatia de fibras finas afeta as pequenas fibras nervosas não mielinizadas (conhecidas como fibras "C"), que transmitem a sensação de dor e temperatura. Normalmente, os pacientes apresentam dor em queimação distal e dormência envolvendo as mãos e os pés. O exame neurológico é variável: você poderá encontrar uma diminuição dependente do comprimento na sensação de alfinetada, redução do reflexo aquileu ou, não raramente, ausência de anormalidades objetivas. Os sintomas autonômicos associados são comuns e podem consistir em boca seca, retenção urinária e intestinal e hipotensão ortostática. O diabetes melito é, sem dúvida alguma, a etiologia subjacente mais comum, porém a lista de causas potenciais é longa e inclui:

- Deficiência de vitamina B12 (cobalamina).
- Toxicidade da vitamina B6 (piridoxina).
- Etiologias infecciosas (HIV, hepatite C).
- Condições autoimunes (síndrome de Sjogren, sarcoidose, lúpus eritematoso sistêmico).
- Paraproteinemias (mieloma múltiplo).
- Distúrbios paraneoplásicos.

O teste eletrofisiológico *não detecta* a neuropatia de fibras finas, e a EMG e os ECNs estarão normais. A ausência de anormalidades na EMG/nos ECNs e o exame neurológico normal ou quase normal em um paciente com neuropatia sintomática devem levar à suspeita de neuropatia de fibras finas. A biópsia de pele, que revela ausência ou diminuição de terminações nervosas, é o exame complementar de escolha. Não existe tratamento específico; vários anticonvulsivantes e antidepressivos podem ser usados para controlar a dor.

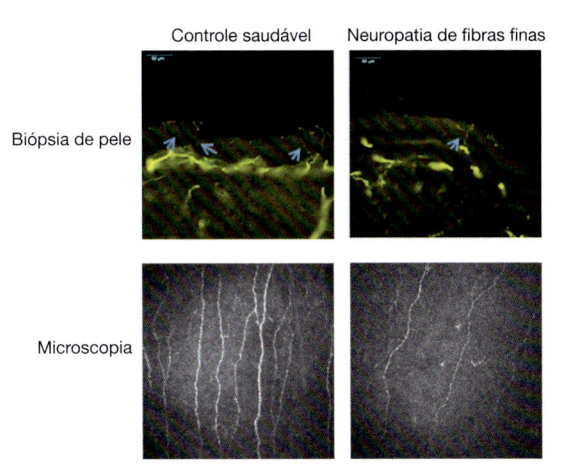

Exemplos de fibras nervosas em biópsias de *punch* de pele e microscopia de um controle saudável e de um paciente com neuropatia de fibras finas. Observe a menor densidade de fibras nervosas no paciente com neuropatia de fibras finas. (Modificada de Haüser W, Perrot S. *Fibromyalgia Syndrome and Widespread Pain*. Wolters Kluwer; 2018.)

Mononeurite múltipla

A mononeurite múltipla é diferente das polineuropatias que acabamos de discutir. As polineuropatias evoluem de forma simétrica, progressiva e contínua, enquanto a mononeurite múltipla prossegue em uma espécie de acúmulo disperso de mononeuropatias não contíguas isoladas. Por definição, precisa envolver dois ou mais nervos não contíguos de forma simultânea ou sequencial. A mononeurite múltipla é muito menos comum do que a polineuropatia.

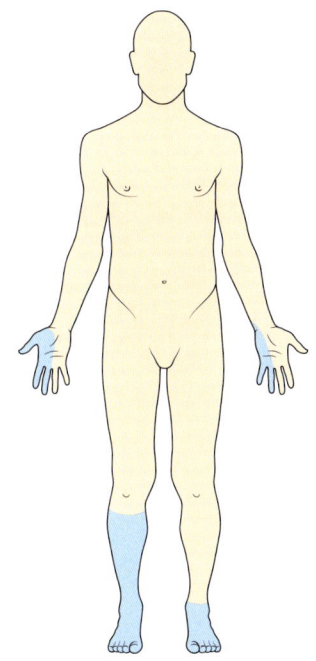

Mononeurite múltipla. Se olhar rapidamente, as áreas envolvidas podem lembrar a distribuição em meia e luva de uma polineuropatia. Entretanto, uma avaliação mais detalhada revelará que as lesões não são simétricas e envolvem vários nervos periféricos distintos. Um exame cuidadoso revelará a diferença.

- A *vasculite* constitui uma causa comum, mais frequentemente os distúrbios associados a autoanticorpos anticitoplasma de neutrófilo (ANCA, do inglês *antineutrophil cytoplasmic antibody*; como granulomatose com poliangiite e poliangiite microscópica), poliarterite nodosa, crioglobulinemia e vasculite associada a doenças do tecido conectivo, como a síndrome de Sjogren.
- Outras causas incluem as seguintes:
  - *Dano isquêmico ao nervo* (p. ex., devido ao diabetes melito ou à anemia falciforme).
  - *Várias infecções* (principalmente doenças virais, como hepatite B, hepatite C, HIV e vírus do Oeste do Nilo).
  - *Processos neoplásicos* (devido à infiltração tumoral de nervos ou em decorrência de uma síndrome paraneoplásica).

Os nervos dos membros inferiores normalmente são os primeiros afetados; o pé caído, devido à lesão do nervo fibular, constitui a queixa motora mais comum. Entretanto, com o passar do tempo, praticamente qualquer nervo periférico pode ser afetado, incluindo os que fornecem força e sensação para os membros superiores, os nervos cranianos e os nervos autonômicos.

A biópsia de nervo é frequentemente útil para diagnosticar a etiologia subjacente; pode confirmar a presença de vasculite e permitir que o tratamento seja iniciado com corticosteroides, além de descartar a possibilidade de distúrbios infiltrativos, como linfoma.

Nos demais aspectos, o manejo envolve o reconhecimento e o tratamento da condição subjacente, bem como o controle da dor com os mesmos medicamentos prescritos para as polineuropatias mais comuns.

Plexopatias

As plexopatias envolvem múltiplos nervos, porém são causadas por lesões únicas que envolvem uma parte substancial de um plexo inteiro, seja o plexo braquial ou o plexo lombossacral. Essas síndromes são raras e, com mais frequência, são causadas por trauma, isquemia, inflamação, neoplasia maligna, diabetes melito e radioterapia.

Plexopatias braquiais

O plexo braquial é uma das estruturas anatômicas mais testadas no corpo. O mnemônico **RTDFR** é frequentemente útil para ajudar a lembrar a anatomia:
- **R**aízes (C5-T1).
- **T**roncos (superior: C5-C6, médio: C7, inferior: C8-T1).
- **D**ivisões (cada tronco divide-se em divisões anterior e posterior).
- **F**ascículos (lateral, posterior e medial).
- **R**amos (os nervos emitidos por cada fascículo).
  - Fascículo lateral → nervo musculocutâneo (C5-C7), raiz lateral do nervo mediano (C5-T1).
  - Fascículo posterior → nervo axilar (C5-C6), nervo radial (C5-T1).
  - Fascículo medial → nervo ulnar (C8-T1), raiz medial do nervo mediano (C5-T1).

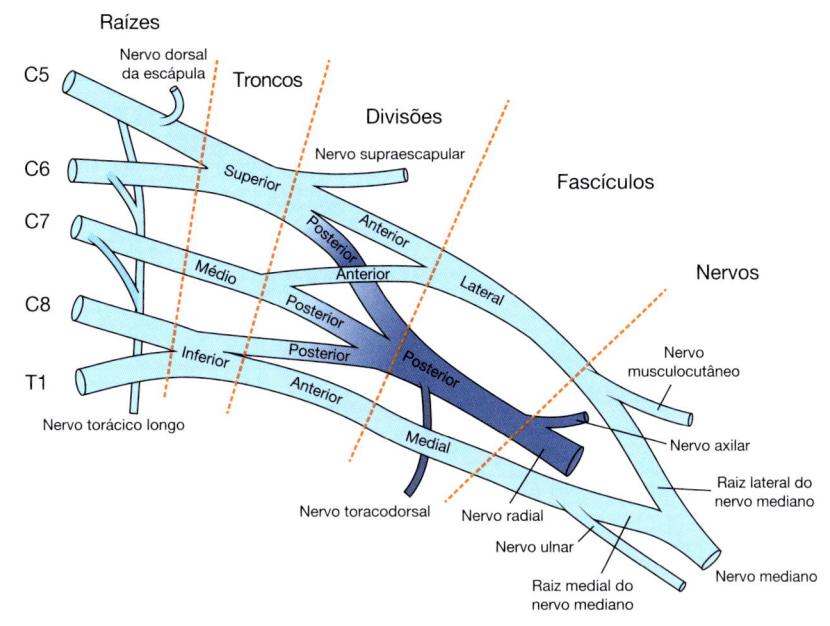

Plexo braquial.

As plexopatias braquiais normalmente são classificadas em plexopatias traumáticas (que geralmente resultam de lesões esportivas ou acidentes com veículos motorizados) e não traumáticas. Algumas síndromes específicas que envolvem o plexo braquial incluem:

- A **paralisia de Erb** é causada por uma ruptura do tronco superior do plexo braquial (envolvendo C5 e C6). Ocorre com mais frequência em lactentes durante o parto, como resultado de tração lateral do pescoço do recém-nascido devido à distocia do ombro. Manifesta-se com comprometimento da abdução do ombro (devido ao envolvimento dos músculos deltoide e supraespinal; o braço pende frouxamente do lado do corpo), rotação lateral (envolvimento do músculo infraespinal; ocorre rotação medial do braço) e flexão e supinação do braço (envolvimento do músculo bíceps braquial; o braço fica em extensão e pronação). Ocorre resolução da maioria dos casos com o tempo e fisioterapia. O reparo cirúrgico constitui o tratamento de segunda linha, se necessário.

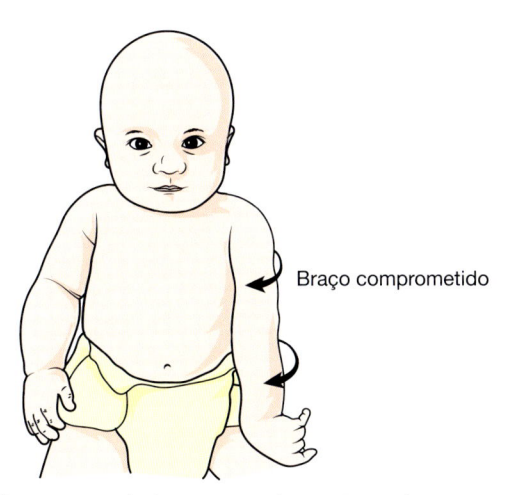

Resumo das complicações neurológicas comuns observadas em lactentes com paralisia de Erb.

- A **paralisia de Klumpke** é causada por ruptura do tronco inferior do plexo braquial (envolvendo C8-T1). É também causada geralmente por trauma durante o parto, porém é menos comum do que a paralisia de Erb. Manifesta-se com fraqueza dos músculos intrínsecos da mão inervados pelos nervos ulnar e mediano (resultando em "mão em garra", caracterizada por extensão do punho e das articulações metacarpofalângicas e flexão das articulações interfalângicas distais), dormência dermatomal 8-T1 e, não raramente, síndrome de Horner, devido à estreita aproximação da raiz nervosa T1 com a cadeia simpática.

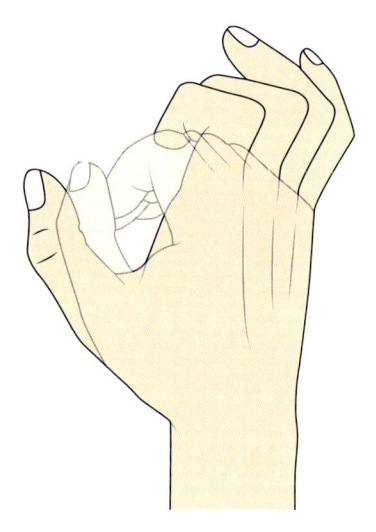

"Mão em garra" da paralisia de Klumpke.

- A **síndrome de Parsonage-Turner** (também conhecida como amiotrofia neurálgica) é uma plexite braquial inflamatória aguda, que pode acometer qualquer parte do plexo braquial. Com mais frequência, é idiopática, porém cerca de 50% dos pacientes relatam algum tipo de evento antecedente, como cirurgia ou doença viral. Classicamente, manifesta-se com início agudo de dor intensa no braço e no ombro, seguida, em poucos dias a semanas, de fraqueza difusa do membro superior. Os casos são, em sua maioria, unilaterais, porém pode ocorrer comprometimento bilateral. A recuperação é gradual, frequentemente ao longo de meses a anos. Não existe nenhum tratamento específico.

Quadro 11.7 Síndrome do desfiladeiro torácico

A síndrome do desfiladeiro torácico refere-se a um grupo de distúrbios causados pela compressão dos nervos, das artérias e das veias dentro do desfiladeiro torácico (o espaço entre a clavícula e a primeira costela). A causa mais comum consiste na presença de costelas anômalas ou na ocorrência de lesão. Em geral, o quadro clínico é dominado pela compressão dos vasos sanguíneos, causando edema dos membros superiores. Entretanto, quando os nervos do plexo braquial também estão envolvidos (o que é extremamente raro!), o paciente queixa-se de dor, dormência e disestesias do membro superior provocadas pela elevação do braço ou rotação do pescoço. Se a condição não for tratada, pode haver desenvolvimento de atrofia muscular.

Plexopatias lombossacrais

São incomuns, de modo que não dedicaremos muito tempo nessas condições (e, felizmente, ao contrário do plexo braquial, não há necessidade de conhecer a anatomia precisa). Existe uma variedade notavelmente grande de etiologias potenciais, incluindo:

- **Diabetes melito.** Em geral, a *amiotrofia diabética* (também conhecida como neuropatia radiculoplexal diabética) manifesta-se de forma aguda com dor focal assimétrica na perna, seguida de fraqueza proximal da perna. É comum a presença de sintomas autonômicos associados. A recuperação parcial ao longo de semanas a meses é o padrão.
- **Idiopática.** A plexopatia lombossacral idiopática manifesta-se de forma semelhante à amiotrofia diabética, porém em pacientes sem diabetes melito.
- **Neoplasia.** A invasão neoplásica do plexo lombossacral resulta, com mais frequência, da extensão direta de um tumor (quase qualquer tipo de carcinoma, melanoma ou linfoma pode estar implicado), mas também pode ser causada por envolvimento leptomeníngeo ou disseminação hematogênica ou linfática. A plexopatia lombossacral neoplásica é quase sempre dolorosa, caracterizada por dores de tipo choque no membro inferior envolvido.
- **Radiação.** A plexopatia lombossacral por radiação tende a ocorrer meses a anos após radiação pélvica. Com frequência, é bilateral e raramente dolorosa, manifestando-se com fraqueza e, em certas ocasiões, perda sensitiva.
- **Hematoma retroperitoneal.** Em geral, desenvolve-se dentro do músculo psoas e pode ocorrer espontaneamente ou após cateterismo arterial ou venoso femoral (mais frequentemente em pacientes sob anticoagulação). A dor intensa nas costas e nas pernas e a neuropatia femoral são comuns.

Mononeuropatias

A mononeuropatia, que se refere ao envolvimento de um único nervo, pode resultar de quase qualquer processo patológico. Qualquer nervo pode ser afetado, e poderíamos listar tantas mononeuropatias quanto nervos existentes no corpo, porém algumas síndromes são comuns e merecem ser destacadas:

- Neuropatia do mediano no punho (síndrome do túnel do carpo).
- Neuropatia ulnar no cotovelo.
- Neuropatias fibular e tibial.
- Paralisia de Bell.
- Meralgia parestésica.

Síndrome do túnel do carpo

A síndrome do túnel do carpo (STC) é uma forma de neuropatia do mediano, devido à compressão do nervo mediano (que se origina dos nervos espinais C5-T1) dentro do estreito túnel do carpo no punho. Em geral, a STC é causada por trauma repetitivo devido a ocupações que exigem flexão e extensão frequentes do punho (embora, surpreendentemente, não se tenha constatado de forma convincente que digitar o dia inteiro no teclado de um computador possa causar STC!). Outros fatores de risco importantes que é preciso manter em mente incluem hipotireoidismo (devido ao acúmulo de material mucinoso dentro do túnel do carpo), gravidez (devido ao acúmulo de líquido e edema) e amiloidose (devido, de maneira não surpreendente, ao depósito amiloide).

Os pacientes queixam-se de dormência e parestesias na mão, frequentemente descritas como formigamento e, com frequência, que se agravam à noite. O exame revela que os sintomas sensitivos estão limitados aos primeiros três dedos da mão e à face medial do dedo anular. Entretanto, a dor concomitante não precisa ser limitada à distribuição do nervo mediano e pode irradiar por toda a mão e até mesmo pelo braço. Os sintomas bilaterais são surpreendentemente comuns e afetam mais da metade dos pacientes com STC.

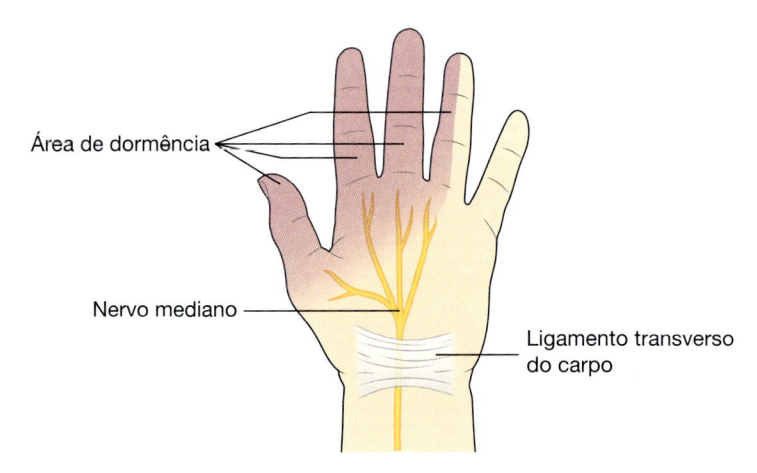

A compressão do nervo mediano dentro do túnel do carpo leva a queixas sensitivas nos primeiros três dedos e na face medial do dedo anular.

Várias manobras diagnósticas podem ajudá-lo a estabelecer o diagnóstico. O *teste de Phalen* envolve a flexão do punho do paciente durante 1 minuto para verificar se isso provoca ou exacerba os sintomas. O *teste de Tinel* envolve a percussão no túnel do carpo e verificação se essa manobra produz sintomas nos dedos. Se forem positivos, ambos os testes sugerem o diagnóstico, porém a sua sensibilidade e especificidade são limitadas (citadas em torno de 50-80%). A radiografia do punho pode estar indicada para excluir outros diagnósticos, e o teste eletrofisiológico pode ser útil quando o diagnóstico permanece incerto.

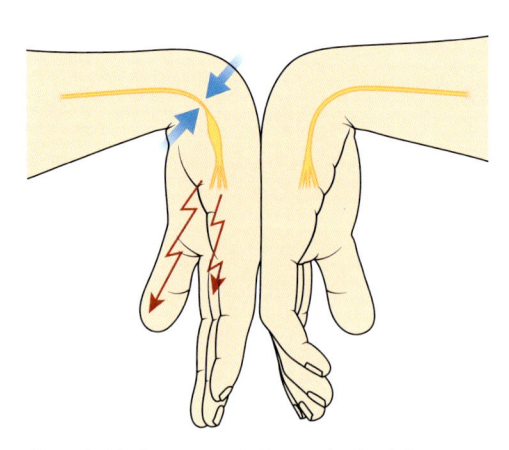

Teste de Phalen para a síndrome do túnel do carpo.

O tratamento conservador envolve evitar a atividade que provoca o problema (infelizmente, isso nem sempre é possível) e usar tala de imobilização à noite. A fisioterapia e exercícios específicos não parecem contribuir de modo substancial. Alguns pacientes podem se beneficiar da injeção local de um corticosteroide. Para pacientes com sintomas persistentes, a liberação cirúrgica do túnel do carpo é um procedimento relativamente simples, que pode levar à resolução completa dos sintomas.

Neuropatia ulnar

A neuropatia ulnar é menos comum do que a neuropatia do nervo mediano. Pode ocorrer quando o nervo ulnar (derivado dos nervos espinais C8-T1) é comprimido no cotovelo (no túnel cubital, que constitui o local mais comum) ou no punho (no canal de Guyon). Os sintomas sensitivos na distribuição ulnar tendem a predominar no primeiro caso, enquanto predominam fraqueza da mão, atrofia e falta de destreza no segundo caso.

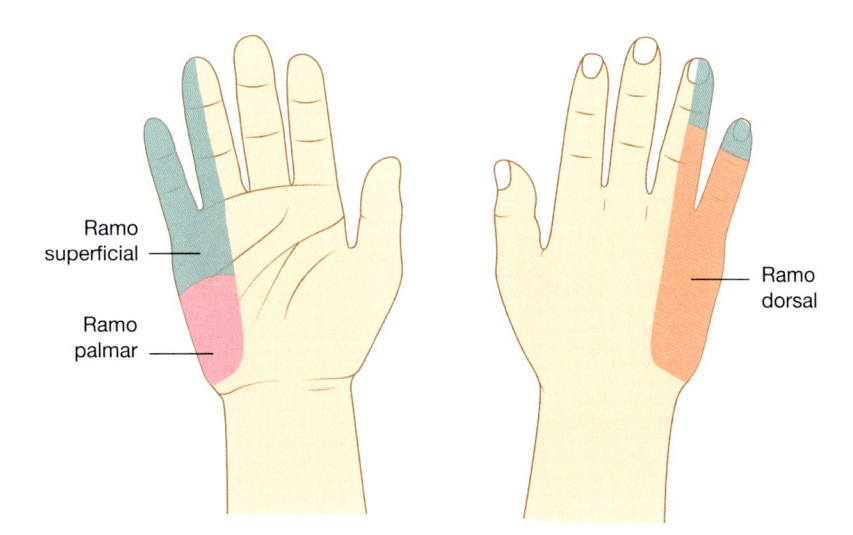

Distribuição sensitiva do nervo ulnar. O envolvimento dos ramos palmar ou dorsal indica que a lesão é proximal ao punho.

Neuropatias fibular e tibial

O nervo isquiático é o maior nervo do corpo, que se estende desde o quadril até os dedos dos pés. Deriva dos nervos espinais L4 a S3. O nervo isquiático percorre a face posterior da coxa e, em seguida, divide-se em dois ramos na fossa poplítea: 1) o nervo tibial (L4-S3) e 2) o nervo fibular (L4-S2).

O nervo fibular segue um trajeto lateral, envolvendo-se em torno da parte lateral da perna e fíbula. É responsável pela dorsiflexão e eversão do pé e fornece sensibilidade à face lateral da perna e ao dorso do pé. As fraturas do colo da fíbula, o trauma da face lateral da perna e a perda de peso significativa podem causar neuropatia fibular, que se manifesta com pé caído, dormência na distribuição do fibular e marcha escarvante (passo alto).

O nervo tibial comum segue um percurso medial. Realiza a inversão e flexão plantar do pé e fornece sensibilidade à planta do pé. A lesão do nervo tibial é menos comum que a do nervo fibular. A lesão do nervo tibial é mais comumente causada por compressão na fossa poplítea (frequentemente devido à presença de hematoma ou de um cisto de Baker cheio de líquido) ou dentro do túnel do tarso no tornozelo.

Os mnemônicos mais úteis para essas duas neuropatias são os seguintes:

- Neuropatia fibular: manifesta-se com "pé caído FED" (**f**ibular, **e**versão, **d**orsiflexão).
- Neuropatia tibial: manifesta-se com incapacidade de ficar na ponta dos dedos dos pés TIP (**t**ibial, **i**nversão, flexão **p**lantar).

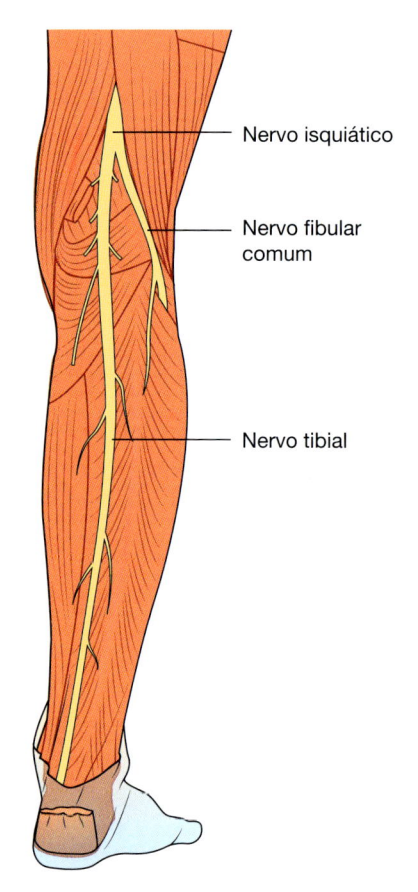

Anatomia dos principais nervos do membro inferior.

Quadro 11.8 Ciática

"Ciática" é um termo coloquial que se refere à dor radicular nas costas, ou seja, dor que se irradia das costas para a perna ao longo do dermátomo (distribuição sensitiva) de um nervo. É um termo inespecífico e frequentemente usado de forma incorreta para descrever a radiculopatia lombossacral, que é o termo mais preciso. Além disso, o termo ciática é errôneo, visto que a dor radicular nas costas pode resultar da compressão de qualquer uma das raízes nervosas lombossacrais, de L1 a S4 (L5 e S1 são mais comumente afetadas), enquanto a mononeuropatia ciática (lembre-se de

(Continua)

> **Quadro 11.8 Ciática *(Continuação)***
>
> que o nervo isquiático é formado a partir das raízes nervosas L4-S3) é relativamente incomum.
>
> Por outro lado, a radiculopatia lombossacral é extremamente comum. É mais frequentemente causada por hérnia de disco ou estenose espinal comprimindo parte da raiz nervosa e causando inflamação. A dor que surge na parte inferior das costas e se estende pela perna, frequentemente com dormência e formigamento associados, constitui a apresentação clássica. A maioria dos pacientes pode ser tratada de forma conservadora com fisioterapia e um curto ciclo de paracetamol ou anti-inflamatório, como ibuprofeno. Em geral, não se recomenda o uso de esteroides epidurais, em virtude de sua eficácia limitada e riscos consequentes. Os glicocorticoides sistêmicos também parecem ter pouco valor. O tratamento cirúrgico é geralmente reservado para pacientes que desenvolvem fraqueza franca ou que apresentam dor persistente e debilitante, apesar das medidas conservadoras.

Paralisia de Bell

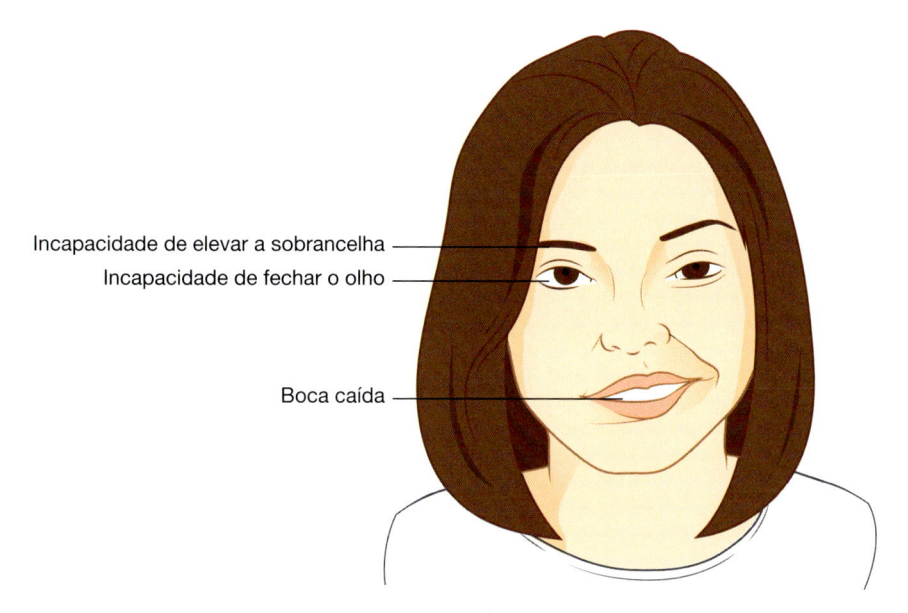

Paciente com paralisia de Bell.

Forneceremos uma discussão completa dessa condição comum no Capítulo 18, que trata dos distúrbios dos nervos cranianos. Por enquanto, você deve saber que existem dois tipos de paralisia facial: do NMS e do NMI. A paralisia facial do NMI (ou "periférica"), que afeta o núcleo ou os axônios do sétimo nervo craniano, é comum e afeta até 1 em cada 60 pessoas durante a vida. Quando a causa é desconhecida, a paralisia periférica do nervo facial é designada como *paralisia de Bell*.

A paralisia facial periférica manifesta-se com início agudo de fraqueza no lado ipsilateral da face (i.e., uma lesão do sétimo nervo craniano esquerdo resulta em fraqueza facial do lado esquerdo), envolvendo tanto a parte superior da face (resultando na incapacidade do paciente de fechar o olho ou de elevar totalmente a sobrancelha) quanto a parte inferior (resultando em achatamento da prega nasolabial e queda da boca). A fronte é poupada em pacientes com paralisia facial do NMS; mais uma vez, tudo isso fará mais sentido quando fizermos uma descrição detalhada no Capítulo 18.

Meralgia parestésica

Essa mononeuropatia comum resulta da compressão do nervo cutâneo femoral lateral, um ramo puramente sensitivo do plexo lombar, que fornece sensibilidade à face anterolateral da coxa. A maioria dos casos resulta de compressão do nervo quando este passa abaixo do ligamento inguinal, frequentemente no contexto de gravidez ou obesidade, ou até mesmo com o uso de cintos apertados ou faixas na cintura. Os pacientes queixam-se de dormência, parestesias e dor na face anterolateral da coxa. Como o nervo cutâneo femoral lateral é puramente sensitivo, não deve haver déficits motores associados.

Quase nunca há necessidade de testes adicionais. Trata-se de um diagnóstico que você pode estabelecer com base na história e exame apenas. O tratamento consiste em evitar fatores precipitantes (pode ser desejável adquirir novas roupas), perda de peso e, para pacientes com dor significativa, os mesmos medicamentos utilizados para as polineuropatias. A maioria dos pacientes recupera-se em algumas semanas a meses.

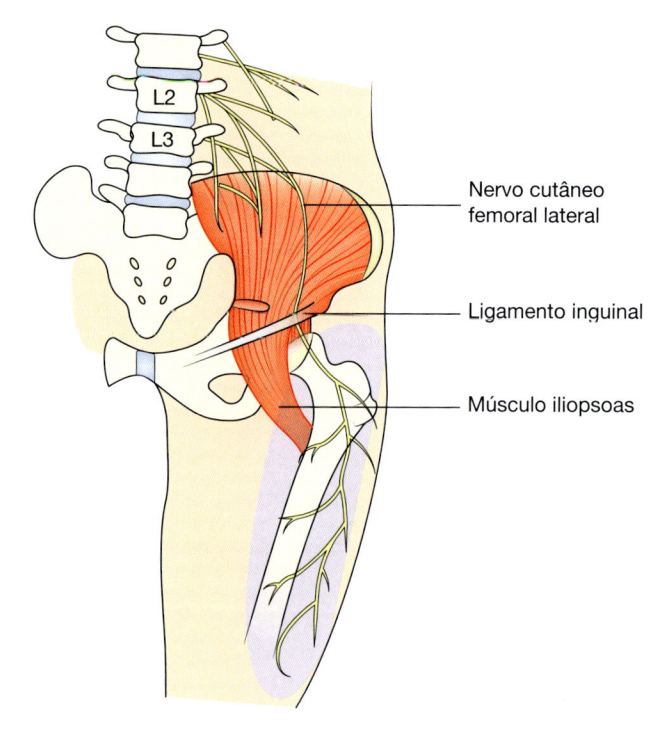

O dano ao nervo cutâneo femoral lateral pode levar à dormência da face anterolateral da coxa.

Quadro 11.9 Manifestações neurológicas periféricas do diabetes melito

Como certamente você deve ter percebido, o diabetes melito pode causar problemas de várias maneiras no SNP. Aqui, reunimos todos eles para ajudá-lo a ter uma compreensão mais abrangente:

- **Neuropatia periférica predominante sensitiva, simétrica e distal.** É, de longe, a mais comum.
- **Neuropatia autonômica.** Pode levar a sintomas gastrintestinais, disfunção erétil e hipotensão ortostática. Além disso, e aqui damos uma pequena dica, os pacientes podem perder a arritmia sinusal normal do coração, ou seja, a variação normal da frequência cardíaca com a inspiração (mais rápida) e a expiração (mais lenta); algumas vezes, isso pode constituir a primeira manifestação da neuropatia diabética.
- **Polirradiculopatia.** Inclui a amiotrofia diabética (apenas um termo elegante para a radiculopatia lombossacral, com dor proeminente, fraqueza muscular e atrofia na parte proximal do membro inferior) e polirradiculopatia torácica (que se manifesta caracteristicamente com dor abdominal em um padrão em faixa ao redor do tronco).
- **Mononeuropatia.** Quase qualquer nervo pode ser afetado, porém os mais comuns são os nervos cranianos (geralmente os nervos oculomotor, troclear e abducente, resultando em diplopia e oftalmoplegia) e o nervo mediano (resultando em síndrome do túnel do carpo).
- **Neuropatia de fibras finas.** Caracterizada por dor em queimação distal e exame neurológico normal; lembre-se de que é necessário efetuar uma biópsia de pele para o diagnóstico, visto que os testes eletrofisiológicos são normais.

Quadro 11.10 Paralisias múltiplas de nervos cranianos

Existem apenas algumas condições que podem causar neuropatia craniana múltipla simultaneamente ou dentro de um curto espaço de tempo uma da outra. É conveniente considerar o diagnóstico diferencial, visto que você não quer esquecer nenhum desses diagnósticos.

- **Infecções.** A doença de Lyme, *Listeria*, a sífilis e os estreptococos são mais frequentemente implicados.
- **Doenças autoimunes.** A síndrome de Guillain-Barré e a neurossarcoidose são as duas mais comumente encontradas.
- **Doença neoplásica.** Ocorre carcinomatose leptomeníngea quando células cancerosas espalham-se para as leptomeninges (pia-máter e aracnoide) e o LCS, com consequente disseminação por todo o neuroeixo. Isso pode se manifestar com cefaleia intensa (lembre-se de que as meninges são sensíveis à dor), polirradiculopatias (devido ao envolvimento das raízes nervosas espinais quando saem da medula espinal) e neuropatias cranianas múltiplas (devido à invasão maligna dos nervos cranianos dentro do espaço subaracnóideo). Ver o Capítulo 16 para mais detalhes.

(Continua)

Quadro 11.10 Paralisias múltiplas de nervos cranianos *(Continuação)*

- **Síndrome do seio cavernoso.** Os dois seios cavernosos situam-se de cada lado da hipófise e drenam o sangue e o LCS do olho e do córtex superficial para a veia jugular interna. Cada seio contém uma artéria carótida interna, neurônios simpáticos de terceira ordem (que seguem o seu trajeto na superfície da artéria carótida) e os nervos cranianos III, IV, V (apenas os nervos oftálmico V1 e maxilar V2) e VI. Por conseguinte, a patologia dentro do seio cavernoso (frequentemente trombose, massa ou fístula) manifesta-se com redução da sensibilidade facial e oftalmoplegia, devido ao comprometimento de múltiplos nervos cranianos.

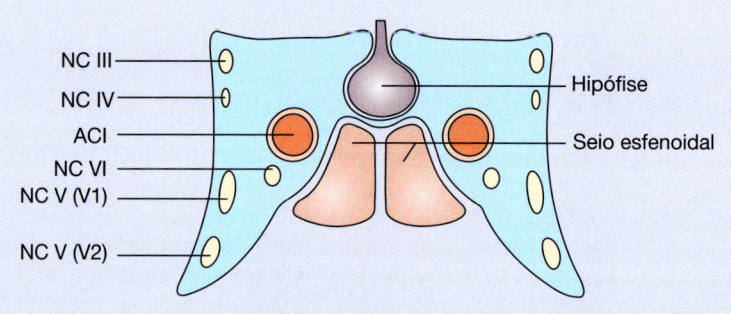

Seio cavernoso, que contém a artéria carótida interna (ACI) e nervos simpáticos que seguem o seu trajeto em sua superfície, bem como os nervos cranianos III, IV, V (nervos V1 e V2 apenas) e VI.

CASO 11

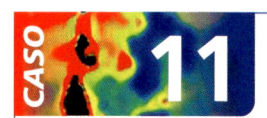

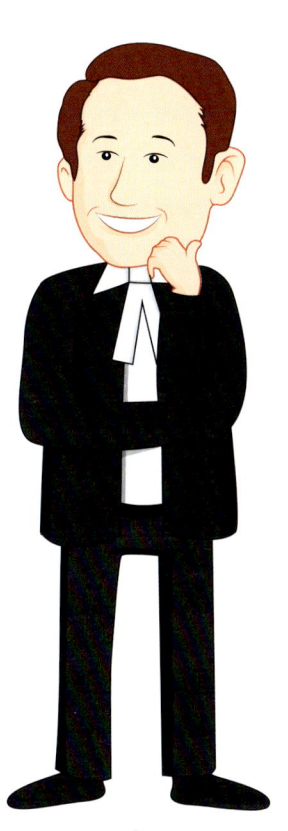

Acompanhamento do seu paciente: Allen, que apresentava dormência e formigamento nos pés, parece ter uma polineuropatia sensitiva distal típica. Como os níveis de glicose em jejum e hemoglobina A1c estavam normais, você solicita exames laboratoriais adicionais, incluindo vitamina B12/ácido metilmalônico, EPS e IEF (eletroforese das proteínas séricas e imunoeletroforese, respectivamente; ajudarão a excluir uma paraproteinemia) e, como ele reside na Nova Inglaterra, títulos de anticorpos de Lyme. Todos os exames são normais. Apesar dos resultados normais da glicose em jejum e da hemoglobina A1c, você ainda suspeita de tolerância à glicose diminuída devido ao sobrepeso, e um teste de tolerância à glicose confirma a sua suspeita. Não há necessidade de nenhuma investigação adicional no momento presente. Você o incentiva a perder peso e juntos concordam em considerar o uso de metformina para melhorar a sua sensibilidade à insulina, retardar o desenvolvimento de diabetes franco a ajudá-lo a perder peso se as mudanças de estilo de vida por si só forem insuficientes. Ele volta para vê-lo depois de 3 meses, com perda de 3,5 kg e melhora dos sintomas neuropáticos.

Você agora já sabe:

- A ELA envolve os neurônios motores tanto superiores quanto inferiores e apresenta prognóstico sombrio.
- Existem vários tipos de neuropatias periféricas, com etiologias e apresentações variadas (que agora você é capaz de reconhecer).
- As neuropatias sensitivo-motoras dependentes de comprimento são mais frequentemente causadas por diabetes melito; entretanto, é preciso considerar uma longa lista de outras causas potenciais na ausência de hiperglicemia, incluindo condições hereditárias (como doença de CMT) e distúrbios metabólicos (como deficiência de vitamina B12).
- As neuropatias inflamatórias apresentam déficits motores profundos; sempre considere a possibilidade de SGB e suas numerosas variantes, visto que são diagnósticos que não devem ser omitidos.
- As mononeuropatias podem ocorrer com comprometimento múltiplo (mononeurite múltipla) ou de um único nervo (STC, paralisia de Bell e meralgia parestésica proeminente entre elas).
- O diabetes melito pode causar quase qualquer problema no SNP; uma polineuropatia sensitiva com distribuição em meia e luva constitui a manifestação mais comum e pode ocorrer sem hiperglicemia franca ou outras manifestações de diabetes.

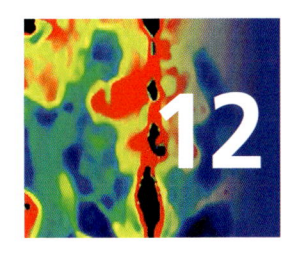

12 Doenças dos músculos e da junção neuromuscular

Neste capítulo, você aprenderá:

1. Como distinguir entre distúrbios dos nervos, da junção neuromuscular e dos músculos.

2. Como reconhecer e tratar doenças da junção neuromuscular, como a miastenia *gravis*.

3. Como reconhecer e tratar miopatias inflamatórias (p. ex., polimiosite) e miopatias não inflamatórias (p. ex., queixas musculares causadas pelo uso de estatinas hipolipemiantes).

4. Como diagnosticar e tratar pacientes com rabdomiólise.

CASO 12

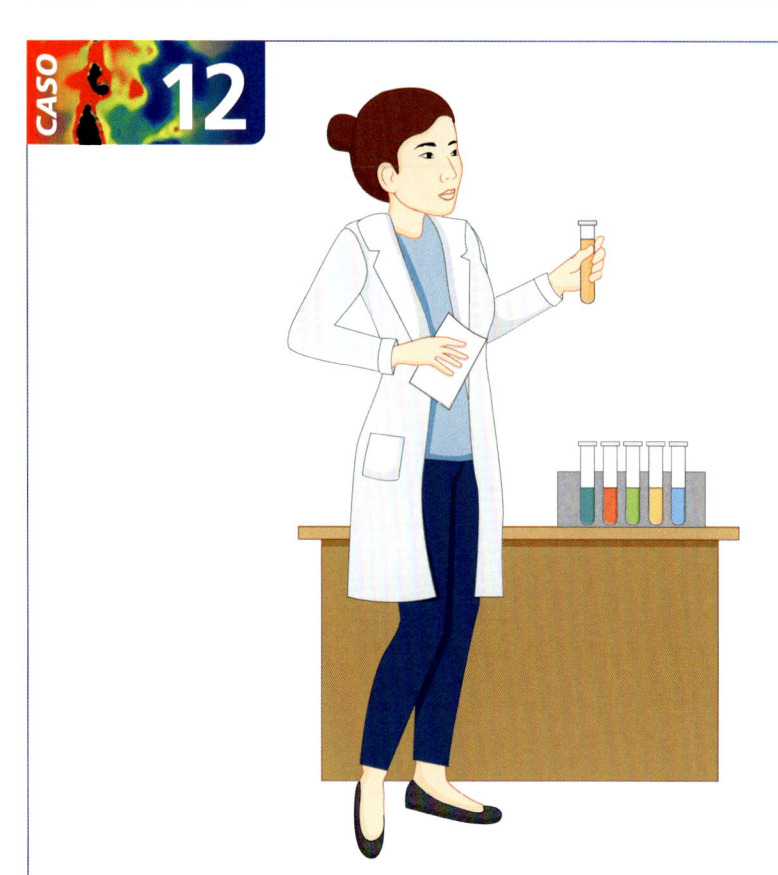

Sua paciente: Carol, uma técnica de laboratório de 33 anos de idade, o procura devido a vários episódios de visão dupla e pálpebras caídas nas últimas semanas. Começou também a ter problemas ocasionais de deglutição e, no final de cada dia, percebe que a sua voz parece engraçada – mais baixa do que o normal e mais anasalada. Apesar dessas preocupações, o exame de Carol em seu consultório é normal. O que está acontecendo?

Se você está estudando capítulo por capítulo de modo sequencial, deve ter notado que seguimos um trajeto descendente pelo sistema nervoso central (SNC) e passamos para o sistema nervoso periférico (SNP). Agora, alcançamos as províncias externas da neurologia, isto é, a junção neuromuscular e os próprios músculos.

Como seria de esperar, este é um capítulo que trata, em grande parte, da fraqueza, e a fraqueza tem um diagnóstico diferencial muito amplo. Já vimos que os distúrbios tanto do SNC quanto do SNP podem levar à fraqueza, incluindo desde debilidade leve até paralisia total. Como, então, podemos saber quando a doença muscular em si, em contraposição com a doença do SNC, dos nervos periféricos ou da junção neuromuscular, é a responsável?

Como descobrir a causa da fraqueza

A fraqueza pode ser causada por processos patológicos que se estendem desde o córtex cerebral até a musculatura. Pode resultar de uma série de processos genéticos, infecciosos, inflamatórios, tóxicos, metabólicos e malignos – em outras palavras, de doenças que não são primariamente neurológicas. Assim, pacientes com artrite podem descrever seus sintomas articulares como fraqueza.

Pacientes com gripe, síndrome da fadiga crônica, doença pulmonar crônica ou transtornos do sono podem descrever o seu principal sintoma como fraqueza, embora uma anamnese cuidadosa possa revelar que o que eles realmente querem dizer é fadiga ou falta de energia. E, naturalmente, a fraqueza pode ser uma queixa de pacientes que sofrem de depressão, ansiedade ou, simplesmente, falta de motivação. Como classificamos todas essas possibilidades? A boa notícia é que, se confiarmos em nossa caixa de ferramentas neurológicas, quase sempre chegaremos ao diagnóstico correto sem muita demora.

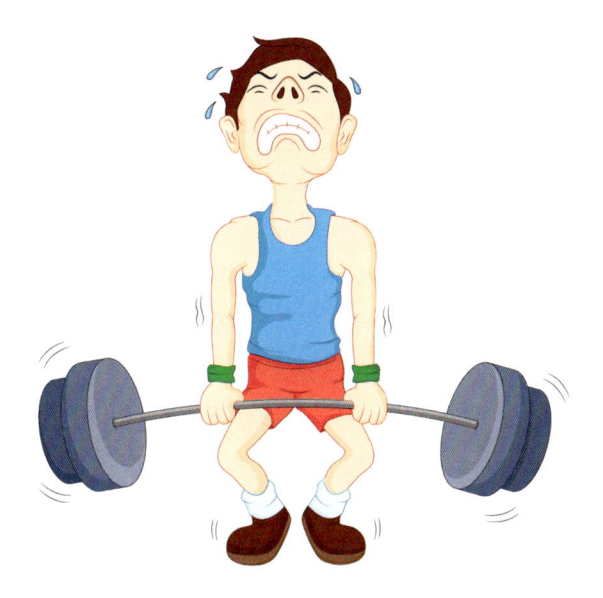

A fraqueza está nos olhos (e no corpo) do observador.

A **história** é sempre de importância crítica. Uma das maneiras de separar o cansaço generalizado da verdadeira fraqueza muscular é perguntar a seus pacientes se eles se sentem fracos o tempo todo ou se apenas têm dificuldade em realizar esforços específicos (p. ex., subir escadas ou estender a mão acima da cabeça para pegar algo que esteja em uma prateleira alta). O primeiro caso frequentemente reflete uma causa sistêmica ou psicossocial subjacente, enquanto o segundo é mais sugestivo de um problema neuromuscular. Certas queixas devem ser consideradas como sinais de alerta para uma avaliação urgente:

- Fraqueza rapidamente progressiva (no decorrer de 1 ou vários dias).
- Comprometimento da capacidade de andar.
- Falta de ar.
- Sintomas bulbares (i.e., sintomas devidos ao comprometimento dos nervos cranianos (NC) IX a XII, como disfagia).
- Alteração da função intestinal ou vesical.

O **exame físico** sempre deve incluir prova de esforço e avaliação cuidadosa para sinais de comprometimento tanto do neurônio motor superior quanto do neurônio motor inferior (ver página 20). *Como princípio geral (e importante de lembrar!), a maioria das doenças musculares primárias (miopatias) afeta a musculatura proximal – os músculos do pescoço, do dorso, deltoides e flexores do quadril –, enquanto as polineuropatias periféricas afetam predominantemente a parte distal dos membros, pelo menos no início* (entretanto, como veremos, essa máxima não está gravada em pedra). A maioria das doenças musculares é simétrica, de modo que a detecção de lesões focais é mais indicativa de processo neurológico, por exemplo, síndrome do túnel do carpo ou plexopatia braquial ou lombar.

Os **exames laboratoriais** podem detectar ou descartar a possibilidade de muitas das causas potenciais de fraqueza. Uma doença muscular primária é sugerida quando as enzimas musculares séricas estão elevadas; essas enzimas incluem aldolase, creatina-cinase (CK, do inglês *creatine kinase*), transaminases e lactato desidrogenase. A mioglobinúria está presente com rabdomiólise. Um rastreamento para outras causas de fraqueza inclui teste de hormônio estimulante da tireoide (TSH, do inglês *thyroid-stimulating hormone*; para doenças da tireoide), eletrólitos séricos (particularmente na investigação de hipopotassemia, mas também hipo- ou hipernatremia e distúrbios do metabolismo de cálcio e do fósforo), exames toxicológicos de urina e teste para distúrbios do tecido conectivo (como poli/dermatomiosite e vasculite). A realização de teste genético está indicada quando você suspeita de uma das distrofias musculares ou outras doenças hereditárias do músculo. Esta não é uma lista abrangente, e o seu julgamento clínico deve orientar a necessidade de testes adicionais.

Por fim, os **estudos da condução nervosa** *(ECNs)* e a **eletromiografia** *(EMG)* podem ajudar a definir o tipo e o local do distúrbio subjacente. O *exame de imagem* raramente é útil. A *biópsia muscular* de um músculo envolvido pode ser útil quando há suspeita de miopatia inflamatória, como dermatomiosite.

Causas de fraqueza – abordagem anatômica

Local anatômico	Exemplo
Neurônio motor superior	Tumor cerebral
Neurônio motor inferior	Síndrome de Guillain-Barré, neuropatia diabética
Neurônio motor superior e inferior	Esclerose lateral amiotrófica
Junção neuromuscular	Miastenia *gravis*
Músculo	Ver causas de miopatia adiante

Causas de miopatia[1]

Classificação geral	Exemplos
Inflamatória (ver Quadro 12.1)	Polimiosite (PM)
	Dermatomiosite (DM)
	Miosite por corpos de inclusão (MCI)
	Miopatia necrosante imunomediada (MNIM)
Não inflamatória	Relacionada a fármacos e substâncias: estatinas, esteroides, álcool
	Distúrbios eletrolíticos: hipopotassemia, hipofosfatemia
	Infecções: virais (vírus da imunodeficiência humana [HIV, do inglês *human immunodeficiency virus*], *influenza*), bacteriana (doença de Lyme)
	Distúrbios endócrinos: hipo- ou hipertireoidismo
	Distrofias: Duchenne, miotônica
	Metabólica: doenças de depósito de glicogênio e lipídeos

---

[1] A miopatia será discutida a partir da página 317.

Quadro 12.1 Considerações atualizadas sobre as miopatias inflamatórias

Existe um sistema de classificação revisado para as miopatias inflamatórias que está se tornando cada vez mais preferido por especialistas da área. Tradicionalmente, as miopatias inflamatórias têm sido classificadas de acordo com a tabela apresentada anteriormente: polimiosite, dermatomiosite, miosite por corpos de inclusão e miopatia necrosante imunomediada. Entretanto, essas síndromes, que outrora eram consideradas entidades únicas e distintas, demonstraram ter uma sobreposição significativa em termos de fenótipo clínico e anticorpos associados. Um sistema de classificação mais recente propôs novas divisões com base em manifestações clínicas e anticorpos específicos para miosite. Isso não é apenas um exercício acadêmico, mas pode provar ter uma verdadeira utilidade clínica. As categorias diagnósticas que surgiram são as seguintes:

- Dermatomiosite (mais frequentemente associada a anticorpos anti-Mi 2, anti--MDA5 ou anti-TIF1y).
- Miosite por corpos de inclusão (associada a fibras vacuoladas e a anormalidades mitocondriais na histologia).
- Miopatia necrosante imunomediada (associada a anticorpos anti-SRP (*anti-signal recognition particle*) ou anti-HMGCR).
- Síndrome antissintetase (mais frequentemente associada a anticorpos anti-Jo1 ou anti-PL7; do ponto de vista clínico, essa síndrome é muito semelhante à dermatomiosite, porém está associada a déficits musculares significativamente menos graves).

É interessante observar que os pacientes que foram tradicionalmente classificados como portadores de polimiosite não parecem representar um subgrupo distinto de pacientes, e foi sugerido que esse termo deveria ser abandonado. Optamos por manter as categorias gerais, visto que grande parte do mundo ainda pensa dessa maneira, porém é importante estar ciente de que essa nova classificação existe, e que, na realidade, a polimiosite é uma síndrome muito menos comum, se é que existe, do que se acreditava anteriormente. Vamos analisar todos os detalhes importantes dessas várias miopatias.

Doenças da junção neuromuscular

Miastenia gravis

Manifestações clínicas. A miastenia *gravis* destaca-se de todas as outras causas de fraqueza, devido a uma característica clínica notável: a *fatigabilidade*. O que queremos dizer com isso? Simplesmente que a fraqueza muscular se agrava com o uso repetido. Nenhum outro distúrbio, nenhuma neuropatia ou miopatia provoca esse fenômeno. Você, o examinador, pode deixar escapar isso, a não ser que faça uma investigação específica à sua procura, visto que a fraqueza geralmente varia ao longo do dia; em alguns pacientes, pode aparecer e desaparecer em questão de minutos. A fraqueza geralmente é pior após o exercício e é sentida mais tarde durante o dia. Os músculos mais comumente afetados incluem:

- *Músculos oculares*. Quase todos os pacientes com miastenia apresentarão fraqueza dos músculos oculares, que geralmente se manifesta como ptose ou diplopia. Diferentemente da fraqueza dos músculos dos membros, a fraqueza dos músculos oculares é, com frequência, assimétrica. Uma pequena porcentagem de pacientes com miastenia apresenta *apenas* sintomas oculares (essa entidade é denominada "miastenia ocular"; curiosamente, cerca de 50% desses pacientes são soronegativos para anticorpos contra o receptor de acetilcolina; ver página 311).

> **Quadro 12.2   Músculos oculares**
>
> Os músculos oculares incluem os que são responsáveis pelo movimento dos olhos (os músculos retos superior, inferior, medial e lateral e os músculos oblíquos superior e inferior), cujo envolvimento pode causar diplopia, e o músculo levantador da pálpebra superior, que é responsável pela abertura da pálpebra superior e que pode causar ptose quando acometido. A miastenia ocular também pode afetar o músculo orbicular do olho, que fecha os olhos, resultando em fraqueza do fechamento palpebral.

- *Músculos bulbares.* Os sintomas incluem disartria e disfagia. Os pacientes frequentemente relatam uma mudança na qualidade de sua voz (muitas vezes descrita como som "anasalado"), dificuldade em beber com canudo, incapacidade de assobiar, sensação de comida presa na garganta e fraqueza da mandíbula.
- *Músculos do pescoço.* A flexão do pescoço é habitualmente mais afetada do que a extensão, o que pode resultar em síndrome da "cabeça caída", uma incapacidade de manter a cabeça erguida, frequentemente mais aparente no final do dia.
- *Músculos dos membros.* À semelhança de outras doenças musculares, os músculos proximais são predominantemente afetados.
- *Músculos respiratórios.* Como você pode imaginar, o comprometimento dos músculos respiratórios pode ser perigoso. A fraqueza grave dos músculos respiratórios, resultando em insuficiência respiratória que exige intubação e ventilação mecânica, é denominada "crise miastênica". São fornecidos mais detalhes adiante.

> **Quadro 12.3   Capacidade vital, força inspiratória negativa e força expiratória positiva**
>
> Não se preocupe, você não pegou acidentalmente um livro de pneumologia. Mas permita-nos apenas uma breve palavra sobre esses parâmetros, visto que eles constituem a melhor maneira de monitorar uma insuficiência respiratória iminente em pacientes com miastenia. A força inspiratória é medida pela *capacidade vital* (CV) e pela *força inspiratória negativa* (FIN); a força expiratória é medida pela *força expiratória positiva* (FEP). A miastenia pode afetar tanto os músculos inspiratórios (principalmente o diafragma e os músculos intercostais externos) quanto os músculos expiratórios (principalmente passivos, porém os músculos abdominais e intercostais internos podem ser recrutados). Em consequência, todos os pacientes internados com crise miastênica devem ter esses parâmetros verificados pelo menos uma vez, se não duas ou até três vezes por dia, dependendo da gravidade de sua apresentação. É conveniente lembrar da *regra 20-30-40*: CV inferior a 20 mL/kg, FIN inferior a 30 cm H_2O ou FEP inferior a 40 cm H_2O podem indicar insuficiência respiratória iminente, exigindo avaliação imediata para intubação.
>
> Ao exame, a *fraqueza dos músculos flexores do pescoço* e o denominado *teste de uma única respiração* demonstraram ser bons marcadores substitutos da função respiratória. O teste de uma única respiração é realizado fazendo com que o paciente inspire profundamente e, em seguida, expire, contando o maior número possível até ficar sem fôlego (a capacidade de alcançar 50 indica uma função respiratória normal).

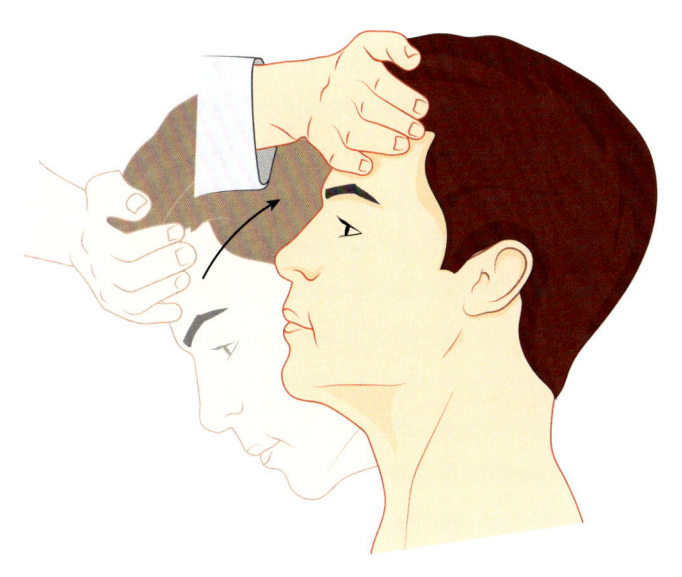

Como testar a força dos músculos flexores do pescoço. O paciente deve empurrar a sua mão para frente, enquanto você o empurra ativamente.

Quadro 12.4 Ptose

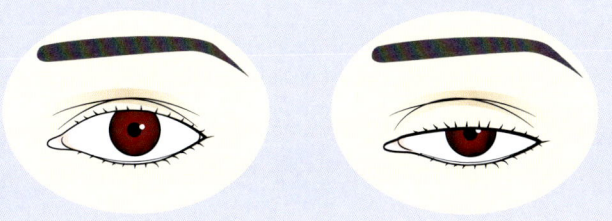

Ptose palpebral.

É conveniente organizar o diagnóstico diferencial das causas subjacentes da ptose: é curto e inclui diagnósticos relativamente comuns, cuja classificação é importante.

- **Miastenia *gravis*.**
- **Paralisia do terceiro nervo craniano.** Essa condição se manifesta classicamente com um olho "para baixo e para fora", midríase e ptose (com frequência, ptose completa, em que o olho aparece totalmente fechado), devido à disfunção do músculo levantador da pálpebra superior. Os pacientes relatam com mais frequência a ocorrência de diplopia horizontal. Discutiremos isso em profundidade no Capítulo 18.
- **Síndrome de Horner.** Caracteriza-se pela tríade clássica de ptose ipsilateral (habitualmente incompleta), miose e anidrose facial. Pode ser causada por uma lesão em qualquer ponto ao longo da via simpática (ver Quadro 12.5).
- **Ptose aponeurótica ou senil**. Essa entidade é bastante comum e é causada, com mais frequência, por alterações na aponeurose do músculo levantador da pálpebra (parte do aparelho que eleva a pálpebra) à medida que envelhecemos. A ausência de qualquer outro achado neurológico em um paciente idoso deve sugerir esse diagnóstico.

Quadro 12.5 Síndrome de Horner

Dê uma olhada no desenho anatômico do sistema nervoso simpático que está relacionado com a síndrome de Horner. Faz você pensar, não? Mas a anatomia subjacente à síndrome de Horner não é tão complicada quanto parece. É uma via em três etapas.

- Os **neurônios de primeira ordem** seguem o seu trajeto do hipotálamo até o tronco encefálico e medula espinal cervical e fazem sinapse nos:
- **Neurônios de segunda ordem** no corno lateral da medula espinal (no centro ciliospinal de Budge, geralmente em torno de C7-T2). Em seguida, os neurônios de segunda ordem (ou pré-ganglionares) saem da medula espinal e retornam por meio do plexo braquial, sobre o ápice do pulmão e abaixo da artéria subclávia, para fazer sinapse com os neurônios de terceira ordem no gânglio cervical superior.
- Os **neurônios de terceira ordem** (ou pós-ganglionares) seguem o seu percurso sobre a superfície da artéria carótida comum e, por fim, separam-se em direção aos seus alvos específicos, que incluem as glândulas sudoríparas faciais, o músculo dilatador da pupila e o músculo tarsal superior (músculo de Muller), que ajuda a elevar a pálpebra superior.

As causas comuns da síndrome de Horner incluem:

1. Lesões dos neurônios de primeira ordem: acidente vascular ou tumores do tronco encefálico, lesões da medula espinal acima de TI.
2. Lesões dos neurônios de segunda ordem: tumores de Pancoast (tumores do sulco pulmonar superior), câncer de tireoide.
3. Lesões dos neurônios de terceira ordem: dissecção de carótida, trombose do seio cavernoso.

Por fim, para aqueles de vocês que amam nada mais do que um profundo mergulho na neuroanatomia, observem que as fibras sudomotoras simpáticas separam-se das outras fibras próximas ao nível da bifurcação da carótida. As fibras que seguem em direção ao músculo dilatador da pupila e músculo de Muller continuam o seu trajeto na artéria carótida interna, enquanto aquelas que se dirigem para as glândulas sudoríparas ramificam-se para seguir o seu percurso sobre a artéria carótida externa. Por conseguinte, as lesões acima desse ponto se manifestarão com ptose e miose, porém sem anidrose.

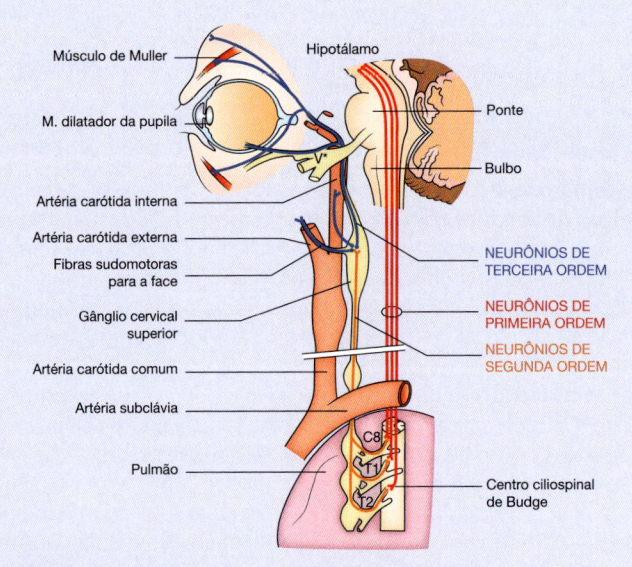

Anatomia subjacente à síndrome de Horner; o neurônio de primeira ordem está em vermelho, o de segunda ordem, em laranja, e o de terceira ordem, em azul.

Patogênese. A acetilcolina liga-se a dois tipos de receptores: o receptor nicotínico (localizado, de forma mais significativa para nosso propósito, na junção neuromuscular) e o receptor muscarínico (localizado nos órgãos-alvo parassimpáticos). A miastenia *gravis* é causada por autoanticorpos que bloqueiam os receptores nicotínicos de acetilcolina (AChRs, do inglês *acetylcholine receptors*) pós-sinápticos na junção neuromuscular, reduzindo, assim, a transmissão neuroquímica através da sinapse. Cerca de 80% dos casos estão associados a anticorpos anti-AChR. Nos casos que *não* estão associados a anticorpos anti-AChR, cerca de um terço apresentará anticorpos tirosina-cinase específica do músculo (MuSK, do inglês *muscle-specific tyrosine kinase*), que se acredita estejam envolvidos no agrupamento dos receptores de acetilcolina durante o desenvolvimento. Outros pacientes ainda são considerados "soronegativos" (embora outros autoanticorpos, incluindo anticorpos anti-LRP4, anti-titina e antirreceptor de rianodina, tenham sido encontrados nesses pacientes). De forma não surpreendente, a miastenia *gravis* é algumas vezes observada juntamente com outras condições autoimunes (como tireoidite, lúpus e artrite reumatoide).

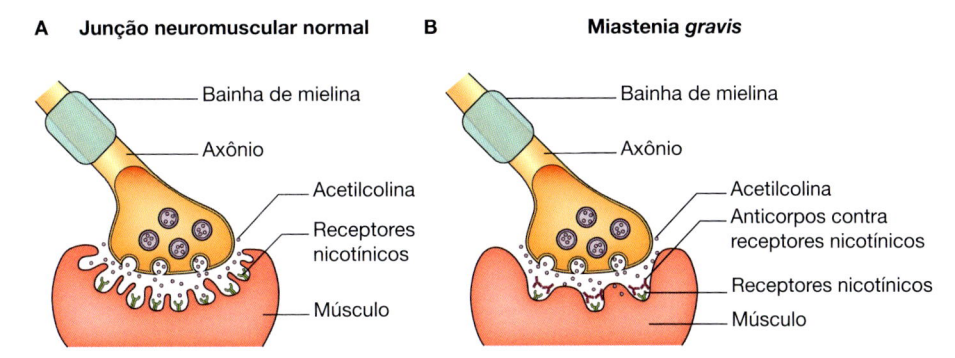

A Junção neuromuscular normal   **B**   Miastenia *gravis*

(*A*) Transmissão através de uma junção neuromuscular normal. (*B*) A transmissão é bloqueada pela presença de anticorpos contra os receptores de acetilcolina pós-sinápticos.

Quadro 12.6 Miastenia induzida por fármacos

A miastenia pode ser causada por vários fármacos, incluindo penicilamina (usada no tratamento da doença de Wilson ou da artrite reumatoide), alfainterferonas e inibidores de *checkpoint* (ponto de checagem) imunes (fármacos imunomoduladores utilizados no tratamento de várias neoplasias malignas diferentes). Os inibidores de *checkpoint* atuam ao promover uma resposta imune intensificada mediada por células T contra as células cancerosas; todavia, infelizmente, eles também podem provocar uma série de efeitos colaterais, devido à ativação do sistema imune, incluindo miastenia, dermatomiosite e polimiosite. De forma não surpreendente, esses fármacos também podem agravar significativamente uma miastenia preexistente. Ver o Capítulo 16 para mais detalhes sobre inibidores de *checkpoint*.

A miastenia *gravis* frequentemente está associada a uma patologia do timo, incluindo hiperplasia tímica ou, em cerca de 10% dos pacientes, timoma. O papel preciso do timo na miastenia *gravis* não está bem elucidado; pode conter os antígenos que desencadeiam o processo autoimune ou, por meio de um mecanismo mediado pelas células T, induzem a produção de autoanticorpos. É importante reconhecer que nem todos os pacientes com miastenia apresentam anormalidades do timo e que nem todos com anormalidades tímicas desenvolvem miastenia. Curiosamente, a timectomia melhora a doença em pacientes com e sem timoma e, quando viável, deve ser realizada o mais rápido possível, visto que (1) não há razão convincente para aguardar se o paciente for um bom candidato à cirurgia e (2) pode ser curativa.

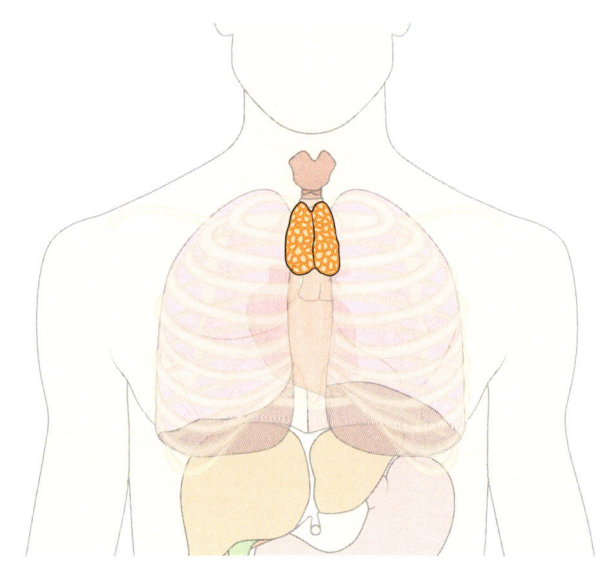

Localização de um timoma.

Diagnóstico. Deve-se suspeitar de miastenia *gravis* em pacientes que se queixam de fraqueza com fadiga, particularmente quando acompanhada de achados oculares ou bulbares. O diagnóstico é confirmado por uma combinação de avaliações clínicas, sorológicas e, se necessário, eletrofisiológicas.

1. *Exame neurológico e exames à beira do leito.* Vários testes à beira do leito podem ser utilizados para confirmar a fraqueza fatigável. Procure qualquer dificuldade com o olhar fixo para cima e fraqueza crescente com testes de força repetidos. Conforme assinalado anteriormente, a verificação de fraqueza dos músculos flexores do pescoço e a realização de um teste de uma única respiração constituem medidas substitutas confiáveis da função respiratória. O exame sensitivo e os reflexos tendíneos profundos devem ser normais. Existem dois outros testes à beira do leito clássicos para pacientes que apresentam ptose:

    a. *Teste da bolsa de gelo.* Consiste na aplicação de uma bolsa de gelo à pálpebra com ptose durante cerca de 2 minutos. Uma melhora de 2 mm ou mais na ptose do paciente é considerada positiva para miastenia. Esse teste possui alta sensibilidade e especificidade diagnóstica para distinguir a ptose relacionada com a miastenia de outras causas. Acredita-se que o resfriamento iniba a atividade da acetilcolinesterase, a enzima que decompõe a acetilcolina.

    b. *Teste do edrofônio.* O edrofônio é um inibidor da acetilcolinesterase de ação rápida. Você administra edrofônio em pequenas doses incrementais e observa a ocorrência de melhora. Durante muitos anos, constituiu o teste de escolha, porém esse fármaco não está mais disponível para uso clínico nos Estados Unidos.

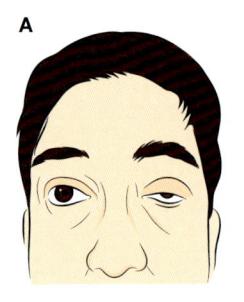

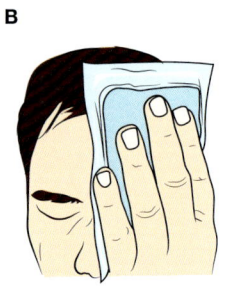

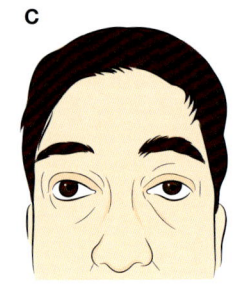

Teste da bolsa de gelo positivo.

2. *Exames laboratoriais e testes sorológicos.* Os níveis de CK e dos marcadores inflamatórios geralmente estão normais. A detecção de anticorpos AChR ou de outros anticorpos associados à miastenia *gravis* confirma o diagnóstico. Os resultados falso-positivos são extremamente raros. Esses marcadores sorológicos só devem ser usados para fins diagnósticos; eles não têm utilidade para rastrear a atividade da doença, avaliar a gravidade ou medir a resposta ao tratamento ao longo do tempo.
3. *Estudos eletrofisiológicos.* A EMG e os ECNs são mais úteis em pacientes *soronegativos* para confirmar o diagnóstico; com frequência, são desnecessários. A EMG de fibra única constitui o teste eletrofisiológico mais sensível, porém a estimulação nervosa repetitiva é, tecnicamente, menos exigente e, portanto, é realizada com mais frequência. A demonstração de diminuição da amplitude do potencial de ação muscular com taxas lentas de estimulação repetitiva (i.e., uma "resposta decremental") sustenta o diagnóstico.
4. *Exame de imagem.* Em todos os pacientes, deve-se efetuar um exame de imagem do mediastino (normalmente com tomografia computadorizada [TC] do tórax) para avaliar o estado do timo.

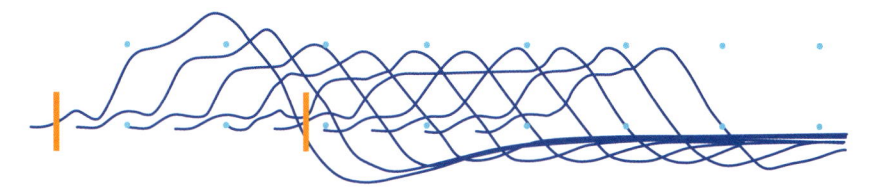

A EMG em um paciente com miastenia *gravis* mostra uma diminuição das amplitudes dos potenciais de ação com estimulação repetida.

Tratamento. Os *inibidores da acetilcolinesterase (AChEIs,* do inglês *acetylcholinesterase inhibitors),* habitualmente piridostigmina, constituem a terapia de primeira linha. A acetilcolinesterase é uma enzima que degrada rapidamente a acetilcolina. Por conseguinte, o bloqueio dessa enzima aumenta a concentração de acetilcolina na sinapse e supera efetivamente o bloqueio imunológico do receptor de acetilcolina pós-sináptico. Trata-se de medicamentos sintomáticos, que não modificam o curso da doença nem alteram o prognóstico em longo prazo. Os efeitos colaterais comuns são os que você esperaria de uma atividade parassimpática em excesso (o mnemônico DMMBBELLS pode ajudá-lo a lembrar disso; ver Quadro 12.7).

Quadro 12.7   Efeitos colinérgicos: DMMBBELLS
- **D**iarreia (e cólica abdominal).
- **M**icção (frequência e incontinência).
- **M**iose.
- **B**radicardia.
- **B**roncospasmo.
- **E**xcitação dos músculos esqueléticos (fasciculações, contração, paralisia).
- **L**acrimejamento.
- **L**etargia.
- **S**alivação.

Observe que todos, com exceção do "E", são devidos aos efeitos muscarínicos (i.e., que afetam os órgãos-alvo parassimpáticos). Os efeitos nicotínicos, devido ao excesso de acetilcolina na junção neuromuscular, podem ser os mais devastadores.

A maioria dos pacientes também necessita de *terapia imunossupressora*. Os corticosteroides constituem o tratamento de primeira linha para pacientes que necessitam mais do que AChEIs isoladamente. Os esteroides possuem início relativamente rápido, em geral no decorrer de 2 a 3 semanas, porém podem, na verdade, agravar os sintomas no início. Os agentes "poupadores de esteroides" de longo prazo comuns incluem azatioprina e micofenolato. O rituximabe, um anticorpo monoclonal cujo alvo é o antígeno CD20 na maioria das células B, geralmente é reservado para pacientes com doença grave ou refratária e é mais efetivo em pacientes com miastenia com anti-MuSK. O eculizumabe, um medicamento aprovado mais recentemente para a miastenia refratária, que atua ao inibir a ativação do complemento, é outra opção. A imunoglobulina intravenosa (IGIV) ou a plasmaférese (PLEX) também podem ser usadas de forma crônica em pacientes que não respondem aos medicamentos orais ou que não conseguem tolerá-los.

Os pacientes com timoma, qualquer que seja a gravidade da doença, devem ser submetidos à *timectomia*. A timectomia também parece beneficiar a maioria dos pacientes sem timoma que apresenta doença generalizada, aumentando a probabilidade de remissão e levando a uma melhora clínica, ao mesmo tempo em que reduz a necessidade de terapia imunossupressora. Entretanto, pacientes com miastenia com anti-MuSK normalmente não respondem à timectomia.

O prognóstico é favorável. Cerca de 10% dos pacientes não respondem ou são incapazes de tolerar a terapia farmacológica. O risco de doença refratária é maior naqueles com anticorpos anti-MuSK, timoma subjacente, idade mais jovem no início da doença e sexo feminino.

Crise miastênica. Ocorre crise miastênica em cerca de 15% de todos os pacientes com miastenia. Trata-se de uma verdadeira emergência neurológica, que precisa ser tratada em uma unidade de terapia intensiva. A crise miastênica deve-se à fraqueza grave do diafragma e dos músculos acessórios da respiração, com consequente insuficiência respiratória aguda exigindo suporte ventilatório. Os gatilhos comuns incluem cirurgia, infecções respiratórias ou outras infecções sistêmicas e vários medicamentos, mais notavelmente betabloqueadores, magnésio e vários antibióticos (os aminoglicosídeos e as fluoroquinolonas são dois dos fármacos responsáveis mais comuns). O tratamento consiste em IGIV ou PLEX (essas duas modalidades são consideradas igualmente efetivas, embora se acredite que a PLEX tenha um início ligeiramente mais rápido de ação), bem como esteroides.

Algumas vezes, a crise miastênica pode ser clinicamente confundida com a crise colinérgica, que pode ocorrer (embora raramente!) quando os pacientes tomam AChEIs em excesso, resultando em supersaturação dos receptores de acetilcolina a ponto de os músculos deixarem de responder. Embora ambas possam apresentar fraqueza muscular grave, a crise colinérgica também está associada à constelação de sintomas DMMBBELLS.

> **Quadro 12.8 Imunoglobulina intravenosa e plasmaférese**
>
> Uma rápida descrição dessas duas terapias que aparecem frequentemente em neurologia, e não apenas no tratamento da miastenia *gravis*.
>
> A **IGIV** consiste em uma mistura combinada de anticorpos derivados do plasma de doadores (uma única dose pode conter plasma de até 100.000 doadores!). É utilizada no tratamento de indivíduos com deficiências de imunoglobulina (o que faz sentido), bem como daqueles com doenças autoimunes, como miastenia *gravis* e síndrome de Guillain-Barré (o que faz menos sentido; existem muitos mecanismos teóricos, porém ninguém sabe ao certo como ela atua nesses contextos). Os principais efeitos adversos consistem em sobrecarga de volume (é preciso ter cuidado em pacientes com insuficiência cardíaca congestiva ou doença renal crônica), hipercoagulabilidade e meningite asséptica transitória. Pacientes com deficiência de imunoglobulina A (IgA) correm risco de reações anafiláticas à IGIV (visto que podem
>
> (Continua)

Quadro 12.8 Imunoglobulina intravenosa e plasmaférese *(Continuação)*

ter anticorpos preexistentes contra a IgA), razão pela qual você precisa verificar o nível de IgA antes do tratamento ou utilizar uma formulação com depleção de IgA.

A **PLEX**, também conhecida como troca de plasma (do inglês *plasma exchange*) é um tratamento extracorpóreo que, como a hemodiálise, remove seletivamente o plasma e o substitui por outro líquido, geralmente plasma de doador, coloide ou cristaloide. O mecanismo aqui é mais simples: atua ao remover a substância patológica (os anticorpos antirreceptores nicotínicos de acetilcolina no caso da miastenia *gravis*) da circulação. Os efeitos colaterais consistem em hipotensão, coagulopatia e parestesias. Diferentemente da IGIV, que em geral é administrada diariamente, durante 3 a 5 dias, por via IV periférica, a PLEX é administrada em dias alternados, normalmente por cerca de 1 semana, e exige acesso central.

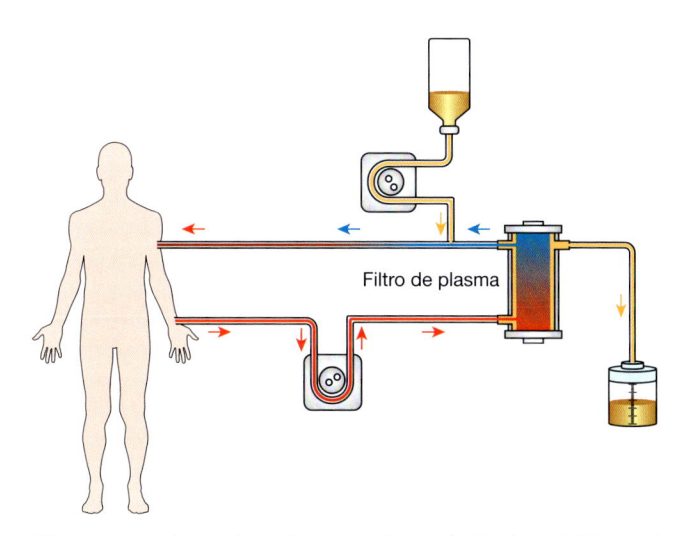

A plasmaférese troca o plasma do paciente por plasma do doador, coloide ou cristaloide.

Outras doenças da junção neuromuscular

Existem várias outras doenças que podem provocar rápido aparecimento de fraqueza motora pura que também afetam a junção neuromuscular. Essas doenças são muito menos comuns do que a miastenia *gravis*, porém citaremos algumas que você deve ter em mente.

Síndrome de Lambert-Eaton. A síndrome de Lambert-Eaton é causada por autoanticorpos dirigidos contra os canais de cálcio pré-sinápticos, que são responsáveis pela liberação de acetilcolina na sinapse. Cerca de 50% dos casos de síndrome de Lambert-Eaton são paraneoplásicos, mais frequentemente associados ao carcinoma de pulmão de pequenas células, e as manifestações clínicas normalmente precedem o diagnóstico de câncer, frequentemente por vários anos. Outros casos parecem surgir de forma espontânea.

À semelhança da miastenia, os pacientes apresentam fraqueza flutuante e predominantemente proximal. Diferentemente da miastenia, a *fraqueza muscular melhora com o uso*, o envolvimento dos nervos cranianos é incomum, e observa-se a presença de hiporreflexia. Os sintomas autonômicos são comuns, incluindo boca seca e constipação intestinal. A EMG mostra facilitação com estimulação repetida em taxas rápidas, diferenciando-a, assim, da miastenia. Um único estímulo de um nervo periférico após 10 segundos de exercício isométrico pode levar a um incremento de mais de 100% na amplitude da resposta motora. Todos os pacientes com diagnóstico de síndrome de Lambert-Eaton devem ser avaliados para neoplasia maligna por até 5 anos após o diagnóstico inicial.

A melhor terapia consiste em tratar a neoplasia maligna subjacente. Pode-se obter alívio sintomático com imunoglobulina IV ou 3,4 diaminopiridina, um bloqueador dos canais de potássio.

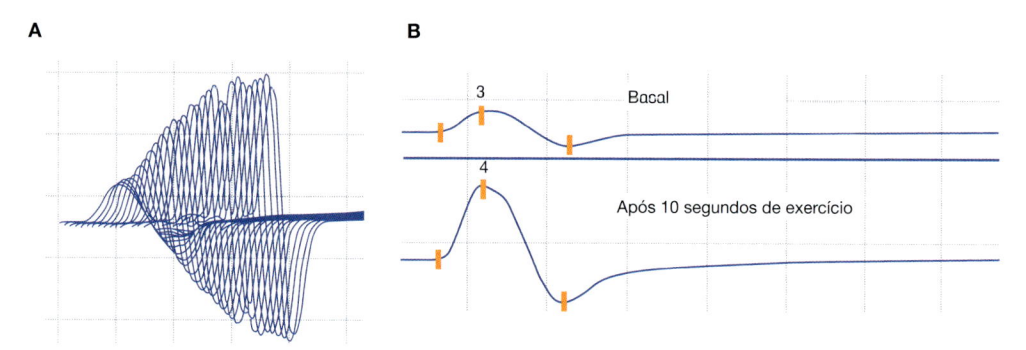

(A) Traçado de EMG mostrando aumento incremental no tamanho dos potenciais de ação com estimulação repetida e (B) incremento após 10 segundos de exercício.

Botulismo. A neurotoxina botulínica provoca paralisia por meio do bloqueio completo da junção neuromuscular (os receptores nicotínicos de acetilcolina) e sistema nervoso parassimpático (os receptores muscarínicos de acetilcolina).

À semelhança da síndrome de Lambert-Eaton, as manifestações neurológicas do botulismo resultam do bloqueio da liberação de acetilcolina pré-sináptica. A neurotoxina é produzida pela bactéria *Clostridium botulinum* e, com mais frequência, é adquirida por meio de alimento contaminado, em particular como resultado do consumo de conservas caseiras, embora as infecções de ferida e a inalação de toxina em aerossol (daí o suposto interesse de grupos desonestos no uso dessa toxina como arma de bioterrorismo) possam ser responsáveis. Os casos são raros, com média de 100 ou mais por ano nos Estados Unidos. Entretanto, como os lactentes são preferencialmente afetados (cerca de 70% de todos os casos, mais frequentemente por mel contaminado), a doença pode ser particularmente devastadora.

Quando a fonte consiste em intoxicação alimentar, os sintomas gastrintestinais geralmente são os primeiros a aparecer, seguidos, dentro de 12 a 36 horas após a ingestão, de paralisias de nervos cranianos e paralisia flácida descendente, frequentemente com boca seca, náusea e vômitos. Como o processo neurológico pode progredir de forma extremamente rápida, levando à insuficiência respiratória e morte, o tratamento com terapia antitoxina deve ser instituído antes da confirmação do diagnóstico por EMG (que revela uma resposta incremental dos potenciais de ação muscular à estimulação rápida e repetitiva) e isolamento da toxina do soro ou das fezes.

Se você suspeitar de botulismo, entre imediatamente em contato com o departamento de saúde local para ajudar com o teste e o tratamento. Qualquer caso de botulismo é uma emergência de saúde pública, devido ao risco de outros casos provenientes de uma única fonte contaminada.

> **Quadro 12.9 O lado positivo da toxina botulínica**
>
> A **toxina botulínica**, que pode ser tão devastadora, também foi aproveitada de forma positiva. Atualmente, são utilizadas formulações da neurotoxina em vários contextos clínicos nos quais o relaxamento da musculatura pode ser benéfico. Mais conhecida pelo seu uso cosmético (reduzindo as "linhas de expressão" e rugas similares), a toxina botulínica também é usada no tratamento da migrânea crônica, blefarospasmo, distonia cervical e outras condições. O efeito benéfico é apenas temporário, de modo que o tratamento precisa ser repetido a intervalos de poucos meses.
>
> Injeção de toxina botulínica para reduzir a migrânea crônica.

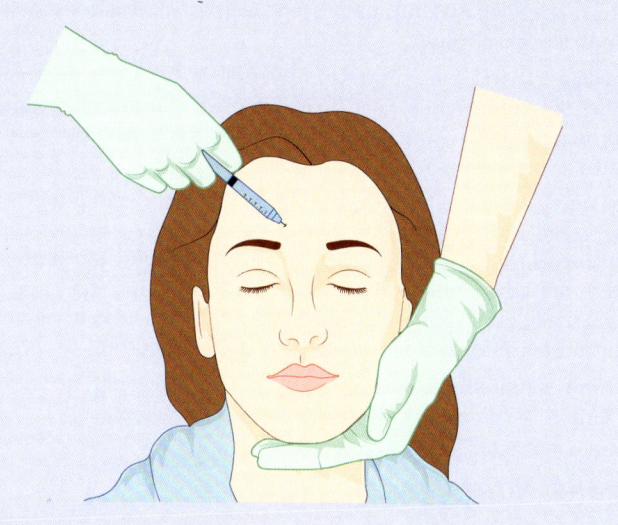

Intoxicação por organofosforados. Os inseticidas organofosforados são AChEIs de ação longa, que causam acúmulo de acetilcolina em excesso nas sinapses muscarínicas e junções neuromusculares.

O quadro clínico é de sobrecarga parassimpática: a constelação DMMBBELLS de sintomas pode, se for grave, progredir para confusão, convulsões e coma. Embora a patologia aqui seja essencialmente oposta àquela observada na miastenia – estimulação excessiva *versus* insuficiente dos receptores de acetilcolina –, podem parecer idênticas, visto que a acetilcolina em excesso pode efetivamente saturar os receptores, resultando em fasciculações, fraqueza e, por fim, paralisia.

O tratamento consiste em atropina (um agente antimuscarínico que reverte os efeitos muscarínicos, mas não os nicotínicos) e pralidoxima (que pode regenerar a acetilcolinesterase quando administrada precocemente após a exposição).

Miopatias

Aqui estamos – percorremos um caminho mais longo possível pelas vias motoras, através da junção neuromuscular, para chegar nos próprios músculos. Antes de entrarmos nos distúrbios musculares primários específicos que você deve conhecer, faremos uma pergunta fundamental – *como sabemos se uma doença é primariamente neurológica ou muscular?*

Como distinguir uma doença neurológica de uma doença muscular. A resposta nem sempre é simples, e você pode precisar recorrer a testes eletrodiagnósticos e à biópsia muscular para definir o diagnóstico. Todavia, em muitas situações, a história e o exame servirão como guias confiáveis. Seguem alguns pontos-chave:

- Se houver anormalidades sensitivas ou reflexos deprimidos (ou aumentados) no início do processo patológico, é quase certo que esteja lidando com um distúrbio neurológico. As manifestações das miopatias são puramente motoras.
- As miopatias são habitualmente simétricas e tendem a ser proximais, enquanto as neuropatias podem ser assimétricas e, com frequência, são distais.
- No caso das miopatias inflamatórias, pode haver (mas nem sempre) hipersensibilidade sobre os músculos envolvidos.
- A esclerose lateral amiotrófica (ELA; ver página 275) e a síndrome de Guillain-Barré (ver página 284), por terem uma apresentação predominantemente motora, podem mimetizar as miopatias primárias. Entretanto, suas histórias e apresentações clínicas distintas geralmente o levarão na direção certa.
- E quanto à doença neuromuscular *versus* miopatia? A distinção entre doenças neuromusculares, como a miastenia *gravis*, e as miopatias que discutiremos em seguida geralmente não é difícil, pelo simples fato de que a miastenia apresenta um certo número de características únicas, todas explicadas anteriormente. Entretanto, quando a apresentação não é clássica, a distinção pode representar um desafio. Confie na sua caixa de ferramentas neurológicas – seu exame, bem como exames laboratoriais e eletrodiagnóstico – e chegará à resposta correta.

Podemos reunir as miopatias em duas grandes categorias, que devem ajudá-lo a manter as coisas simples: as miopatias inflamatórias e não inflamatórias.

Miopatias inflamatórias

Essa categoria inclui a *dermatomiosite*, a *miosite por corpos de inclusão* e a *miopatia necrosante imunomediada*. Incluiremos também a *polimiosite*; entretanto, conforme discutido anteriormente (ver Quadro 12.1, página 307), lembre-se de que a polimiosite é, na verdade, uma síndrome muito menos comum do que se acreditava anteriormente. Os pacientes com miopatia inflamatória queixam-se principalmente de fraqueza e mialgias leves.

Polimiosite e dermatomiosite. A polimiosite é uma doença autoimune que afeta os músculos esqueléticos. Se a pele também for afetada (ver as imagens a seguir), a doença é denominada dermatomiosite.

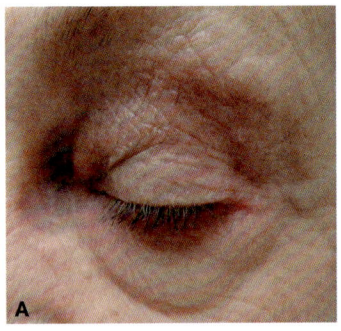

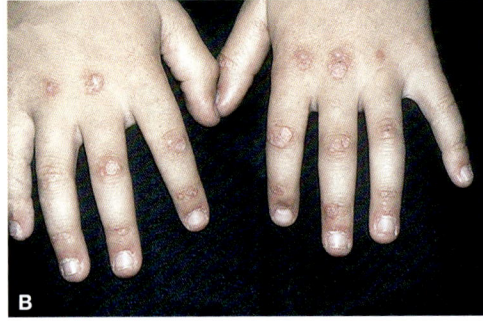

Exemplos da (A) erupção heliotrópica facial clássica da dermatomiosite e (B) pápulas de Gottron que podem ocorrer sobre as faces extensoras das mãos. (A, reimpressa de Council ML, Sheinbein D, Corneliu LA. *The Washington Manual of Dermatology Diagnostics*. Wolters Kluwer; 2016; e B, reimpressa de Goodheart HP. *Goodheart's Same-Site Differential Diagnosis: A Rapid Method of Diagnosing and Treating Common Skin Disorders*. Wolters Kluwer; 2010.)

Manifestações clínicas. Os pacientes apresentam fraqueza muscular progressiva, simétrica e predominantemente proximal. Com frequência, relatam dificuldade em subir escadas ou levantar de uma cadeira. Os pacientes também podem apresentar sintomas semelhantes aos da gripe (febre baixa, mal-estar e fadiga). Cerca da metade dos pacientes apresenta hipersensibilidade muscular. Pode haver desenvolvimento de doença pulmonar intersticial e miosite cardíaca. Quase metade dos pacientes com dermatomiosite (muito menos com polimiosite) têm uma neoplasia maligna subjacente, que habitualmente se torna aparente nos primeiros 2 anos após o diagnóstico da miopatia. As mulheres são afetadas quase duas vezes mais frequentemente do que os homens.

Exames laboratoriais. As enzimas musculares (CK, transaminases e aldolase) e os marcadores inflamatórios inespecíficos (velocidade de hemossedimentação [VHS] e proteína C-reativa [PCR]) estão elevados. Deve-se efetuar também um teste para anticorpos antinucleares (ANA), que podem ser detectados em cerca de 60% dos pacientes, bem como para anticorpos específicos contra a miosite, como anti-Mi2, anti-MDA5 e anti-TIF1γ.

Biópsia e EMG. O diagnóstico pode ser confirmado por biópsia muscular, que também ajuda a distinguir a polimiosite da dermatomiosite: a primeira apresentará inflamação do endomísio, e a segunda, inflamação do perimísio (pense em dermatomiosite = inflamação que está localizada mais próximo da pele; ver figura a seguir).

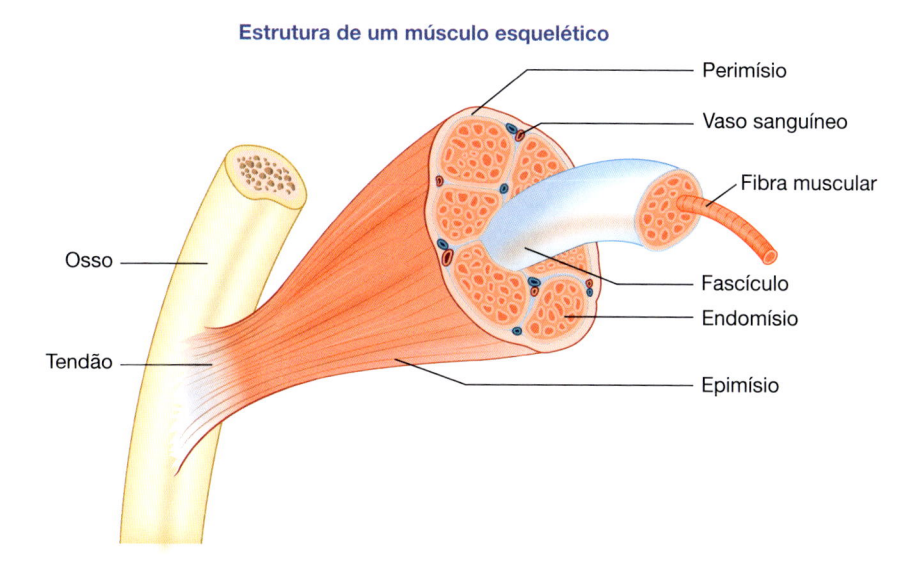

Estrutura de um músculo esquelético

O perimísio circunda um conjunto de fibras musculares, agrupando-as em feixes; o endomísio envolve cada fibra e situa-se mais profundamente dentro do músculo.

(A) Polimiosite

Células inflamatórias do endomísio

(B) Dermatomiosite

Células inflamatórias do perimísio

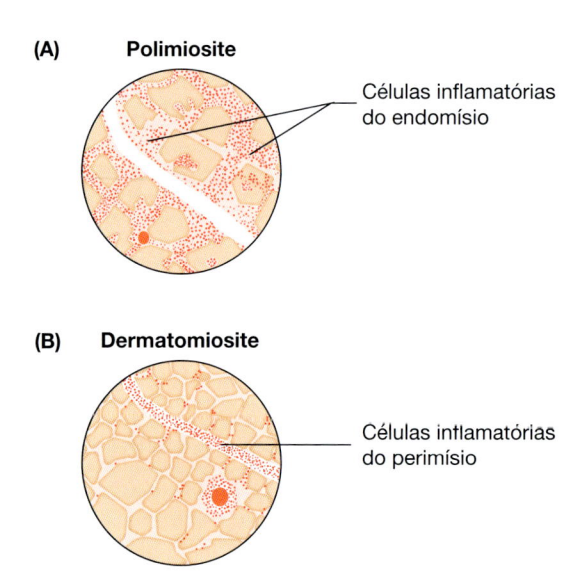

As diferentes patologias da polimiosite e da dermatomiosite na biópsia muscular.

Tratamento. A terapia inicial com corticosteroides é habitualmente efetiva. São utilizados outros fármacos imunossupressores quando a doença é resistente à terapia com esteroides. A taxa de sobrevivência em 10 anos é, agora, de mais de 80% com os esquemas terapêuticos atuais.

Miosite por corpos de inclusão. A miosite por corpos de inclusão apresenta *fraqueza muscular tanto proximal quanto distal*. A fraqueza distal pode ser assimétrica e pode ser detectada no exame pelo achado de fraqueza sutil na preensão do paciente ou nos músculos flexores dos dedos. Trata-se de uma doença insidiosa, que progride lentamente. Em geral, o diagnóstico é estabelecido muitos anos após a queixa inicial de fraqueza.

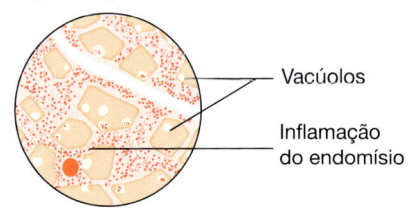

Miosite por corpos de inclusão

Vacúolos

Inflamação do endomísio

Achados típicos na biópsia muscular de pacientes com miosite por corpos de inclusão, incluindo inflamação do endomísio, fibras vacuolizadas e anormalidades mitocondriais.

Existem várias maneiras pelas quais a miosite por corpos de inclusão difere da polimiosite e da dermatomiosite:
- É mais comum em homens, e a idade média de início é mais avançada (60 anos, em comparação com 45 anos).
- Afeta os músculos tanto proximais *quanto distais* (quase 95% dos pacientes exibirão algum grau de fraqueza dos flexores distais dos dedos no exame).
- A CK pode ou não estar elevada, mas quase nunca alcança níveis tão altos quanto os que podem ser observados na polimiosite.

- Os marcadores inflamatórios, a VHS e a PCR, não estão elevados.
- A biópsia muscular é distinta e revela inflamação do endomísio, vacúolos semelhantes a bolhas e, na microscopia eletrônica, corpos de inclusão.

A terapia farmacológica não tem sido bem-sucedida; a doença não responde aos esteroides. Os pacientes tornam-se lentamente incapacitados ao longo de uma evolução de muitos anos.

Miopatia necrosante imunomediada. É a menos comum das miopatias inflamatórias. Pode ocorrer como distúrbio paraneoplásico ou em associação a certos fármacos – mais frequentemente estatinas.

A MNIM pode estar associada a anticorpos anti-SRP ou, quando associada a estatinas, a anticorpos anti-HMGCR. A histologia revela apenas fibras musculares necróticas dispersas sem a inflamação significativa do perimísio ou endomísio observada em outras miopatias inflamatórias. Quando associada ao uso de estatinas, os sintomas não melhoram com a interrupção do fármaco (ver discussão adiante). Apesar da ausência de infiltrado inflamatório significativo na biópsia muscular, a MNIM frequentemente responde às terapias imunossupressoras.

Miopatias não inflamatórias

Miopatias induzidas por fármacos. Numerosos fármacos podem ser diretamente tóxicos para os músculos. Entre eles, destacam-se o álcool, os glicocorticoides, as interferonas, a amiodarona, os antimaláricos e os agentes antivírus do HIV. Outros, como os diuréticos, podem causar fraqueza ao provocar hipopotassemia.

Uma das miopatias mais comuns induzidas por fármacos é aquela produzida pelos *inibidores da hidroximetilglutaril-coenzima A (HMG-CoA) redutase (também conhecidos como estatinas)*, que são usados no tratamento da hiperlipidemia.

Miopatia por estatinas. As estatinas estão entre os fármacos mais comumente prescritos, de modo que é importante compreender seus possíveis efeitos colaterais. Existem várias maneiras pelas quais esses medicamentos podem causar miopatia. Podemos organizá-las em quatro cenários clínicos distintos:

1. *Mialgias leves.* Essa forma leve de toxicidade muscular induzida por estatinas ocorre em 10 a 20% dos pacientes que recebem terapia com estatinas. Os pacientes queixam-se de dores musculares, porém não há nenhuma fraqueza objetiva no exame. A CK pode estar normal ou levemente elevada. Nem sempre é necessário interromper a estatina, porém a sua suspensão temporária, particularmente no contexto de dor moderada a intensa, é frequentemente útil. Muitos pacientes podem, então, recomeçar a tomar o mesmo medicamento ou podem tomar uma estatina diferente sem recorrência das mialgias.

2. *Miopatia relacionada com toxina.* Trata-se da miopatia *não inflamatória* induzida por estatinas, que realmente pertence a esta seção do livro. Os pacientes queixam-se de dor leve *que está associada à fraqueza muscular proximal*, o que a distingue do cenário clínico mais comum anteriormente descrito. A CK está elevada. Os pacientes quase sempre podem ser tratados com sucesso pela interrupção do fármaco e mudança para outra estatina ou continuação do mesmo medicamento em dose mais baixa ou administrado com menos frequência (p. ex., duas vezes por semana em vez de diariamente). Em geral, observa-se uma melhora dentro de poucas semanas após a interrupção da estatina inicial.

3. *Miopatia necrosante imunomediada.* Raramente, as estatinas podem causar um tipo de miopatia *inflamatória*, conforme mencionado na seção anterior, que se acredita seja mediada por anticorpos dirigidos contra a HMG-CoA redutase. Clinicamente, pode parecer indistinguível da miopatia relacionada a toxinas; todavia, diferentemente desta última, os sintomas não melhoram quando se interrompe a estatina. Com frequência, há necessidade de terapia imunossupressora.

4. *Rabdomiólise.* É necessário interromper imediatamente a estatina nesses pacientes muito raros, que desenvolvem sinais de possível rabdomiólise (ver Quadro 12.11, página 326) com graves sintomas musculares, urina escura e nível sérico de CK mais de 10 vezes o normal. O tratamento para prevenção de dano renal deve ser iniciado imediatamente.

As estatinas apresentam muitas interações medicamentosas, e algumas delas podem inibir o metabolismo das estatinas e aumentar seus níveis no sangue, com consequente aumento do risco de toxicidade. Os fármacos mais frequentemente implicados são os antibióticos macrolídios, principalmente por serem tão amplamente prescritos, e a genfibrozila, que é utilizada para reduzir os triglicerídeos e, portanto, é frequentemente combinada com estatinas em pacientes com hiperlipidemia. O risco de miopatia é maior com as estatinas lipofílicas (p. ex., sinvastatina) do que com as hidrofílicas (p. ex., rosuvastatina).

Não se recomenda o monitoramento de rotina da CK em pacientes em uso de estatina; entretanto, se você constatar a presença de níveis elevados de CK em um paciente assintomático, o fármaco não precisa ser interrompido enquanto a CK for inferior a 10 vezes o normal.

Miopatia por esteroides. Os corticosteroides constituem outra causa comum de miopatia relacionada a fármacos. Normalmente, a miopatia por esteroides desenvolve-se de forma gradual, desde várias semanas até vários meses após o início da terapia com esteroides. Quanto maior a dose do esteroide, maior o risco.

Os pacientes queixam-se de fraqueza muscular proximal progressiva *sem* mialgias ou hipersensibilidade. O diagnóstico é, em grande parte, de exclusão: as enzimas musculares estão normais, a EMG é normal (ou, com menos frequência, pode revelar potenciais de unidade motora de baixa amplitude), e a biópsia muscular revela atrofia inespecífica das fibras tipo II. Os pacientes podem melhorar dentro de 3 a 4 semanas após a interrupção do esteroide; todavia, alguns deles, dependendo do grau de fraqueza, podem levar significativamente mais tempo para obter uma melhora. A fisioterapia é frequentemente útil.

Miopatias endócrinas. Muitas doenças endócrinas podem causar miopatia; todavia, na maioria dos casos, você já saberá que o paciente tem uma endocrinopatia, de modo que a definição da causa da fraqueza do paciente não deve representar um desafio. Os exemplos incluem:
- Hipo- e hipertireoidismo.
- Hipo- e hipercortisolismo (este último frequentemente devido a esteroides exógenos).
- Hiperparatireoidismo.
- Acromegalia (excesso de hormônio do crescimento no adulto).

Com exceção do hipotireoidismo, o nível de CK geralmente está normal, e a EMG pode estar normal ou mostrar alterações miopáticas. A chave para estabelecer o diagnóstico, se você ainda não souber que o paciente apresenta doença endócrina, é reconhecer outros sintomas sugestivos de endocrinopatia e solicitar os testes hormonais apropriados. O tratamento envolve tratar a doença endócrina subjacente.

Miopatias causadas por doenças virais e bacterianas. Muitas infecções virais (incluindo *influenza*, HIV e SARS-CoV-2) e bacterianas (doença de Lyme) podem causar miopatia, com sintomas que variam de mialgias benignas até hipersensibilidade muscular, fraqueza e, raramente, rabdomiólise. Na maioria dos casos, a história de infecção precedente é suficiente para estabelecer o diagnóstico. A CK e o exame de urina devem ser verificados para descartar a possibilidade de rabdomiólise nos casos graves. A biópsia muscular, que raramente é necessária, é algumas vezes realizada para excluir outras causas de miopatia, incluindo doenças inflamatórias e genéticas. Quase todos os casos são autolimitados.

Miopatias hereditárias. Essas doenças podem ser divididas nas distrofias musculares e miopatias metabólicas. As distrofias musculares formam um grupo de doenças hereditárias caracterizadas por fraqueza progressiva e perda da massa muscular. As miopatias metabólicas resultam de defeitos genéticos no metabolismo energético do músculo.

Distrofias musculares

Distrofia muscular de Duchenne (DMD). A DMD é a distrofia muscular mais comum que provoca incapacidade significativa e morte precoce. Resulta de uma mutação gênica recessiva ligada ao X que codifica a distrofina, uma proteína que é fundamental na manutenção da integridade do citoesqueleto das fibras musculares. A obtenção de uma amostra de vilosidades coriônicas pode detectar a DMD em torno de 12 semanas de gestação. A doença pode ser familiar ou resultar de mutação esporádica.

Apresentação. Os pacientes manifestam a distrofia na infância (em geral, entre 2 e 3 anos de idade) com atraso dos marcos motores e hipotonia leve. Os pais podem perceber que o filho é incapaz de acompanhar seus colegas ao correr e pular. Aos 5 anos de idade, a maioria dos pacientes apresenta fraqueza proximal definida, e os músculos das panturrilhas, ombros e nádegas podem aparecer aumentados, à medida que o tecido muscular é gradualmente substituído por tecido conectivo e adiposo, um processo denominado *pseudo-hipertrofia*. No início da adolescência, os pacientes já terão dificuldade de andar sem auxílio. A doença é acompanhada de déficits cognitivos e dificuldades de aprendizagem. A cardiomiopatia dilatada frequentemente aparece na adolescência e pode causar arritmias, insuficiência cardíaca congestiva e morte.

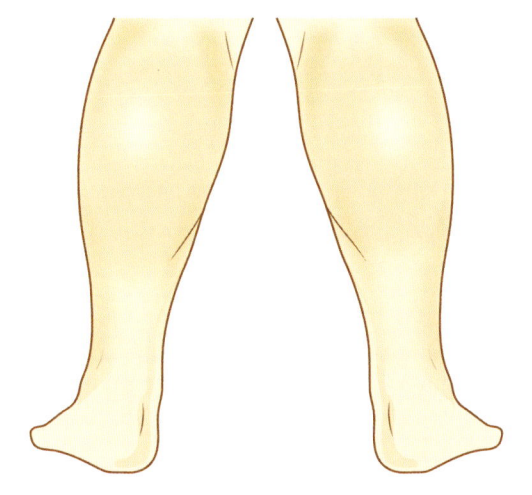

Pseudo-hipertrofia das pernas em um paciente com DMD.

Diagnóstico. Em torno dos 5 anos de idade, à medida que a fraqueza proximal se torna inconfundível, deve-se verificar o nível de CK. Se estiver elevado, o paciente deve ser submetido a análise do DNA ou biópsia muscular (que deverá revelar distrofina ausente ou anormal). Como a DMD é ligada ao cromossomo X, ela ocorre principalmente em homens, embora mulheres portadoras da mutação possam mostrar alguma fraqueza e correr risco de desenvolver cardiomiopatia.

Tratamento. A força e a função musculares, bem como a mobilidade, podem ser melhoradas com terapia com glicocorticoides diariamente. Há também evidências de que a suplementação de creatina possa melhorar a força muscular. Os inibidores da enzima conversora de angiotensina (ECA) são cardioprotetores e melhoram a mortalidade por todas as causas. Um agente mais recente, eteplirsen, foi especificamente desenvolvido para ter como alvo o éxon envolvido, de modo a possibilitar a produção de uma forma truncada de distrofina, podendo melhorar a força muscular.

Prognóstico. A DMD é inexoravelmente progressiva. Com as terapias atuais disponíveis, a maioria dos pacientes sobrevive ao menos até a adolescência. Quase metade dos pacientes sobrevive até os 25 anos de idade, e alguns, com ventilação assistida, podem alcançar os 30 anos.

Quadro 12.10   Distrofia muscular de Becker

A **distrofia muscular de Becker** é semelhante à distrofia muscular de Duchenne, porém o comprometimento do músculo esquelético tende a ser mais leve (a mutação da distrofina é incompleta, resultando em alguma proteína funcional remanescente), o início da doença é mais tardio e as dificuldades cognitivas são significativamente menos comuns. A deambulação é mantida na maioria dos pacientes até a idade adulta. Entretanto, a cardiomiopatia é evidente em grande parte dos pacientes, geralmente na adolescência, levando a bloqueios de condução de alto grau e insuficiência cardíaca congestiva.

Existem muitas outras distrofias musculares, porém o seu número é muito grande para que elas sejam consideradas neste texto. Entretanto, destacamos duas com as quais você deve estar familiarizado.

Distrofia fascioescapuloumeral (DFEU). A DFEU trata-se de uma doença autossômica dominante. Progride mais lentamente do que a DMD, e os sintomas significativos aparecem pela primeira vez na adolescência. Os sinais característicos consistem em fraqueza facial, escápula alada e anormalidades na cintura escapular. A fraqueza dos músculos abdominais inferiores pode resultar em sinal de Beevor positivo (que não é exclusivo da DFEU, mas que frequentemente está associado a ela), em que ocorre movimento ascendente do umbigo durante a flexão do pescoço na posição de decúbito.

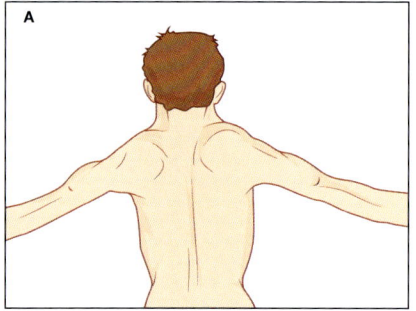

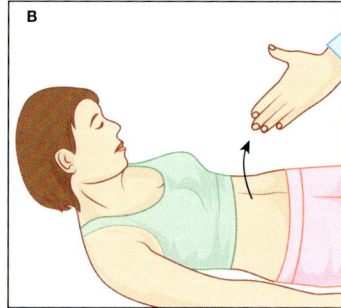

(A) Escápula alada e (B) sinal de Beevor em pacientes com DFEU.

Distrofia miotônica (DM). Existem dois tipos principais, a DM1 e a DM2, menos grave. Ambas são autossômicas dominantes. A DM1 resulta de uma repetição de citosina-timina-guanina (CTG) expandida no gene da proteína cinase da distrofia miotônica, enquanto a DM2 apresenta uma repetição CCTG expandida em uma proteína de dedo-de-zinco.

Ambos os tipos de distrofia miotônica caracterizam-se por fraqueza progressiva do músculo esquelético e *miotonia*, um termo que se refere ao relaxamento comprometido dos músculos após a contração. Uma maneira de testar a miotonia é pedir ao paciente que segure o seu dedo e, então, tente liberar a preensão; a fase de relaxamento estará visivelmente atrasada. A EMG revela descargas miotônicas espontâneas anormais (classicamente descritas como semelhantes a um "bombardeiro de mergulho"), que ocorrem em repouso e após o início do relaxamento. Outras características associadas incluem cataratas, cardiomiopatia, calvície frontal e vários distúrbios endócrinos. A EMG e a análise do DNA confirmam o diagnóstico.

Para ajudá-lo a distinguir entre DM1 e DM2:

- A DM1 é a forma mais grave. A fraqueza normalmente é distal em vez de proximal e afeta de modo característico os músculos faciais, os músculos intrínsecos da mão e os dorsiflexores do pé, causando pé caído. É comum a ocorrência de ptose, comprometimento dos movimentos extraoculares, disfagia e disartria.
- A DM2 causa predominantemente fraqueza proximal. A dor é mais comum, porém a cardiomiopatia e as anormalidades endócrinas são raras.

A expectativa de vida pode estar reduzida em pacientes com formas graves de DM1, porém ambas as formas podem ser compatíveis com uma vida longa.

Miopatias metabólicas

Esses distúrbios raros resultam de defeitos no metabolismo energético. Se, por um momento, pudéssemos lhe pedir para voltar a seus dias felizes de aulas de bioquímica, você se lembrará de que o trifosfato de adenosina (ATP, do inglês *adenosine triphosphate*), a principal fonte de energia celular, é produzido pela degradação do glicogênio, glicose e ácidos graxos livres. Quando uma mutação herdada compromete uma das enzimas fundamentais em uma dessas vias, o consequente déficit de energia pode resultar em fraqueza significativa. Alguns pacientes manifestam pela primeira vez a doença na lactância, e outros, na vida adulta.

Lembre-se desses distúrbios quando examinar um paciente com intolerância inexplicável ao exercício. Existem três categorias principais de miopatia metabólica com as quais você deve se familiarizar (muitas delas são discutidas adiante, no Capítulo 17).

1. **Distúrbios do metabolismo do glicogênio.** São doenças autossômicas recessivas causadas por comprometimento na degradação do glicogênio. A característica essencial consiste em intolerância ao exercício; tanto o exercício isométrico quanto as atividades aeróbicas sustentadas provocam fadiga, câibras e mialgias. A CK está elevada, mesmo em repouso. O diagnóstico baseia-se na apresentação clínica, história familiar, anormalidades laboratoriais e, cada vez mais, teste genético. O tratamento varia, porém concentra-se frequentemente na modificação da dieta e terapia de reposição enzimática.

2. **Distúrbios do metabolismo dos lipídeos.** Os mais comuns desses distúrbios resultam de vários defeitos no ciclo da carnitina, com consequente oxidação anormal dos ácidos graxos. O mais comum é a *deficiência de carnitina palmitoiltransferase II*. A forma infantil é rapidamente fatal, enquanto a forma de início no adulto é menos grave e manifesta-se com intolerância ao exercício e episódios de rabdomiólise. Uma dieta rica em carboidratos pode prevenir crises sintomáticas.
3. **Miopatias mitocondriais.** Esses distúrbios são causados por mutações no DNA mitocondrial e podem apresentar uma ampla variedade de sintomas. A miopatia pode ser isolada ou pode constituir apenas um componente de uma doença que afeta múltiplos sistemas de órgãos. A miopatia em si pode variar desde intolerância leve ao exercício que se manifesta na idade adulta até formas infantis fatais. Os níveis de lactato em repouso quase sempre estão elevados e são fundamentais para estabelecer o diagnóstico.

Quadro 12.11 Rabdomiólise

A degradação aguda das células musculares, com consequente liberação de seu conteúdo intracelular na circulação, é denominada rabdomiólise. Os níveis de CK podem aumentar acentuadamente, e ocorre mioglobinúria. A liberação do conteúdo muscular intracelular pode levar a desequilíbrios eletrolíticos graves e insuficiência renal aguda. Os gatilhos potenciais são numerosos e incluem:

- Muitos dos distúrbios que discutimos neste capítulo, incluindo miopatias tanto inflamatórias (raras) quanto não inflamatórias (mais comuns com as metabólicas); deve-se considerar sempre a possibilidade de rabdomiólise induzida por estatinas em qualquer indivíduo em uso desses medicamentos.
- Trauma agudo, como lesões por esmagamento e raios.
- Imobilização prolongada.
- Síndrome compartimental.
- Esforço físico extremo (corrida de maratona em clima quente e úmido).
  - Particularmente comum em indivíduos destreinados ou não treinados o suficiente, porém qualquer pessoa pode sofrer intermação com rabdomiólise se o estresse for grande o suficiente.
- Quase afogamento, provavelmente por hipotermia prolongada.
- Crises tônico-clônicas generalizadas prolongadas.
- *Delirium tremens.*
- Superdosagem de substâncias, incluindo anfetaminas e cocaína.
- Hipertermia maligna.
- Síndrome neuroléptica maligna.
- Hipopotassemia.
- Hipofosfatemia.

(Continua)

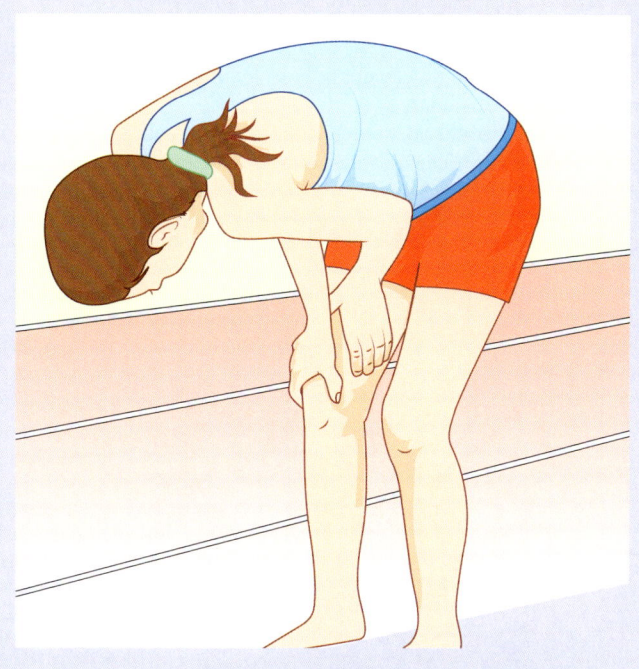

Quadro 12.11 Rabdomiólise *(Continuação)*

Pode ocorrer rabdomiólise devido a um esforço extremo.

Em pacientes com trauma, a natureza desse trauma dominará o quadro clínico; todavia, na maioria dos outros contextos, a queixa principal consiste em mialgias, e os pacientes podem descrever a eliminação de urina vermelho-brilhante. Os músculos mostram-se hipersensíveis ao exame.

Os exames laboratoriais revelam elevação das enzimas musculares e mioglobinúria. O nível de CK leva várias horas antes de apresentar uma elevação, alcançando um pico em 1 a 3 dias e, em seguida, diminuindo nos próximos dias. A mioglobina possui meia-vida de apenas 2 a 3 horas, de modo que pode não estar presente no momento em que você examina o paciente. Apenas um lembrete – a tira reagente de urina fará uma leitura da mioglobina como sangue, porém a microscopia revelará a ausência de hemácias. Os eletrólitos devem ser verificados – em particular, deve-se antecipar a possibilidade de hiperpotassemia, que pode causar arritmias cardíacas graves. A complicação mais temida da rabdomiólise é a insuficiência renal aguda. A lesão renal na rabdomiólise pode ter muitas causas, incluindo a própria mioglobina, que é tóxica para os rins.

A reposição hídrica intensiva é essencial para o manejo bem-sucedido. Os distúrbios eletrolíticos devem ser monitorados e tratados, se necessário.

Miopatia do paciente crítico (MPC). Não podemos concluir o assunto da miopatia sem discutir brevemente uma fonte comum de fraqueza observada em pacientes em estado crítico. A palavra "comum" é, na verdade, um eufemismo: estima-se que até 11% dos pacientes desenvolvem algum grau de *MPC* no primeiro dia de internação em uma unidade de terapia intensiva, um número que se eleva até 67% para pacientes sob ventilação mecânica durante pelo menos 10 dias.

Normalmente, a MPC manifesta-se com fraqueza muscular flácida predominantemente proximal dos membros e músculos respiratórios; esta última apresentação pode dificultar a liberação dos pacientes da ventilação mecânica. Além disso, pode haver desenvolvimento de *polineuropatia do paciente crítico* (PPC), que se caracteriza por polineuropatia sensitivo-motora em meia e luva simétrica e distal, com diminuição dos reflexos tendíneos profundos. Alguns pacientes desenvolvem uma combinação das duas.

A patogênese não é conhecida, porém as hipóteses são numerosas, incluindo inflamação, imobilização, deficiências nutricionais e efeitos tóxicos de medicamentos usados na unidade de terapia intensiva (particularmente corticosteroides e agentes bloqueadores neuromusculares). Em geral, quanto mais doente o paciente (p. ex., aqueles com sepse ou falência múltipla de órgãos), maior o risco de desenvolver MPC ou PPC.

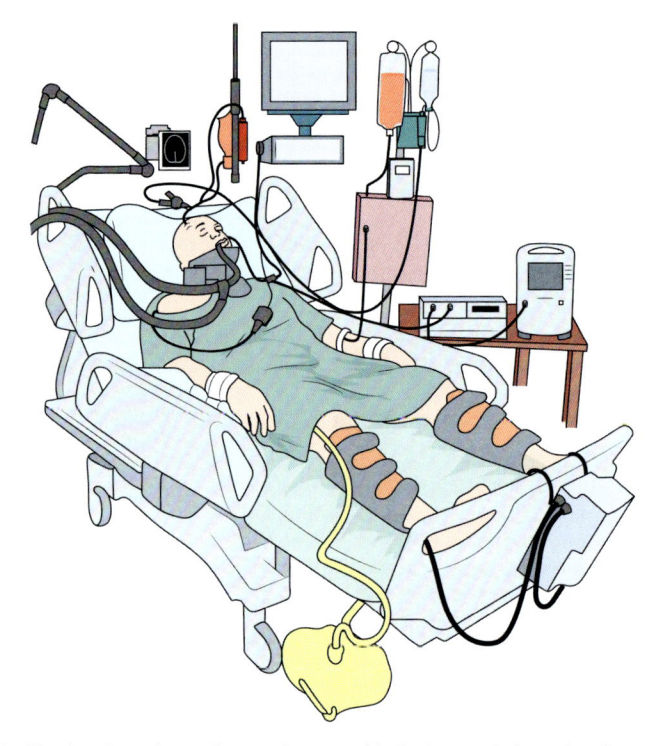

Um número significativo de pacientes internados na unidade de terapia intensiva desenvolve miopatia.

O diagnóstico definitivo pode ser estabelecido por EMG; todavia, com frequência, o quadro clínico, o exame neurológico de rotina e os exames laboratoriais padrão são suficientes para descartar a possibilidade de outras causas passíveis de correção e estabelecer a MPC/PPC como provável responsável nesses pacientes muito doentes.

Não existe tratamento específico. A melhor abordagem é procurar evitar o desenvolvimento desses sintomas com mobilização precoce, fisioterapia e nutrição adequada, porém as evidências que sustentam essas modalidades não são tão robustas quanto gostaríamos.

Em geral, os pacientes recuperam-se dentro de semanas a meses após a alta, porém cerca de metade apresenta algum grau de fraqueza persistente.

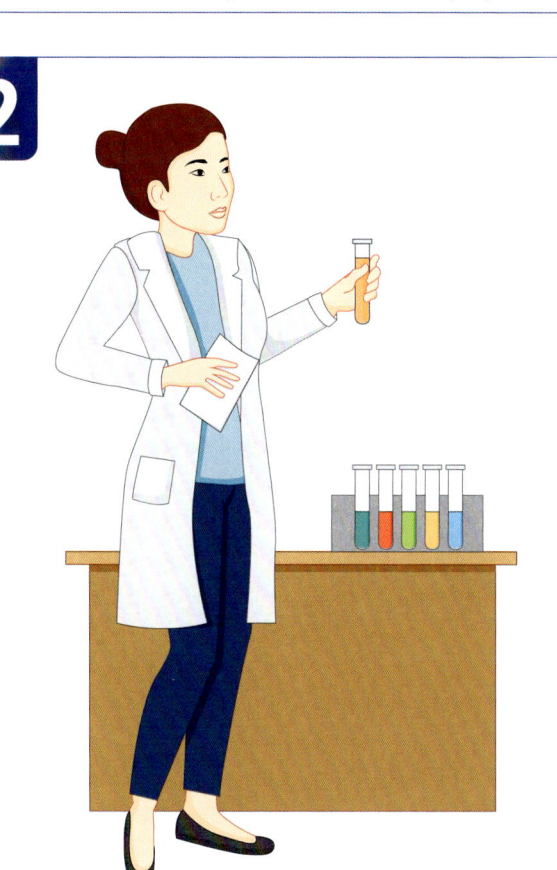

Doenças dos músculos e da junção neuromuscular | **329**

Acompanhamento de sua paciente: O exame neurológico básico de Carol é normal; entretanto, como você suspeita de um distúrbio da junção neuromuscular com base nos sintomas que ela relatou, você efetua uma avaliação completa e constata uma dificuldade em manter o olhar fixo e fraqueza do ombro fatigável com teste de força repetido. Os anticorpos para receptores nicotínicos de acetilcolina são positivos. Carol tem miastenia *gravis*. O tratamento com um inibidor da acetilcolinesterase e terapia imunossupressora alivia grande parte de sua sintomatologia.

Você agora já sabe:

- Como separar as causas neurogênicas, neuromusculares e miopáticas de fraqueza.
- O diagnóstico e o tratamento da doença mais comum da junção neuromuscular, a miastenia *gravis*.
- Como avaliar pacientes com miopatias primárias e discriminar entre causas inflamatórias e não inflamatórias.
- As numerosas causas de miopatia não inflamatória, entre elas as miopatias induzidas por fármacos, miopatias endócrinas e miopatias hereditárias.
- Como reconhecer e avaliar pacientes com rabdomiólise.

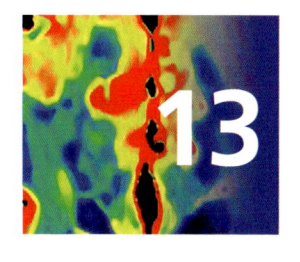

13 Doença de Parkinson e outros distúrbios do movimento

Neste capítulo, você aprenderá:

1 | Como reconhecer e tratar a doença de Parkinson (DP).

2 | Como diagnosticar os diferentes tipos de tremor.

3 | Como distinguir a doença de Parkinson de outros distúrbios do movimento *hipocinéticos*, ou seja, das doenças associadas a uma perda parcial ou completa do movimento.

4 | Como reconhecer e tratar os distúrbios do movimento *hipercinéticos* comuns, ou seja, as doenças associadas a movimentos involuntários, mioclonia e coreia.

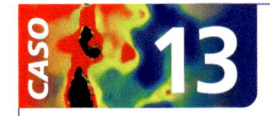

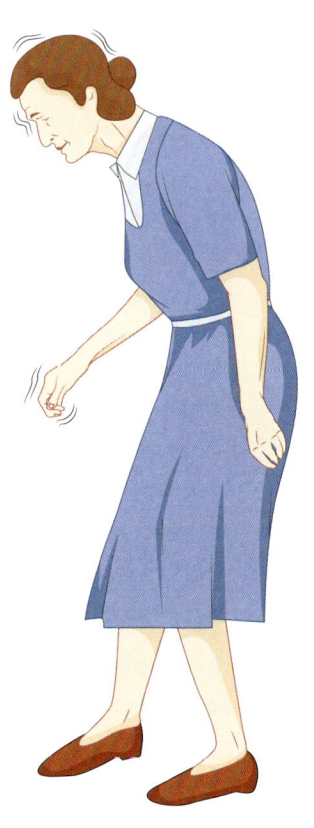

Sua paciente: Suzanne, uma enfermeira de família de 71 anos de idade, o procura em seu consultório e pede que você a ajude com um tremor na mão direita que gradualmente se tornou bastante incômodo. Um rápido exame de sua marcha lenta e arrastada revela que algo está errado. Quais são os próximos passos na sua avaliação e manejo dessa paciente?

Doença de Parkinson

Depois da doença de Alzheimer, a DP é a doença neurodegenerativa mais comum, que afeta mais de 6 milhões de pessoas em todo o mundo, com rápido aumento de sua prevalência. Qualquer que seja o campo da medicina que escolher, você terá pacientes com DP. Embora o tratamento atual não altere a história natural da DP, o reconhecimento da doença e a instituição precoce de tratamento podem ajudar os pacientes a evitar exames desnecessários e a melhorar acentuadamente a sua qualidade de vida.

> **Quadro 13.1**
> Por que a prevalência da doença de Parkinson está aumentando? Em parte, isso se deve ao envelhecimento da população e a uma melhora no estabelecimento do diagnóstico, particularmente dos pacientes nos estágios iniciais da doença. Entretanto, existe também a preocupação de exposições ambientais, como pesticidas, herbicidas, metais pesados e vários solventes industriais, que podem desempenhar um papel.

Uma rápida dica: você provavelmente considera a DP como uma doença do idoso, e a idade certamente representa um importante fator de risco. Essa doença afeta apenas cerca de 40/100.000 indivíduos entre 40 e 50 anos de idade, enquanto acomete mais de 1.000/100.000 entre 70 e 79 anos e mais de 2.000/100.000 com mais de 80 anos. Entretanto, como ela pode ocorrer em adultos jovens, não se apresse em desprezar queixas neurológicas aparentemente benignas, como tremor (ver adiante), em pacientes mais jovens sem antes realizar uma cuidadosa avaliação.

Além da idade, os fatores de risco incluem história familiar de DP e os fatores ambientais mencionados no Quadro 13.1. As formas familiares de DP são raras, e a maioria dos casos parece ser esporádica. Os especialistas ainda não decidiram se o traumatismo craniano repetitivo constitui um fator de risco para a DP. A depressão foi citada como possível fator de risco, porém essa associação pode apenas representar a sobreposição de dois distúrbios comuns.

Etiologia

A causa subjacente da DP não é conhecida. A patologia envolve a perda de neurônios principalmente *dopaminérgicos* dentro da substância negra (uma parte dos núcleos da base localizada no mesencéfalo), bem como a destruição de neurônios, tanto dopaminérgicos quanto de outro tipo, em outras áreas do cérebro. Os *corpos de Lewy*, que consistem em corpos de inclusão citoplasmáticos eosinofílicos que contêm a proteína *alfa-sinucleína*, podem ser encontrados nas regiões afetadas do cérebro. O papel da alfa-sinucleína no cérebro saudável não está bem elucidado, porém acredita-se que possa ser tóxica para as células nervosas quando presente em conformações aberrantes.

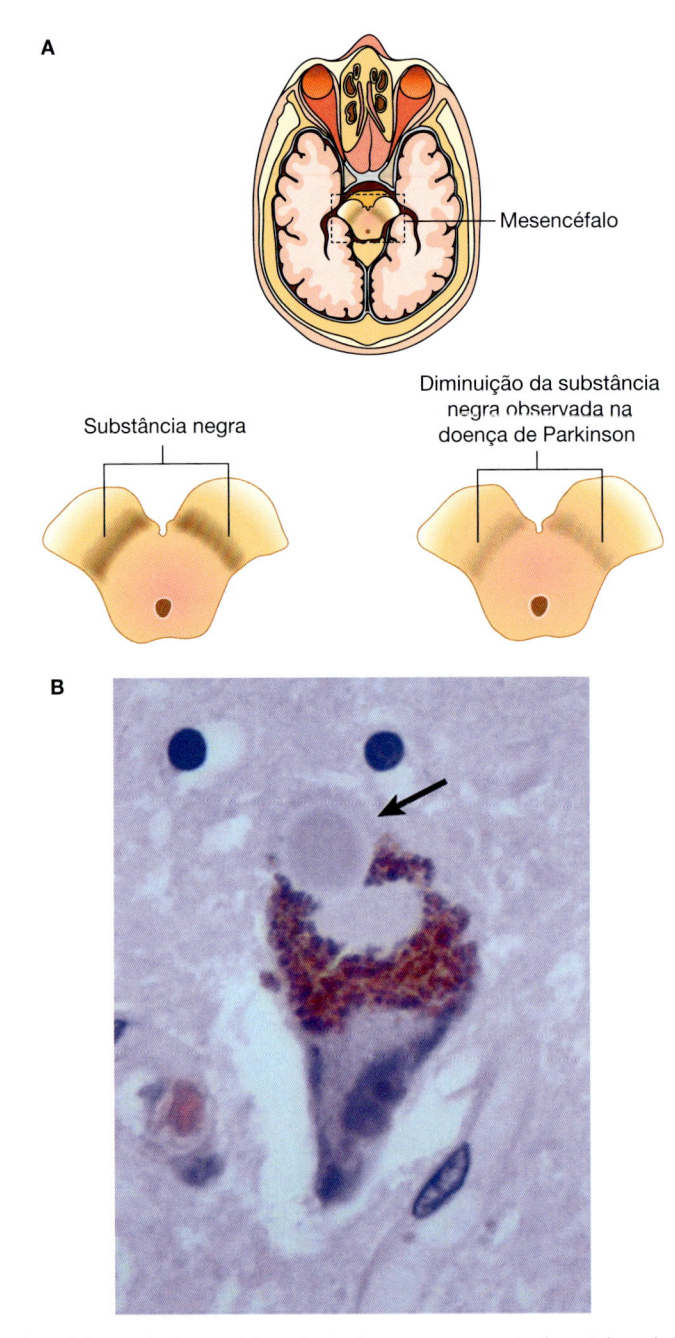

(A) O principal local de patologia na DP é a substância negra, uma parte dos núcleos da base localizada no mesencéfalo. (B) Neuropatologia de um paciente com DP, mostrando um corpo de Lewy (seta preta) dentro da substância negra. Os corpos de Lewy frequentemente são circundados por um fino halo claro. (B, reimpressa de Rubin E, Reisner H. *Essentials of Rubin's Pathology*. 6th ed. Wolters Kluwer; 2013.)

Apresentação clínica

A DP causa quatro sinais físicos clássicos, que resultam do comprometimento do sistema motor extrapiramidal, a parte do sistema motor envolvida na modulação e regulação do movimento:

- **T**remor.
- **R**igidez.
- Bradicinesia.
- Instabilidade **p**ostural.

Se você gosta de mnemônicos, tente o TRAP (sim, reconhecemos que não há a letra A na lista anterior, porém nunca duvide da criatividade dos neurologistas que, neste caso, usam o termo *acinesia* para substituir o termo bradicinesia, frequentemente mais acurado).

> **Quadro 13.2 Sistema motor extrapiramidal**
>
> O termo "extrapiramidal" distingue essa parte do sistema motor do sistema piramidal. Os tratos do sistema piramidal (os tratos corticospinal e corticobulbar) começam no córtex motor e descem até seus alvos através das pirâmides bulbares (o que explica o seu nome). O sistema extrapiramidal refere-se a todos os outros elementos que afetam o movimento e inclui neurônios nos núcleos da base e no cerebelo. Em geral, o sistema piramidal é responsável pelo movimento voluntário, enquanto o sistema extrapiramidal produz movimento involuntário, regulando e modulando indiretamente a atividade do sistema piramidal. Veja a página 18 para uma revisão mais abrangente da anatomia do sistema motor.

O **tremor** da DP é classicamente descrito como tremor de "rolar pílulas". Trata-se principalmente de um tremor de repouso, observado com mais facilidade nos membros superiores, mas que também pode ser postural (i.e., mais evidente quando os braços estão estendidos). O tremor constitui o sintoma de apresentação na maioria dos pacientes com DP. Tende a começar unilateralmente e, em seguida, espalha-se contralateralmente no decorrer de vários meses a anos.

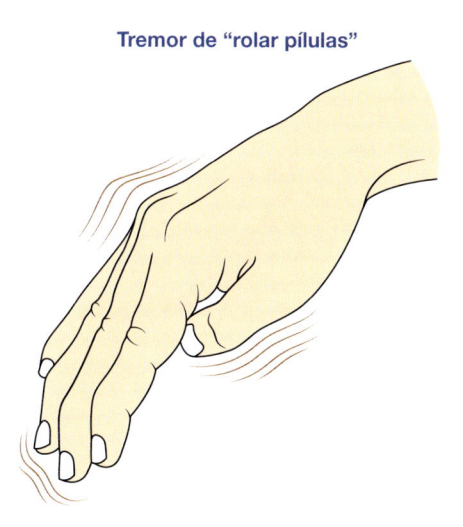

Tremor de "rolar pílulas"

O tremor de repouso da DP é mais frequentemente evidente como tremor de "rolar pílulas" na mão, em que os dedos e o polegar parecem estar rolando uma pílula entre eles.

A **rigidez** refere-se à resistência ao movimento passivo de um membro. Em pacientes com DP, a rigidez é frequentemente, mas nem sempre, percebida ao exame como roda dentada, uma resistência espasmódica de interrupção e reinício (em vez de contínua) ao movimento. As manobras de ativação contralaterais (como instruir o paciente a abrir e fechar rapidamente a mão não afetada) podem ajudar a demonstrar a rigidez em roda dentada no exame, particularmente nos casos leves.

> **Quadro 13.3 Hipertonia**
>
> A rigidez é uma manifestação da denominada *hipertonia*. O tônus muscular anormal pode ser descrito como baixo (hipotônico) ou alto (hipertônico). A hipertonia pode ser ainda subdividida em rigidez e espasticidade. A rigidez é independente da velocidade – em outras palavras, a resistência ao movimento passivo não se modifica com o movimento do membro – e, em geral, decorre de doença extrapiramidal, conforme observado na DP. A espasticidade é dependente da velocidade – a resistência aumenta à medida que o movimento é acelerado – e é mais frequentemente causada por doença piramidal. Pacientes com acidente vascular cerebral (AVC) anterior envolvendo os tratos corticospinais (p. ex., um AVC lacunar envolvendo a coroa radiada) frequentemente desenvolvem espasticidade no(s) membro(s) afetado(s). Entretanto, para ser mais claro, não confunda os prefixos aparentemente contraditórios: embora a rigidez associada à DP seja uma forma de *hipertonia*, a DP em si é um distúrbio do movimento *hipocinético*, ou seja, caracterizado por perda de movimento.

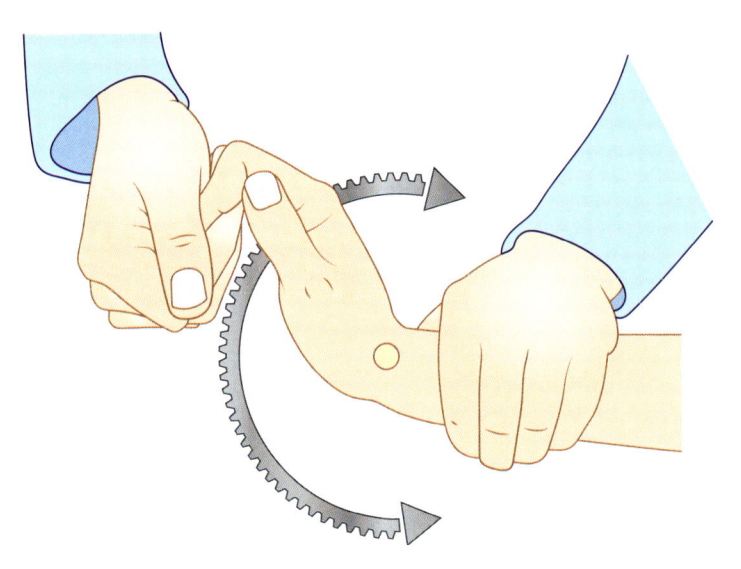

Rigidez em roda dentada no punho.

A **bradicinesia** refere-se a uma lentidão do movimento, porém os pacientes frequentemente a descrevem como sensação de fraqueza ou cansaço. Você pode observar a presença de bradicinesia quando pede ao paciente para realizar uma tarefa como escrever ou abotoar uma camisa ou quando seu paciente entra no consultório com passos arrastados (o balanço dos braços também pode estar diminuído ou até mesmo ausente). Outras anormalidades da marcha podem incluir *congelamento* (*freezing*; incapacidade súbita e temporária de se mover) e *festinação* (tendência a uma aceleração involuntária).

A "fácies em máscara" da DP é outro exemplo de bradicinesia: os movimentos faciais espontâneos diminuem, fazendo com que o paciente pareça menos emotivo. A diminuição da taxa de piscar confere ao paciente a aparência de olhar fixo. O volume da voz também está frequentemente diminuído (referido como *hipofonia*). A *bradifrenia*, ou lentidão mental, também constitui uma queixa comum.

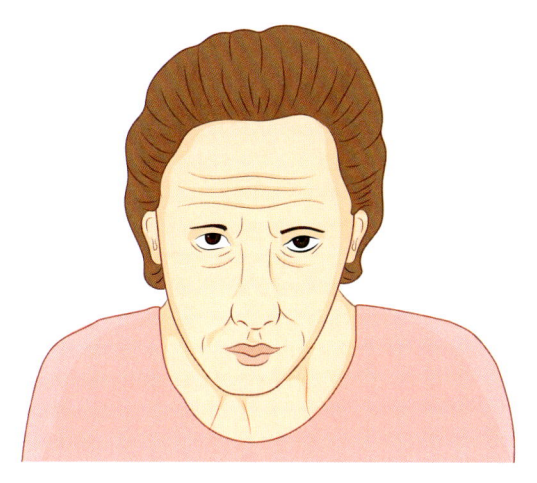

A fácies em máscara da DP.

A **instabilidade postural** manifesta-se como dificuldade de equilíbrio. O "teste de tração" mede a capacidade do paciente de manter uma postura ereta quando você o puxa para trás pelos ombros (esteja preparado para segurar o paciente se ele for incapaz de responder à retropulsão e cair para trás).

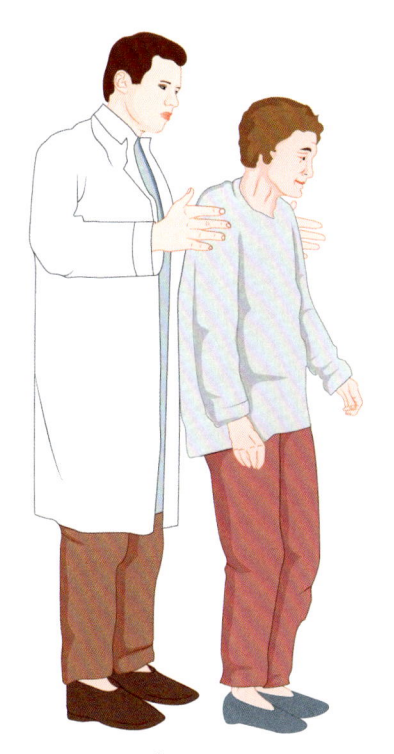

Teste de tração na DP.

À medida que a doença progride, podem surgir outros sinais e sintomas clínicos. As *dificuldades neuropsiquiátricas* variam desde problemas com controle dos impulsos (frequentemente agravados pela terapia com agonistas da dopamina usados no tratamento da DP; ver página 339), ansiedade e depressão até psicose franca com alucinações, perda da memória e demência. Se características proeminentes de psicose e de demência aparecerem precocemente, o diagnóstico mais provável consiste em demência de corpos de Lewy (DCL) (ver página 193), e não em DP. Além disso, é também comum a ocorrência de *sintomas autonômicos,* incluindo incontinência urinária, hipotensão ortostática, disfunção sexual e constipação intestinal. A *insônia* pode ser acompanhada ou resultar de qualquer um dos vários transtornos do sono, notavelmente síndrome das pernas inquietas, movimentos periódicos dos membros do sono e, em particular, distúrbio comportamental do sono de movimentos oculares rápidos (REM, do inglês *rapid eye movement*) (ver página 351).

> **Quadro 13.4 Sintomas pré-motores da DP**
>
> Os sintomas pré-motores comuns da DP (sintomas que aparecem antes das manifestações motoras da doença) incluem distúrbio comportamental do sono REM, anosmia (falta de olfato), constipação e depressão. Se você suspeitar de DP em um paciente que pode não estar claramente exibindo algumas das manifestações clássicas da doença ou todas elas, perguntar sobre esses sintomas pode ajudar a orientá-lo na direção correta.

Diagnóstico

A DP é um diagnóstico clínico. *Os critérios diagnósticos formais incluem bradicinesia, juntamente com pelo menos uma outra característica clínica de DP.* Não há necessidade de neuroimagem de rotina para a maioria dos pacientes, a menos que você esteja preocupado com uma possível causa secundária de parkinsonismo (ver página 344). Uma resposta favorável à estimulação com levodopa estabelece o diagnóstico de DP e, com frequência, pode efetivamente descartar a possibilidade dos parkinsonismos atípicos (ver página 342).

> **Quadro 13.5 Técnicas avançadas de imagem para DP**
>
> Reforçando, a DP é um diagnóstico *clínico*. Não há necessidade de ressonância magnética (RM) em pacientes com sintomas clássicos e uma boa resposta à levodopa, porém pode ser útil para excluir a possibilidade de causas secundárias em pacientes com apresentações atípicas da doença. Técnicas mais avançadas de RM, como espectroscopia por RM e imagem por tensor de difusão, podem oferecer uma maior sensibilidade para a detecção de neurodegeneração relacionada à DP, porém a sua eficácia e utilidade diagnóstica permanecem desconhecidas. A DaTscan, um tipo específico de tomografia computadorizada por emissão de fótons únicos (SPECT, do inglês *single-photon emission computed tomography*), possibilita a visualização de níveis do transportador de dopamina no cérebro e pode ajudar a diferenciar pacientes com DP ou com síndromes de DP atípicas daqueles com outras doenças, como tremor essencial. Entretanto, esses exames de imagem não são capazes de distinguir entre DP e síndromes de DP atípicas. Até o momento, as evidências sugerem que a acurácia diagnóstica de DaTscans não é, na maioria dos casos, melhor do que aquela de uma boa história clínica e exame.

Tratamento

Como a perda de neurônios dopaminérgicos é responsável pela maioria dos sintomas de DP, não é surpreendente que a *levodopa*, o precursor metabólico da dopamina, seja o principal agente terapêutico. Por que não a própria dopamina? Porque, diferentemente da levodopa, a dopamina não atravessa a barreira hematencefálica. Entretanto, a levodopa pode ser convertida em dopamina na periferia, limitando a sua disponibilidade para o cérebro e causando náusea, vômitos e hipotensão ortostática. Por esse motivo, ela é combinada com *carbidopa*, um inibidor da dopa descarboxilase que impede a conversão da levodopa em dopamina. A combinação desses dois agentes tem sido a base da terapia para a DP por muitos anos.

Normalmente, os pacientes respondem bem à levodopa durante vários anos; todavia, depois de um certo tempo, os efeitos benéficos desaparecem. Os pacientes tendem a necessitar de doses cada vez mais altas dos medicamentos e podem começar a sofrer súbitas flutuações de "liga-desliga" (*"on-off"*) em seus sintomas. Os períodos *off* podem ser graves, resultando em imobilidade incapacitante. Além disso, podem surgir discinesias induzidas por medicamentos – movimentos musculares involuntários –, bem como transtornos do sono, transtornos psiquiátricos, problemas com a fala e deglutição e demência.

A terapia farmacológica deve ser iniciada tão logo os sintomas se tornem incapacitantes ou afetem de maneira adversa a qualidade de vida do paciente. *A levodopa-carbidopa constitui o medicamento mais efetivo e é a terapia de primeira linha.* Outros agentes podem ser acrescentados como tratamento adjuvante para pacientes que não respondem mais adequadamente à levodopa-carbidopa isoladamente:

- **Agonistas dopaminérgicos** (pramipexol, ropinirol ou bromocriptina). Podem causar sedação, edema dos membros inferiores e problemas de controle dos impulsos.
- **Inibidores da MAO-B** (selegilina, safinamida ou rasagilina). A insônia constitui um efeito colateral comum.
- **Inibidores da COMT** (entacapona ou tolcapona). A COMT (catecol-O-metiltransferase) é uma enzima que degrada tanto a dopamina quanto a levodopa. Por conseguinte, os inibidores da COMT prolongam a meia-vida da levodopa. Podem causar efeitos colaterais gastrintestinais, sonolência e alteração da cor da urina (para amarelo-escuro ou laranja; esse efeito é benigno, mas pode ser preocupante se o paciente não for avisado com antecedência!). É necessário monitorar as provas de função hepática em pacientes em uso de tolcapona.
- **Anticolinérgicos** (triexifenidil, benztropina). Esses agentes são usados predominantemente para tratamento do tremor e salivação. Os efeitos colaterais anticolinérgicos típicos são comuns (olhos e boca secos, constipação intestinal, retenção urinária etc.).
- **Istradefilina.** Esse antagonista do receptor de adenosina A_{2a} provavelmente atua ao aumentar a atividade dopaminérgica e está aprovado apenas para uso como adjuvante da terapia com levodopa-carbidopa em pacientes com períodos "*off*" frequentes ou graves.
- **Amantadina.** Seu mecanismo de ação na DP é desconhecido, embora se tenha postulado que exerça efeitos dopaminérgicos tanto diretos quanto indiretos. A amantadina pode ser usada como monoterapia em pacientes com doença muito leve. Esse fármaco também pode ser usado como tratamento adjuvante para ajudar a reduzir as discinesias associadas à levodopa. Os efeitos colaterais são incomuns, mas podem incluir edema do tornozelo e alteração da pele semelhante a uma renda, referida como livedo reticular.

Quadro 13.6 Inibidores da MAO-B e da COMT

Os inibidores da MAO-B e os inibidores da COMT atuam por meio do bloqueio do metabolismo da dopamina. Esses medicamentos são menos potentes do que a levodopa, porém podem ser administrados em doses menos frequentes e têm menos tendência a causar discinesias. Com mais frequência, esses inibidores são acrescentados à terapia com levodopa para reduzir as flutuações motoras na doença avançada e possibilitar o uso de doses menores de levodopa.

Quadro 13.7 Terapias não farmacológicas

Incentivar a atividade física representa um importante componente para melhorar a qualidade de vida dos pacientes com DP. Há boas evidências de que iniciar a atividade física precocemente, incluindo treinamento do equilíbrio e da marcha, exercícios de resistência de força e exercícios aeróbicos, pode ajudar os pacientes a manter a sua função motora e, com frequência, a melhorá-la. A fisioterapia, a terapia ocupacional e a fonoaudiologia também podem ser úteis, quando indicadas. Nenhuma terapia complementar ou alternativa demonstrou ser benéfica. Atualmente, não se recomenda nenhuma intervenção dietética particular, embora estudos em andamento estejam avaliando possíveis ligações entre a alteração da microbiota intestinal e a DP.

Nenhum tratamento farmacológico demonstrou até agora alterar a história natural da doença. Dispõe-se de tratamento neurocirúrgico para pacientes com doença avançada.

A **estimulação cerebral profunda** (ECP) é a técnica mais comum. Por meio dela são implantados eletrodos no cérebro (normalmente no núcleo subtalâmico ou globo pálido), os quais liberam uma estimulação elétrica de alta frequência. A ECP foi aprovada para pacientes que têm doença de 4 anos ou mais de duração e apresentam flutuações motoras. A maioria dos pacientes submetidos à ECP apresenta uma melhora significativa da função motora e redução da discinesia, porém outros sintomas, como instabilidade postural, função cognitiva, transtornos da fala e congelamento da marcha, podem não melhorar e, algumas vezes, podem piorar.

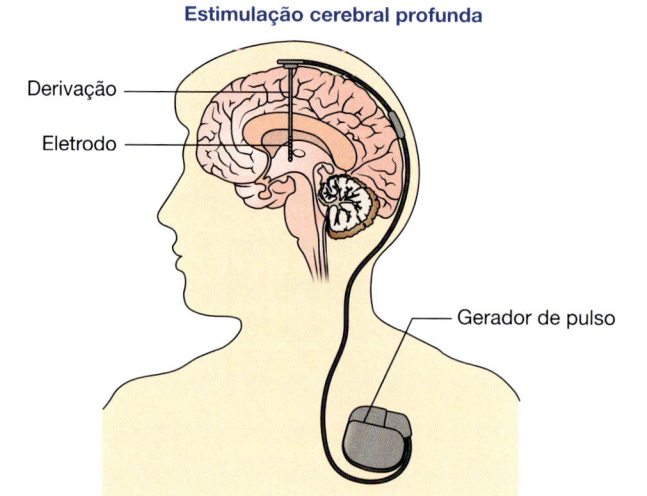

Estimulação cerebral profunda para a doença de Parkinson. Como os neurônios do cérebro não sentem dor, pode-se deixar o eletrodo no local sem causar qualquer desconforto ao paciente.

Prognóstico

Apesar da terapia máxima, a maioria dos pacientes acaba desenvolvendo complicações incapacitantes. A demência é comum e afeta uma minoria significativa de pacientes dentro de 5 anos. Depois de cerca de 10 anos, aproximadamente 25% dos pacientes necessitarão de assistência de enfermagem, e a expectativa média de vida a partir do estabelecimento do diagnóstico é inferior a 10 anos.

Diagnóstico diferencial: distúrbios capazes de mimetizar a doença de Parkinson

Muitos distúrbios diferentes, tanto fisiológicos quanto patológicos, podem simular a DP. Dedicaremos algum momento para descrever os vários tipos de tremores, bem como as síndromes parkinsonianas atípicas e as causas secundárias de parkinsonismo, que são comumente confundidas com DP primária ou idiopática.

Tremor

A DP é apenas uma causa de tremor, e não a mais comum. Existem muitos tipos e causas diferentes de tremor, mas podemos classificá-los em apenas algumas variedades essenciais.

Doença de Parkinson. Conforme já discutido, o tremor da DP é geralmente um tremor de repouso. Tende a surgir de forma unilateral em uma das mãos, mas também pode afetar as pernas, o queixo ou o tronco. O tremor pode persistir por anos antes do aparecimento de outros sinais ou sintomas de DP.

Tremor essencial (TE). O TE é o mais comum de todos os distúrbios do movimento. Trata-se principalmente de um tremor de ação, que é cinético (provocado por movimento voluntário direcionado para um objetivo, como beber uma xícara de café) e/ou postural (que sustenta uma postura antigravitacional, como manter os braços estendidos). Em geral, o TE é bilateral, embora frequentemente seja assimétrico e possa afetar os membros, bem como a voz, o pescoço e a cabeça. Com frequência, melhora com o álcool e agrava-se com o estresse e a ansiedade. Diferentemente do tremor fisiológico, não é geralmente agravado pela cafeína. Cerca de 50% dos casos são familiares (o TE é autossômico dominante), e a maioria começa na adolescência ou no início da idade adulta, embora possa ter um início mais tardio na vida. Tende a se agravar com o tempo. Embora seja tradicionalmente considerado como uma condição benigna, o TE pode se tornar muito incapacitante. O propranolol (um betabloqueador) e a primidona (um anticonvulsivante) constituem os fármacos de primeira linha quando há necessidade de medicação, porém normalmente são apenas efetivos nos casos leves. O *botox* está surgindo como opção alternativa potencial.

> **Quadro 13.8**
> Para aqueles de vocês que têm um bom senso do tempo, podem ser capazes de discernir que o tremor do TE é mais rápido do que o tremor da DP, normalmente 8 a 10 Hz (i.e., 8-10 ciclos por segundo), em comparação com apenas 3 a 7 Hz.

Tremor fisiológico exacerbado. Todos nós temos esse tipo de tremor em certo grau – ele não é patológico –, porém ele pode se tornar incapacitante em alguns indivíduos. Trata-se de um tremor de ação, que pode ser postural ou cinético. É exacerbado pelo estresse, pela cafeína e por vários medicamentos, incluindo beta-agonistas, anfetaminas, valproato, lítio, antidepressivos tricíclicos, inibidores seletivos da recaptação de serotonina (ISRSs) e esteroides.

Tremor funcional. Esse tipo de tremor é uma reação ao estresse ou trauma ou o resultado de um transtorno de humor subjacente. Diferentemente dos outros tipos de tremor, o seu início é, com frequência, súbito e grave. Tende a melhorar se o paciente estiver distraído. Uma característica comum do tremor funcional é o "acompanhamento": se você pedir ao paciente para bater em um ritmo rápido com a mão não afetada, o tremor na mão afetada mudará de frequência para corresponder ao da mão que bate no ritmo.

Outras causas de tremor. Deve-se considerar sempre a possibilidade de hipertireoidismo (verifique o nível de hormônio tireoestimulante!), uremia e alcoolismo (uso excessivo ou abstinência). Outros distúrbios podem causar tremor, porém são muito menos comuns. Um que você não deve esquecer é a doença de Wilson, um distúrbio do metabolismo do cobre (ver página 344).

Esses diferentes tipos de tremores geralmente podem ser classificados pela natureza do tremor e pelo contexto clínico no qual eles ocorrem. Entretanto, é comum efetuar um diagnóstico incorreto; com frequência, acredita-se inicialmente que pacientes com DP precoce tenham tremor inicial.

Tipo de tremor	Descrição	Exemplo
De repouso	Ocorre com a parte do corpo relevante apoiada contra a gravidade	Doença de Parkinson
De ação		Tremor essencial
Postural ou posicional	Ocorre ao tentar manter uma posição contra a gravidade	
Cinético	Ocorre com movimento voluntário direcionado para um objetivo	
Funcional	Pode ser qualquer situação, geralmente de início súbito	Devido ao estresse, trauma, transtorno de humor

O diagnóstico diferencial da DP pode ser mais desafiador quando outras características, diferentes do tremor, dominam o quadro clínico. Em alguns pacientes com DP, o tremor pode ser mínimo ou até mesmo ausente. Pode ser necessário considerar um grupo de distúrbios conhecidos coletivamente como síndromes parkinsonianas atípicas ou síndromes de Parkison-plus.

Síndromes parkinsonianas atípicas

Todos esses distúrbios são muito menos comuns do que a DP. Uma característica fundamental para suspeitar dessas condições, juntamente com a presença de características parkinsonianas e a ausência de tremor de repouso predominante, é a sua incapacidade, diferentemente da DP, de responder à terapia com levodopa. Há muita sobreposição clínica entre essas síndromes, porém cada uma delas possui algumas características diferenciais que merecem ser destacadas. Os principais tipos de síndromes parkinsonianas atípicas são:

- Paralisia supranuclear progressiva.
- Degeneração corticobasal.
- Demência de corpos de Lewy.
- Atrofia de múltiplos sistemas.

Paralisia supranuclear progressiva. Esse distúrbio é o mais comum dos parkinsonismos atípicos. Com frequência, a rigidez é proeminente e tende a afetar mais a musculatura axial do que os membros, com consequente instabilidade postural precoce e quedas frequentes. A paralisia supranuclear do olhar também é característica: os pacientes são incapazes de olhar para cima ou para baixo quando solicitados a fazê-lo, porém o olhar para cima ocorre involuntariamente com a flexão do pescoço, enquanto o olhar para baixo ocorre com a extensão do pescoço. Em geral, não há tremor de repouso. Classicamente, a RM revela atrofia proeminente do mesencéfalo, resultando no denominado "sinal do beija-flor".

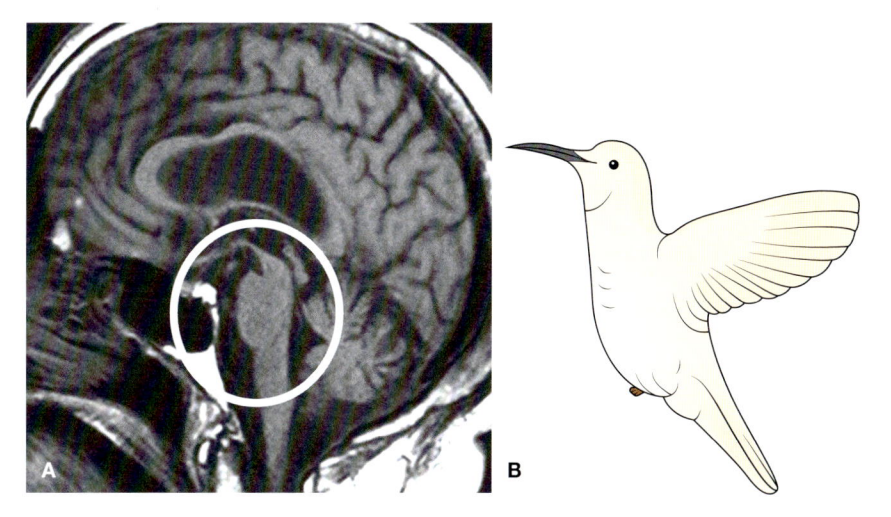

Sinal do beija-flor, observado na paralisia supranuclear progressiva. O mesencéfalo com acentuada atrofia representa a cabeça, enquanto a ponte representa o corpo. (*A*, Reimpressa de Graber JJ, Staudinger R. Teaching NeuroImages: "Penguin" or "hummingbird" sign and midbrain atrophy in progressive supranuclear palsy. *Neurology*. 2009; 72:e81.)

Degeneração corticobasal. O tremor não é proeminente, e, em vez disso, os pacientes apresentam rigidez predominantemente assimétrica e bradicinesia. A distonia pode levar a contraturas dolorosas. Os sinais corticais, incluindo afasia, perda sensitiva cortical (como agrafestesia e astereognosia; ver página 62), fenômeno do membro alienígena e demência, frequentemente são proeminentes e podem ajudar a distinguir a degeneração corticobasal de outras síndromes parkinsonianas atípicas. A degeneração corticobasal é rara e afeta apenas cerca de 5 em 100.000 indivíduos.

Demência de corpos de Lewy. Esse distúrbio foi discutido de forma detalhada no Capítulo 7. Resumidamente, o diagnóstico exige uma combinação de demência com pelo menos uma das principais características da DP. As características clássicas consistem em flutuações cognitivas e alucinações visuais.

Atrofia de múltiplos sistemas. Deve-se suspeitar desse distúrbio em pacientes de meia-idade que desenvolvem características de parkinsonismo (mais uma vez, os pacientes desenvolvem rigidez e bradicinesia, mas não tremor de repouso), juntamente com disfunção autonômica proeminente precoce e/ou comprometimento cerebelar. As manifestações autonômicas consistem em hipotensão ortostática e retenção ou incontinência urinária. A ataxia constitui o sintoma cerebelar mais comum.

Resumo das síndromes parkinsonianas atípicas. Caso não se lembre de mais nada, pense que todas as síndromes parkinsonianas atípicas apresentam algumas das características clássicas do parkinsonismo, porém (1) o tremor não é proeminente e (2) a resposta à levodopa é precária.

Distúrbio	Características clínicas	Patologia
Paralisia supranuclear progressiva	Instabilidade postural precoce e quedas frequentes, paralisia supranuclear do olhar	Taupatia
Degeneração corticobasal	Distonia assimétrica, fenômeno do membro alienígena, perda sensitiva cortical	Taupatia
Demência de corpos de Lewy	Demência precoce e proeminente	Alfa-sinucleinopatia
Atrofia de múltiplos sistemas	Disfunção autonômica precoce e/ou comprometimento cerebelar (ataxia)	Alfa-sinucleinopatia

Parkinsonismo secundário

Existem vários outros processos patológicos, medicamentos e toxinas passíveis de causar sintomas parkinsonianos; quando isso ocorre, a condição é designada como parkinsonismo secundário, ou seja, parkinsonismo causado por algum fator diferente da DP primária ou atípica.

- **Doença vascular.** Múltiplos AVCs pequenos envolvendo os núcleos da base podem causar sintomas parkinsonianos, afetando, em geral, a parte inferior do corpo e poupando a face e a parte superior do corpo. Com frequência, o tremor está ausente.
- **A hidrocefalia de pressão normal** pode se manifestar com marcha arrastada, que clinicamente pode ser indistinguível daquela da DP. Ver página 199.
- **Medicamentos antidopaminérgicos.** Os medicamentos antipsicóticos (antipsicóticos típicos, como o haloperidol, e antipsicóticos atípicos, como a risperidona) e antieméticos (metoclopramida e proclorperazina) podem causar características de parkinsonismo, até mesmo meses a anos após o início dos medicamentos.
- O **parkinsonismo pós-encefalítico** pode se desenvolver após infecções virais do parênquima cerebral.
- As *toxinas,* como monóxido de carbono, 1-metil-4-fenil-1,2,5,6-tetra-hidropiridina (MPTP, um análogo do opioide meperidina) e o manganês podem provocar sintomas parkinsonianos.
- O **parkinsonismo pós-traumático**, que resulta de traumatismo craniano repetido, tem recebido ultimamente muita atenção; entretanto, conforme mencionado anteriormente no Capítulo 4, a relação causal ainda está sendo investigada.
- A **doença de Wilson** constitui uma causa secundária de parkinsonismo que você nunca deve esquecer. Em geral, manifesta-se em pacientes antes dos 40 anos de idade e é causada por mutação genética autossômica recessiva, que leva à sobrecarga de cobre (a mutação envolve o gene ATPB7 no cromossomo 13, que codifica uma ATPase transportadora de cobre). Os sintomas neurológicos consistem em vários distúrbios do movimento (incluindo parkinsonismo com tremor de repouso e/ou de ação, ataxia e coreia) e declínio cognitivo. Com frequência, a doença hepática constitui o primeiro sinal, porém as características neurológicas podem preceder as evidências de disfunção hepática. Deve-se suspeitar do diagnóstico; caso contrário, será omitido. Os pacientes jovens que apresentam quaisquer características de parkinsonismo devem sempre ser testados com medição dos níveis séricos de ceruloplasmina e cobre na urina de 24 horas. O exame com lâmpada de fenda realizado por um oftalmologista pode revelar anéis de Kayser-Fleisher.

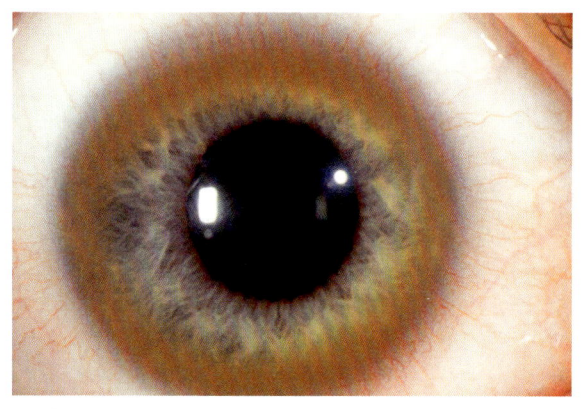

Os *anéis de Kayser-Fleisher* (o anel escuro ao redor da íris) são causados pela deposição de cobre na membrana de Descemet, entre o estroma e a camada endotelial da córnea. (Reimpressa de Rapuano C. Cornea. 3rd ed. Wolters Kluwer; 2018.)

Quadro 13.9 Envenenamento por monóxido de carbono

O monóxido de carbono (CO) é um gás incolor e inodoro, que é produzido toda vez que um combustível fóssil é queimado. As fontes comuns incluem incêndios, aquecedores e escapamentos de carro. Os sintomas agudos do envenenamento por CO consistem em cefaleia, confusão e face "vermelho-cereja" clássica, causada pelos níveis elevados de carboxiemoglobina no sangue. Pode haver desenvolvimento de parkinsonismo dentro de vários dias a semanas após envenenamento agudo. Os achados de imagem clássicos incluem lesões hipodensas no globo pálido bilateral na tomografia computadorizada (TC) e lesões hiperintensas do globo pálido bilateral na RM (ver imagem a seguir). Nenhum fármaco parkinsoniano demonstrou ser efetivo, porém os sintomas podem melhorar de forma espontânea com o tempo.

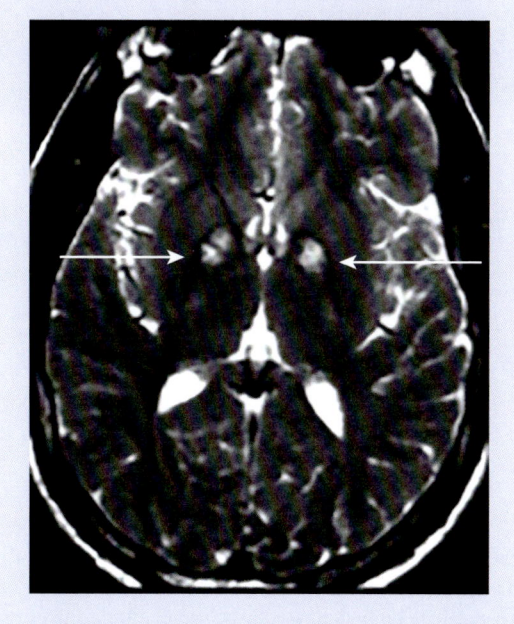

Vários meses após um episódio de envenenamento agudo por monóxido de carbono, podem ser observadas lesões hiperintensas no globo pálido bilateral na RM ponderada em T2. (Modificada de Griggs RC, Joynt RJ. *Baker and Joynt's Clinical Neurology on CD-ROM*. Wolters Kluwer; 2004.)

Outros distúrbios do movimento

A DP não é a única doença neurológica que afeta principalmente o movimento. Trata-se, de longe, do distúrbio *hipocinético* mais comum, ou seja, aquele que reduz principalmente o movimento, uma categoria que também inclui as síndromes parkinsonianas atípicas e o parkinsonismo secundário. O tremor é o distúrbio *hipercinético* mais comum, ou seja, que resulta em movimentos involuntários excessivos. Entretanto, existem numerosos outros movimentos anormais e distúrbios do movimento na categoria hipercinética cuja discussão é importante. Entre eles, destacam-se:

- Distúrbios coreiformes e doença de Huntington.
- Discinesia tardia e outros distúrbios do movimento induzidos por fármacos.
- Distonia.
- Mioclonia.
- Tiques.
- Distúrbios do movimento relacionados ao sono.

Distúrbios coreiformes e doença de Huntington

A coreia, da palavra grega que significa dança, descreve uma discinesia (definida como qualquer movimento involuntário anormal) caracterizada por movimentos irregulares e relativamente rápidos, que podem parecer fluir suavemente de uma parte do corpo para outra, produzindo uma ilusão semelhante a uma dança.

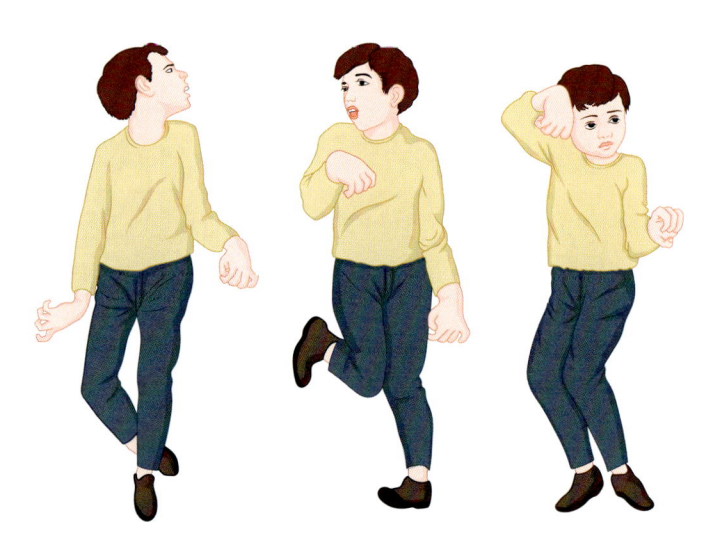

Os movimentos semelhantes a uma dança da coreia.

A coreia foi descrita pela primeira vez como consequência de infecção por estreptococo beta-hemolítico, séculos antes da disponibilidade de antibióticos para tratar a infecção. Denominada *coreia de Sydenham* em homenagem a Thomas Sydenham, que primeiro relatou esse distúrbio, foi também designada como dança de São Vito (São Vito é o santo padroeiro, entre outros, dos bailarinos). A coreia de Sydenham surge meses após a infecção, é provavelmente de origem autoimune e, com frequência, é precedida de manifestações cardíacas (cardiopatia reumática) e reumatológicas. A coreia de Sydenham é geralmente autolimitada. Ela é extremamente rara hoje.

A coreia pode ser adquirida ou herdada.

Os **distúrbios coreiformes adquiridos** incluem a coreia associada a *anormalidades endócrinas* (como hiperglicemia aguda e tireotoxicose), *infecções* (vírus da imunodeficiência humana [HIV, do inglês *human immunodeficiency virus*] e encefalite herpética) e *doenças autoimunes* (lúpus eritematoso sistêmico e síndrome do anticorpo antifosfolipídeo).

A *coreia gravídica* é o termo utilizado para se referir à coreia induzida pela gravidez. Tende a se desenvolver depois do primeiro trimestre e melhora posteriormente no terceiro trimestre ou após o parto e é mais comum em mulheres com história de lúpus eritematoso sistêmico, síndrome antifosfolipídeo e outras condições predisponentes.

A coreia pode ocorrer como fenômeno *paraneoplásico*. Além disso, pode ser causada por *medicamentos e substâncias de abuso,* que compartilham a característica de produzir um estado hiperdopaminérgico (a DP, que é um distúrbio hipocinético, é causada pela perda de neurônios dopaminérgicos, de modo que não é surpreendente que a coreia represente a outra extremidade do espectro dopaminérgico). Entre essas substâncias, destacam-se a levodopa, os anticonvulsivantes, o lítio, os fármacos anticolinérgicos, as anfetaminas e a cocaína.

Entre as **doenças coreiformes hereditárias, a doença de Huntington** é a mais comum. Essa doença neurodegenerativa progressiva é, em sua forma mais prevalente, herdada como traço autossômico dominante. Resulta de uma repetição do trinucleotídeo CAG no cromossomo 4, que é apropriadamente denominado gene da huntingtina, que está envolvido em múltiplos processos intracelulares, incluindo transmissão pós-sináptica. Ocorre expansão do número de repetições de CAG a cada geração sucessiva; esse fenômeno, conhecido como *antecipação,* resulta em um fenótipo cada vez mais grave e de início mais precoce. O achado patológico fundamental consiste na perda de neurônios no núcleo caudado e no putâmen (o núcleo caudado e o putâmen juntos são conhecidos como estriado; por conseguinte, esse processo é denominado *atrofia estriatal*). O exame de imagem pode mostrar *hidrocefalia ex vacuo* (i.e., expansão dos espaços do líquido cerebrospinal [LCS] devido à perda generalizada de volume) e atrofia do caudado.

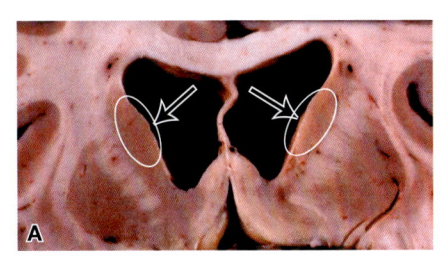

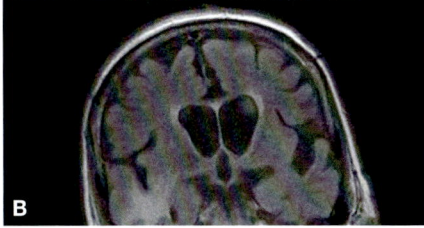

(*A*) A atrofia significativa do núcleo caudado (ver setas) resulta em aumento dos ventrículos laterais. (*B*) Aumento dos ventrículos laterais e atrofia cortical em uma RM de paciente com doença de Huntington. (Modificada de Rubin E, Reisner HM. *Principles of Rubin's Pathology.* Wolters Kluwer; 2018.)

Normalmente, os pacientes com doença de Huntington apresentam coreia, porém desenvolvem finalmente comportamento agressivo, depressão grave e demência, bem como profunda perda de peso. Em geral, os sintomas aparecem no início da vida adulta. A doença é universalmente fatal. O diagnóstico é estabelecido pelo reconhecimento dessas características clínicas em um paciente com história familiar da doença e pode ser confirmado por meio de teste genético.

O tratamento é de suporte. Podem ser utilizados diversos medicamentos para suprimir o distúrbio do movimento, como neurolépticos (p. ex., haloperidol), benzodiazepínicos (p. ex., clonazepam) e agentes que provocam depleção da dopamina (como reserpina e tetrabenazina; esta última é especificamente recomendada pela American Academy of Neurology). A estimulação cerebral profunda também está sendo estudada como opção terapêutica.

> **Quadro 13.10 Atetose e hemibalismo**
> São dois outros distúrbios do movimento hipercinéticos que você deve conhecer, que fazem parte do espectro coreiforme. Quando comparada com a coreia, a atetose caracteriza-se por movimentos mais lentos e de contração; quando as duas coexistem, os movimentos são denominados "coreoatetoides". O hemibalismo caracteriza-se por movimentos súbitos de arremesso e grande amplitude de um membro e classicamente está associado a lesões dentro do núcleo subtalâmico.

A **coreia hereditária benigna** é outra forma de coreia hereditária. Manifesta-se em lactentes ou em crianças pequenas com hipotonia, coreia generalizada e disfunção da marcha. É herdada como distúrbio autossômico dominante, mais frequentemente associado a uma mutação no gene do fator de transcrição da tireoide. Os sintomas tendem a não progredir e podem diminuir com o passar do tempo, porém a remissão completa é incomum. Todavia, a coreia hereditária benigna nem sempre é "benigna" e pode estar associada a dificuldades de aprendizagem, transtorno de déficit de atenção e inúmeros problemas que afetam outros sistemas de órgãos (incluindo, de forma não surpreendente, doença da tireoide).

Discinesia tardia

A discinesia tardia é uma complicação do uso em longo prazo (pense *tardio* ou atrasado) de medicamentos bloqueadores dos receptores de dopamina, como antieméticos e antipsicóticos. Acredita-se que o risco com os antipsicóticos de segunda geração (como risperidona, olanzapina e aripiprazol) seja menor do que com os antipsicóticos de primeira geração (p. ex., clorpromazina e haloperidol), porém essa noção tem sido questionada. Os antipsicóticos de segunda geração estão sendo cada vez mais usados no tratamento da depressão – aproximadamente um em cada cinco residentes de clínicas de repouso está tomando um desses medicamentos –, de modo que o risco de discinesia tardia representa uma preocupação real.

Os pacientes com discinesia tardia apresentam movimentos coreicos e coreatetoides incapacitantes da face, bem como do pescoço e do tronco. A razão pela qual o *bloqueio* dopaminérgico crônico deveria levar a esse tipo de distúrbio do movimento hipercinético não está bem elucidada; os mecanismos postulados incluem a suprarregulação dos receptores de dopamina ou um desequilíbrio entre a estimulação de diferentes classes de receptores de dopamina.

Os fármacos agressores devem ser imediatamente reduzidos ou interrompidos, quando possível. Os pacientes podem melhorar no decorrer de um período de meses, embora o distúrbio do movimento persista em alguns deles. Os mesmos medicamentos usados no tratamento da doença de Huntington, bem como a estimulação cerebral profunda, podem ajudar alguns pacientes com discinesia tardia. A valbenazina, a tetrabenazina e a deutetrabenazina, inibidores do VMAT que limitam o empacotamento e a liberação das monoaminas vesiculares[1] (conhecidos coloquialmente como depletores de monoaminas), foram aprovadas para alívio sintomático.

Distonia

A distonia caracteriza-se por contrações involuntárias sustentadas ou intermitentes de grupos musculares, resultando em posturas anormais e frequentemente associadas a movimentos de torção repetitivos e descontrolados. A fisiopatologia subjacente não está bem compreendida. Existem vários tipos de distúrbios distônicos, que são subdivididos com base na parte do corpo afetada (generalizados *versus* focais), na etiologia (hereditários *versus* adquiridos), na idade de

---

[1] Os neurotransmissores monoaminérgicos incluem dopamina, epinefrina, norepinefrina e serotonina; VMAT refere-se ao transportador de monoaminas vesiculares e é crucial no carregamento desses neurotransmissores para dentro de suas vesículas de transporte.

início e em outras características associadas. Embora os detalhes desses distúrbios estejam além do escopo deste livro, é necessário que você conheça algumas características essenciais:

As **distonias generalizadas** podem afetar várias partes do corpo. A mais comum é o resultado de uma mutação no gene da distonia 1. A doença de Wilson (ver página 344) também pode causar distonia generalizada.

As **distonias focais** afetam apenas uma única região do corpo. Entre elas, destacam-se a distonia cervical (que afeta o pescoço; também conhecida como torcicolo espasmódico), o blefarospasmo (as pálpebras), a distonia espasmódica das pregas vocais e a distonia por atividades específicas (a cãibra do escritor é um exemplo comum).

O tratamento com agentes anticolinérgicos, relaxantes musculares (p. ex., baclofeno), benzodiazepínicos e levodopa pode ser efetivo. As injeções de toxina botulínica também são úteis e, diferentemente das opções já mencionadas, que estão todas associadas a efeitos colaterais significativos, não têm efetivamente nenhum efeito colateral.

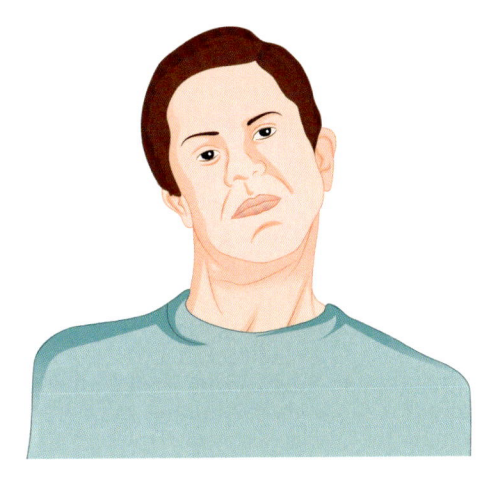

Distonia cervical. O *botox* constitui o tratamento de primeira linha.

Mioclonia

A mioclonia refere-se a contrações musculares involuntárias e súbitas semelhantes a relâmpagos. Pode surgir em qualquer parte do sistema nervoso e possui muitas causas diferentes. Pode ser fisiológica, secundária a um distúrbio sistêmico ou neurológico subjacente, epiléptica ou pode ser uma doença primária.

Os *soluços* (mioclonia diafragmática) e a *mioclonia hípnica* (o súbito abalo que muitas pessoas apresentam assim que começam a adormecer) são exemplos de mioclonias fisiológicas.

As causas de mioclonia secundária incluem *insuficiência hepática* e *renal*. A *mioclonia pós--anóxica,* que frequentemente é observada em pacientes após parada cardíaca, também é comum. O *asterixe,* uma forma de mioclonia "negativa", ocorre mais frequentemente em pacientes com doença hepática avançada e representa, na realidade, o resultado de uma súbita *perda* de tônus muscular, devido à interrupção das contrações musculares em curso.

Quando a mioclonia surge de atividade anormal no córtex cerebral, ela é considerada *epiléptica* (ver página 163).

A *mioclonia essencial* é o termo empregado quando não existe nenhuma causa clara ou se houver suspeita de base genética para a mioclonia. Por exemplo, a mioclonia essencial hereditária é um distúrbio autossômico dominante caracterizado por mioclonia dos membros superiores, que melhora com a ingestão de álcool e que ocorre na ausência de qualquer outro sintoma neurológico.

A avaliação da mioclonia começa com uma boa anamnese e a realização de um exame abrangente. Se a causa não for óbvia, uma investigação adicional, incluindo, provavelmente, alguma combinação de exames laboratoriais (um painel metabólico abrangente deverá cobrir a maior parte das possibilidades metabólicas), rastreamento de fármacos, exame de imagem do cérebro e eletrencefalograma (EEG) devem ser considerados caso a caso.

O tratamento envolve a correção de quaisquer causas reversíveis subjacentes, com identificação e tratamento de qualquer distúrbio convulsivo e terapia sintomática com anticonvulsivantes e benzodiazepínicos.

Tiques e síndrome de Tourette

Os tiques são movimentos ou sons involuntários, rápidos e repetitivos. Os tiques motores constituem o tipo mais comum de tique (podem ser simples, como movimentos únicos repetidos que lembram as contrações mioclônicas, ou complexos, que envolvem toda uma sequência de movimentos). Os tiques vocais e vocalizações incluem limpeza da garganta, tosse e coprolalia (proferir obscenidades). Normalmente, os pacientes sentem um desejo premonitório, muitas vezes desagradável, de tique e obtêm alívio imediatamente depois. A supressão voluntária e breve do tique é frequentemente possível, mas nem sempre consegue ser sustentada.

A maioria dos tiques começa na infância e, na maioria dos pacientes, desaparece na idade adulta. A **síndrome de Tourette** caracteriza-se por tiques tanto motores quanto vocais. O diagnóstico exige a presença de pelo menos um tique motor e um tique vocal ocorrendo antes dos 18 anos de idade. Resulta de uma combinação de múltiplas mutações genéticas. A fisiopatologia subjacente continua sendo investigada. Os sintomas podem ser leves ou graves. As comorbidades frequentes incluem transtorno de déficit de atenção, transtorno obsessivo-compulsivo e transtornos do humor. Os pacientes também podem apresentar interrupção do sono e dificuldades na escola.

O tratamento depende da gravidade dos sintomas. Alguns pacientes necessitam pouco mais do que uma tranquilização. Quando os tiques são incapacitantes, uma forma de terapia comportamental, denominada *treinamento de reversão de hábitos*, constitui o tratamento de primeira linha; essa técnica incorpora o treinamento de reconhecimento e o desenvolvimento de respostas alternativas. Se essa terapia não estiver disponível ou se os sintomas persistirem, os medicamentos a considerar incluem depletores de dopamina (tetrabenzina), antipsicóticos (risperidona) e agonistas alfa-adrenérgicos (guanfacina, clonidina). A toxina botulínica para tiques focais e a estimulação cerebral profunda também podem ser úteis. Os sintomas tendem a melhorar de maneira significativa, se não desaparecerem por completo, na idade adulta.

Distúrbios do movimento relacionados ao sono

Já mencionamos a mioclonia hípnica, os abalos mioclônicos que acompanham o adormecer ou as transições de um estágio do sono para outro. Essa condição é benigna e não exige nenhuma avaliação adicional nem tratamento.

A **síndrome das pernas inquietas** caracteriza-se por uma sensação desagradável de movimentar as pernas, que habitualmente ocorre à noite na cama. É também comum uma sensação de rastejamento ou coceira nas pernas. Os sintomas são aliviados quando o indivíduo se levanta e se movimenta. Alguns pacientes podem apresentar baixos níveis séricos de ferro, e todos devem efetuar uma medição do ferro sérico e da ferritina. Outras causas incluem uremia, gravidez e vários medicamentos e outras substâncias (os agentes responsáveis comuns incluem anti-histamínicos, nicotina, cafeína e álcool). Na maioria dos pacientes, não se identifica nenhuma causa corrigível subjacente. O tratamento deve se concentrar na interrupção de quaisquer medicamentos e substâncias agressores potenciais e no incentivo de exercícios regulares. Se o seu paciente desejar tentar a terapia farmacológica, a gabapentina e os agonistas dopaminérgicos podem ser úteis. Pacientes com baixos níveis de ferritina frequentemente respondem à terapia de reposição de ferro.

Existem numerosos outros distúrbios do sono associados a movimentos anormais. Dois deles, que podem ser diagnosticados com polissonografia, merecem uma menção particular:

- O **movimento periódico dos membros durante o sono** é um distúrbio caracterizado por movimentos de flexão das pernas, que se repetem em ciclos de 20 segundos.
- O **distúrbio comportamental do sono REM** (DCSR) ocorre em pacientes que perdem a paralisia do sono normal que é observada durante a fase REM do sono. Por conseguinte, eles atuam em seus sonhos, frequentemente de maneira violenta, com chutes e socos. O distúrbio parece responder de modo satisfatório à melatonina em altas doses (tratamento de primeira linha) e ao clonazepam. O distúrbio comportamental do sono REM é, com frequência, um sintoma prodrômico da neurodegeneração pela alfa-sinucleína, razão pela qual a maioria dos pacientes com DCSR acabará desenvolvendo DP ou uma das outras alfa-sinucleionopatias.

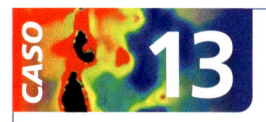

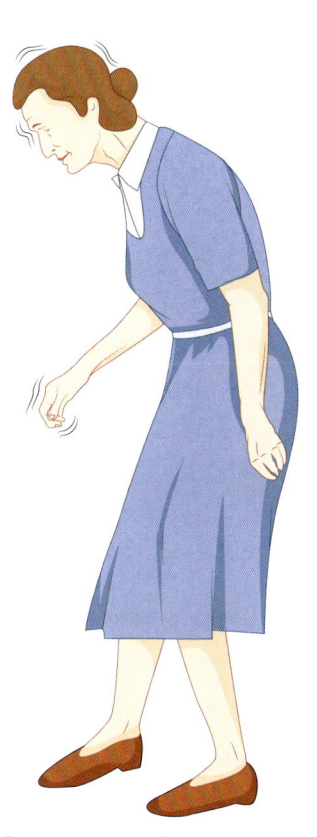

Acompanhamento de sua paciente: Você imediatamente suspeita que Suzanne tenha DP, devido à sua marcha arrastada e tremor de repouso unilateral. Seu exame também revela rigidez em roda dentada no membro superior direito e teste de tração positivo. O teste cognitivo é normal. Você explica que ela tem doença de Parkinson e discute o início do tratamento com levodopa-carbidopa. Como os sintomas estão interferindo no seu trabalho no hospital, ela concorda e inicia imediatamente o tratamento. Um mês depois, por ocasião de seu acompanhamento, ela relata que o medicamento ajudou imensamente e que ela tem sido capaz de trabalhar tanto quanto estava acostumada. Você consegue acompanhá-la de maneira regular para monitorar seus sintomas e medicação.

Você agora já sabe:

- Como diagnosticar e tratar pacientes com DP.
- O mnemônico TRAP (grave isso na memória!), que resume as manifestações básicas da DP.
- Como distinguir entre os vários tipos de tremor; em particular, como diferenciar o tremor da DP do TE benigno.
- Quando suspeitar da presença de distúrbios parkinsonianos atípicos, incluindo paralisia supranuclear progressiva, degeneração corticobasal, demência com corpos de Lewy e atrofia de múltiplos sistemas.
- Como reconhecer e tratar os distúrbios do movimento hipercinéticos mais comuns, incluindo distúrbios coreiformes e doença de Huntington, a discinesia tardia, a distonia, a mioclonia, os tiques e a síndrome de Tourette e os distúrbios do movimento durante o sono.

14 Cuidados neurointensivos

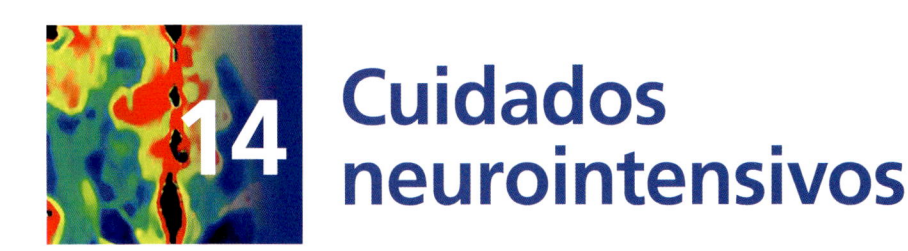

Neste capítulo, você aprenderá:

1 | Como (e por que é importante) distinguir o edema vasogênico e o edema citotóxico no exame de imagem do cérebro.

2 | Tudo sobre pressão intracraniana elevada: sua causa, quando suspeitar clinicamente e como tratá-la com emergência.

3 | Como reconhecer clínica e radiograficamente os principais padrões de herniação cerebral.

4 | Como conceituar e diagnosticar a morte cerebral.

CASO 14

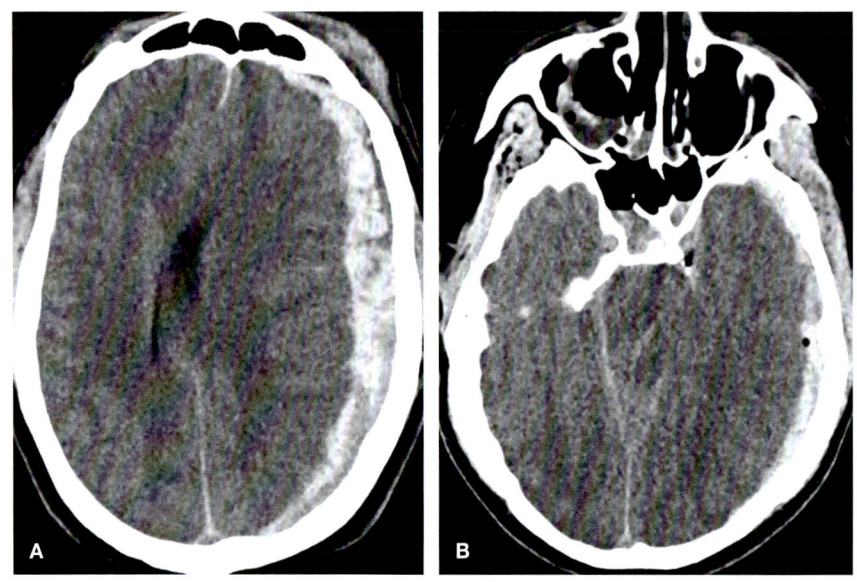

TC de Neha. (Modificada de Daffner RH, Hartman M. *Clinical Radiology*. 4th ed. Wolters Kluwer; 2013.)

Sua paciente: Neha, uma senhora de 93 anos de idade, mãe de quatro filhos e avó de oito, é levada ao hospital pelo serviço de emergência (SE) depois que a sua filha a encontrou inconsciente no chão. A pressão arterial é de 180/100 mmHg no momento de sua chegada. Ela apresenta, em grande parte, ausência de reatividade no exame, despertando apenas de maneira breve com estímulos dolorosos. Quando você levanta as pálpebras da paciente, constata que a pupila direita tem 4 mm e é reativa, porém a pupila esquerda está fixa e dilatada. Você a leva imediatamente para a realização de tomografia computadorizada (TC) e obtém as imagens acima. Qual é o próximo passo no manejo dessa paciente?

Os cuidados neurointensivos abrangem o manejo de doenças neurológicas potencialmente fatais. A essa altura do livro, você já está familiarizado com as emergências neurológicas mais comuns – acidente vascular cerebral (AVC) isquêmico e hemorrágico agudo, hemorragia subaracnóidea, compressão aguda da medula espinal, estado de mal epiléptico, crise miastênica, infecções cerebrais não controladas e lesão cerebral traumática –, de modo que não vamos gastar mais tempo aqui sobre o diagnóstico e o manejo dessas condições específicas. Assim, vamos retornar e nos concentrar em alguns dos cenários mais graves que, infelizmente, podem constituir as vias comuns finais de muitas das apresentações citadas. Incluem:

- Edema cerebral.
- Pressão intracraniana (PIC) elevada.
- Herniação cerebral.
- Morte cerebral.

Foram criadas unidades de terapia intensiva (UTIs) neurológicas e neurocirúrgicas dedicadas (a primeira foi inaugurada em 1920) com o objetivo de identificação precoce e – quando indicado – manejo agressivo dessas complicações. Algumas vezes, a intervenção rápida resulta em notável recuperação; outras vezes, a intervenção não tem sucesso, é fútil ou compreensivelmente recusada pelo paciente ou pela sua família. Uma conversa compassiva com o paciente (e com a sua família, em particular se o paciente não for capaz de participar), envolvendo, com frequência, especialistas treinados em cuidados paliativos, algumas vezes pode constituir os melhores cuidados e os mais significativos que uma UTI neurológica pode oferecer.

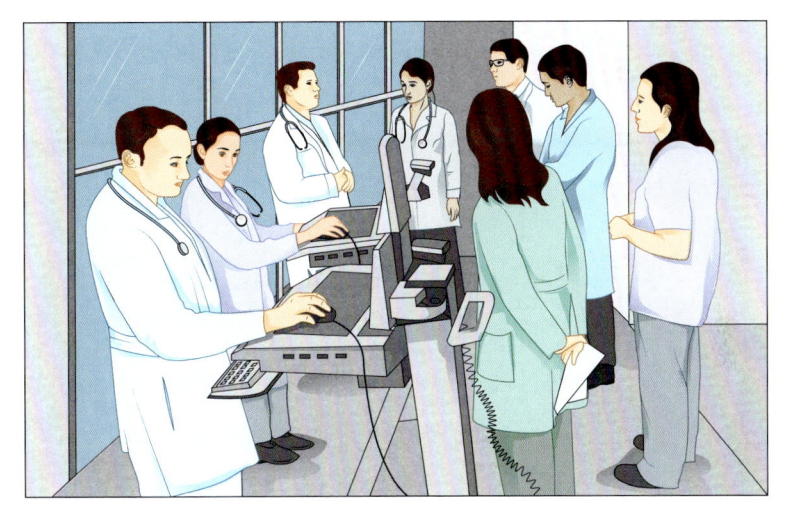

Round multiprofissional em uma UTI neurológica. A equipe é, com frequência, grande e pode incluir um atendente, bolsista, residentes, estagiários, enfermeiros, assistentes médicos, farmacêuticos e nutricionistas, todos trabalhando juntos para ajudar a cuidar desses pacientes com complicações com risco de vida.

Edema cerebral

O termo *edema* refere-se a um excesso de líquido dentro de um compartimento ou cavidade corporal. Existem alguns tipos de edema cerebral que você precisa conhecer, cada um deles com etiologias específicas e características no exame de imagem.

O **edema vasogênico** é causado pela ruptura da barreira hematencefálica. Quando intacta, a barreira hematencefálica impede que muitas substâncias que circulam no sangue entrem no líquido extracelular do sistema nervoso central (SNC). Quando as zônulas de oclusão (junções firmes) da barreira hematencefálica tornam-se permeáveis, o líquido acumula-se dentro do espaço extracelular do cérebro. As lesões expansivas, como tumores e abscessos cerebrais, constituem causas comuns de edema vasogênico. A isquemia aguda provoca edema citotóxico (ver página 356); todavia, com o passar do tempo (dentro de várias horas a dias), também pode causar edema vasogênico.

O edema vasogênico tem uma aparência digitiforme característica na TC, espalhando-se dentro da substância branca, porém com preservação do córtex com substância cinzenta. Você pode considerá-lo dessa maneira: como a substância branca é composta por axônios e o córtex é constituído por corpos celulares estreitamente compactados, há espaço para que o líquido extracelular se espalhe dentro da substância branca, mas não dentro das regiões corticais estreitamente acondicionadas.

O **edema citotóxico** é o resultado de morte celular. Em geral, é causado pela depleção do trifosfato de adenosina (ATP, do inglês *adenosine triphosphate*) intracelular, interrompendo a função do transportador de sódio/potássio e causando acúmulo de osmóis intracelulares e – como a água segue o gradiente osmolar – acúmulo de líquido intracelular. A isquemia aguda constitui a causa mais comum; outras causas incluem insuficiência hepática aguda e lesão anóxica.

Radiograficamente, o edema citotóxico é, com frequência, sutil na TC, aparecendo como hipoatenuação e borramento da transição entre substância branca e cinzenta. Na ressonância magnética (RM), o edema citotóxico é mais bem identificado em sequências de imagem ponderada em difusão (DWI, do inglês *diffusion-weighted imaging*). Conforme discutido no Capítulo 2, o deslocamento de líquido intracelular e a ocorrência subsequente de edema celular resultam em restrição da difusão de água, que aparece como branco brilhante na RM.

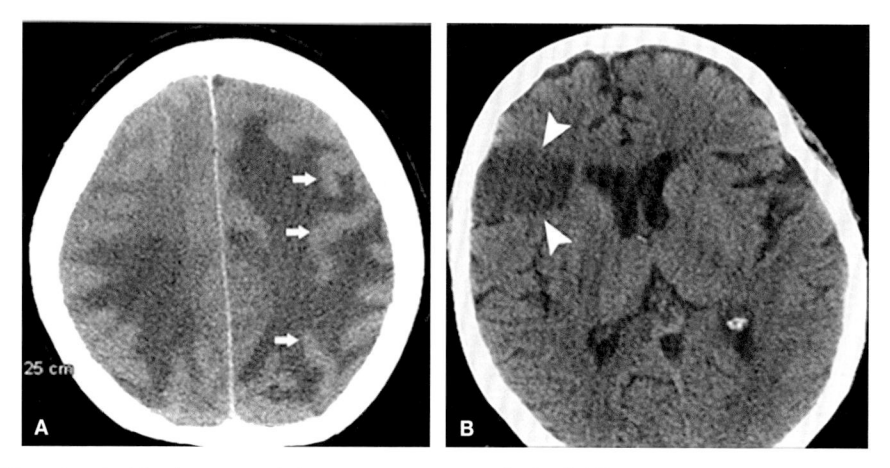

TC mostrando (*A*) edema vasogênico, que tem uma aparência digitiforme característica e que poupa o córtex da substância cinzenta (as setas brancas apontam para as extensões digitiformes do córtex poupado que são circundadas por edema vasogênico), e (*B*) edema citotóxico, que borra a transição entre substância cinzenta-branca (as setas brancas apontam para o edema). (Reimpressa de Weiner WJ, Goetz CG, Shin RK, Lewis SL. Neurology for the Non-Neurologist, 6th Edition. Philadelphia: Wolters Kluwer, 2010.)

Essas duas categorias não são exclusivas. Várias lesões cerebrais e danos (p. ex., hemorragia intracerebral e lesão cerebral traumática) podem causar edema tanto citotóxico quanto vasogênico.

Dois outros tipos de edema cerebral a serem considerados são o *edema intersticial* (também conhecido como edema transependimário ou hidrostático) e o *edema osmótico*.

O **edema intersticial** é o resultado de hidrocefalia obstrutiva, quando o fluxo do líquido cerebrospinal (LCS) a partir dos ventrículos é bloqueado, e o LCS é, então, forçado para dentro do interstício do cérebro pela alta pressão no sistema ventricular.

O **edema osmótico** é devido a uma diminuição da osmolaridade plasmática (p. ex., no contexto da síndrome de secreção inapropriada de hormônio antidiurético [SIADH, do inglês *syndrome of inappropriate antidiuretic hormone secretion*] ou com rápida redução da glicose em pacientes com estado hiperglicêmico hiperosmolar). Em circunstâncias normais, a osmolaridade do LCS e do líquido cerebral extracelular é menor que a do plasma. Se a osmolaridade do plasma cair, haverá deslocamento de líquido para dentro do cérebro.

Por que o edema cerebral é importante? Porque o crânio é um espaço fixo, de modo que qualquer aumento no volume de seu conteúdo pode resultar em elevação da PIC, o que nos leva ao próximo tópico.

Pressão intracraniana elevada

Fisiologia

A PIC é a pressão dentro do crânio[1]. No século XVIII, dois cirurgiões escoceses, chamados Alexander Monro e George Kellie, formularam uma hipótese que continua sendo a maneira mais clara de considerar a PIC. *A doutrina de Monro-Kellie*, como é atualmente conhecida, afirma que o volume intracraniano é formado por três componentes – sangue, LCS e tecido cerebral – e que esse volume precisa permanecer constante. Qualquer aumento em um dos componentes deve levar, portanto, a uma redução em um ou em ambos os outros dois componentes.

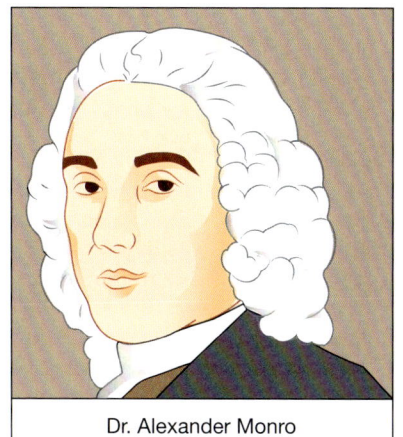

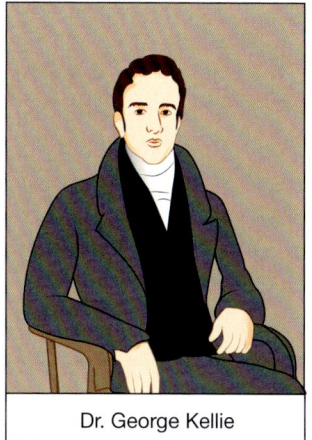

Dr. Alexander Monro   Dr. George Kellie

Vamos dar um exemplo de um tumor cerebral em crescimento. À medida que o tumor cresce, o componente tecidual do volume intracraniano se expande e, como o crânio é pouco complacente, até mesmo esse pequeno aumento de volume leva a um aumento relativamente grande da pressão. Entretanto, esse aumento de pressão é rapidamente amortecido pelo deslocamento dos outros compartimentos. Em geral, o volume de LCS é o primeiro a diminuir para compensar. Com o tempo, se o tumor continua se expandindo, o volume de sangue também diminuirá (resultando em isquemia), e, por fim, o próprio tecido cerebral será deslocado, forçado a sofrer herniação para fora do crânio.

---

[1] A PIC normal é de aproximadamente 5 a 15 mmHg no adulto em decúbito dorsal.

A LCS — Cérebro — Sangue

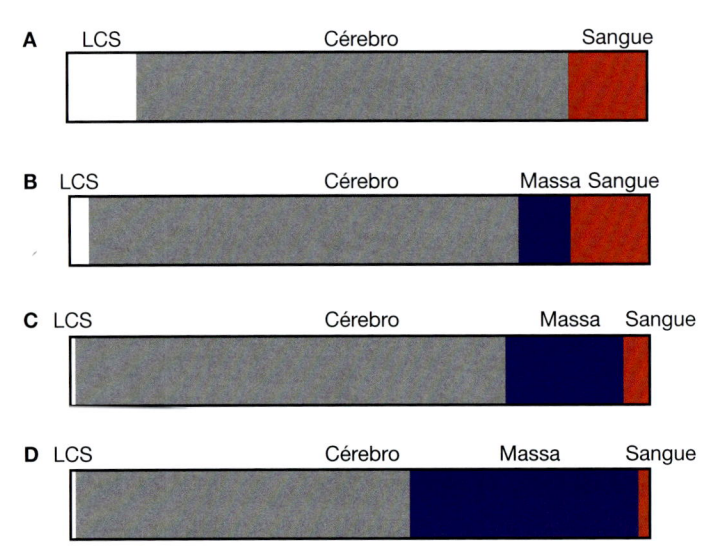

B LCS — Cérebro — Massa Sangue

C LCS — Cérebro — Massa Sangue

D LCS — Cérebro — Massa Sangue

O volume intracraniano é composto por três componentes: o LCS, o tecido cerebral e o sangue (*A*). Na presença de uma lesão expansiva em crescimento, o LCS tende a ser o primeiro a diminuir (*B*), seguido do volume sanguíneo (*C*) e, por fim, do tecido cerebral (*D*).

Aqui está mais uma maneira de considerar a PIC. Como acabamos de discutir, a ocorrência de mudanças de pressão dentro do crânio pode afetar o fluxo sanguíneo. Para que possa perfundir adequadamente o cérebro, o sangue precisa ser bombeado contra um gradiente de pressão. Se você já encheu uma bola de basquete, você experimentou isso em primeira mão. No início, a bola é complacente – nada parecida com o crânio –; entretanto, conforme ela infla, as paredes tornam-se rígidas, e a pressão interna aumenta. Quanto mais a pressão aumenta, mais difícil é bombear ar para dentro da bola. O mesmo esforço que, no início, bombeava facilmente ar para dentro da bola torna-se cada vez menos efetivo até falhar: ele não consegue mais superar a pressão dentro da bola, e a entrada de ar cessa. O processo fisiológico que permite a perfusão do cérebro é praticamente o mesmo. O coração e as artérias geram uma pressão arterial que força o sangue nos vasos sanguíneos dentro do crânio. A diferença entre essa pressão (a pressão arterial média [PAM]) e a pressão dentro do crânio (a PIC) é denominada pressão de perfusão cerebral (PPC) e é definida como o gradiente de pressão efetivo que provoca o fluxo de sangue para o cérebro.

$$PPC = PAM - PIC$$

Quando ocorre elevação da PIC, a PPC diminui, resultando em falta de fluxo sanguíneo para o cérebro e isquemia subsequente.

Quadro 14.1 Autorregulação cerebral

Como mantemos o fluxo sanguíneo cerebral (FSC) e a PPC estáveis quando ocorrem flutuações drásticas na pressão arterial sistêmica? Por que nem sempre desmaiamos imediatamente ou mesmo sofremos um AVC quando nossa pressão arterial sistêmica cai? Por outro lado, por que não apresentamos sangramento imediato em nosso cérebro quando a pressão arterial sistêmica aumenta?

(Continua)

Quadro 14.1 Autorregulação cerebral *(Continuação)*

A autorregulação cerebral é o processo pelo qual a vasoconstrição e a vasodilatação mantêm o FSC estável ao longo de uma faixa de valores de PPC. À medida que ocorre elevação da pressão arterial e a PPC aumenta, os vasos intracranianos sofrem vasoconstrição, aumentando a resistência e, assim, mantendo o FSC estável e, consequentemente, a PIC. Quando a pressão arterial cai e a PPC diminui, ocorre vasodilatação dos vasos intracranianos, diminuindo a resistência para permitir que a PPC mais baixa mantenha um FSC estável e uma perfusão adequada do cérebro. A fisiopatologia precisa que possibilita a vasodilatação e a vasoconstrição apropriadas não está bem definida (parece haver fatores metabólicos, autonômicos e miogênicos envolvidos), porém o processo é efetivo: a maioria das pessoas tem a capacidade de manter um FSC estável ao longo de uma faixa de aproximadamente 50 a 150 mmHg de PPC. Quando os limites da autorregulação são ultrapassados, os vasos sanguíneos sofrem colapso (como resultado de seu enchimento insuficiente) ou são forçadamente dilatados (devido ao excesso de pressão). Como resultado, podem ocorrer isquemia e hemorragia, respectivamente.

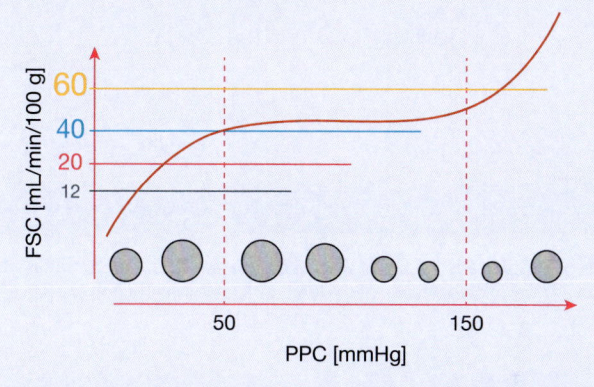

Por meio de vasoconstrição e vasodilatação, a autorregulação cerebral possibilita um FSC estável ao longo de uma faixa de aproximadamente 50 a 150 mmHg de PPC.

Causas e apresentação da PIC elevada

As causas comuns de aumento da PIC incluem as seguintes:
- **Lesões expansivas** (tumores cerebrais, abscessos intracranianos, hematomas).
- **Edema cerebral** (em decorrência de AVC isquêmico maciço, lesão cerebral traumática grave, lesões expansivas).
- **Obstrução do fluxo venoso** (trombose do seio venoso).
- **Hidrocefalia obstrutiva** (acúmulo excessivo de LCS como resultado de bloqueio mecânico do fluxo de LCS, frequentemente causado por tumores ou outras lesões expansivas).
- **Hidrocefalia comunicante** (acúmulo excessivo de LCS na ausência de obstrução mecânica); existem duas causas principais:
  - *Diminuição da absorção de LCS* (secundária à infecção intracraniana, que pode entupir as granulações aracnóideas com exsudato inflamatório e, dessa maneira, impedir a absorção de LCS; hemorragia subaracnóidea, que pode ter o mesmo efeito com o sangue; e metástase leptomeníngea, com células tumorais).
  - *Aumento da produção de LCS* (secundário a tumores produtores de LCS, como papilomas do plexo corióideo).

A PIC elevada manifesta-se, com mais frequência, com sintomas relativamente inespecíficos, como cefaleia (que se acredita seja o resultado da pressão exercida sobre as fibras de dor do NC V que seguem o seu trajeto na dura-máter e nos vasos sanguíneos), náusea, vômitos e consciência deprimida (presumivelmente como resultado de distorção do sistema reticular ativador do tálamo e do tronco encefálico, que medeia o estado de alerta e atenção).

Os sinais ao exame podem incluir papiledema (edema da cabeça do nervo óptico, devido à elevação da PIC) e paralisia do NC VI (devido à pressão sobre o nervo na base do crânio). O desenvolvimento da denominada *tríade de Cushing* – bradicardia, hipertensão e depressão respiratória – pode indicar herniação iminente. Veja a página 363 para uma discussão das síndromes de herniação específicas.

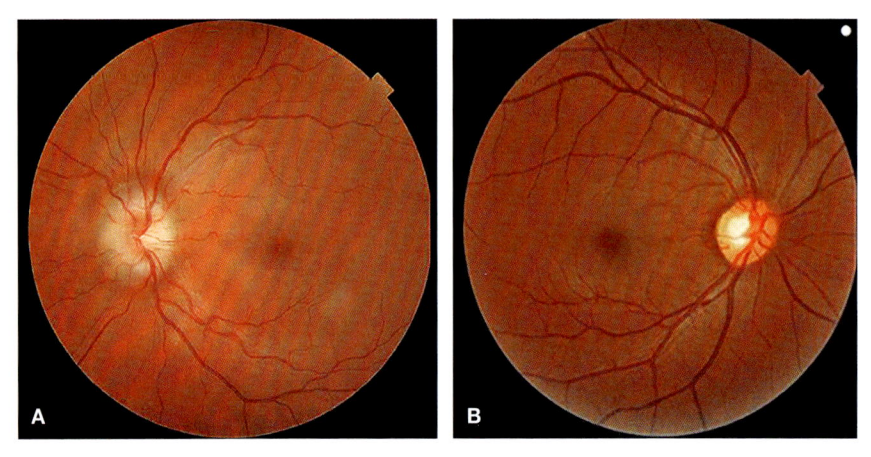

(A) Papiledema visualizado na fundoscopia. Observe as margens borradas da cabeça do nervo óptico. (B) Disco do nervo óptico normal e bem definido para comparação. (Modificada de Freddo TF, Chaum E. *Anatomy of the Eye and Orbit*. Wolters Kluwer; 2017.)

Manejo da PIC elevada

Os pacientes que correm *risco de elevação da PIC* – aqueles com tumores agudamente hemorrágicos, por exemplo, ou com AVC maciço da artéria cerebral média (ACM) – devem ser tratados com um conjunto orientador de princípios e estratégias de tratamento conhecido como "precauções da PIC", que tentam evitar uma maior elevação da pressão e diminuir seus efeitos a jusante. Essas precauções incluem manutenção da normotensão, normotermia e euglicemia, mantendo a cabeceira do leito elevada em 30°.

O manejo da *PIC agudamente elevada* envolve várias etapas:

- **Estabilização hemodinâmica** (lembre-se do ABC: vias aéreas (de ***a****irway*), pressão arterial [de ***b****lood pressure*] e **c**irculação). Isso evita que sejam alcançados valores fora da janela de autorregulação cerebral e assegura um fluxo sanguíneo cerebral estável.
- A **sedação** diminui a atividade metabólica cerebral, o que, por sua vez, reduz o volume sanguíneo cerebral e a PIC.

- A **hiperventilação** provoca vasoconstrição cerebral, o que também reduz o volume sanguíneo cerebral e a PIC (em geral, trata-se de uma medida temporária e não deve ser realizada por mais de 15 minutos, visto que a vasoconstrição prolongada pode aumentar o risco de AVC e resultar em um pico de rebote da PIC).
- **Agentes osmóticos hipertônicos**, como manitol e solução salina hipertônica, podem ser administrados para extrair líquido do tecido cerebral para os vasos sanguíneos, diminuindo temporariamente o edema tanto vasogênico quanto citotóxico. A palavra-chave aqui é *temporariamente*: esses agentes fazem você ganhar tempo, porém não resolvem o problema subjacente.
- A **descompressão cirúrgica** é outra opção, frequentemente realizada por hemicraniectomia, em que uma grande parte do crânio é retirada para possibilitar a expansão do tecido cerebral edemaciado e reduzir a PIC. O momento ideal da cirurgia e os pacientes que podem ser os melhores candidatos cirúrgicos continuam sendo objeto de discussão. Em geral, a hemicraniectomia demonstrou ser um procedimento que *salva vidas*, mas nem sempre um procedimento que melhora a *qualidade de vida*, visto que a cirurgia pode deixar o paciente extremamente incapacitado. Sempre que possível, é importante discutir os riscos e os benefícios da cirurgia com pacientes que correm risco de crises precoces de PIC, de modo a determinar se o tratamento cirúrgico, caso venha a ser considerado, está dentro das metas de cuidados desses pacientes.

Quadro 14.2 Posturas decorticada e descerebrada

O termo *postura* refere-se à flexão ou à extensão anormais dos membros, que ocorrem de maneira espontânea ou em resposta a um estímulo externo, como dor, e podem indicar lesão cerebral grave.

A **postura decorticada** caracteriza-se por flexão do braço no tórax e extensão da perna com rotação medial dos pés. A postura decorticada indica dano aos hemisférios cerebrais acima do núcleo rubro, uma estrutura localizada no mesencéfalo que está envolvida na coordenação motora.

A **postura descerebrada** pode ser clinicamente diferenciada da postura decorticada pela presença de *extensão* dos membros *tanto* superiores *quanto* inferiores. É causada por dano ao tronco cerebral *abaixo* do nível do núcleo rubro. A progressão da postura decorticada para a postura descerebrada pode indicar hérnia uncal ou tonsilar (ver páginas 365–366).

Na realidade, a distinção clínica entre as posturas decorticada e descerebrada é, com frequência, de pouco valor para a localização. O fato aqui é que qualquer tipo de postura anormal constitui um sinal ameaçador e indica, com mais frequência, uma patologia subjacente perigosa e um prognóstico sombrio.

(Continua)

Quadro 14.2 Posturas decorticada e descerebrada *(Continuação)*

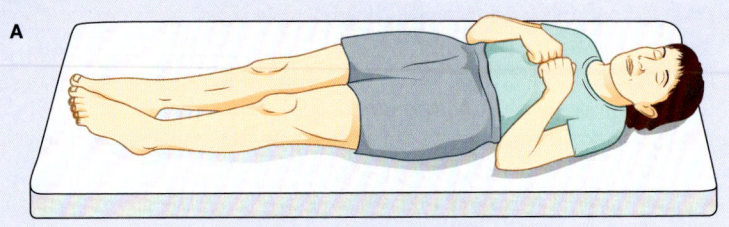

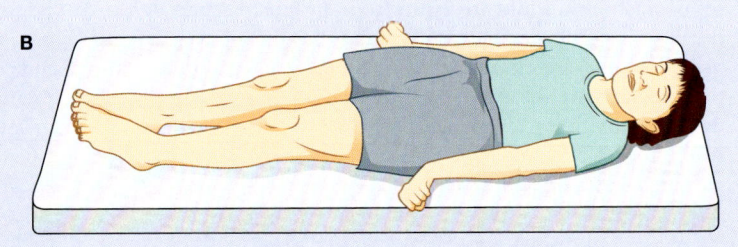

A

B

Aqui está um tipo útil de mnemônico: a postura deCORticada (A) apresenta flexão dos braços no centro ("*CORE*") do corpo, enquanto a postura descErebrada (B) apresenta os braços em Extensão.

Quadro 14.3 Monitoramento da PIC

Pode-se utilizar o monitoramento invasivo da PIC na UTI neurológica ou neurocirúrgica em pacientes que correm alto risco de desenvolver PIC elevada e para os quais o monitoramento tem o potencial de orientar significativamente o manejo e, espera-se, melhorar o resultado clínico. O monitoramento intraventricular com cateter cirurgicamente inserido no sistema ventricular possibilita um monitoramento mais preciso que, quando indicado, também pode tratar a PIC elevada por meio de drenagem do LCS. Algumas vezes, são também utilizados dispositivos intraparenquimatosos.

Forma de onda de PIC normal

Uma forma de onda de PIC normal medida por um monitor de PIC. P1 correlaciona-se com o pulso arterial, P2, com a complacência cerebral, e P3, com o fechamento da valva aórtica. A PIC normal é de 5 a 15 mmHg no adulto em decúbito dorsal.

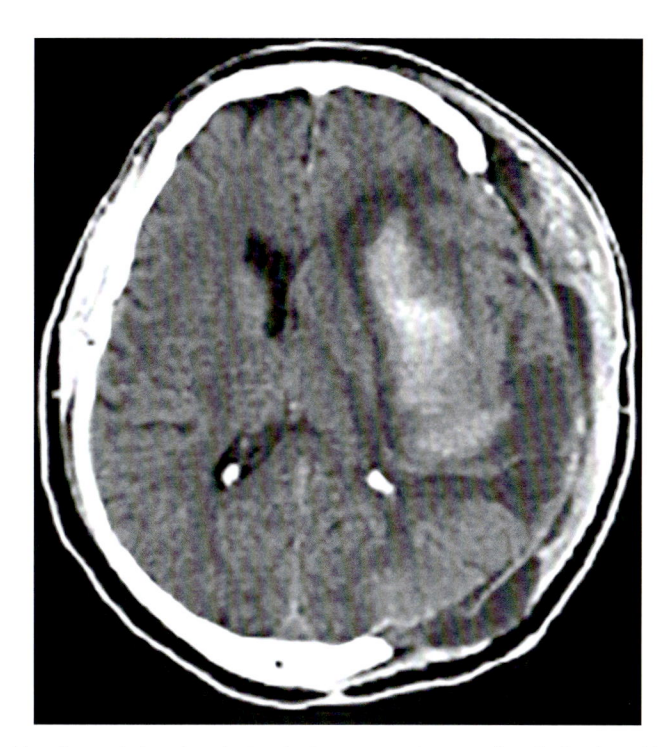

TC realizada vários dias após hemicraniectomia descompressiva, com herniação de tecido cerebral edematoso através do defeito craniano de hemicraniectomia. A hemicraniectomia possibilita uma maior complacência do crânio e a expansão do volume intracraniano ao substituir o osso duro do crânio por pele mais elástica. (Reimpressa de Louis ED, Mayer SA, Rowland LP. *Merritt's Neurology*, 13th ed. Wolters Kluwer; 2013.)

Síndromes de herniação

Para o bem ou para o mal, existem diversas maneiras pelas quais o tecido cerebral pode ser forçado a entrar em locais onde não deveria estar. É importante ser capaz de reconhecer essas diferentes síndromes – tanto clínica quanto radiograficamente – para que você possa entrar rapidamente em ação.

A herniação aqui é definida como o deslocamento de tecido cerebral de sua posição normal dentro do crânio. Antes de entrarmos nos detalhes, é importante compreender por que isso pode ser tão devastador. O deslocamento pode resultar em compressão de artérias e veias de importância crítica (causando isquemia ou hemorragia), bem como em lesões por esmagamento do próprio tecido cerebral. Como o crânio é, de fato, apenas uma esfera dura com um único orifício de aproximadamente 3 cm de diâmetro na base (o forame magno), a única saída real é para baixo. Consequentemente, a via comum final dos padrões de herniação listados a seguir é a compressão do tronco encefálico, resultando em danos às vias que controlam as funções respiratória e cardíaca e, por fim, em morte. Quando ocorre elevação da PIC, para onde o tecido cerebral pode ir? Existem várias possibilidades:

- De um lado do crânio para o outro (herniação subfalcial).
- Da parte superior do crânio para a base (herniação central).
- Do lado do crânio para a base (herniação uncal).
- Da base do crânio para fora do crânio (herniação tonsilar).
- Do interior para fora do crânio, através de uma fratura ou abertura de sítio cirúrgico no crânio (herniação transcalvária).

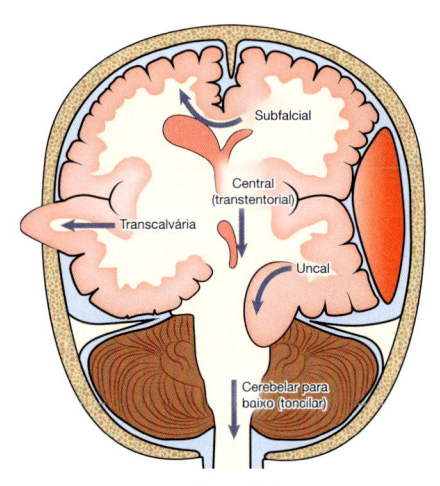

Os vários padrões de herniação.

A **herniação subfalcial** é o padrão de herniação mais comum. Ocorre quando a parte mais interna do lobo frontal é forçada abaixo da foice do cérebro (a lâmina de dura-máter que divide os hemisférios cerebrais direito e esquerdo). A herniação subfalcial é, com frequência, um precursor de outros tipos de herniação mais perigosos. A apresentação é frequentemente inespecífica: a cefaleia e o aumento da sonolência constituem as manifestações mais comuns. Pode ocorrer fraqueza dos membros inferiores devido à compressão da artéria cerebral anterior. O tronco encefálico é geralmente poupado.

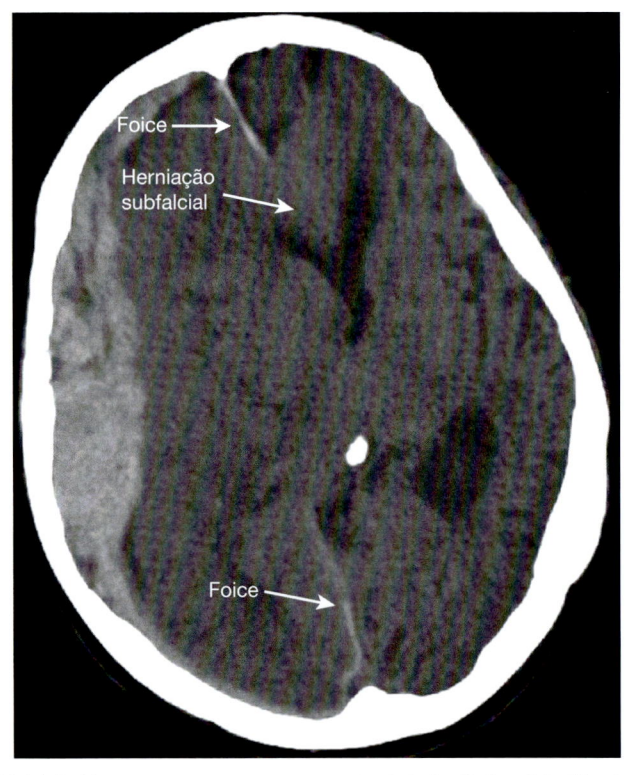

Herniação subfalcial devido a sangramento em expansão do lado direito. (Modificada de Daffner RH, Hartman M. *Clinical Radiology*. 4th ed. Wolters Kluwer; 2013.)

A **herniação uncal** caracteriza-se pelo deslocamento do lobo temporal medial (i.e., o "unco") abaixo do tentório do cerebelo (a lâmina de dura-máter que recobre o cerebelo) e na cisterna suprasselar (localizada acima da sela turca e abaixo do hipotálamo). A paralisia do NC III ipsilateral, que resulta de compressão do nervo, e a hemiparesia contralateral, um resultado da compressão do trato corticospinal que segue o seu trajeto dentro do pedúnculo cerebral do mesencéfalo, constituem sinais que devem ser observados.

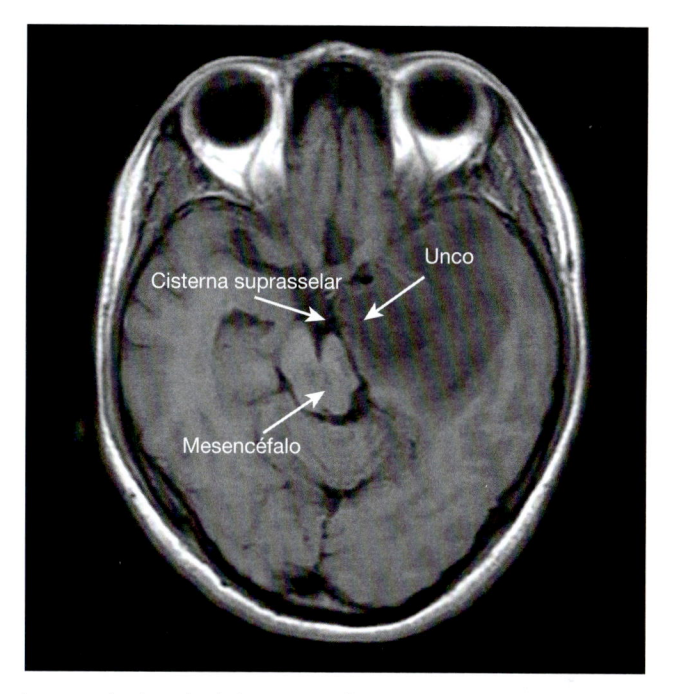

Herniação uncal, caracterizada pelo deslocamento do unco, resultando em compressão do mesencéfalo. (Modificada de Strayer DS, Saffitz JE, Rubin E. *Rubin's Pathology*. 8th ed. Wolters Kluwer; 2019.)

Quadro 14.4 Fenômeno de Kernohan

A hemiparesia ipsilateral, um denominado falso sinal de localização, pode ocorrer quando o cérebro é comprimido contra a borda oposta do tentório. Trata-se do denominado fenômeno de Kernohan. Por exemplo, um hematoma subdural do lado direito pode causar deslocamento do cérebro para a esquerda, resultando em compressão das fibras motoras descendentes localizadas no mesencéfalo anterior esquerdo contra o tentório do cerebelo esquerdo (na incisura de Kernohan, daí o seu nome). O resultado consiste em fraqueza do lado direito causada por sangramento subdural do lado direito.

Ocorre **herniação tentorial central** quando os hemisférios cerebrais são forçados para baixo através do tentório. Isso pode causar compressão do terço bilateral dos nervos cranianos (causando pupilas dilatadas bilaterais e desvio do olhar "para baixo e para fora"), bem como compressão das artérias cerebral posterior e basilar (resultando em isquemia da circulação posterior).

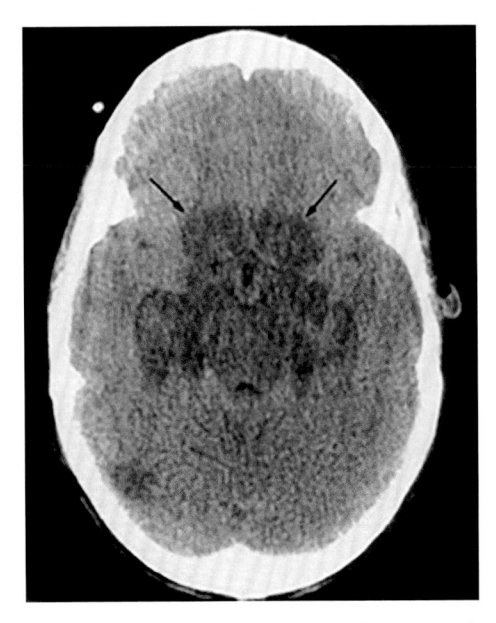

Herniação tentorial central (as setas apontam para áreas de infarto causadas pelo deslocamento dos hemisférios cerebrais para baixo). (Reimpressa de Shrier DA, Shibata DK, Wang HZ, Numaguchi Y, Powers JM. Central brain herniation secondary to juvenile diabetic ketoacidosis. *Am J Neuroradiol.* 1999;20(10):1885-1888.)

A **herniação tonsilar** caracteriza-se pelo deslocamento das tonsilas do cerebelo para baixo, através do forame magno, resultando em compressão do tronco encefálico e da medula espinal superior. Os estágios iniciais da herniação tonsilar frequentemente passam despercebidos, visto que, em geral, não há alterações pupilares no exame. Em vez disso, a cefaleia, a rigidez de nuca e a sonolência crescente são seguidas de postura extensora, insuficiência respiratória e colapso circulatório devastador.

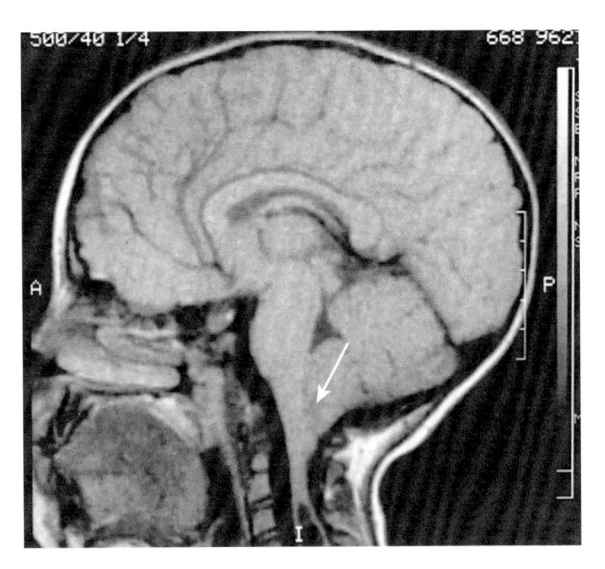

Hérnia tonsilar. A seta aponta para o deslocamento das tonsilas do cerebelo para baixo. (Modificada de Nelson LB, Olitsky SE. *Harley's Pediatric Ophthalmology.* 6th ed. Wolters Kluwer; 2013.)

Morte cerebral

A morte cerebral é definida como a ausência completa e irreversível de todas as funções do cérebro e do tronco encefálico. É quase universalmente considerada sinônimo de morte, porém o diagnóstico pode representar um desafio, visto que os protocolos e as definições variam de país para país e até mesmo de hospital para hospital. Para lhe dar uma ideia dos requisitos necessários para declarar um paciente com "morte cerebral", segue um exemplo das diretrizes de morte cerebral de uma declaração emitida por um hospital em Nova Iorque:

- Requisitos clínicos:
  - Evidência clínica ou radiográfica de lesão aguda do SNC que explique o estado de morte cerebral.
  - Ausência de quaisquer fatores de confusão, incluindo medicamentos que causem depressão da função cerebral, agentes bloqueadores neuromusculares, hipotermia, hipotensão e outros distúrbios metabólicos.
- Requisitos do exame neurológico:
  - O paciente está em estado comatoso.
  - O paciente não tem reflexos do tronco encefálico (ver página 427).
  - O paciente não apresenta resposta motora à dor[2].
- Teste de apneia positivo:
  - O teste de apneia é realizado após todos os critérios acima terem sido preenchidos. O objetivo é comprovar a ausência da resposta respiratória mediada pelo tronco encefálico (i.e., ausência de respiração espontânea), apesar da intensa estimulação para respirar (pressão parcial arterial de dióxido de carbono [$PaCO_2$] >60 mmHg).

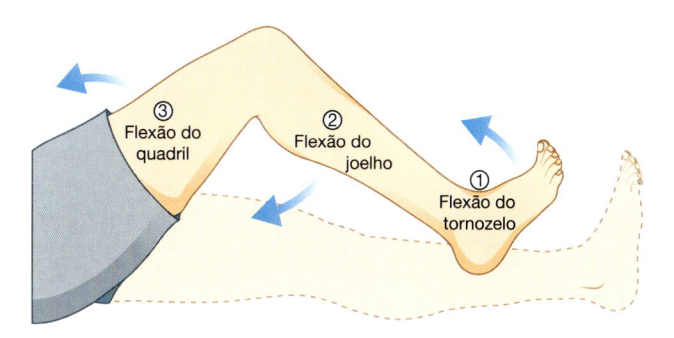

Resposta de flexão tripla (ver rodapé[2]).

---

[2] É importante assinalar que os reflexos espinais podem persistir e parecer volitivos. A resposta de *flexão tripla* é um exemplo comum, que se caracteriza pela flexão do pé, da perna e da coxa em resposta a estímulos dolorosos do membro inferior. Trata-se de um reflexo espinal estereotipado, e não de uma resposta de retirada voluntária.

Se alguns dos critérios anteriores não puderem ser adequadamente preenchidos ou avaliados, a realização de testes confirmatórios pode ajudar a estabelecer o diagnóstico. Por exemplo, o eletrencefalograma (EEG) mostrará uma ausência completa de atividade elétrica cerebral, incluindo falta de reatividade à estimulação externa. A angiografia habitualmente revela a ausência de fluxo sanguíneo dentro das artérias intracranianas.

Não há relatos conhecidos de recuperação neurológica após um diagnóstico confirmado de morte cerebral.

Quadro 14.5 Coma e estado vegetativo persistente

Existe uma diferença entre coma e estado vegetativo persistente. O *coma* é um estado de ausência de responsividade do qual o paciente não pode ser despertado. Um paciente comatoso não despertará, mesmo com estímulos fortes e contínuos, e é incapaz de reagir de maneira significativa com o ambiente.

O *estado vegetativo persistente* é um estado de vigília, sem consciência. Os pacientes não têm consciência de si mesmos ou de seu ambiente. Não demonstram qualquer movimento intencional ou qualquer evidência de compreensão ou expressão da linguagem. Entretanto, eles frequentemente mantêm ciclos normais de sono/vigília, e tanto o tronco encefálico quanto os reflexos espinais podem estar preservados. As diretrizes variam, porém o estado vegetativo persistente é geralmente considerado permanente depois de 3 meses a 1 ano, dependendo da etiologia. Uma recuperação significativa depois desse ponto é rara.

Quadro 14.6 Prognóstico após parada cardíaca

Uma das tarefas mais difíceis de um neurologista é ajudar a estabelecer o prognóstico de um paciente após a ocorrência de parada cardíaca. Várias outras equipes de UTI frequentemente solicitam ajuda para determinar a probabilidade de recuperação neurológica de um paciente, visto que o fato de ter uma noção do prognóstico do paciente os ajudará a orientar o manejo subsequente. E, naturalmente, as famílias querem obter respostas o mais rápido possível: minha mãe/pai/cônjuge/parceiro sobreviverá? E, em caso de resposta afirmativa, como será essa sobrevivência?

Infelizmente, muitas vezes é difícil responder a essas perguntas (a exceção é a morte cerebral: quando confirmada, sabemos que o paciente não se recuperará). O exame neurológico é que tem melhor valor prognóstico. A ausência de reflexos do tronco encefálico e a falta de qualquer resposta motora intencional a estímulos dolorosos prenunciam um prognóstico sombrio, sugerindo uma baixa probabilidade de alcançar qualquer independência funcional. Em geral, o EEG e o exame de imagem do cérebro são menos úteis: padrões "malignos" de EEG (como surto-supressão e supressão com descargas periódicas contínuas) e a perda da diferenciação da substância cinzenta/branca na TC associada à lesão anóxica são achados preocupantes, porém raramente pacientes ainda podem se recuperar. Mesmo na presença de um

(Continua)

Quadro 14.6 Prognóstico após parada cardíaca *(Continuação)*

exame que revela um mau estado (ausência dos reflexos do tronco encefálico, exceto reflexos da córnea, por exemplo, e ausência de resposta motora à dor) e EEG de surto-supressão, ainda podemos oferecer orientação e ajudar a preparar as famílias para o que provavelmente ocorrerá, mas não podemos declarar nada com certeza.

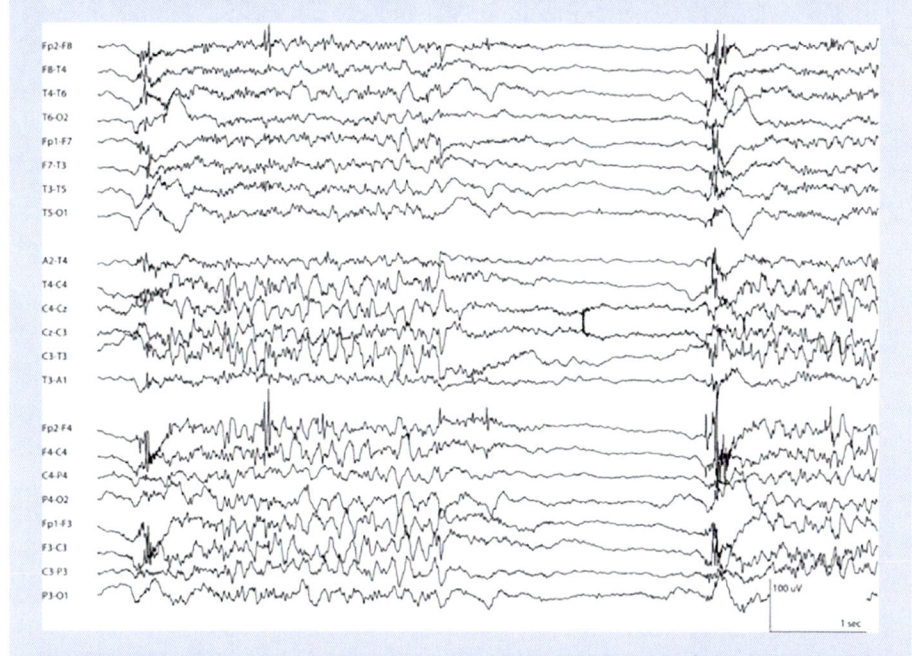

O padrão de surto-supressão caracteriza-se por surtos de ondas agudas de alta voltagem sobrepostas a um fundo suprimido nos demais aspectos e é considerado um dos padrões de EEG altamente malignos associado a um prognóstico sombrio. (Reimpressa de Stern JM. *Atlas of EEG Patterns*. 2nd ed. Wolters Kluwer; 2013.)

CASO 14

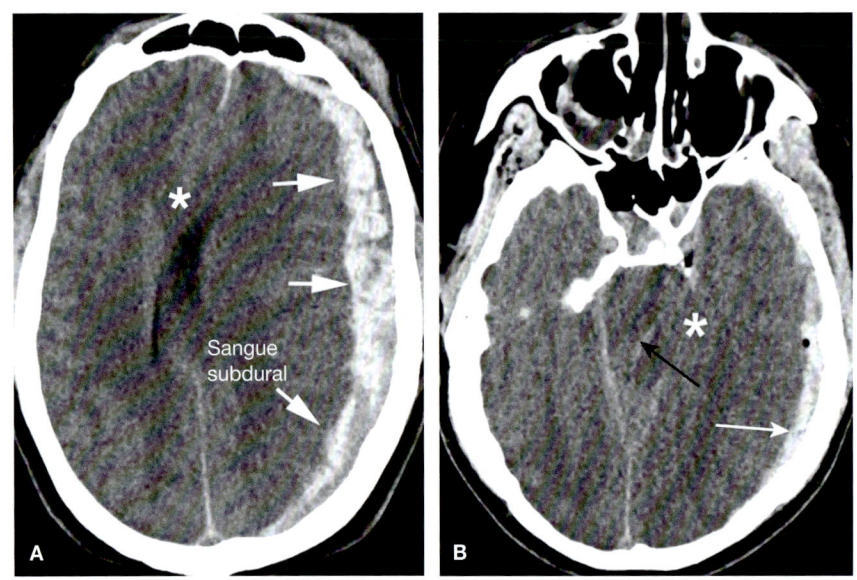

As setas brancas apontam para o sangue subdural. Os asteriscos marcam exemplos de herniação subfalcial em (A); uncal em (B). A seta preta aponta para uma hemorragia de Duret. (Modificada de Daffner RH, Hartman M. *Clinical Radiology*. 4th ed. Wolters Kluwer; 2013.)

Acompanhamento de sua paciente: A TC de Neha mostra um hematoma subdural agudo do lado esquerdo, causando deslocamento significativo da linha média para a direita e herniação tanto subfalcial quanto uncal. A compressão do tronco encefálico resultou na denominada hemorragia de Duret dentro da ponte – trata-se de pequenos sangramentos lineares que frequentemente estão associados a herniação uncal ou descendente, provavelmente devido à ruptura de ramos arteriais ou de veias de drenagem. No momento em que você analisa o resultado do exame, você sabe que o sangramento é devastador; as chances de recuperação significativa dessa paciente são poucas. Você sai da sala de exames de imagem para falar com a família, que está esperando por você no corredor. A filha tem em mãos a documentação de não ressuscitar/não entubar a sua mãe, e a família está de acordo de que Neha – uma mulher decididamente independente que, ao longo dos últimos anos, tinha recusado aceitar qualquer ajuda de um auxiliar de saúde domiciliar e resistido ao uso de um andador, apesar de sofrer várias quedas – não gostaria que fosse tomada nenhuma medida extraordinária. A paciente é, então, internada na unidade de cuidados paliativos e começa a receber morfina para a dor. Ela falece em paz várias horas depois.

Você agora já sabe:

- Como diferenciar o edema vasogênico do edema citotóxico. O edema vasogênico é causado, com mais frequência, por lesões expansivas e possui uma aparência digitiforme característica na TC, que preserva a borda da substância branca-cinzenta. O edema citotóxico é mais frequentemente causado por isquemia aguda e produz borramento da borda da substância branca-cinzenta na TC.
- Quando suspeitar clinicamente de PIC elevada (as grandes dicas incluem cefaleia, náusea, vômitos e agravamento da sonolência no contexto clínico apropriado) e os primeiros passos no manejo da elevação aguda da PIC.
- Como reconhecer os principais padrões de herniação – herniação subfalcial, uncal, central e tonsilar – tanto clínica quanto radiograficamente.
- Que a postura decorticada, caracterizada pela flexão dos membros superiores no tórax e extensão dos membros inferiores, é causada por dano cerebral acima do nível do núcleo rubro. A lesão abaixo do núcleo rubro pode resultar em postura descerebrada, que se distingue clinicamente da postura decorticada pela extensão dos membros superiores.
- Como considerar a morte cerebral e os possíveis desafios envolvidos no seu diagnóstico.

15 Alteração do estado mental

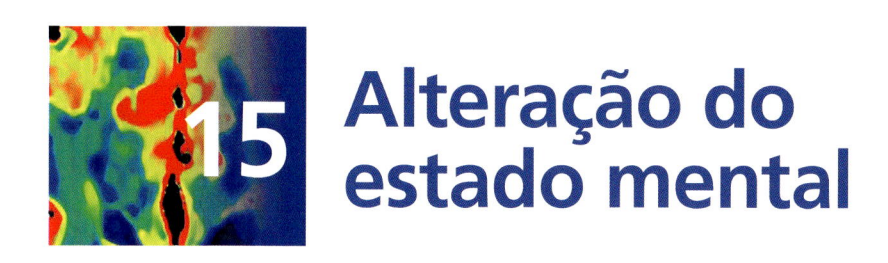

Neste capítulo, você aprenderá:

1. O que queremos dizer quando falamos de alteração do estado mental (AEM).

2. Como diferenciar encefalopatia de afasia.

3. Como distinguir as causas neurológicas primárias das causas secundárias de AEM.

4. As causas neurológicas primárias mais comuns – e mais perigosas – de AEM que exigem a nossa atenção; forneceremos também uma revisão rápida, porém abrangente, das causas secundárias tóxicas, metabólicas, cardíacas e infecciosas da AEM, entre outras.

CASO 15

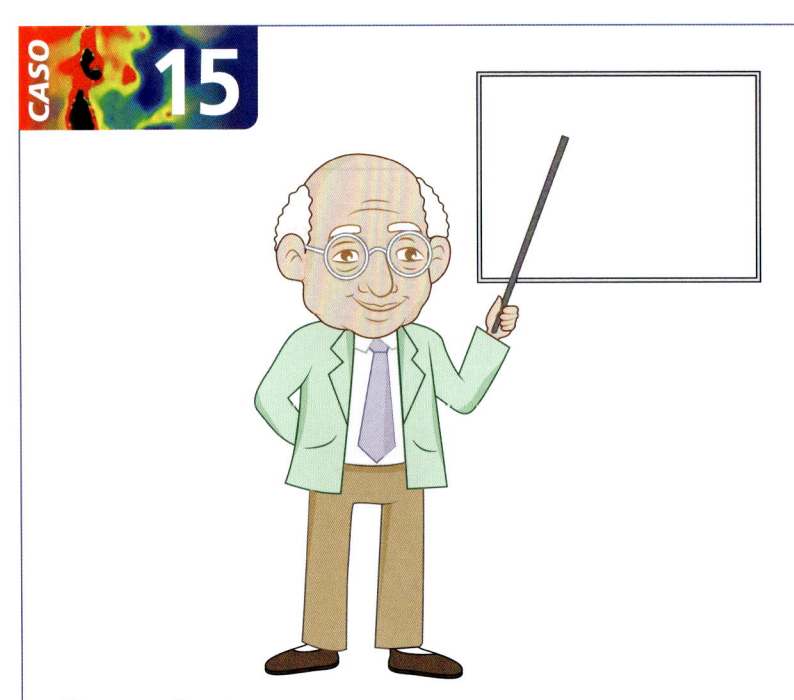

Seu paciente: Donald, um professor aposentado de 88 anos de idade, é levado ao serviço de emergência (SE) pela esposa, que o encontrou caído sobre o assento do vaso sanitário cedo, esta manhã. Seus olhos estavam fechados, e ele não respondia a estímulos vocais ou físicos. Donald tem uma história de hipertensão e diabetes melito. Ele também foi diagnosticado com uma infecção do trato urinário há 3 dias, para a qual está tomando antibióticos. Na chegada ao hospital, ele ainda não respondia. Não tem febre, e a pressão arterial é 110/75 mmHg. O enfermeiro de triagem do setor de emergência chama um membro da equipe de acidente vascular cerebral (AVC) por alteração do estado mental, e você encontra o paciente e a sua esposa no corredor fora da sala de tomografia computadorizada (TC). Qual é o próximo passo no manejo desse paciente?

A **alteração do estado mental** é uma das queixas principais e mais comuns encontradas por neurologistas. Mas o que realmente significa um paciente apresentar AEM? AEM é um termo genérico vago, que geralmente descreve pacientes que, de alguma forma, estão fora de sua condição cognitiva basal. Pode significar estar confuso, desorientado, delirante, esquecido, sonolento e até mesmo comatoso.

O primeiro passo na identificação do problema é distinguir as causas primárias de AEM do sistema nervoso central (SNC) – como convulsão, encefalite ou doença de Alzheimer – das causas secundárias – como hipo ou hiperglicemia, infecção sistêmica ou uremia.

No Capítulo 1, já ressaltamos uma característica que precisa ser repetida: a distinção entre causas neurológicas e não neurológicas de AEM é difícil, algumas vezes até mesmo impossível. Se houver qualquer achado focal novo no exame, assuma que a AEM do paciente constitui o resultado de uma causa neurológica primária até prova em contrário (e, algumas vezes, *haverá* prova em contrário; por exemplo, no contexto de hipo e hiperglicemia; ver página 377).

Se, após uma investigação abrangente ou até mesmo na ausência de achado focal, não houver nenhuma explicação alternativa para a AEM do paciente – ausência de distúrbio metabólico, ausência de infecção sistêmica subjacente –, provavelmente caberá ao neurologista descobrir o que está ocorrendo.

Antes de abordarmos rapidamente as causas multifatoriais da AEM, é necessário fazer uma distinção crucial.

Encefalopatia versus afasia

À semelhança da AEM, a *encefalopatia* é um termo vago, frequentemente definido como qualquer tipo de "disfunção cerebral". Não é a melhor definição. Os neurologistas consideram um paciente com encefalopatia como um indivíduo globalmente confuso (*delirante* é essencialmente um sinônimo; ver Quadro 15.1). O termo tem conotações de causas não neurológicas de AEM, como uremia, insuficiência hepática, hipo ou hiperglicemia, uso de substâncias ilícitas ou ingestão de toxinas (nesses casos, utiliza-se o termo *encefalopatia tóxica e metabólica*). Entretanto, problemas neurológicos difusos – como encefalite ou infartos cerebrais dispersos multifocais – também podem causar encefalopatia.

Quadro 15.1 Delirium

A diferença precisa entre *encefalopatia* e *delirium* é nebulosa, e se você perguntar a 20 neurologistas (como fizemos), provavelmente você obterá 20 respostas diferentes (como aconteceu conosco!). Todavia, em geral, o termo *encefalopatia* é utilizado quando existe algum tipo de patologia subjacente conhecida ou suspeita, seja ela tóxica e metabólica ou neurológica primária, enquanto o termo *delirium* frequentemente é usado no contexto de nenhuma causa bem definida (p. ex., para descrever um paciente idoso que fica confuso à noite). A *encefalopatia* também pode se referir a pacientes comatosos (p. ex., um paciente com insuficiência hepática terminal, que se torna cada vez mais sonolento e, por fim, não reativo, é diagnosticado com *encefalopatia hepática*), enquanto pacientes delirantes estão confusos, porém conscientes.

A marca registrada de um paciente com encefalopatia que está consciente é a *desatenção*: o paciente normalmente necessita de reorientação e redirecionamento frequentes. Por exemplo, se um paciente com encefalopatia for solicitado a efetuar uma contagem regressiva a partir de 20, ele pode chegar até 17 e, em seguida, se desligar, começar a falar sobre algo totalmente diferente ou até mesmo adormecer, exigindo estímulos vocais e/ou físicos repetidos para continuar a contagem. A sonolência que aparece e desaparece e a desorientação também constituem características comuns de pacientes com encefalopatia.

Pacientes com afasia podem aparentar ter encefalopatia, particularmente aqueles com afasia de Wernicke (ver página 59), que não conseguem obedecer a comandos e cuja fala frequentemente parece incoerente. Entretanto, diferentemente da encefalopatia, a afasia deve-se a uma doença neurológica *focal*, tendo como causa mais comum o AVC, além de ser a mais urgente a ser reconhecida.

Assim, como você poderia distinguir entre afasia e encefalopatia? Os pacientes com afasia geralmente não apresentam desatenção. Em geral, são totalmente alertas e, com frequência, parecem frustrados com a sua incapacidade de comunicar. Dependendo da localização da lesão, esses pacientes podem ou não ser capazes de repetir, obedecer a comandos ou nomear objetos. Com frequência, terão outros déficits focais no exame, incluindo fraqueza e dormência. Quanto mais pacientes com afasia você encontrar, mais facilmente será capaz de reconhecer esse distúrbio. Entretanto, o ponto mais importante é que, se não tiver certeza – e tudo bem não ter certeza, essas coisas são difíceis! –, peça ajuda. Se estiver em um hospital, isso pode significar chamar um membro da equipe de AVC. Se você acidentalmente confundir encefalopatia com afasia, a pior coisa que fez foi tomar alguns minutos do tempo de um residente de neurologia; se você confundir afasia com encefalopatia, pode perder a oportunidade de tratar ou abortar um AVC.

Causas neurológicas da AEM

A lista a seguir não é de modo algum abrangente, porém inclui as causas neurológicas primárias de AEM mais comuns – e mais importantes a serem reconhecidas. Cada item a seguir foi ou será discutido de forma detalhada em outra parte deste livro. O que precisa ser lembrado é que essas condições devem ser a prioridade e o centro de atenção quando examinar um paciente com AEM: elas representam a *razão* pela qual o paciente necessita de um neurologista, e cabe a você incluí-las ou descartá-las. Como fazer isso? Obtenha uma anamnese cuidadosa (com frequência, isso depende de informações de familiares e cuidadores, visto que os pacientes com AEM raramente são capazes de fornecer uma história meticulosa), realize um exame neurológico detalhado, descarte explicações não neurológicas alternativas e obtenha exames laboratoriais e de imagem relevantes, quando indicado.

- **Convulsão** (ver Capítulo 6). O que realmente queremos dizer aqui é o estado pós-ictal. Com mais frequência, o estado pós-ictal caracteriza-se por letargia e confusão, porém podem ocorrer também agitação e psicose. Os pacientes podem permanecer no estado pós-ictal por vários minutos a horas após a convulsão.
- **AVC isquêmico** (ver Capítulo 2). É importante lembrar que a grande maioria dos AVCs isquêmicos não apresenta AEM. A grande exceção que não deve ser omitida é a oclusão de uma artéria basilar; devido ao potencial comprometimento do sistema de ativação reticular localizado no tálamo e tronco encefálico, as oclusões da artéria basilar podem causar sonolência e até mesmo coma. É também comum constatar a presença de paralisias oculomotoras associadas, déficits dos campos visuais e vertigem.
- **AVC hemorrágico** (ver Capítulo 2). Diferentemente do AVC isquêmico, o AVC hemorrágico frequentemente apresenta uma diminuição do nível de alerta, que constitui provavelmente o resultado de elevação da pressão intracraniana (PIC) e compressão subsequente do sistema de ativação reticular.
- **Infecção do SNC** (ver Capítulo 8). Tanto a encefalite quanto a meningite podem causar AEM. Como a encefalite afeta o parênquima cerebral, ela pode e frequentemente causa tanto AEM quanto déficits focais associados. A meningite afeta as meninges sensíveis à dor, e a AEM no contexto de meningite geralmente é atribuída à dor e letargia.
- **Neoplasia maligna do SNC** (ver Capítulo 16). Grandes tumores expansivos podem causar AEM devido à PIC elevada, de forma muito semelhante à hemorragia intracerebral. A encefalite paraneoplásica tende a se manifestar com alterações subagudas da memória, do comportamento e/ou da personalidade, é frequentemente diagnosticada antes do diagnóstico de câncer e, com frequência, está associada a convulsões.

- **Demência** (ver Capítulo 7). A demência, seja ela o resultado de acúmulo de amiloide, insulto vascular repetido, hidrocefalia comunicante, infecção por vírus da imunodeficiência humano (HIV, do inglês *human immunodeficiency virus*) de longa duração ou várias outras causas, tende a se manifestar com AEM de início gradual e progressiva, que pode assumir a forma de desorientação e esquecimento, bem como alterações da personalidade e do humor.
- **Encefalopatia hipertensiva.** Elevações súbitas e graves da pressão arterial que ultrapassam o limite superior da autorregulação cerebral podem causar edema cerebral e déficits neurológicos subsequentes. É comum a ocorrência de cefaleia de início gradual, náusea, vômitos, inquietação e confusão. A ressonância magnética (RM) pode ser normal ou pode revelar a presença de edema da substância branca bilateral posterior (se isso lhe parece familiar, você está certo. A síndrome de encefalopatia posterior reversível [PRES] e a encefalopatia hipertensiva existem ao longo do mesmo espectro; algumas autoridades até mesmo argumentam que a distinção entre as duas é irrelevante. Ver página 117 para uma discussão sobre PRES). Os sintomas devem melhorar com a redução gradual da pressão arterial do paciente.

Causas não neurológicas de AEM

Esta lista é longa, porém muitas dessas condições podem ser facilmente descartadas com um exame de sangue simples, exame toxicológico de urina ou eletrocardiograma (ECG). Todos esses distúrbios podem causar algum grau de AEM; a chave para lembrar deles encontra-se em suas outras características diferenciais (associar a desmielinização pontina com o rápido desenvolvimento de hipernatremia, por exemplo, a presença de linhas cinzentas nas unhas dos dedos das mãos com envenenamento por arsênico etc.).

- **Distúrbios metabólicos**
  - *Hipo- e hiperglicemia.* Tanto a hipoglicemia quanto a hiperglicemia podem se manifestar com confusão, letargia e agitação. Ambas também podem apresentar déficits neurológicos focais, bem como convulsões: as convulsões hipoglicêmicas tendem a ser generalizadas e, com frequência, são precedidas de diaforese e taquicardia; as convulsões hiperglicêmicas são, com mais frequência, convulsões motoras focais.
  - *Hipo- e hipernatremia.* Em geral, a AEM está associada a níveis anormais de sódio apenas no contexto de alterações rápidas do sódio; com frequência, os pacientes com hipo ou hipernatremia crônica são assintomáticos. O rápido desenvolvimento de hiponatremia pode causar edema cerebral difuso, enquanto o rápido desenvolvimento de hipernatremia pode provocar *síndrome de desmielinização osmótica* (SDO; anteriormente denominada mielinólise pontina central). Em geral, a SDO manifesta-se vários dias após a correção abrupta da hiponatremia e pode causar disfunção corticospinal (incluindo fraqueza e hiper-reflexia), disfunção corticobulbar (disartria, paralisia pseudobulbar), confusão generalizada e, quando grave, convulsões e até mesmo coma. A RM pode revelar lesões desmielinizantes tanto pontinas quanto extrapontinas, porém essas alterações podem não aparecer por várias semanas.
  - *Hipo- e hipercalcemia.* A tetania, uma forma de irritabilidade neuromuscular caracterizada por dormência perioral, parestesias e espasmos musculares, constitui a característica essencial da hipocalcemia, que também pode causar alterações inespecíficas do estado mental, como letargia, irritabilidade, ansiedade e depressão. Além disso, podem ocorrer convulsões tanto generalizadas quanto focais, bem como prolongamento do QT no ECG. A hipercalcemia também está associada a ansiedade, depressão e disfunção cognitiva generalizada, bem como a sintomas gastrintestinais (náusea, anorexia, constipação intestinal) e disfunção renal (poliúria, nefrolitíase).

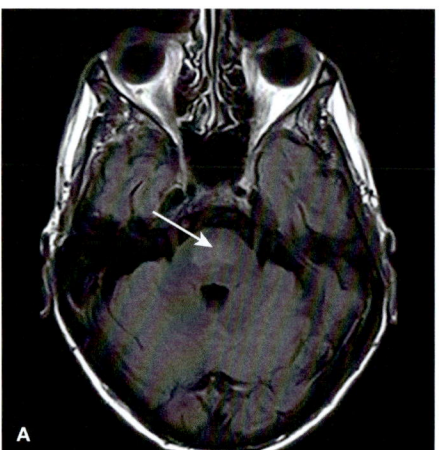

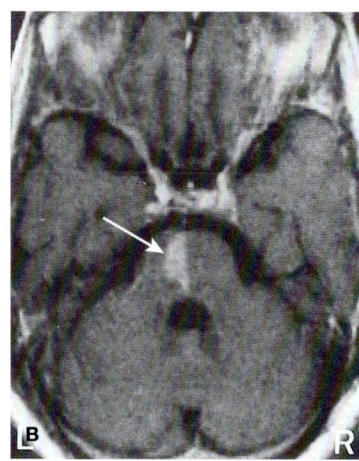

(A) RM mostrando hiperintensidade de recuperação na sequência de inversão atenuada por fluido (FLAIR, do inglês *fluid-attenuated inversion recovery*) sutil na ponte (seta), compatível com SDO. Observe que a lesão está centralizada no meio da ponte, o que ajuda a diferenciá-la do (B) AVC (seta), que normalmente é unilateral (visto que as artérias perfurantes da ponte, que surgem da artéria basilar, suprem a parte direita ou esquerda da ponte). (A, modificada de Klein J, Vinson EN, Brant WE, Helms CA. *Brant and Helms' Fundamentals of Diagnostic Radiology*. 5th ed. Wolters Kluwer; 2018; e B, reimpressa de Kataoka S, Hori A, Shirakawa T, Hirose G. *Paramedian pontine infarction. Neurological/topographical correlation*. Stroke. 1997; 28(4):809-815.)

Quadro 15.2
Um mnemônico útil que aprendemos na faculdade de medicina e no qual confiamos desde então: de alto (sódio) para baixo (sódio), o cérebro explodirá (i.e., edema cerebral), de baixo para alto, a ponte morrerá (síndrome de desmielinização osmótica).

Quadro 15.3 Sinais de Chvostek e de Trousseau
Trata-se de formas clássicas de tetania que você pode avaliar em seu exame. O sinal de Chvostek refere-se à contração dos músculos faciais ipsilaterais induzida pela percussão do nervo facial exatamente na frente da orelha. O sinal de Trousseau refere-se ao espasmo carpopedal (i.e., a contração dos músculos do pé ou, mais comumente, da mão) induzida por inflação de um manguito de pressão arterial.

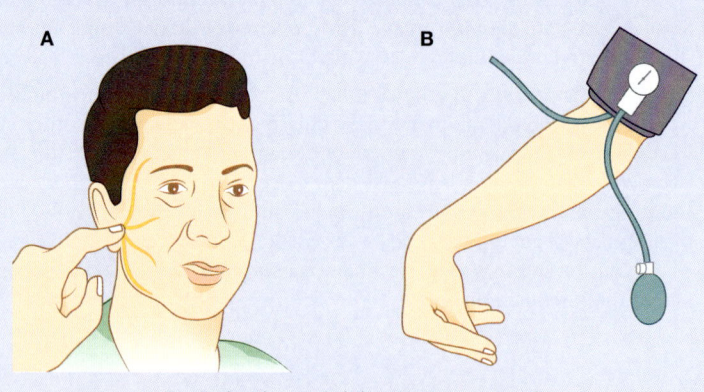

Sinais de Chvostek (A) e de Trousseau (B).

Quadro 15.4
Você percebeu que a hipo- e a hiperpotassemia não aparecem nessa lista de distúrbios metabólicos passíveis de causar alteração do estado mental? Embora certamente perigosas por si só, as alterações na concentração de potássio não afetam diretamente o cérebro.

- *Hipo- e hipertireoidismo.* As manifestações da doença da tireoide são altamente variáveis e dependentes da idade do paciente, bem como da acuidade e gravidade do distúrbio da tireoide. Em geral, o hipotireoidismo está associado à fadiga e letargia (bem como à intolerância ao frio, ganho de peso, constipação intestinal, pele seca e bradicardia), enquanto o hipertireoidismo está associado à ansiedade e labilidade emocional (bem como à intolerância ao calor, perda de peso, tremores, palpitações e taquicardia). Tanto o hipotireoidismo quanto o hipertireoidismo podem causar miopatia não inflamatória, caracterizada pelo início subagudo de fraqueza predominantemente proximal. Curiosamente, do ponto de vista neurológico – se formos um pouco além do escopo deste livro –, o hipertireoidismo também pode causar uma forma de paralisia periódica hipopotassêmica, em que os pacientes apresentam crises súbitas de fraqueza muscular indolor, e o hipotireoidismo pode estar associado à pseudomiotonia (definida como relaxamento muscular anormalmente lento após estimulação muscular mecânica ou elétrica). O hipotireoidismo também constitui uma causa relativamente comum da síndrome do túnel do carpo, um resultado do acúmulo de substância da matriz sobre e ao redor do nervo mediano.

- *Encefalopatia hepática.* A encefalopatia hepática pode ter uma apresentação aguda no contexto de insuficiência hepática fulminante (caso em que pode estar associada ao desenvolvimento rápido e perigoso de edema cerebral) ou pode aumentar e diminuir, permanecendo quiescente sob a superfície até ser desencadeada por algum tipo de estresse, como desidratação, infecção, narcóticos, benzodiazepínicos ou não adesão aos medicamentos em pacientes com doença hepática crônica subjacente. Os sintomas iniciais consistem em irritabilidade, apatia e alteração dos padrões de sono; pode haver desenvolvimento de AEM, agitação e coma nos casos mais graves. O *asterixe* – uma forma de mioclonia negativa caracterizada por perda súbita, breve e involuntária do tônus muscular na mão com a extensão do punho – é o achado característico no exame. O diagnóstico é clínico. Embora o nível sérico de amônia possa estar e frequentemente esteja elevado, os níveis de amônia não se correlacionam necessariamente com o quadro clínico, e, na maioria dos casos, não há necessidade de verificá-los. O tratamento envolve a identificação e a remoção dos gatilhos, bem como o uso de medicamentos, como lactulose e rifaximina.

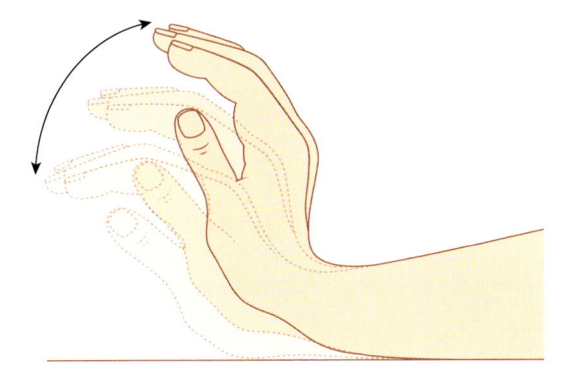

O asterixe não é de forma alguma patognomônico de doença hepática; ele também pode constituir um sinal de insuficiência renal, distúrbios metabólicos e vários medicamentos.

- *Encefalopatia urêmica.* A encefalopatia urêmica manifesta-se de forma semelhante à encefalopatia hepática e pode estar associada a irritabilidade, desorientação, convulsões, tremor e asterixe. O início e a gravidade geralmente acompanham o grau de azotemia. O tratamento consiste em hemodiálise; todavia, com frequência, há um atraso de horas a vários dias após a diálise para ocorrer uma melhora do estado mental.
- **Transtorno por uso de álcool**

    O uso prolongado de álcool pode resultar em *deficiência de tiamina (B1)*, que pode se manifestar de forma aguda como *encefalopatia de Wernicke* ou cronicamente como *síndrome de Korsakoff*. A tríade clássica da encefalopatia de Wernicke consiste em *oftalmoplegia* (nistagmo, paralisias dos nervos cranianos oculomotores), *ataxia da marcha* e *encefalopatia* (frequentemente caracterizada por desorientação, desatenção e apatia), porém constitui, na verdade, mais a exceção do que a regra: apenas cerca de um terço dos pacientes apresenta todos os três achados. O diagnóstico é predominantemente clínico. Os níveis de tiamina frequentemente estão baixos (mas não precisam estar diminuídos), e a RM pode revelar (mas não precisa fazê-lo) hiperintensidade na imagem ponderada em T2 envolvendo os corpos mamilares e/ou os tálamos bilaterais. Uma dica rápida que é obtida com frequência e particularmente no setor de emergência: a encefalopatia de Wernicke pode ser precipitada em pacientes com baixos níveis basais de tiamina pela administração de glicose antes da reposição de tiamina, de modo que é preciso tomar cuidado! O tratamento consiste na administração imediata de tiamina em altas doses por via intravenosa (IV). A síndrome de Korsakoff geralmente ocorre em consequência da encefalopatia de Wernicke não tratada e manifesta-se com déficits na memória tanto anterógrada quanto retrógrada. Uma característica clássica é a confabulação – em que os pacientes inconscientemente preenchem lacunas na memória com informações distorcidas ou totalmente fabricadas.

> **Quadro 15.5   Deficiência de tiamina**
>
> Outras causas de deficiência de tiamina (B1) que podem resultar em encefalopatia de Wernicke e síndrome de Korsakoff incluem desnutrição crônica (p. ex., pacientes com anorexia e pacientes submetidos à alimentação intravenosa prolongada sem suplementação apropriada), hemodiálise (devido à perda aumentada de vitaminas hidrossolúveis) e hiperêmese da gravidez. Lembre-se de que a deficiência de tiamina também pode causar polineuropatia sensitivo-motora dependente de comprimento (ver página 282).

> **Quadro 15.6   Abstinência de álcool**
>
> As convulsões associadas à abstinência de álcool tendem a ocorrer nas primeiras 12 a 48 horas após a última ingestão de álcool, enquanto o *delirium tremens* (ou DT, caracterizado por taquicardia, hipertensão e alucinações) manifesta-se mais tarde, dentro de 48 a 96 horas. Os benzodiazepínicos de ação longa, incluindo diazepam e clordiazepóxido, constituem o tratamento padrão para os sintomas de abstinência leves e são usados para ajudar a prevenir a progressão para convulsões e DT.

- **Superdosagem e abstinência de medicamentos**
    - *Benzodiazepínicos.* Os benzodiazepínicos atuam por meio de aumento da frequência de abertura dos canais de cloreto de ácido γ-aminobutírico A (GABA-A, do inglês

gamma-aminobutyric acid A). Os efeitos colaterais comuns consistem em sedação, amnésia e *delirium*, particularmente em pacientes idosos. A superdosagem de benzodiazepínicos manifesta-se com estado mental deprimido, ataxia, disartria e nistagmo. Diferentemente da intoxicação por opioides, os benzodiazepínicos não provocam alterações pupilares ou depressão respiratória significativa. O tratamento consiste em flumazenil (antagonista do GABA), que precisa ser utilizado com cuidado, uma vez que pode diminuir rapidamente o limiar para convulsão. A abstinência de benzodiazepínicos – como a do álcool – pode ser potencialmente fatal e – mais uma vez como a abstinência alcoólica – manifesta-se com taquicardia, hipertensão, hiperpirexia, tremor e convulsões. Logicamente, o tratamento consiste em benzodiazepínicos, seguidos de redução gradual e lenta.

Quadro 15.7
Um mnemônico útil: os benzodiazepínicos aumentam a frequência de abertura dos canais de GABA-A. Por outro lado, os barbitúricos aumentam a duração de abertura desses canais GABA-A.

- *Opioides*. Os opioides atuam nos receptores de opioides (ou mu). Existem vários tipos de opioides: opiáceos naturais (que incluem a morfina e a codeína), opioides semissintéticos (p. ex., dextrometorfano) e opioides totalmente sintéticos (p. ex., metadona e fentanila). A superdosagem de opioides pode ser potencialmente fatal e manifesta-se com pupilas puntiformes, depressão do estado mental, bradicardia e depressão respiratória. O tratamento consiste em naloxona, um antagonista do receptor de opioides. A abstinência de opioides – embora dramática para o paciente – raramente comporta risco de vida (embora seja possível). Os sintomas, que tendem a alcançar um pico dentro de cerca de 72 horas após a última dose, incluem pupilas dilatadas, febre, bocejos, rinorreia, lacrimejamento, náusea, vômitos e diarreia. O tratamento padrão consiste no uso de agonistas opioides (como metadona e buprenorfina). A clonidina (um agonista do receptor alfa-2 adrenérgico) também pode ajudar a diminuir os sintomas do paciente.
- **Substâncias recreativas**
  - *Maconha*. A maconha é derivada da planta *Cannabis* e contém em várias proporções dois compostos naturais: o tetra-hidrocanabinol (THC), que é o principal componente psicoativo, e o canabidiol (CBD), que possui menos atividade psicoativa e agora é vendido separadamente em grande parte do mundo na forma de suplementos, gomas, óleos, banhos de espuma, loções e outras formulações. A atividade é mediada pelos receptores canabinoides, CB1 e CB2, nos sistemas nervosos central e periférico. A intoxicação por maconha pode se caracterizar por hiperemia conjuntival, isolamento social, paranoia, boca seca, taquicardia, aumento do apetite (coloquialmente conhecido como "larica") e até mesmo psicose. Os sintomas de abstinência podem durar até 1 semana e consistem em humor deprimido, irritabilidade, anorexia, náusea e insônia.
  - *Alucinógenos*. Os alucinógenos, incluindo mescalina, psilocibina e dietilamida do ácido lisérgico (LSD, do inglês *lysergic acid diethylamide*), atuam como agonistas da serotonina e podem causar alteração da percepção (na forma de alucinações visuais, distorções do tempo e do espaço e sinestesias [ver Quadro 15.8]), euforia, ansiedade, pânico e paranoia. Esses sintomas frequentemente são acompanhados de disautonomia leve – taquicardia, hipertensão e midríase. Não há sintomas de abstinência (os alucinógenos não são substâncias aditivas), embora os indivíduos possam experimentar "*flashbacks*" mais tarde na vida, que se caracterizam por recorrência de sintomas que simulam o uso anterior de alucinógenos.

Quadro 15.8 Sinestesia

A sinestesia é um fenômeno em que a estimulação de uma via sensorial resulta na ativação de outra. Para pessoas com sinestesia, as letras ou os números podem ser percebidos como inerentemente coloridos: "a" pode ser vermelho, "2", azul etc. Os sinestetas, como são chamadas as pessoas com sinestesia, podem saborear música, ouvir dor ou visualizar conceitos específicos – como equações matemáticas ou unidades de tempo – como formas flutuando ao seu redor. A condição não é bem compreendida, porém é mais comum do que se acreditava anteriormente. Foi sugerido que até 1 em cada 300 pessoas tem alguma forma de sinestesia. Acredita-se que Vladimir Nabokov[1], autor de *Lolita*, *Ada* e *Fogo Pálido*, e o físico Richard Feynman tenham sido sinestetas.

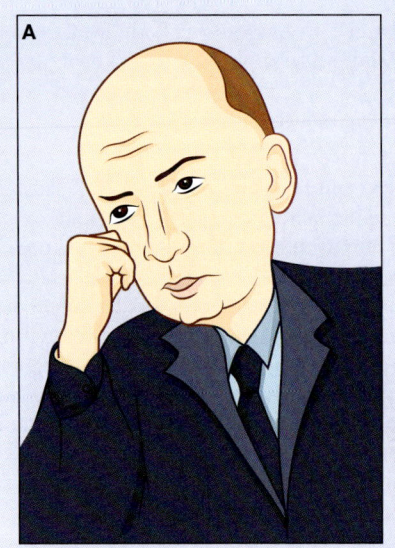

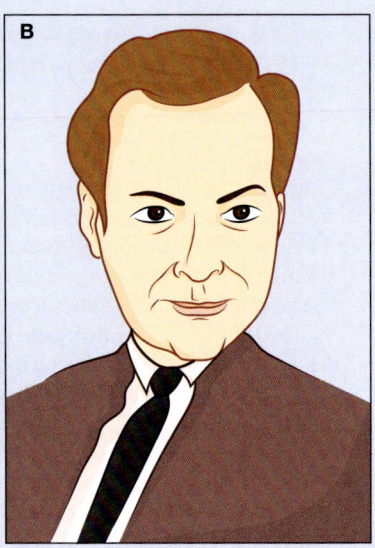

Dois sinestetas: (A) Vladimir Nabokov e (B) Richard Feynman.

[1]Sua esposa e filho também eram sinestetas!

- *3,4-metilenodioximetanfetamina (MDMA)*. A 3,4-MDMA é um psicoestimulante que combina os efeitos dopaminérgicos e adrenérgicos das anfetaminas com os efeitos serotoninérgicos dos alucinógenos. *Ecstasy* e *Molly* são termos coloquiais para a MDMA. Trata-se de substâncias recreativas populares – são usadas tão comumente quanto as anfetaminas e a cocaína –, em parte devido ao equívoco de que a MDMA é relativamente segura. Os principais efeitos consistem em euforia, empatia, excitação sexual, desinibição e manifestações psicodélicas. Entretanto, os efeitos colaterais são comuns, e a substância é responsável por mais de 20.000 atendimentos de emergência por ano. Os efeitos colaterais menores são previsíveis e incluem ansiedade, insônia, sede excessiva, perda de apetite, febre e ranger dos dentes (bruxismo). A superdosagem pode causar aumentos dramáticos da pressão arterial (crise hipertensiva) e da temperatura corporal (hipertermia), hiponatremia, arritmias cardíacas, convulsões, psicose e morte. Além disso, como a MDMA é atualmente ilegal e não regulamentada, essas substâncias populares podem ser combinadas com outras substâncias. O grau de adicção da MDMA não está exatamente definido, porém a literatura atual sugere que o uso repetido pode levar à tolerância e dependência, e a abstinência pode estar associada a fadiga, insônia, depressão, pensamentos suicidas e exacerbação de transtornos de humor subjacentes.

- *Fenciclidina.* A fenciclidina (PCP, do inglês *phencyclidine*) atua como antagonista do receptor *N*-metil-D-aspartato (NMDA). A intoxicação por PCP pode se manifestar com comportamento agressivo ou beligerante, ataxia, nistagmo vertical ou rotatório, midríase, taquicardia e hipertensão. Não existe nenhum tratamento específico, porém pode ajudar manter o paciente em um quarto escuro e silencioso. Podem-se administrar benzodiazepínicos e antipsicóticos para ajudar a controlar os sintomas comportamentais. À semelhança do LSD, a PCP não é uma substância aditiva, de modo que não há sintomas de abstinência associados. A cetamina é um análogo da PCP que atualmente é usada como anestésico e para tratamento da depressão refratária.

Quadro 15.9 "Chasing the dragon"

"Chasing the dragon" ("perseguindo o dragão") é um método específico de uso da heroína, que envolve vaporização e, em seguida, inalação da substância. Essa técnica pode provocar uma forma rara, porém potencialmente devastadora, de leucoencefalopatia espongiforme (i.e., a substância branca – *leuco* – no cérebro – *encefalo* – está danificada – *patia*). Os sintomas iniciais consistem em confusão e inquietação, podendo progredir para espasmos musculares, paresia generalizada, febre central e até mesmo morte.

- **Envenenamento por metais pesados**
  - *Chumbo.* Os efeitos do envenenamento agudo por chumbo dependem tanto da idade do paciente quanto do grau de absorção de chumbo. As fontes de chumbo incluem casas antigas (os Estados Unidos proibiram a tinta à base de chumbo em 1978) e pratos de cerâmica com pintura lascada, bem como bateria e fábricas de automóveis. O mnemônico CEAC é útil para lembrar as características do envenenamento por chumbo: linhas de **C**humbo nas gengivas e metáfises dos ossos longos, **E**ncefalopatia (perda da memória, confusão, cefaleias), desconforto **A**bdominal (bem como **A**nemia e **A**rtralgias) e **C**aídos (punho ou pé caídos, devido à fraqueza dos músculos extensores). As crianças podem apresentar comportamentos de pica (ingestão de itens normalmente não considerados como alimento, como sujeira ou grama) e atrasos de aprendizagem. As consequências em longo prazo consistem em disfunção renal, cardiovascular e cognitiva. O tratamento inclui remoção da fonte e/ou retirada do paciente do local de exposição, bem como terapia de quelação (ácido etilenodiaminotetracético [EDTA], ácido dimercaptossuccínico [DMSA], dimercaprol).

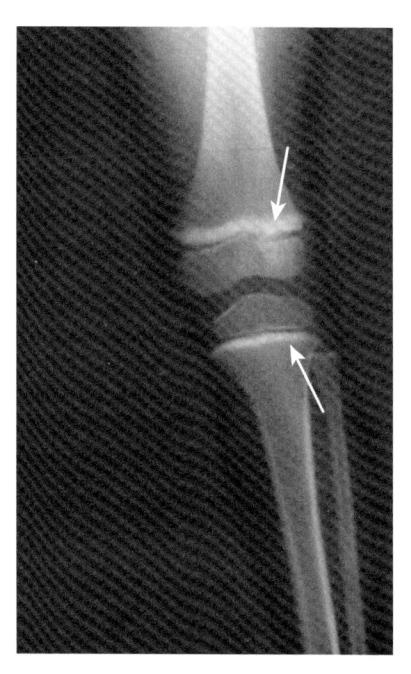

Linhas de chumbo (setas brancas) visíveis na radiografia dos ossos dos membros inferiores. (Modificada de Henretig FM. A toddler in status epilepticus. In: Osterhoudt KC, Perrone J, DeRoos F, et al., eds. *Toxicology pearls*. Hanley & Belfus; 2004:S2- S5.)

- *Mercúrio*. As fontes de exposição ao mercúrio incluem refinarias de metais, mineração do ouro, fábricas de baterias, fabricação de papel e odontologia (as obturações de amálgama, que ainda são usadas em todo o mundo, podem liberar pequenas quantidades de mercúrio elementar, particularmente em pacientes que rangem os dentes). O envenenamento por mercúrio manifesta-se de forma aguda com falta de ar, tosse, dor torácica, náusea, vômitos, dispneia, inflamação das gengivas, dermatite e conjuntivite. A exposição crônica pode causar alterações da personalidade e perda de memória. O tratamento consiste em cuidados de suporte, remoção da exposição e – em certos casos – agentes quelantes.
- *Arsênio*. As fontes incluem água contaminada (o arsênio pode vazar do solo e das rochas para a água e poços) e exposição no local de trabalho (principalmente inalação de pó de arsênio em fábricas de refinaria). A intoxicação aguda pode se manifestar com dor abdominal, náusea e diarreia, podendo levar à hipovolemia. Nos casos graves, podem ocorrer arritmias cardíacas e choque. Os sintomas crônicos incluem polineuropatia sensitivo-motora simétrica, disfunção cognitiva e convulsões, bem como o aparecimento de linhas cinzentas nas unhas dos dedos das mãos e pigmentação ao redor das axilas. A exposição ao arsênio também predispõe a vários tipos de câncer, como os cânceres de pele, bexiga, pulmão, fígado e rim. O envenenamento agudo frequentemente exige suporte avançado de vida; a quelação com dimercaprol ou DMSA pode ser útil para a exposição tanto aguda quanto crônica.
- **Outras causas**
  - *Hipoxia e hipercapnia*. Tanto a hipoxia quanto a hipercapnia podem causar encefalopatia, frequentemente na forma de letargia, confusão e perda de memória, que mais provavelmente são o resultado de vasodilatação cerebral e aumento do fluxo sanguíneo cerebral, levando à elevação da PIC. O grau de retenção de CO_2 parece ter uma melhor correlação com o grau de disfunção neurológica.

- *Causas cardíacas.* A confusão ou a depressão do estado mental podem constituir a apresentação inicial do infarto do miocárdio ou da insuficiência cardíaca descompensada, particularmente em pacientes idosos. Um exame físico cuidadoso e um ECG podem avaliar rapidamente qualquer doença cardíaca subjacente.
- *Infecção sistêmica.* Qualquer infecção sistêmica (pneumonia, infecção do trato urinário, celulite etc.) pode causar AEM, particularmente no indivíduo idoso ou em pacientes frágeis.
- *Causas psiquiátricas primárias.* Em pacientes com diagnóstico estabelecido de transtornos psiquiátricos, como depressão bipolar ou esquizofrenia, pode ser relativamente simples atribuir a AEM a uma causa psiquiátrica primária. Entretanto, em pacientes que apresentam sintomas psicóticos recentes, o diagnóstico diferencial deve permanecer amplo; com frequência, somente após uma investigação abrangente (incluindo exames de sangue básicos, exame toxicológico de urina, punção lombar, exame de imagem cerebral e assim por diante, dependendo da apresentação) é que é possível estabelecer, de forma convincente, um diagnóstico psiquiátrico primário.

Resumo das causas não neurológicas de AEM

Categoria	Exemplos
Distúrbio metabólico	Hipo- e hiperglicemia, hipo- e hipernatremia, hipo- e hipercalcemia, hipo- e hipertireoidismo, encefalopatia hepática e urêmica
Transtorno por uso de álcool	
Superdosagem e abstinência de medicamentos	Benzodiazepínicos, opioides
Substâncias recreativas	Maconha, alucinógenos, MDMA, PCP
Envenenamento por metais pesados	Chumbo, mercúrio, arsênio
Outras causas	Hipoxia e hipercapnia, causas cardíacas, infecção sistêmica, causas psiquiátricas primárias

MDMA, 3,4-metilenodioxianfetamina; PCP, fenciclidina.

AEM: avaliação em poucas palavras

Nós o avisamos: é um longo diagnóstico diferencial. Todavia, muitas dessas causas potenciais podem ser descartadas rapidamente e com facilidade. A chave é arquivar essa lista e consultá-la sempre que estiver avaliando um paciente com AEM. O maior erro que você pode cometer é chegar a uma resposta com demasiada rapidez e de forma negligente. É importante estar ciente do viés inerente: só porque um paciente tem um histórico de uso de substâncias não significa que ele não possa também ter uma neoplasia maligna subjacente ou um AVC. Deve-se abordar cada caso sistematicamente: obtenha uma anamnese cuidadosa (é crucial adquirir uma percepção sólida da função cognitiva basal do paciente!), faça um exame detalhado, proceda a uma revisão dos dados laboratoriais pertinentes e solicite exames de imagem relevantes para pacientes com novos achados focais em seu exame. Recorra a outros serviços e médicos: a investigação desses pacientes frequentemente exige um trabalho em equipe com subespecialidades. É importante você se empenhar em considerar todo o diagnóstico diferencial. Por fim, entenda que nem sempre você precisará chegar a uma resposta imediata e específica. Com frequência, a melhor atitude que os neurologistas podem ter em relação a pacientes com AEM é descartar de forma abrangente os grandes diagnósticos neurológicos que não podem ser omitidos.

CASO 15

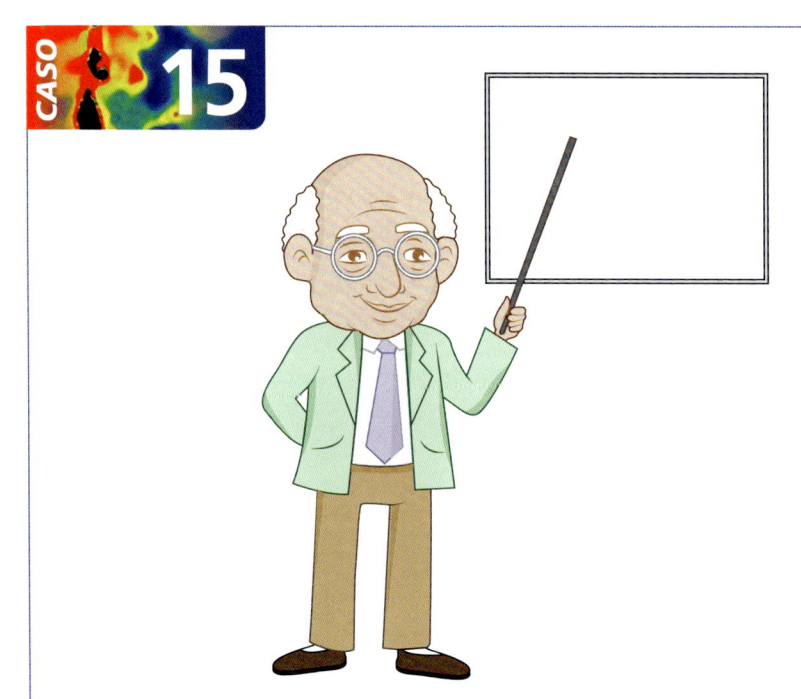

Acompanhamento de seu paciente: A caminho do setor de emergência, você rapidamente considerou o diagnóstico diferencial da AEM, de modo que, quando encontra Donald e sua esposa, você está pronto. Você faz um rápido exame enquanto espera pela TC – com efeito, o paciente não responde à voz, porém reage com uma forte pressão no leito ungueal. Você percebe que o olhar dele está na linha média, ele o segue enquanto você fala e movimenta igualmente todos os quatro membros. Depois de 1 minuto ou 2 e com estímulo repetido, ele consegue dizer o seu nome, reconhecer a sua esposa e nomear alguns objetos simples. Ele consegue obedecer a comandos em um passo, porém tem problemas com comandos de dois passos. Quando está sendo colocado no aparelho de TC, você aproveita para conversar com a esposa. Ela declara que ele está "bem" normalmente, embora não goste de deixá-lo sozinho em casa por muito tempo, visto que uma ou duas vezes ele esqueceu de desligar o fogão. Ele toma um betabloqueador e antibióticos para tratamento da infecção do trato urinário (ITU). Recentemente, um amigo lhe deu um "medicamento para dormir", e ele tomou um ou dois comprimidos pela primeira vez ontem à noite, visto que não conseguia adormecer. A TC revela atrofia generalizada, porém é normal nos demais aspectos. Quando você o reexamina, ele ainda está mais acordado e agora consegue lhe dizer onde está e consegue contar para trás a partir de 20, lentamente, mas de forma correta.

Sua avaliação, nesse ponto, é que ele apresenta encefalopatia com melhora gradual: não tem achados focais no exame, e você suspeita que o sonífero (provavelmente um benzodiazepínico ou sedativo-hipnótico não benzodiazepínico, como zolpidem) tenha desencadeado esse evento, com efeitos sobrepostos a um estado cognitivo basal já vulnerável (a idade do paciente, a suspeita de comprometimento cognitivo subjacente, a infecção recente e o tratamento com antibiótico o colocaram em risco). Dentro de poucas horas, o paciente recuperou por completo o seu estado cognitivo basal, e o exame toxicológico de urina é positivo para benzodiazepínicos. Você discute os riscos dos medicamentos para dormir com ele e sua esposa, e o paciente, então, recebe alta.

Você agora já sabe:

- As causas mais comuns de AEM que não devem ser omitidas.
- A afasia e a encefalopatia são facilmente confundidas, porém é fundamental distinguir uma da outra. A encefalopatia geralmente se manifesta com confusão global e desatenção no exame, enquanto a afasia é um déficit focal que apresenta dificuldade na compreensão, produção e/ou repetição da linguagem. Os pacientes com afasia normalmente não têm desatenção e, com frequência, parecem frustrados com seus déficits.
- Como avaliar um paciente com AEM. É crucial obter uma anamnese cuidadosa e exame, e os exames laboratoriais básicos e de imagem podem ajudar a estabelecer o diagnóstico – ou, não menos importante, – ajudar a eliminar condições no seu diagnóstico diferencial, quando indicado.

16 Neuro-oncologia

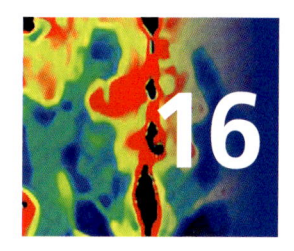

Neste capítulo, você aprenderá:

1. Tudo sobre os tumores cerebrais primários mais comuns, incluindo tumores gliais (como os glioblastomas), tumores neuronais (como os neuroblastomas) e linfoma primário do sistema nervoso central (SNC).

2. Como diferenciar cistos coloides, dermoides, epidermoides e aracnoides, e quando e como esses cistos benignos podem causar problemas.

3. Sobre as síndromes paraneoplásicas, seus anticorpos associados e tratamentos.

4. Sobre os inibidores de *checkpoint* imunes: como eles atuam e como podem causar toxicidade neurológica potencialmente perigosa.

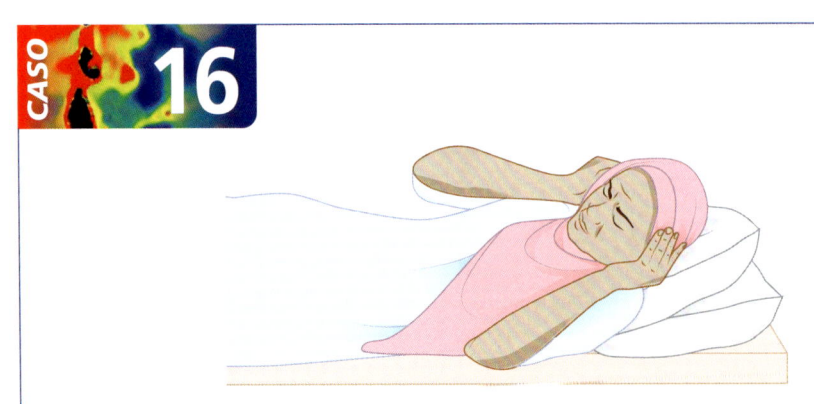

> **CASO 16**
>
> **Sua paciente:** Zhara, uma especialista em recursos humanos de 58 anos de idade, sem história médica pregressa, chega ao serviço de emergência (SE) com fraqueza de início súbito no braço esquerdo, que começou há aproximadamente 3 horas. Ela estava secando o cabelo com o secador quando percebeu que estava tendo dificuldade em segurar a escova com a mão esquerda; relata que seus dedos pareciam pesados e desajeitados e que sentiu dificuldade em levantar o braço para colocar a escova no lugar. Sua pressão arterial é de 170/100 mmHg. O exame neurológico é notável por uma força de 4/5, sensação diminuída de seu membro superior esquerdo e queda facial sutil relacionada com o neurônio motor superior esquerdo. A paciente também relata dor de cabeça que começou há cerca de 2 semanas, mas que piorou muito esta manhã. Qual é o próximo passo no manejo de sua paciente?

Neste capítulo, concentraremos a maior parte de nossa atenção no cérebro, pela simples razão de que os tumores cerebrais são, de longe, as neoplasias malignas neurológicas mais comuns. Muitos desses tumores podem ser devastadores, porém, à medida que nossa compreensão da fisiopatologia subjacente do tumor e de sua constituição genética aumentou, o mesmo ocorreu com nossas opções de tratamento, e os ensaios clínicos em andamento são cada vez mais promissores.

Breves palavras sobre lesões expansivas

Os tumores cerebrais são *lesões expansivas*: eles ocupam espaço dentro do crânio. Abscessos e hemorragias são outros exemplos de lesões expansivas. A forma como essas lesões se apresentam depende de apenas dois fatores:

1. **Sua localização.** O tamanho também é importante, naturalmente – tumores grandes tendem a ser mais graves do que os pequenos –, porém a localização geralmente é mais importante. Tumores minúsculos localizados no tronco encefálico, por exemplo, podem apresentar sintomas súbitos e dramáticos que afetam os nervos cranianos, as vias motoras e as vias sensitivas, enquanto os tumores localizados no lobo frontal direito – uma área do cérebro responsável por muito pouco (relativamente falando) – podem permanecer completamente assintomáticos até o momento em que passam a crescer e tornam-se bastante grandes. Os tumores de base cortical com frequência se manifestam na forma de convulsões, o que não ocorre com tumores localizados mais profundamente no cérebro e cerebelo.

2. **A taxa de seu crescimento.** Tumores de crescimento lento geralmente se manifestam de forma insidiosa ao longo de semanas a meses com cefaleia progressiva, perda de peso e déficits neurológicos sutis e progressivos, enquanto tumores de crescimento rápido podem apresentar sintomas que se desenvolvem ao longo de dias até mesmo horas.

A idade do paciente também deve ser considerada. Como o cérebro sofre atrofia com o passar do tempo, os pacientes idosos tendem a ter mais espaço dentro do crânio e, portanto, podem "esconder" lesões expansivas por mais tempo do que pacientes mais jovens, que têm muito pouco espaço extra e que tendem a se tornar sintomáticos mais cedo.

Os tumores podem causar sintomas ao comprimir o tecido cerebral circundante (diretamente pelo próprio tumor ou como resultado de edema ao seu redor) ou ao provocar obstrução do fluxo de líquido cerebrospinal (LCS) se o tumor estiver localizado dentro de um ventrículo ou se comprimi-lo. Os tumores também podem sangrar, e o sangue pode causar compressão ou obstrução muito mais rapidamente do que o próprio tumor.

Tumores cerebrais primários podem sofrer metástase, porém raramente o fazem fora do SNC. Com mais frequência, podem causar efeitos a distância – por exemplo, dor lombar, radiculopatias, déficits de nervos cranianos – como resultado da disseminação para as leptomeninges e o LCS (ver Quadro 16.6 na página 402).

Para os propósitos deste capítulo, há apenas algumas características a saber sobre cada tumor: sua origem (i.e., as células das quais deriva), a população que tende a afetar (crianças, adultos ou ambos), o local do cérebro onde tem predileção para crescer (isso fornecerá informações sobre a sua apresentação) e qual o seu aspecto histologicamente e em exames de imagem (de modo que possa reconhecê-lo quando se deparar com ele). Se não mencionarmos uma ou algumas dessas categorias listadas para determinado tumor, não é porque esquecemos, mas porque os detalhes são clinicamente sem importância ou estão além do escopo deste livro; em ambos os casos, não há nada para você se preocupar. Vamos também discutir o prognóstico, porém não dedicaremos muito tempo para o tratamento, já que muitas das opções de tratamento e algoritmos (particularmente as terapias mais recentes que são direcionadas para determinadas mutações tumorais) estão em constante mudança.

Tumores cerebrais primários

Os tumores cerebrais primários (i.e., tumores que se originam no cérebro) são, na verdade, significativamente menos comuns do que os tumores cerebrais metastáticos (i.e., tumores que se originam em outras partes do corpo). Entre os tumores cerebrais primários, os meningiomas são os mais comuns e representam aproximadamente 35% de todas as neoplasias intracranianas primárias. Os glioblastomas[1] são os segundos mais comuns e respondem por cerca de 15%, seguidos pelos schwannomas, que representam aproximadamente 8%.

Tumores gliais

As células gliais são as células não neuronais do SNC. Incluem os *astrócitos* (que fazem parte da barreira hematencefálica e desempenham um papel no metabolismo dos neurotransmissores, bem como na formação de cicatrizes gliais), os *oligodendrócitos* (que mielinizam os neurônios do SNC) e as *células ependimárias* (que revestem os ventrículos). A *micróglia* (cujas células atuam como macrófagos do SNC) também consiste em células gliais, mas que não são relevantes para este capítulo pela simples razão de que não formam tumores. Todas as células gliais contêm proteína ácida fibrilar glial (GFAP, do inglês *glial fibrillary acidic protein*), e, portanto, os tumores formados a partir de células gliais exibirão *coloração positiva para GFAP na histologia*.

---

[1] Embora o glioblastoma seja o segundo tumor cerebral primário mais comum, trata-se do tumor cerebral *maligno* primário *mais* comum, representando mais da metade de todos os tumores malignos do SNC.

Quadro 16.1 Sistema de graduação de tumores da Organização Mundial da Saúde

Até recentemente, a Organização Mundial da Saúde (OMS) classificava os tumores do SNC com base principalmente nas suas características histológicas (como celularidade e atividade mitótica), porém agora começou a se concentrar em marcadores moleculares, bem como numa maneira de melhorar nossa compreensão de cada tumor individual e de potenciais opções de terapias-alvo. A escala de graduação da OMS ajuda principalmente no diagnóstico e prognóstico dos tumores do SNC. Os diferentes graus são complicados, mas a tabela a seguir deve ajudar a dar uma noção geral do que significam. Excluímos as informações de marcadores moleculares mais recentes desta tabela por estarem além do escopo deste livro.

O sistema de graduação de tumores da OMS	
Grau I	Células bem diferenciadas com baixo potencial proliferativo; podem ser curados com cirurgia apenas
Grau II	Células moderadamente diferenciadas; baixa taxa de recorrência, mas podem se transformar em tumores de grau superior
Grau III	Células pouco diferenciadas e infiltrativas; alta taxa de recorrência após o tratamento
Grau IV	Células pouco diferenciadas e infiltrativas com propensão a espalhar-se por todo o SNC e tornar-se necróticas; prognóstico sombrio apesar do tratamento

Existem vários tipos importantes de tumores:

- Os **ependimomas** são derivados das células ependimárias. São mais comuns em crianças e adultos jovens e, com frequência, estão localizados dentro do quarto ventrículo (embora possam ser supratentoriais[2], bem como ter uma base na medula espinal). A histologia revela pseudorrosetas, que consistem em agrupamentos de células tumorais que circundam os vasos sanguíneos. Dependendo de sua composição molecular específica, os ependimomas podem ser de grau II ou III da OMS.

- Os **oligodendrogliomas** são tumores malignos, porém de crescimento lento, derivados de oligodendrócitos. São relativamente raros, são diagnosticados com mais frequência em adultos jovens e possuem predileção pelos lobos frontais. Os achados clássicos na histologia consistem em células com aparência de "ovo frito" (células com centro escuro circundado por um halo pálido) e capilares com padrão reticular (em "rede de galinheiro"). Esses tumores são de grau II ou III da OMS.

---

[2]**Supratentorial** refere-se a qualquer local no cérebro acima do tentório do cerebelo (i.e., acima do cerebelo). **Infratentorial** refere-se a qualquer local no cérebro abaixo do tentório do cerebelo (i.e., no cerebelo). Esses termos são frequentemente usados para descrever tumores do SNC.

- Os **astrocitomas** são derivados de astrócitos, e existem vários tipos. A seguir, são discutidos dois tipos que você deve conhecer.

  - Os *astrocitomas pilocíticos* constituem os tumores cerebrais primários mais comuns em crianças. São mais frequentemente infratentoriais (i.e., cerebelares). No exame histológico, caracterizam-se por fibras de Rosenthal (prolongamentos eosinofílicos dos astrócitos semelhantes a saca-rolhas). No exame de imagem, aparecem classicamente como lesões císticas com pequenos nódulos em seu interior que exibem realce. São classificados como grau I da OMS e, se a sua ressecção cirúrgica completa for possível, são, com frequência, totalmente curáveis.

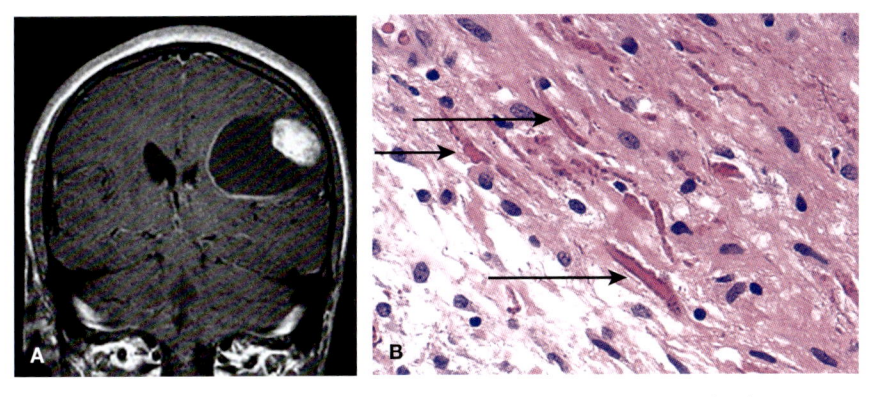

(A) Aparência cística característica de um astrocitoma na ressonância magnética (RM), com pequeno nódulo mural com realce (observe que, embora esse astrocitoma seja supratentorial, eles são mais frequentemente infratentoriais) e (B) fibras de Rosenthal na histologia (setas pretas). (A, reimpressa de Strayer DS, Rubin E. *Rubin's Pathology*, 7th ed. Wolters Kluwer; 2014; e B, modificada de Schniederjan MJ. *Biopsy Interpretation of the Central Nervous System*, 2nd ed. Wolters Kluwer; 2017.)

  - Os *glioblastomas* (anteriormente conhecidos como glioblastoma multiforme [GBM]) são classificados como astrocitoma de grau IV da OMS. Crescem rapidamente, são, em grande parte, resistentes ao tratamento e apresentam prognóstico sombrio, com sobrevida média de cerca de 15 meses. Normalmente, são hemisféricos e caracteristicamente cruzam o corpo caloso para invadir o hemisfério contralateral, aparecendo como grandes *lesões em forma de borboleta* irregulares no exame de imagem com realce variável, edema circundante significativo e, com frequência, componentes hemorrágicos. A histologia revela células tumorais pleomórficas, com intensa atividade mitótica, proliferação microvascular proeminente e áreas de necrose e hemorragia circundadas por células tumorais em pseudopaliçada (ver imagem na sequência). Normalmente, o tratamento consiste em ressecção cirúrgica, seguida de radioterapia e quimioterapia concomitantes (a temozolomida, um agente alquilante, é o fármaco de primeira linha). Ensaios clínicos em andamento estão avaliando dezenas de outras terapias potenciais, incluindo outros agentes alquilantes, tratamentos antiangiogênicos, fármacos mutacionais dirigidos para alvos e imunoterapia.

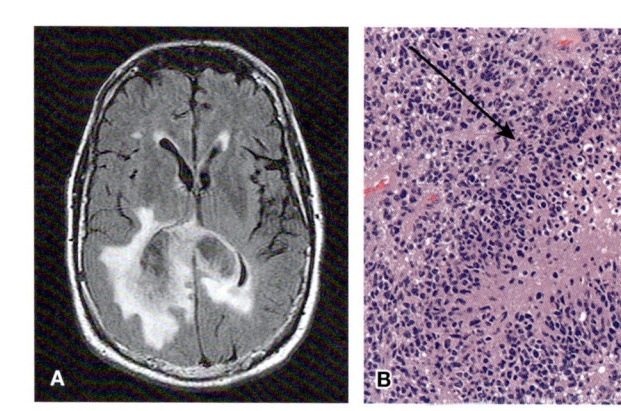

(A) Glioblastoma em "borboleta" na RM e (B) focos de necrose tumoral circundados por um manguito hipercelular de células tumorais ("necrose em pseudopaliçada"; ver as setas pretas) na histologia. (A, reimpressa de Griggs RC, Joynt RJ. *Baker and Joynt's Clinical Neurology on CD-ROM*. Wolters Kluwer; 2014; e B, modificada de Schniederjan MJ, Brat DJ. *Biopsy Interpretation of the Central Nervous System*. Wolters Kluwer; 2011.)

Tumores neuronais

Os tumores derivados de neurônios são menos comuns do que aqueles derivados de células gliais. A *sinaptofisina* (uma glicoproteína transmembrana envolvida na transmissão sináptica) é um marcador histológico comum para tumores neuronais (assim como a GFAP é um marcador para tumores gliais).

- Os **tumores neuroepiteliais** são derivados de células neuroepiteliais, que são células indiferenciadas do SNC que podem, em última análise, se tornar neurônios ou células gliais.
  - Os *neurocitomas centrais* são mais comuns em adultos jovens. Esses tumores, que são classificados como grau II pela OMS, estão habitualmente localizados dentro dos ventrículos (envolvendo, com frequência, o septo pelúcido, a membrana fina que separa os cornos anteriores dos ventrículos laterais direito e esquerdo) e aparecem como células uniformes com cromatina em "sal e pimenta" na histologia.

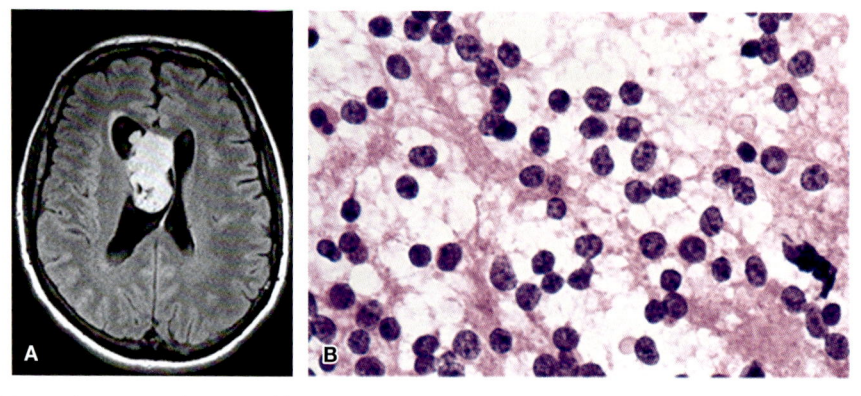

(A) Neurocitoma central na RM e (B) aparência em sal e pimenta na histologia. (A, reimpressa de Sanelli P, Schaefer P, Loevner L. *Neuroimaging: The Essentials*. Wolters Kluwer; 2015; e B, reimpressa de Kini SR. *Cytopathology of Neuroendocrine Neoplasia*. Wolters Kluwer; 2013.)

- Os *tumores neuroepiteliais disembrioplásicos* (TNEDs) são mais comuns em crianças. São raros, benignos e de crescimento lento, classificados como grau I da OMS. Possuem predileção pelo lobo temporal e classicamente se manifestam com crises focais intratáveis. No exame de imagem, exibem um aspecto bolhoso característico e aparecem como nódulos bolhosos ricos em mucina na histologia.

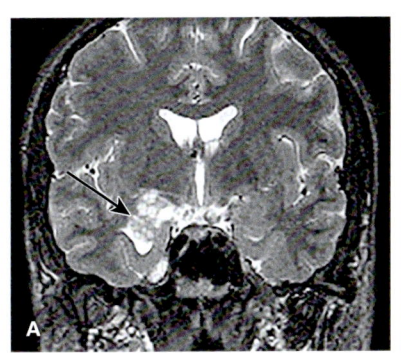

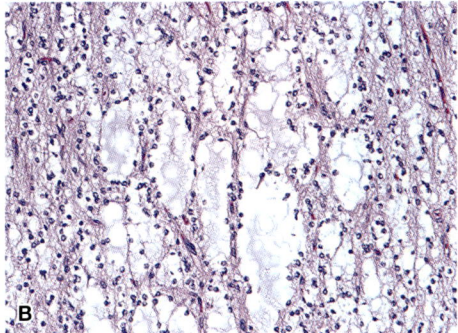

(A) TNED na RM (seta preta) e (B) aspecto em "bolha de sabão" na histologia. (A, modificada de Zamora C, Castillo M. *Neuroradiology Companion*, 5th ed. Wolters Kluwer; 2016; e B, reimpressa de Schniederjan MJ. *Biopsy Interpretation of the Central Nervous System*, 2nd ed. Wolters Kluwer; 2017.)

- Os **tumores neuroectodérmicos primitivos** (TNEPs) constituem um subtipo de tumores de pequenas células redondas azuis (i.e., coram-se em azul com técnicas de coloração padrão), que tendem a ser altamente agressivos. Tanto os neuroblastomas cerebrais quanto os meduloblastomas são de grau IV da OMS.
  - Os *neuroblastomas cerebrais* são mais comuns em crianças e tendem a ser supratentoriais. Os neuroblastomas *não* cerebrais estão localizados, com mais frequência, na medula suprarrenal, mas também podem crescer em qualquer local ao longo da cadeia simpática. Os neuroblastomas aparecem como aglomerados de pequenas células redondas azuis na histologia, frequentemente na forma de *rosetas de Homer-Wright* (células azuis escuras que circundam fibrilas pálidas, ver imagem histológica adiante).
  - Os *meduloblastomas* constituem o tumor *maligno* mais comum observado em crianças, mas também podem ocorrer em adultos. Tendem a ser infratentoriais, localizados dentro do verme do cerebelo ou no quarto ventrículo. Assemelham-se aos neuroblastomas cerebrais na histologia.

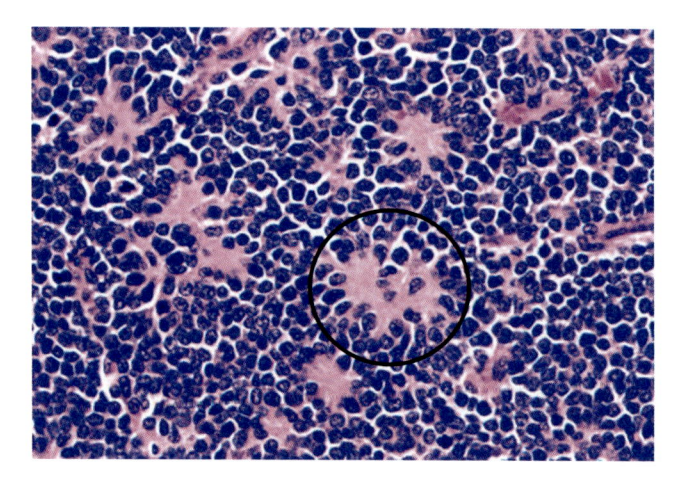

Rosetas de Homer-Wright compostas por aglomerados de pequenas células redondas azuis envolvendo fibrilas pálidas (um bom exemplo pode ser observado dentro do círculo preto). (Modificada de Mulholland MW. *Greenfield's Surgery*, 6th ed. Wolters Kluwer; 2016.)

Outros tumores cerebrais primários

- Os **meningiomas** constituem o tumor cerebral primário mais comum em adultos. São derivados de células aracnóideas e são intradurais (na maioria das vezes; raramente, podem ser extradurais), porém extra-axiais: em outras palavras, crescem abaixo da dura-máter, porém fora do parênquima cerebral, dentro das concavidades dos hemisférios, próximo ao osso, e, com frequência, aparecem fixados à dura-máter por meio de segmentos durais espessos, conhecidos como *caudas durais*. Os meningiomas são, em sua grande maioria, tumores de grau I da OMS (embora possam variar até os graus II e III), mas isso não significa que não possam causar problemas: a maioria é assintomática; entretanto, à medida que esses tumores crescem, eles podem comprimir e irritar o tecido cerebral, causando déficits neurológicos focais e convulsões. Os achados histológicos característicos incluem *corpos psamomatosos* e *células em espirais* (ver imagens adiante). No exame de imagem, os meningiomas apresentam realce vívido e uniforme e aparência lisa e circular. O tratamento consiste em excisão cirúrgica.

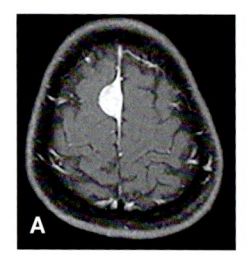

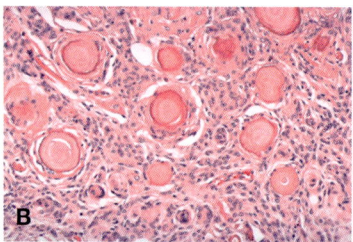

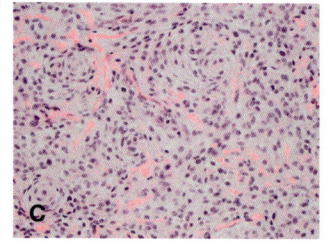

(A) Meningioma parassagital com caudas durais; (B e C) corpo psamomatoso característico (B) e células em espirais (C) na histologia. (A, reimpressa de Tang C, Farooqi A. *Pocket Radiation Oncology*. Wolters Kluwer; 2019; B e C, reimpressas de Rubin R, Strayer DS, Rubin E. *Rubin's Pathology*, 6th ed. Wolters Kluwer; 2011.)

- Os **schwannomas** são tumores de grau I da OMS derivados de células de Schwann (as células que mielinizam os nervos periféricos) e – logicamente – que crescem ao longo dos nervos periféricos, incluindo os nervos cranianos e raízes espinais. Os schwannomas NC VIII (i.e., schwannomas vestibulares) são os mais comuns e manifestam-se com perda progressiva da audição e zumbido. Os schwannomas vestibulares, particularmente quando bilaterais, estão associados à neurofibromatose tipo 2 (ver Capítulo 17). Caracterizam-se por áreas alternadas de tecido "antoni A" hipercelular (frequentemente com *corpos de Verocay*; ver imagem B adiante) e tecido "antoni B" hipocelular.

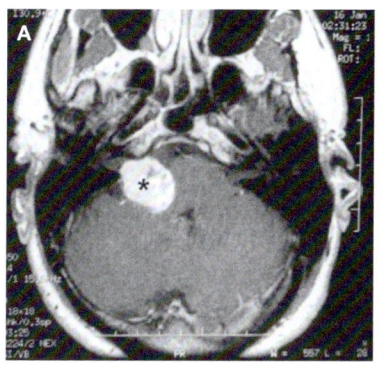

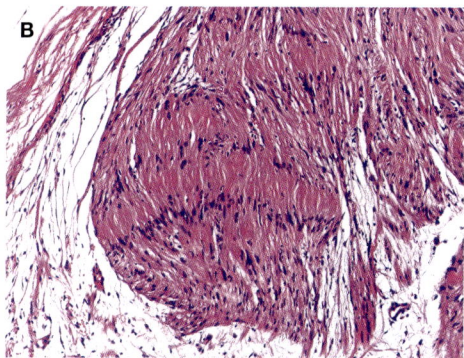

(A) Schwannoma vestibular (asterisco) crescendo ao longo do oitavo nervo craniano, onde sai do cérebro no ângulo pontocerebelar, e (B) visão ampliada de um corpo de Verocay, caracterizado por fileiras de núcleos em paliçada (pontos azuis), separados por áreas de membrana acelular rosa. (A, reimpressa de Barker LR, Fiebach NH, Kern DE, Thomas PA, Ziegelstein RC, Zieve PD. *Principles of Ambulatory Medicine*, 7th ed. Wolters Kluwer, 2006; e B, modificada de Requena L, Requena L, Kutzner H. *Cutaneous Soft Tissue Tumors*. Wolters Kluwer; 2014.)

- Os **craniofaringiomas** são tumores de grau I da OMS derivados do tecido hipofisário embrionário (i.e., remanescentes da bolsa de Rathke), que crescem dentro da sela turca e que podem se manifestar com endocrinopatias e hemianopsia bitemporal (ver Quadro 16.2 sobre tumores selares e suprasselares). São observados dois picos comuns de idade – crianças pequenas e adultos na faixa dos 50 e 60 anos – e dois subtipos – adamantinomatoso (que responde por cerca de 90% desses tumores e que aparece como massas císticas e frequentemente calcificadas, preenchidas com líquido oleoso) e papilar (massas de células escamosas metaplásicas, não calcificadas).

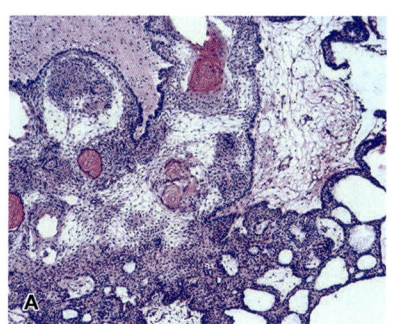

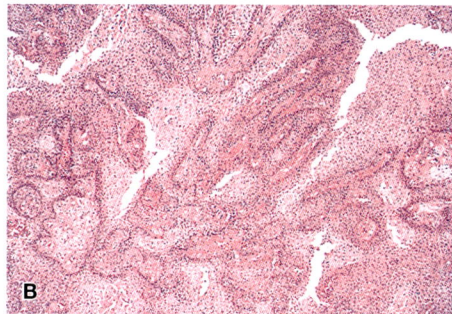

Histologia de (A) craniofaringiomas adamantinomatoso e (B) papilar. (A, reimpressa de *Biopsy Interpretation: The Frozen Section*, 2nd ed. Wolters Kluwer; 2013; e B, reimpressa de Mills SE, Greenson JK, Hornick JL, Longacre TA, Reuter VE. *Sternberg's Diagnostic Surgical Pathology*, 6th ed. Wolters Kluwer; 2015.)

Quadro 16.2 Tumores selares e suprasselares

A sela turca é uma depressão em forma de sela dentro do esfenoide, que contém a hipófise. Os tumores que surgem neste local podem causar hemianopsia bitemporal, devido à compressão do quiasma óptico (lembre-se de que a luz recebida da metade lateral ou temporal do mundo incide na metade nasal de cada retina, e as fibras nasais da retina juntam-se para cruzar no quiasma óptico [ver página 432]), e endocrinopatias, devido à compressão do tecido hipofisário. Nas crianças, os tumores selares e suprasselares mais comuns incluem os craniofaringiomas e outros gliomas (como gliomas hipotalâmicos e do nervo óptico). Nos adultos, os adenomas hipofisários e meningiomas são mais comuns.

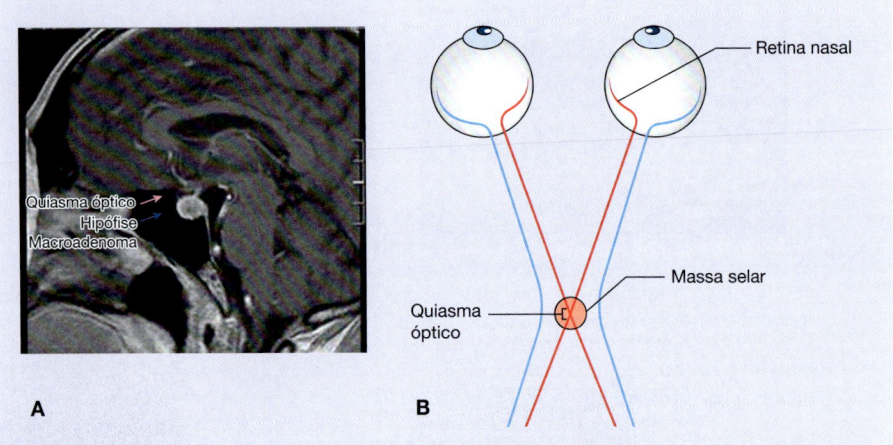

(A) Macroadenoma hipofisário na RM sagital pós-contraste. (B) Desenho mostrando como as massas selares podem comprimir o quiasma óptico e resultar em hemianopsia bitemporal. (A, reimpressa de Cheng-Ching E, Baron EP, Chahine L, Rae-Grant A. *Comprehensive Review in Clinical Neurology*, 2nd ed. Wolters Kluwer; 2016.)

- Os **hemangioblastomas** são tumores de grau I da OMS, que se originam de células estromais em pequenos vasos sanguíneos e estão mais frequentemente localizados no cerebelo, no tronco encefálico ou na coluna vertebral. Em cerca de 25% dos casos, estão associados à doença de von Hippel-Lindau (ver Capítulo 17); nesses casos, a idade média dos pacientes afetados é de 20 a 40 anos. Quando os hemangioblastomas são esporádicos (i.e., quando não estão associados à doença de von Hippel-Lindau), a idade média é mais avançada, próxima dos 50 a 70 anos. A histologia revela um tecido altamente vascularizado com células espumosas. Os hemangioblastomas podem estar associados à policitemia secundária, devido à produção de eritropoietina pelas células tumorais.

- O **linfoma primário do SNC** é relativamente raro e representa cerca de 5% de todos os tumores primários do SNC. Em geral, ocorre em indivíduos imunocomprometidos – o vírus da imunodeficiência humana (HIV) e a imunossupressão iatrogênica constituem fatores de risco importantes –, mas também pode ocorrer de modo esporádico em indivíduos saudáveis. Quando acomete pacientes imunocomprometidos, o linfoma primário do SNC frequentemente está associado a uma infecção por vírus Epstein-Barr (EBV, do inglês *Epstein-Barr virus*) subjacente; entretanto, na maioria dos pacientes não imunocomprometidos, nenhuma evidência de EBV pode ser encontrada. O linfoma primário do SNC pode ser hemisférico, porém é frequentemente periventricular, localizado dentro da substância cinzenta profunda. À semelhança dos glioblastomas, pode também cruzar o corpo caloso. Na RM, o linfoma primário do SNC exibe realce uniforme e pode restringir a difusão na imagem ponderada em difusão (DWI, do inglês *diffusion-weighted imaging*), devido à alta celularidade desses tumores. O tratamento de primeira linha consiste em esteroides, quimioterapia e – quando relacionado ao HIV – terapia antirretroviral. Os esteroides podem reduzir o rendimento diagnóstico na biópsia, e a sua administração deve ser adiada, se possível, até que a biópsia seja concluída. Os modernos esquemas de quimioterapia em alta dose, à base de metotrexato, prolongaram de modo substancial o tempo de sobrevida; todavia, a taxa de recidiva é alta. A taxa de sobrevivência provavelmente é pior em indivíduos imunocomprometidos. Não se recomenda a ressecção cirúrgica, visto que não foi demonstrado que ela aumenta a sobrevida global. A radiação cerebral total geralmente é usada como terapia de resgate; pode ser efetiva, porém está associada à recidiva precoce e a um perfil de efeitos colaterais significativos, incluindo disfunção cognitiva frequentemente debilitante.

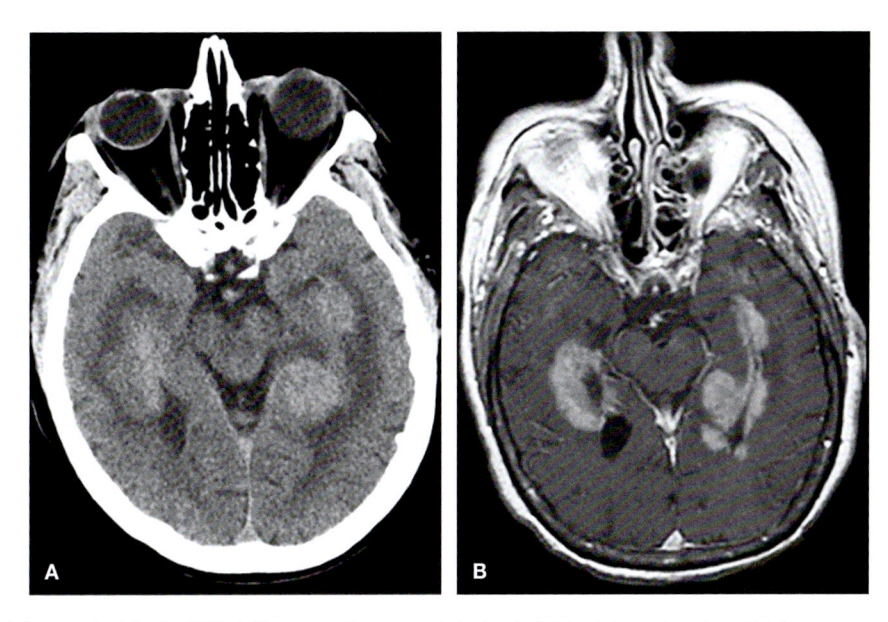

Linfoma primário do SNC. (*A*) Tomografia computadorizada (TC) axial mostrando múltiplas massas ao longo dos ventrículos laterais. (*B*) Essas lesões apresentam realce ávido na RM pós-contraste. (Reimpressa de Pina Sanelli; Pamela Schaefer; Laurie Loevner. *Neuroimaging: The Essentials*. Wolters Kluwer; 2015.)

Quadro 16.3 Tumores cerebrais metastáticos

Os tumores cerebrais metastáticos são, na verdade, mais comuns do que os tumores cerebrais primários e tendem a apresentar uma localização supratentorial ao longo da junção substância cinzenta/substância branca. O câncer de pulmão é o que tem mais probabilidade de sofrer metástases para o cérebro, seguido do câncer de mama e melanoma. Todas as metástases cerebrais podem sangrar, porém as metástases do câncer de pulmão, do melanoma, do câncer de células renais, do coriocarcinoma e do câncer de tireoide têm mais tendência a fazê-lo.

Cistos

Um cisto é uma bolsa membranosa preenchida com alguma matéria – podendo ser ar, LCS, sangue etc. Os cistos tendem a ser benignos; todavia, em certas ocasiões, podem causar problemas no cérebro, devido à compressão do tecido circundante ou, ainda mais raramente, ruptura do próprio cisto. Entre os cistos mais comuns, destacam-se os seguintes:

- Os **cistos coloides** são massas benignas repletas de muco, que estão localizados dentro do forame de Monro ou terceiro ventrículo. Em geral, são assintomáticos; todavia, em certas ocasiões, podem causar cefaleia súbita, crises de queda, rápido declínio neurológico e até mesmo herniação e morte. Esses sintomas aparecem quando os cistos se deslocam, de modo a provocar obstrução do sistema ventricular, com consequente hidrocefalia aguda e rápida elevação da pressão intracraniana. Os pequenos cistos assintomáticos podem ser monitorados com exames de imagem seriados. Para os cistos maiores ou de rápido crescimento, a excisão cirúrgica é curativa.

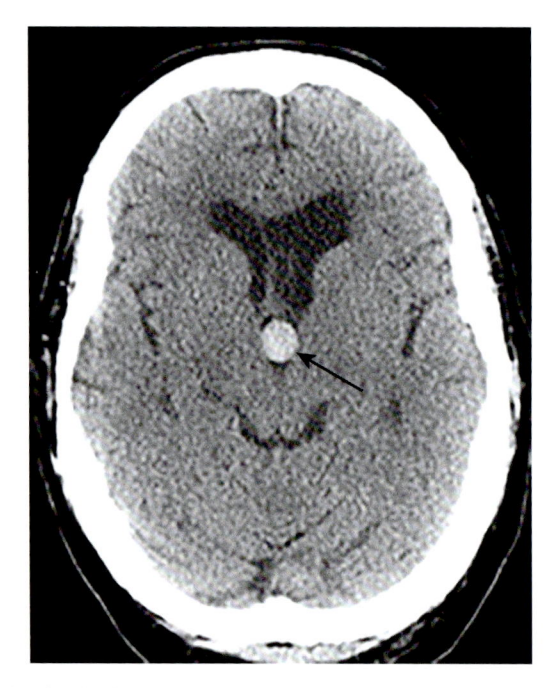

Cisto coloide (seta) localizado dentro do terceiro ventrículo em TC axial. (Reimpressa de Zamora C, Castillo M. *Neuroradiology Companion*, 5th ed. Wolters Kluwer; 2016.)

- Os **cistos dermoides** (também conhecidos como teratomas) podem ser de localização intracraniana (normalmente na ponte ou no cerebelo), mas também podem ser encontrados em outras partes do corpo, mais comumente na pele ou nos ovários. São preenchidos com tecido totalmente diferenciado de qualquer parte do corpo, incluindo folículos pilosos, dentes e glândulas sudoríparas. No interior do crânio, os cistos dermoides tendem a ser totalmente assintomáticos até sofrer ruptura – o que ocorre raramente –, causando cefaleia, convulsão ou complicações potencialmente fatais, como vasoespasmo, isquemia ou meningite química. A encefalite associada ao receptor N-metil-D-ácido aspártico (NMDA) (ver página 402) é uma doença paraneoplásica rara associada a teratomas nos ovários.

- Os **cistos epidermoides** são preenchidos com material queratináceo e tendem a ter uma localização intracraniana no ângulo pontocerebelar. À semelhança dos cistos dermoides, são habitualmente assintomáticos, a não ser que sofram ruptura.

Quadro 16.4 Tumores do ângulo pontocerebelar

Um diagnóstico diferencial útil a ter em mente: os schwannomas respondem por quase 75% de todos os tumores localizados no ângulo pontocerebelar, enquanto os cistos epidermoides e os meningiomas são responsáveis pelo resto.

- Os **cistos aracnoides** são preenchidos com LCS e estão localizados perto das meninges, geralmente próximo ao lobo temporal. São quase sempre assintomáticos, mas podem crescer o suficiente para comprimir o tecido adjacente.

Quadro 16.5 Cistos epidermoides *versus* aracnoides

Em sequências de RM de recuperação de inversão atenuada por fluido (FLAIR, do inglês *fluid-attenuated inversion recovery*), os cistos epidermoides aparecem brilhantes ou hiperintensos, enquanto os cistos aracnoides preenchidos com LCS aparecem escuros. Isso faz sentido: as sequências FLAIR são ponderadas em TII (em que a gordura, o material proteináceo, o edema, a gliose e o LCS aparecem brilhantes), enquanto são suprimidas com sinal do LCS. Normalmente, os cistos epidermoides também aparecem brilhantes em DWI, enquanto os cistos aracnoides são escuros.

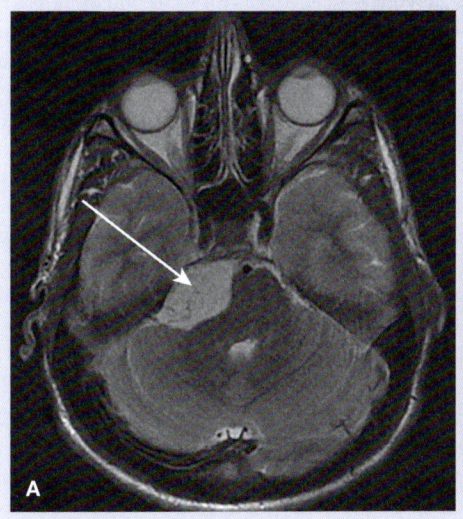

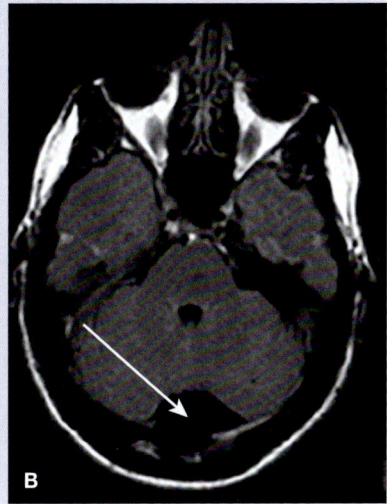

(A) Cisto epidermoide hiperintenso (seta branca) localizado no ângulo pontocerebelar e (B) um cisto aracnoide da fossa posterior hipointenso (seta branca) em RM na sequência FLAIR. (A, modificada de Louis ED, Mayer SA, Noble JM. *Merritt's Neurology*, 14th ed. Wolters Kluwer; 2021; e B, modificada de Griggs RC, Joynt RJ. *Baker and Joynt's Clinical Neurology on CD-ROM*. Wolters Kluwer; 2004.)

> **Quadro 16.6 Carcinomatose leptomeníngea**
>
> A *carcinomatose leptomeníngea* é uma complicação do câncer, em que as células tumorais espalham-se para a pia-máter e a aracnoide e para o LCS entre elas. O câncer de mama, o câncer de pulmão, o câncer gastrintestinal e o melanoma constituem as causas mais comuns. Você pode se lembrar dos sintomas causados por doença leptomeníngea ao seguir o percurso do LCS: ele banha as meninges sensíveis à dor, causando cefaleia, alteração do estado mental e paralisia de vários nervos cranianos (os nervos cranianos percorrem o espaço subaracnóideo e, portanto, podem ser "apanhados", um por um, à medida que o câncer se espalha); e banha a medula, resultando em dor lombar e polirradiculopatias devido ao comprometimento de raízes nervosas. O diagnóstico é sugerido por realce das leptomeninges na RM do cérebro e/ou da coluna vertebral. A análise do LCS deve revelar pleocitose, proteína elevada e citologia positiva. Todavia, o exame citológico não é sensível, e, com frequência, é necessário repetir várias vezes a punção lombar para obter um resultado positivo. Se o exame de imagem e a análise do LCS não forem diagnósticos, porém a suspeita clínica permanecer elevada, a biópsia meníngea é confirmatória. Normalmente, o tratamento consiste em radiação cerebral total e quimioterapia intratecal.

Síndromes paraneoplásicas

As síndromes paraneoplásicas são distúrbios que ocorrem em pacientes com câncer, quando anticorpos dirigidos contra as células tumorais também são erroneamente dirigidos contra células saudáveis do sistema nervoso. Qualquer parte do SNC pode ser afetada, incluindo o cérebro e a coluna vertebral, bem como o sistema nervoso periférico (SNP), incluindo os nervos periféricos, a junção neuromuscular e os músculos. As síndromes paraneoplásicas podem se manifestar – e frequentemente o fazem – antes que o paciente tenha conhecimento de uma neoplasia maligna subjacente.

Para ser claro, a maioria dos tumores cerebrais primários não provoca síndromes paraneoplásicas. Em vez disso, o cérebro é afetado, com mais frequência, por síndromes paraneoplásicas causadas por outras neoplasias malignas: por exemplo, os teratomas ovarianos e o câncer de pulmão de pequenas células são frequentemente implicados.

Existem dezenas de síndromes paraneoplásicas que podem ser causadas por uma lista crescente de anticorpos patológicos, cuja maior parte está associada a determinados tipos de câncer. Todavia, conforme assinalamos no Capítulo 9, muitas dessas síndromes não são exclusivamente paraneoplásicas; trata-se, de forma mais geral, de distúrbios autoimunes, que também podem ser causados por muitos outros tipos de anticorpos não associados a câncer. Os exemplos importantes incluem os seguintes:

- **Encefalite paraneoplásica.** No Capítulo 9, discutimos várias formas de encefalite paraneoplásica, incluindo encefalite límbica, encefalite do tronco encefálico e encefalomielite. Os anticorpos comumente implicados incluem anti-NMDA (mais frequentemente associado a teratomas ovarianos), anti-Hu (também conhecido como ANNA-1; associado ao câncer de pulmão de pequenas células) e anti-LGI1 (nenhum tumor associado específico).
- **Degeneração cerebelar paraneoplásica.** Quando anticorpos originalmente dirigidos contra células tumorais exibem reação cruzada com células cerebelares, o resultado consiste em atrofia cerebelar relativamente rápida, que pode se manifestar com vertigem progressiva, disartria, disfagia, diplopia e disfunção da marcha. Os anticorpos responsáveis comuns incluem

anti-Hu (anticorpo associado ao câncer de pulmão de pequenas células, conforme já mencionado) e anti-Yo (associados ao câncer de ovário).

- **Síndrome *opsoclonus-mioclonus*.** Caracterizada por *opsoclonus* (movimentos oculares sacádicos, descoordenados e semelhantes a uma dança) e *mioclonus* difuso que afeta os membros e/ou o tronco, a síndrome de *opsoclonus-mioclonus* é observada em uma pequena porcentagem de pacientes com neuroblastoma.
- **Neuronopatia sensitiva.** Trata-se de uma condição rara caracterizada por perda sensitiva assimétrica irregular, hipo ou arreflexia e ataxia sensitiva (uma forma de ataxia causada pela falta de impulso sensitivo), devido à degeneração dos gânglios da raiz dorsal. O anti-Hu é o anticorpo paraneoplásico mais comumente associado, porém a neuronopatia sensitiva também pode estar associada à síndrome de Sjögren, síndrome de Guillain-Barré e vários agentes quimioterápicos, entre outras causas.
- **Síndrome miastênica de Lambert-Eaton.** Essa síndrome é discutida no Capítulo 12. Cerca de 50% dos casos são paraneoplásicos, mais frequentemente associados ao câncer de pulmão de pequenas células, e as manifestações clínicas geralmente precedem o diagnóstico do câncer, muitas vezes por meses a anos.

O tratamento varia de acordo com a síndrome específica e a neoplasia maligna subjacente, porém existem duas abordagens gerais: (1) tratamento do câncer e (2) supressão da resposta imune. A imunoglobulina intravenosa (IGIV) e a plasmaférese (PLEX) são os imunossupressores mais comumente usados.

Quadro 16.7 Toxicidades neurológicas associadas aos inibidores de *checkpoint* (pontos de checagem)

Os inibidores de *checkpoint* constituem uma forma relativamente nova de tratamento do câncer. São anticorpos imunomoduladores que reforçam a resposta imune – bloqueando essencialmente o "sinal de desativação" que normalmente impede que a resposta imune se torne descontrolada –, tendo como alvo o receptor de morte celular programada 1 (PD–1) ou o antígeno associado ao linfócito T citotóxico 4 (CTLA–4), entre outros. Esses fármacos melhoraram de maneira substancial o prognóstico de muitas neoplasias malignas em estágio avançado, notavelmente o melanoma metastático. Entretanto, à medida que seu uso se tornou mais prevalente, o mesmo ocorreu com suas toxicidades associadas. Ao estimular o sistema imune para atacar as células tumorais, esses fármacos também podem reforçar a produção de autoanticorpos dirigidos contra tecidos saudáveis, resultando em uma bateria de toxicidades tanto sistêmicas quanto neurológicas. Podem ocorrer complicações neurológicas, incluindo as seguintes:

- Encefalite.
- Mielite transversa.
- Miastenia *gravis*.
- Síndrome de encefalopatia posterior reversível PRES (do inglês, *posterior reversible encephalopathy syndrome*).
- Várias formas de síndromes de polirradiculoneuropatia desmielinizante inflamatória aguda e crônica (PDIA e PDIC, respectivamente).

O tratamento dessas complicações neurológicas consiste em imunossupressão em curto prazo com esteroides, imunoglobulina intravenosa e/ou plasmaférese. Os riscos de interromper o inibidor do *checkpoint* precisam ser pesados contra os da toxicidade associada.

CASO 16

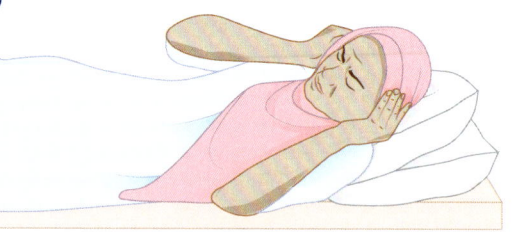

Acompanhamento de sua paciente: Você leva Zhara imediatamente para a realização de TC e, ao mesmo tempo, liga para o farmacêutico para o preparo de ativador do plasminogênio tecidual (tPA, do inglês *tissue plasminogen activator*): lembre-se de que os déficits neurológicos focais de início agudo consistem em AVC até prova em contrário. A TC, mostrada no final deste texto, revela uma lesão hemorrágica no lobo parietal direito, com edema vasogênico circundante significativo, referente a uma lesão expansiva. Você avisa o farmacêutico para interromper a preparação de tPA (primeiro e o mais importante, porque essa paciente apresenta sangramento agudo no exame; em segundo lugar, porque a lesão hemorrágica do lado direito explica os sintomas do lado esquerdo, e você não está mais preocupado com um AVC isquêmico). Em seguida, você ajuda a removê-la do aparelho, e, ao fazê-lo, você obtém um pouco mais de detalhes da história: ela não tem se sentido bem já faz algum tempo, com pouco apetite e perda de peso de quase 9 kg nos últimos meses, o que ela atribui a seu trabalho estressante. Fuma cigarros desde a adolescência, e, nesses últimos meses, fumar é a única coisa que consegue acalmá-la. Ela não vê um médico há mais de 15 anos. Você começa um gotejamento de nicardipino para baixar a pressão arterial e procede à sua internação para investigação. A RM revela numerosas lesões arredondadas (nenhuma das quais foi claramente visualizada na TC) localizadas predominantemente na junção da substância cinzenta/branca em ambos os hemisférios. É difícil afirmar com certeza a razão pela qual o sangramento agudo está obstruindo a área, mas parece que existe uma massa subjacente à hemorragia parietal direita, sugerindo que o sangramento é devido a uma metástase hemorrágica. A TC do tórax revela uma grande massa pulmonar espiculada. Zhara finalmente é diagnosticada com adenocarcinoma pulmonar metastático e é internada na oncologia para manejo adicional.

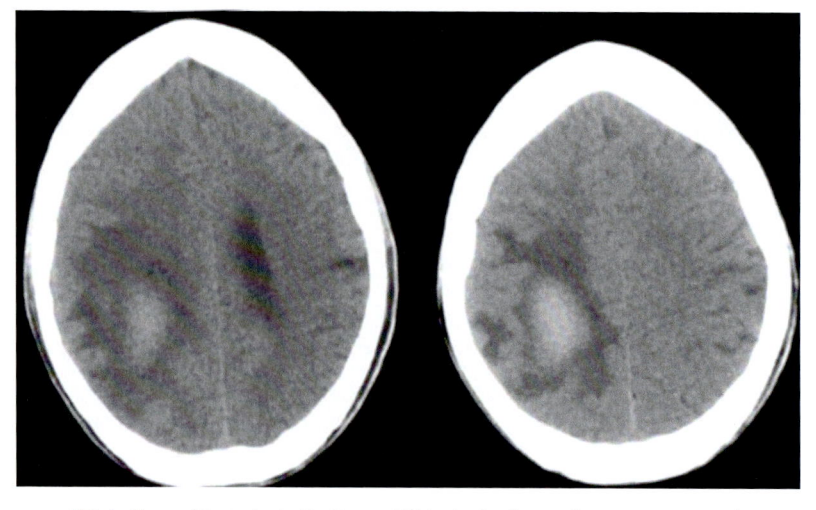

TC de Zhara. (Cortesia do Dr. Bruno Di Muzio, Radiopaedia.org, rID: 25395.)

Você agora já sabe:

- As características epidemiológicas, histológicas e de imagem básicas dos tumores cerebrais primários mais comuns. Os tumores gliais, incluindo os astrocitomas e os glioblastomas, devem ter coloração positiva para *GFAP*, enquanto os tumores neuronais devem apresentar coloração positiva para *sinaptofisina*.
- Como reconhecer e tratar o linfoma primário do SNC.
- Como distinguir entre cistos aracnoides e epidermoides na RM.
- A existência de um amplo espectro de distúrbios paraneoplásicos, todos os quais estão associados a anticorpos específicos que, por sua vez, estão associados a neoplasias malignas subjacentes específicas.
- As numerosas toxicidades neurológicas potenciais associadas aos inibidores de *checkpoint* imunes relativamente novos.

17 Doenças e síndromes genéticas

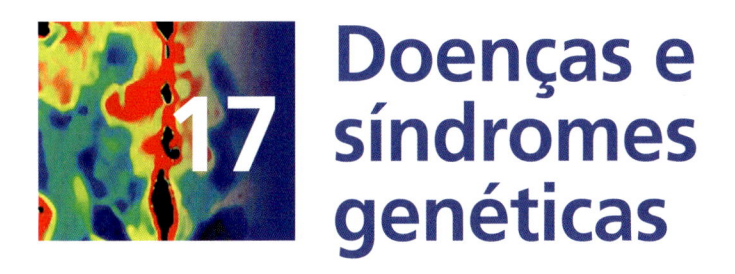

Neste capítulo, você aprenderá:

1. Como distinguir entre as diferentes doenças de depósito lisossômico e de depósito de glicogênio.

2. As características clínicas de quatro doenças neurocutâneas importantes: a *esclerose tuberosa (ET)*, a *neurofibromatose*, a *síndrome de Sturge-Weber* e a *doença de von Hippel-Lindau*.

3. Quando considerar o diagnóstico de doenças mitocondriais e como várias delas se manifestam – incluindo a síndrome de *encefalopatia mitocondrial com acidose láctica* e episódios tipo *acidente vascular cerebral* (MELAS, do inglês *mitochondrial encephalomyopathy with lactic acidosis and stroke-like episodes*) e *epilepsia mioclônica com fibras vermelhas rasgadas* (MERRF, do inglês *myoclonic epilepsy with ragged red fibers*), entre outras.

CASO 17

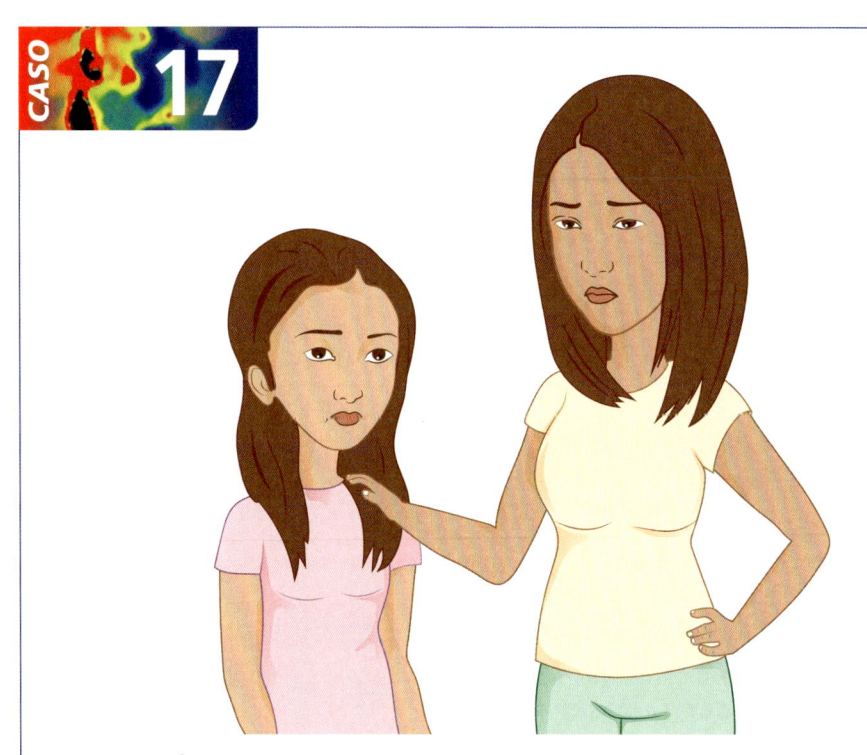

Sua paciente: Lila, uma menina de 10 anos de idade, chega à sua clínica com a mãe. Ela se queixou da ocorrência de problemas visuais nas últimas 48 horas. A mãe conta que, desde ontem, percebeu que Lila de repente estava esbarrando em objetos – apenas esta manhã, ela acidentalmente bateu contra a porta, causando uma contusão feia no ombro. Lila diz que não consegue enxergar no seu lado direito, e, com efeito, quando você a examina, constata uma hemianopsia homônima direita. Os outros problemas clínicos incluem perda auditiva bilateral desde bebê e cefaleias de migrânea recorrentes. Você também constata que ela tem baixa estatura para sua idade. Qual é o próximo passo no manejo dessa paciente?

Muitas doenças hereditárias afetam de forma proeminente o sistema nervoso, das quais algumas já foram discutidas em capítulos anteriores. Este capítulo não é, de forma alguma, uma tentativa de fornecer uma lista exaustiva ou uma descrição profunda de cada um desses distúrbios, cuja maioria é bastante complexa e pode se manifestar de muitas maneiras diferentes. Em vez disso, tentaremos familiarizá-lo com as características básicas das mais comuns, de modo que possa saber quando deve suspeitar de sua presença.

Como existe um número tão grande dessas doenças e tendo em vista que suas manifestações são multifacetadas, compartilharemos alguns mnemônicos ao longo do capítulo que poderão ser úteis para memorizar as principais características. Descobrimos que tentar lembrar-se de suas características mais distintivas – por exemplo, pacientes com doença de Tay-Sachs normalmente apresentam hiper-reflexia, enquanto os com doença de Niemann-Pick têm hiporreflexia – é mais útil do que tentar memorizar cada detalhe de cada distúrbio.

Doença de depósito lisossômico

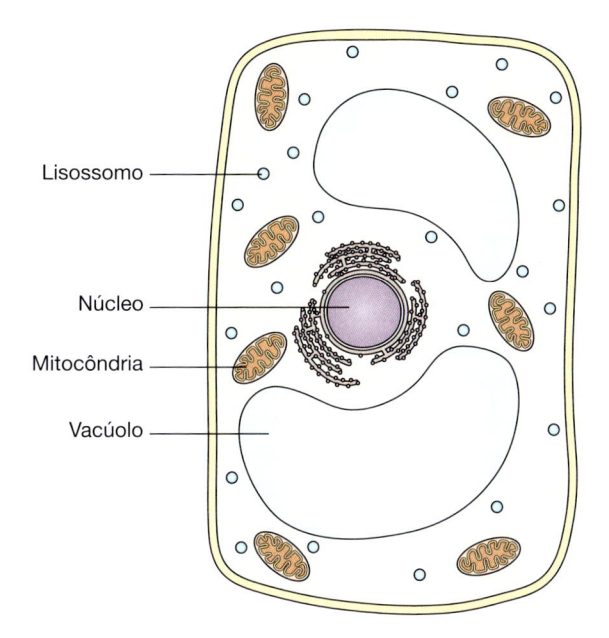

Uma célula típica; apenas um lembrete de que os lisossomos estão presentes em todo o citoplasma.

As doenças de depósito lisossômico formam um grupo de mais de 50 doenças hereditárias, que se caracterizam pelo acúmulo de produtos metabólicos anormais dentro dos lisossomos intracelulares como resultado de deficiências enzimáticas lisossômicas. Muitos sistemas de órgãos podem estar envolvidos, porém o sistema neurológico é, com frequência, predominantemente afetado. Esses distúrbios são relativamente raros, em geral são herdados de forma autossômica recessiva (embora haja exceções, que serão assinaladas) e tendem a se manifestar na lactância ou na infância. O diagnóstico pré-natal pode ser estabelecido na maioria dessas doenças. Existem dois subgrupos:

- As **esfingolipidoses** constituem o resultado de deficiências de enzimas que catabolizam os esfingolipídeos. A tabela apresentada a seguir contém os fatos básicos sobre as esfingolipidoses mais comuns:

Doença	Herança	Deficiência enzimática	Substrato acumulado	Manifestações clínicas	Histologia
Doença de Fabry	Recessiva ligada ao X	α-Galactosidose A	Triexosídeo de ceramida	Angioceratomas[1] Acroparestesias[2] Disfunção autonômica Cardiomiopatia Nefropatia	Corpos Zebra
Doença de Krabbe	Autossômica Recessiva	Galactocerebrosidase	Galactocerebrosídeo, psicosina	Irritabilidade excessiva Neuropatia periférica Atraso do desenvolvimento Perda da visão	Células globoides (macrófagos multinucleados)
Doença de Gaucher	Autossômica recessiva	β-Glicocerebrosidase	Glicocerebrosídeo	Hepatoesplenomegalia Necrose asséptica do fêmur Pancitopenia Atraso do desenvolvimento	Células de Gaucher (macrófagos repletos de lipídeos com aparência tecidual amassada)
Doença de Niemann-Pick	Autossômica recessiva	Esfingomielinase	Esfingomielina	Neurodegeneração progressiva Arreflexia ou hiporreflexia Mancha vermelho-cereja na mácula Hepatoesplenomegalia	Células espumosas, corpos Zebra
Doença de Tay-Sachs	Autossômica recessiva	Hexosaminidase A	Gangliosídeo GM_2	Neurodegeneração progressiva Hiper-reflexia Mancha vermelho-cereja na mácula	Lisossomos com aparência de casca de cebola
Leucodistrofia metacromática	Autossômica recessiva	Arilsulfatase A	Sulfato de cerebrosídeo	Desmielinização progressiva do sistema nervoso central (SNC) e do sistema nervoso periférico (SNP), resultando em ataxia, perda de visão e audição, atraso do desenvolvimento, problemas comportamentais	Inespecífica

[1] Os angioceratomas são lesões capilares benignas, pequenas e escuras, que podem aparecer em qualquer parte do corpo.
[2] O termo "acroparestesia" refere-se a dores em queimação ou formigamento nos membros, que frequentemente são exacerbadas por clima muito quente ou frio, bem como por exercício; acredita-se que sejam causadas por um tipo de neuropatia de fibras finas.

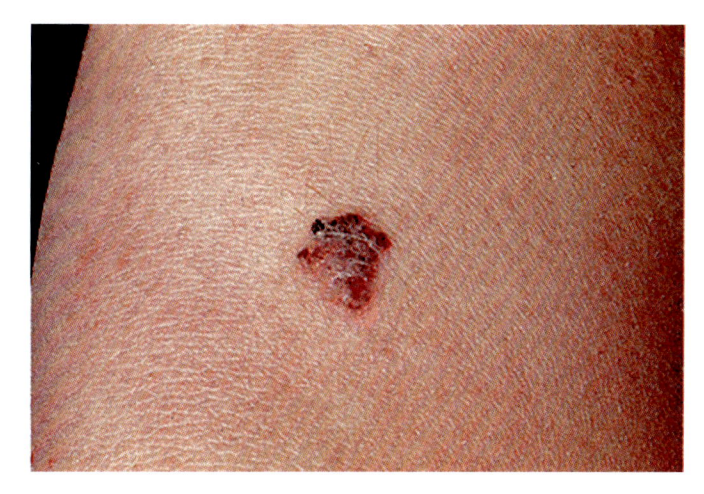

Angioceratoma em um paciente com doença de Fabry. (Reimpressa de Requena L, Requena L, Kutzner H. *Cutaneous Soft Tissue Tumors*. Wolters Kluwer; 2014.)

- As **mucopolissacaridoses** resultam de deficiências de enzimas que catabolizam os glicosaminoglicanos (anteriormente conhecidos como mucopolissacarídeos). Existem várias delas, porém as síndromes de Hunter e Hurler são as mais comuns. Mais uma vez, o sistema nervoso é apenas um dos vários sistemas de órgãos que podem ser afetados.

Doença	Herança	Deficiência enzimática	Substrato acumulado	Manifestações clínicas comuns	Característica diferencial
Hurler	Autossômica recessiva	α-L-Iduronidase	Sulfato de heparana, sulfato de dermatana	Atraso do desenvolvimento Macrocefalia Dismorfismo facial (gargoilismo)	Opacificação da córnea
Hunter	Recessiva ligada ao X	Iduronato-2-sulfatase	Sulfato de heparana, sulfato de dermatana	Obstrução das vias respiratórias Hepatoesplenomegalia	Comportamento agressivo

Um mnemônico para ajudá-lo a lembrar da diferença entre esses dois distúrbios: *o caçador (de* hunter*) precisa enxergar claramente para atingir o X* (i.e., a síndrome de Hunter não está associada à opacificação da córnea e é recessiva ligada ao X).

Existem outras doenças de depósito lisossômico, incluindo glicoproteinoses e mucolipidoses, porém a sua discussão está além do escopo deste livro.

Para alguns desses distúrbios, novos tratamentos para retardar a progressão da doença estão atualmente disponíveis ou em fase de ensaios clínicos. Incluem terapia de reposição enzimática e terapia gênica.

Doenças de depósito de glicogênio (DDGs)

As DDGs são doenças autossômicas recessivas, que resultam do metabolismo anormal do glicogênio e seu acúmulo subsequente dentro das células. Dispõe-se de diagnóstico pré-natal. Cada doença está associada a uma deficiência específica de uma enzima que é crucial para a degradação do glicogênio em glicose. Normalmente, essas doenças se manifestam em lactentes ou crianças pequenas e afetam caracteristicamente os músculos (provocando fadiga, câimbras musculares e, com frequência, intolerância grave ao exercício) e o fígado (devido ao acúmulo de glicogênio).

Existem várias DDGs que você precisa conhecer, e pode lembrar-se delas por este mnemônico: *Very Poor CArbohydrate Metabolism* (metabolismo muito deficiente dos carboidratos) – doenças de **v**on Gierke, **P**ompe, **C**ori, **A**ndersen e **M**cArdle.

- A **doença de von Gierke (também conhecida como DDG tipo I)** é o resultado da deficiência de glicose-6-fosfatase, uma enzima necessária para a degradação do glicogênio e a liberação de glicose das células. Trata-se da forma mais comum de doença de depósito de glicogênio, que se manifesta em lactentes com hipoglicemia, hepato e renomegalia, fácies semelhante à de uma boneca e acidose láctica (a incapacidade de degradar a glicose-6-fosfato resulta em desvio de substratos para a via glicolítica, com consequente produção de lactato). Não existe nenhuma terapia específica. O tratamento exige uma equipe multidisciplinar, incluindo médicos, geneticistas e nutricionistas, e envolve alimentação frequente (para prevenir a hipoglicemia) e evitar o consumo de açúcares que dependam da glicose-6-fosfatase para o seu metabolismo (incluindo sacarose, frutose, lactose e galactose). Os pacientes podem viver até a idade adulta, porém as complicações são comuns, incluindo (mas não se limitando a) doença hepática e renal, anemia, hiperlipidemia e osteopenia.

- A **doença de Pompe** (também conhecida como **deficiência de maltase ácida** ou **DDG tipo II**) é o resultado de uma deficiência de alfaglicosidase ácida (também conhecida como maltase ácida). É também classificada como doença de depósito lisossômico, visto que resulta em acúmulo de glicogênio dentro dos lisossomos. A doença de Pompe pode se manifestar em lactentes, adolescentes e adultos jovens e caracteriza-se principalmente por cardiomiopatia (associe *Pompe* a *bomba*). Na forma infantil, é comum a ocorrência de fraqueza muscular generalizada, desconforto respiratório e dificuldades de alimentação. A miopatia dos músculos esqueléticos e a fraqueza diafragmática são comuns em crianças de mais idade e adultos e, em geral, levam à morte por insuficiência respiratória na terceira década de vida. O diagnóstico é estabelecido por biópsia muscular, que revela a presença de vacúolos ácido periódico de Schiff (PAS, do inglês *periodic acid-Schiff*) positivos. O tratamento envolve uma combinação de terapia de reposição enzimática e suporte multidisciplinar.

- A **doença de Cori** (também conhecida como **doença de Forbes** ou **DDG tipo III**) resulta da deficiência de uma enzima *desramificadora* crucial para a degradação do glicogênio. Normalmente, manifesta-se como uma forma mais leve de doença de von Gierke; entretanto, diferentemente desta última, os níveis de lactato no sangue estão normais. O tratamento exige alimentação frequente para evitar o desenvolvimento de hipoglicemia e dieta rica em proteínas; não há necessidade de evitar açúcares como a frutose e a galactose.

- A **doença de Andersen** (também conhecida como **DDG tipo IV**), diferentemente da doença de Cori, é causada pela deficiência de uma enzima *ramificadora*, que resulta na formação de glicogênio anormal, com menos pontos de ramificação. Normalmente, os pacientes manifestam a doença na lactância com hepatoesplenomegalia e atraso de desenvolvimento. A doença hepática progride com a idade e pode incluir cirrose, varizes esofágicas, ascite e carcinoma hepatocelular. Além disso, pode ocorrer doença extra-hepática, afetando predominantemente o coração e o músculo esquelético. Não existe nenhum tratamento específico. Pode-se considerar o transplante de fígado caso a caso.

- A **doença de McArdle** (também conhecida como **deficiência de miofosforilase** ou **DDG tipo V**) é a DDG mais comum que afeta predominantemente o músculo. Resulta de uma deficiência de miofosforilase, que causa degradação anormal do glicogênio nas células musculares. Diferentemente das doenças já mencionadas, a doença de McArdle manifesta-se, em geral, na adolescência ou no início da idade adulta com intolerância ao exercício e câibras musculares dolorosas. A manifestação clássica consiste em um fenômeno de "segundo fôlego", caracterizado por uma melhora gradual dos sintomas com exercício sustentado. Os exames laboratoriais revelam níveis elevados de creatina-cinase e mioglobinúria. Não existe nenhum tratamento específico. Uma dieta rica em carboidratos e a prática regular de exercícios leves a moderados podem oferecer algum benefício.

Doenças neurocutâneas

Como o próprio nome sugere, as doenças neurocutâneas são doenças que afetam tanto o cérebro quanto a pele. Já estão presentes ao nascimento e provocam o crescimento de uma variedade de tumores e lesões dentro do cérebro, medula espinal e pele, bem como outros órgãos e ossos. As três doenças neurocutâneas mais comuns são a ET, a neurofibromatose e a síndrome de Sturge-Weber. A doença de von Hippel-Lindau é menos comum, porém o seu reconhecimento é igualmente importante, visto que o monitoramento frequente desses pacientes pode melhorar acentuadamente seus resultados.

A **ET** é herdada como caráter autossômico dominante, porém cerca de 50% de todos os casos são devidos a novas mutações esporádicas, de modo que muitas crianças constituem os primeiros casos em suas famílias. Cerca de 75% dos pacientes apresentarão uma mutação em um de dois genes separados: o gene TSC1 (no cromossomo 9) e o gene TSC2 (no cromossomo 16). Existem muitas manifestações clínicas associadas, e o mnemônico *HAMARTOMAS* explicado a seguir pode ajudá-lo a lembrar-se delas.

- **H** – *Hamartomas na pele e no SNC.* Os hamartomas são tumores benignos compostos por tecido derivado da área onde cresce o hamartoma. Os hamartomas glioneuronais (também denominados tubérculos corticais) e os nódulos subependimários são dois exemplos comuns e são encontrados na ressonância magnética (RM) do cérebro em quase 90% das crianças afetadas.

- **A** – *Autismo, problemas comportamentais e outras formas de deficiência intelectual.* Cerca de 50% das crianças com ET apresentam alguma forma de deficiência cognitiva, frequentemente com história de espasmos infantis e convulsões.

- **M** – *Prolapso da válvula mitral* e *insuficiência mitral* são complicações cardíacas potenciais.

- **A** – *Máculas em folha de freixo (ash-leaf spots)* são máculas cutâneas hipopigmentadas.

- **R** – *Os rabdomiomas* são tumores cardíacos benignos, que são quase patognomônicos de ET (embora nem todas as crianças com ET tenham rabdomiomas cardíacos). Com frequência, são assintomáticos e podem sofrer regressão espontânea; entretanto, se forem grandes o suficiente, podem causar insuficiência cardíaca e arritmias. Além disso, podem ocorrer *hamartomas retinianos*.

- **T** – *Esclerose tuberosa* (sim, o nome da síndrome está em seu próprio mnemônico – isso pode ser surpreendentemente útil se lembrar do mnemônico, mas esquecer para que ele serve!).

- **O** – Autossômico dominante.

- **M** – *Miomatose (mais corretamente, linfangioleiomiomatose [LAM])* é uma doença pulmonar cística fibrótica difusa, que mais frequentemente se manifesta com dispneia progressiva ou pneumotórax. É significativamente mais comum em mulheres e pode ser fatal.

- **A** – *Angiomiolipomas* são tumores renais benignos, que podem sangrar e crescer o suficiente para interferir na função renal, provocando, em certas ocasiões, hipertensão secundária e doença renal crônica. Os *angiofibromas* constituem outra forma de tumores hamartomatosos, que frequentemente aparecem na face.
- **S** – *Convulsões* (*seizure*) e *espasmos* (*spasms*) *infantis* constituem uma apresentação inicial comum da ET. As *placas de Shagreen* são placas espessas e coriáceas da pele, que são mais frequentemente observadas na parte inferior das costas. Os *astrocitomas subependimários de células gigantes* (conhecidos como tumores ASCG) são tumores benignos de crescimento lento, que geralmente estão localizados dentro dos ventrículos. Esses tumores podem apresentar sintomas de hidrocefalia obstrutiva, como cefaleia progressiva, náusea e vômitos ou outros déficits neurológicos focais. O tratamento consiste em ressecção cirúrgica ou – para aqueles que não são bons candidatos cirúrgicos (p. ex., na presença de múltiplas lesões ou de lesões de difícil acesso) – o agente imunossupressor everolimo, um inibidor da proteína cinase, alvo da rapamicina em mamíferos (mTOR).

O diagnóstico de ET pode ser estabelecido com base em testes genéticos e no preenchimento de vários critérios clínicos. O manejo é multidisciplinar e envolve controle das convulsões, exames de imagem seriados do cérebro e manejo dos transtornos comportamentais e neuropsiquiátricos. A gravidade da doença e o prognóstico em longo prazo variam acentuadamente de pessoa para pessoa.

As **neurofibromatoses dos tipos 1 (NF1) e 2 (NF2)** são herdadas de forma autossômica dominante.

- A *NF1* é causada por uma mutação no cromossomo 17, envolvendo um gene supressor de tumor, denominado neurofibromina. É mais comum do que a NF2 e caracteriza-se por manchas café com leite e neurofibromas (tumores benignos que podem crescer ao longo dos nervos em qualquer parte do corpo; podem ser pequenos ou plexiformes, isto é, grandes e de aparência vermiforme). Outras características podem incluir sardas axilares, nódulos de Lisch (hamartomas da íris), gliomas da via óptica (envolvendo os nervos ópticos, o quiasma e/ou as radiações ópticas), feocromocitomas e anormalidades ósseas.

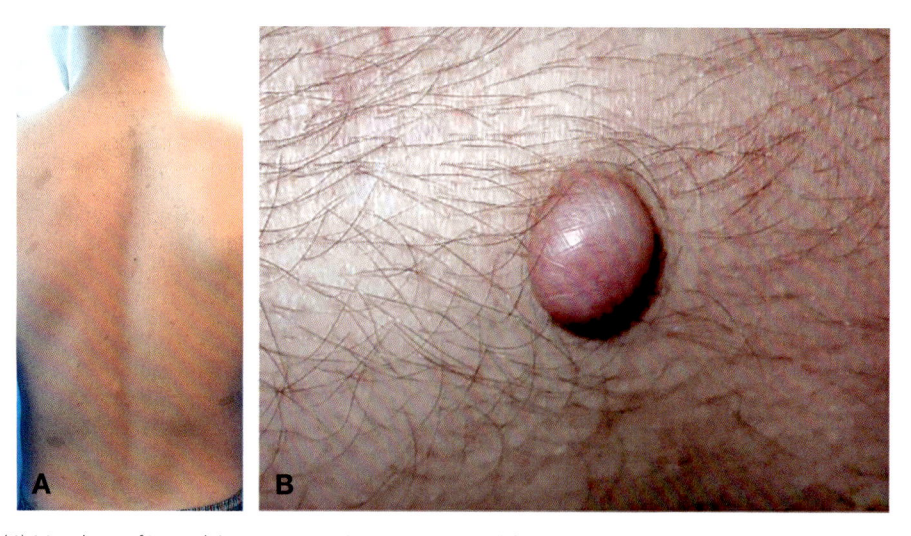

(*A*) Manchas café com leite em um paciente com NF1 e (*B*) um neurofibroma cutâneo típico. (*A*, reimpressa de Kocher M, Noonan K. *Pediatric Musculoskeletal Physical Diagnosis: A Video-Enhanced Guide*. Wolters Kluwer; 2020. *B*, reimpressa de Requena L, Kutzner H. *Cutaneous Soft Tissue Tumors*. Wolters Kluwer Health; 2014.)

- A *NF2* é causada por uma mutação no cromossomo 22 envolvendo um gene supressor de tumor denominado merlina. O mnemônico consagrado pelo tempo para a NF2 é *MISME*: a doença caracteriza-se por **m**últiplos schwannomas hereditários (**m**ultiple **i**nherited **s**chwannomas) (que, classicamente, são schwannomas acústicos bilaterais), **m**eningiomas e **e**pendimomas. A NF2 também pode incluir neurofibromas (pequenos, mas não plexiformes) e cataratas.

O diagnóstico de neurofibromatose é clínico; pode, mas não precisa, incluir um teste genético positivo. O tratamento é multidisciplinar, com rastreamento frequente de tumores, ressecção cirúrgica do tumor quando indicada e manejo das complicações tratáveis.

A **síndrome de Sturge-Weber** é congênita, mas não hereditária, e caracteriza-se por uma variedade de malformações vasculares, que afetam predominantemente a face, o cérebro e os olhos. Resulta de uma mutação ativadora do gene GNAQ, que codifica proteínas de ligação do nucleotídeo guanina, o que, por sua vez, afeta a sinalização intracelular e o desenvolvimento vascular. Podemos nos lembrar de suas várias manifestações clínicas com o mnemônico *PIGC*:

- A *mancha vinho do **P**orto* (também conhecida como nevo flâmeo) é uma malformação capilar comum, geralmente óbvia por ocasião do nascimento, que aparece como uma lesão rosa plana na distribuição do V1-V2 na face. Não é patognomônica da síndrome de Sturge-Weber; a maioria das crianças com mancha vinho do Porto não tem essa síndrome. Tende a escurecer com a idade e pode hipertrofiar. Dispõe-se de tratamentos a *laser*.

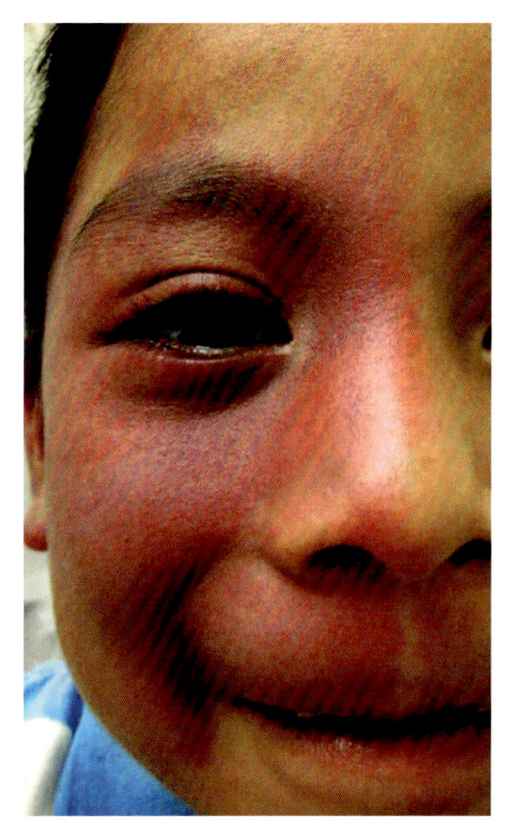

Mancha vinho do Porto típica. (Reimpressa de *Goodheart's Photoguide to Common Pediatric and Adult Skin Disorders*. 4th ed. Wolters Kluwer; 2015.)

- *Angiomatose leptomeníngea ipsilateral.* As malformações capilares-venosas leptomeníngeas geralmente aparecem do mesmo lado (i.e., são ipsilaterais) da mancha vinho do Porto; o parênquima cerebral subjacente é, com frequência, atrófico e pontilhado com calcificações distróficas intraparenquimatosas. Essas lesões podem causar déficits neurológicos focais e convulsões.
- O *glaucoma* é a anormalidade ocular mais comum e resulta do desenvolvimento de hemangiomas episclerais, causando elevação da pressão intraocular. Todos os pacientes com síndrome de Sturge-Weber devem consultar regularmente um oftalmologista para monitoramento.
- Ocorrem *convulsões* na maioria dos pacientes com síndrome de Sturge-Weber; em geral, começam na infância e têm uma resposta variável aos medicamentos antiepilépticos.

O diagnóstico da síndrome de Sturge-Weber baseia-se na presença de malformações capilares faciais e leptomeníngeas, que, em geral, são mais bem detectadas por meio de RM com contraste. O tratamento exige uma equipe multidisciplinar para o manejo das manifestações cutâneas, neurológicas e oculares.

A **síndrome de von Hippel-Lindau** é uma condição autossômica dominante, que resulta de uma mutação no gene supressor de tumor VHL no cromossomo 3. As manifestações são multifocais e consistem em uma variedade de tumores benignos e malignos, incluindo (porém sem se limitar a):

- *Hemangioblastomas.* Trata-se da lesão mais comum associada à síndrome de von Hippel-Lindau. São tumores altamente vascularizados e benignos, que podem sangrar e geralmente estão localizados no cerebelo ou na medula espinal; para mais detalhes, ver página 398.

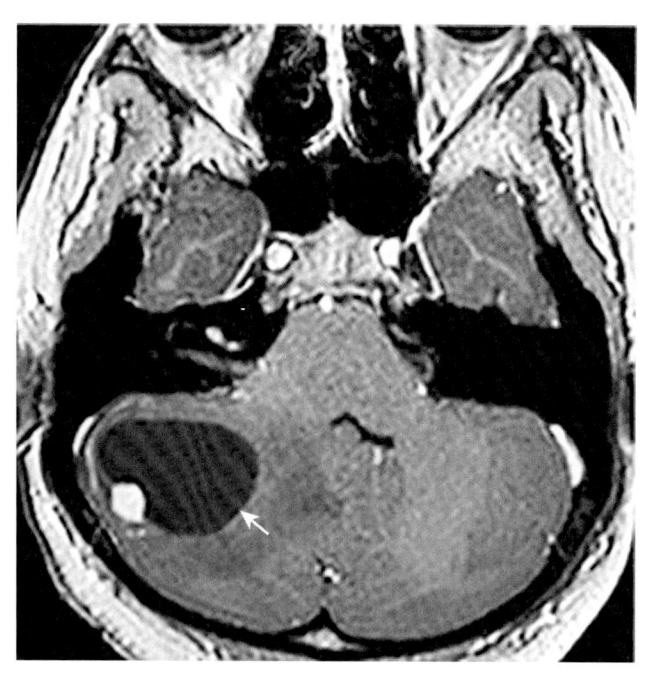

Hemangioblastoma cerebelar em paciente com síndrome de von Hippel-Lindau. Observe a aparência clássica de uma lesão cística com realce do nódulo mural (semelhante à aparência dos astrocitomas pilocíticos; ver página 393). (Modificada de Atlas SW. *Magnetic Resonance Imaging of the Brain and Spine.* 5th ed. Wolters Kluwer; 2016.)

- *Cavernomas, também conhecidos como hemangiomas cavernosos ou malformações cavernosas.* Consistem em agrupamentos de capilares anormais de fluxo lento, que podem surgir em todo o corpo e têm propensão a sangrar.

> **Quadro 17.1 Malformações cavernosas**
>
> Diferentemente da maioria das malformações vasculares intracerebrais (como malformações arteriovenosas [MAVs]), as malformações cavernosas são "invisíveis" na angiografia, visto que apresentam muito pouco fluxo sanguíneo. A RM é o padrão-ouro para estabelecer o diagnóstico.

- *Carcinoma renal de células claras.* Trata-se de uma neoplasia maligna que frequentemente exige ressecção cirúrgica, seguida de radioterapia e quimioterapia.
- *Feocromocitomas.* São proliferações benignas de células cromafins que se manifestam de maneira característica com os "cinco Ps": pressão (pressão arterial elevada), dor (*pain*, cefaleia); perspiração (transpiração), palpitações e palidez. Na síndrome de von Hippel-Lindau, tendem a ocorrer em pacientes mais jovens, podem ser assintomáticos e podem ser suprarrenais ou extrassuprarrenais.
- *Tumores pancreáticos.* Incluem cistos, tumores neuroendócrinos e cistadenomas serosos.
- *Hemangioblastomas capilares da retina.* Com frequência, são multifocais e bilaterais. Podem causar perda progressiva da visão.
- *Rins e fígado policísticos.*

O diagnóstico de síndrome de von Hippel-Lindau é normalmente estabelecido com base em testes genéticos. O tratamento exige frequente vigilância do tumor e manejo, conforme indicado.

> **Quadro 17.2 Doenças peroxissomais**
>
> Formam mais um grupo de doenças incomuns, porém importantes, que precisam ser conhecidas. Os peroxissomos são pequenas organelas que, entre outras funções, oxidam ácidos graxos de cadeia muito longa (AGCMLs). Estão mais altamente concentrados no fígado e nos rins, porém são encontrados em todo o corpo. Existem três distúrbios principais que envolvem peroxissomos disfuncionais:
>
> 1. A **síndrome de Zellweger** é uma doença autossômica recessiva, que se manifesta por ocasião do nascimento com várias anormalidades craniofaciais, cataratas, surdez, disfunção hepática e renal, hipotonia grave, arreflexia e convulsões. O exame de sangue revela níveis elevados de AGCMLs. Não existe nenhum tratamento conhecido, e o prognóstico é sombrio.
> 2. A **doença de Refsum** é semelhante, mas pode se manifestar na lactância ou em crianças de mais idade e tende a ser menos grave.
> 3. A **adrenoleucodistrofia** também pode se manifestar em recém-nascidos (uma forma autossômica recessiva conhecida como adrenoleucodistrofia neonatal [ALDN]) ou em crianças de mais idade ou até mesmo em adultos (uma forma
>
> (Continua)

> **Quadro 17.2 Doenças peroxissomais** *(Continuação)*
>
> recessiva ligada ao X) e caracteriza-se por disfunção tanto neurológica (convulsões, hipotonia, surdez, perda da visão) quanto suprarrenal (fadiga, vômitos, hiperpigmentação da pele). A forma neonatal tende a ser menos grave e envolve menos comumente o córtex suprarrenal. À semelhança das doenças de Zellweger e de Refsum, os AGCMLs estão elevados no sangue. O tratamento depende da forma precisa da doença. Em geral, recomenda-se o monitoramento de rotina para crianças sem qualquer evidência de comprometimento cerebral, enquanto o transplante de células-tronco hematopoiéticas é preferido para crianças com comprometimento cerebral precoce.
>
> A disfunção da proteína da adrenoleucodistrofia (ALDP, do inglês *adrenoleukodystrophy protein*) – que transporta AGCMLs no peroxissomo para serem degradados – resulta em acúmulo de AGCMLs em todo o corpo.

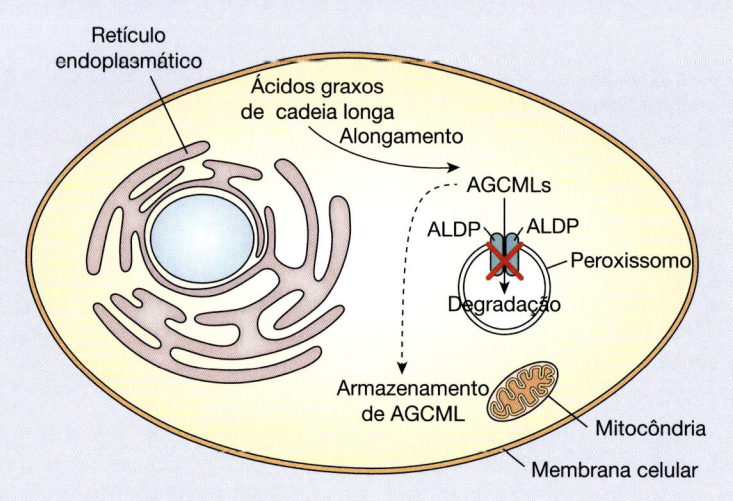

Doenças mitocondriais

As doenças mitocondriais genéticas são herdadas da mãe. Caracterizam-se por intolerância ao exercício e acidose láctica inexplicável. As cãibras musculares e os fenômenos de "segundo fôlego" – conforme observado nas doenças de depósito de glicogênio – são incomuns. Existem muitas doenças mitocondriais; a seguir, são apresentadas algumas das mais comuns. Não existe nenhuma terapia comprovada para essas doenças, porém há evidências que sugerem que a combinação de carnitina, coenzima Q10 e creatina pode proporcionar algum benefício.

- **MELAS.** A característica essencial da MELAS consiste em episódios recorrentes semelhantes a acidente vascular cerebral (AVC) que se manifestam com déficits neurológicos focais de início agudo (o lobo occipital é mais frequentemente afetado, causando cortes nos campos visuais e – se forem bilaterais – cegueira cortical). Utilizamos a expressão "semelhante a acidente vascular cerebral" porque o dano é presumivelmente devido à toxicidade metabólica subjacente, e não a uma verdadeira doença tromboembólica; em consequência, os AVCs relacionados com a MELAS não respeitam os territórios vasculares na RM, e as características do exame de imagem ponderada em difusão (DWI) são variáveis. Outras características da MELAS incluem baixa estatura, surdez, migrâneas, cardiomiopatia e disfunção cognitiva. O início dos sintomas geralmente varia desde a infância até a idade adulta jovem.

- A **MERRF** caracteriza-se por convulsões mioclônicas e miopatia, com fibras vermelhas rasgadas na biópsia. Outras características são semelhantes àquelas associadas à MELAS, incluindo baixa estatura, surdez, cardiomiopatia e disfunção cognitiva. Além disso, pode-se observar a presença de lipomatose (depósitos de gordura abaixo da pele) e atrofia óptica.
- A **neuropatia óptica hereditária de Leber** caracteriza-se por perda visual bilateral indolor, geralmente em homens jovens. Com frequência, afeta inicialmente apenas um olho, porém é seguida em breve por perda da visão do outro olho. A miopatia associada é incomum.
- A **síndrome de Leigh** manifesta-se habitualmente no primeiro ano de vida com convulsões, acidose láctica, vômitos, fraqueza generalizada, ataxia e oftalmoplegia. O atraso no desenvolvimento e a regressão psicomotora são comuns, e o prognóstico é sombrio. A maioria das crianças sobrevive apenas alguns meses após o estabelecimento do diagnóstico.
- A **síndrome de Kearns-Sayre** caracteriza-se por oftalmoplegia progressiva, que se desenvolve antes dos 20 anos de idade. Outras características podem incluir baixa estatura, retinopatia pigmentar, ataxia, bloqueio cardíaco e disfunção cognitiva. A doença frequentemente é fatal na idade adulta.

CASO 17

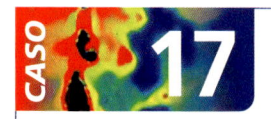

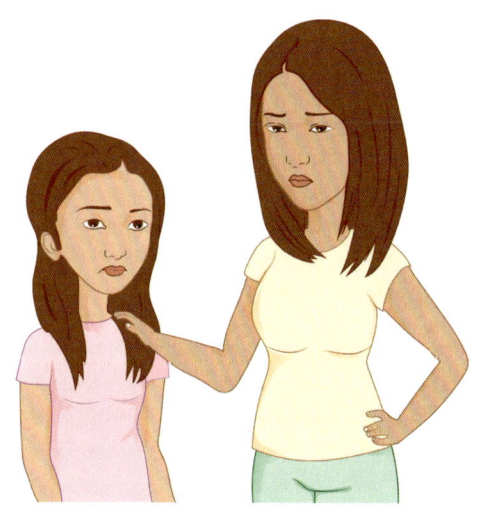

Acompanhamento de sua paciente: Você encaminha Lila para o serviço de emergência (SE) para RM urgente; o início agudo de seus sintomas é preocupante quanto à possibilidade de AVC, e – embora esteja fora da janela para qualquer intervenção aguda – você gostaria de obter uma investigação rápida. A RM revela aumento do sinal do exame de DWI envolvendo predominantemente o lobo occipital esquerdo – a lesão se sobrepõe aos territórios da artéria cerebral média (ACM) e da artéria cerebral posterior (ACP) e aparece aumentada na recuperação de inversão atenuada por fluido (FLAIR, do inglês *fluid-attenuated inversion recovery*). Constata também a presença de vários outros infartos de aparência crônica. Os resultados dos exames laboratoriais não estão anormais, com exceção de um nível sanguíneo elevado de lactato. Você suspeita de MELAS e encaminha Lila a um neurologista pediatra e geneticista para tratamento posterior.

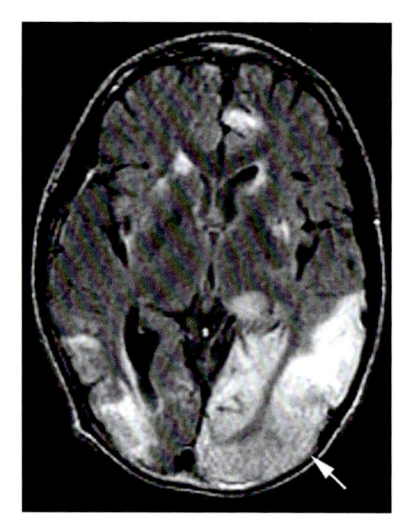

Sequência de FLAIR da RM de Lila. A seta branca aponta para a grande lesão occipital esquerda responsável pelo defeito de campo de Lila. (Reimpressa de Barkovich AJ, Raybaud C. *Pediatric Neuroimaging*. 5th ed. Wolters Kluwer; 2011.)

Você agora já sabe:

- As principais características das doenças de depósito lisossômico e de glicogênio mais comuns.
- Como reconhecer e distinguir entre as doenças neurocutâneas hereditárias que afetam o cérebro e a pele: ET, neurofibromatose, síndrome de Sturge-Weber e doença de von Hippel-Lindau.
- Suspeitar de doença mitocondrial quando tiver um paciente com grave intolerância ao exercício e elevação do lactato sanguíneo inexplicável; as doenças de depósito de glicogênio também podem se manifestar dessa maneira, porém elas também estão frequentemente associadas a cãibras musculares intensas.

18 Nervos cranianos

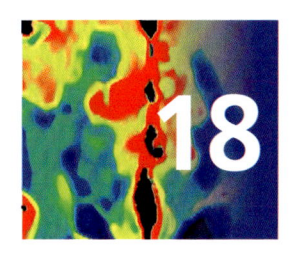

Neste capítulo, você aprenderá:

1. A anatomia básica e a função de cada nervo craniano, de modo que você possa entender onde o dano a cada um desses nervos pode ocorrer e quais as consequências clínicas.

2. As causas, a apresentação e o tratamento das paralisias oculomotoras (i.e., paralisia de um ou mais músculos extraoculares, devido à disfunção dos nervos cranianos III, IV e/ou VI).

3. A razão pela qual o nervo craniano VII pode ser um pouco mais complicado que os outros, e como distinguir entre lesões de seus neurônios motores superiores e inferiores.

4. As causas mais comuns de paralisia de múltiplos nervos cranianos, incluindo a síndrome do seio cavernoso.

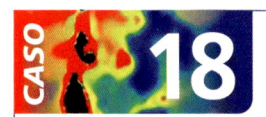

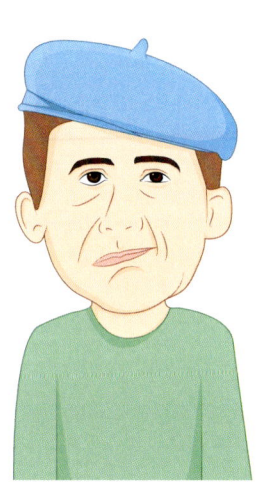

> **Seu paciente:** Stanley, um poeta de 60 anos de idade, chega ao serviço de emergência (SE) com problemas para comer que começaram nas últimas 24 horas, devido à ocorrência de sialorreia no canto direito da boca. Você o examina e constata que ele não consegue fechar totalmente o olho direito. O rosto parece estar simétrico, mas, quando ele sorri, você percebe que o lado direito de sua boca é menos ativo que o lado esquerdo. Ao pedir-lhe que levante as sobrancelhas, você tem certeza de que sua sobrancelha direita não se eleva tanto quanto a esquerda. Quando esfrega os dedos na frente de cada uma de suas orelhas, ele diz que ouve melhor com a orelha direita do que com a esquerda. Você procura uma bisnaga de *ketchup* ou um sachê de açúcar para testar o paladar do paciente, mas não consegue encontrar nada no SE. Seu exame é normal nos demais aspectos. Qual é o próximo passo no manejo desse paciente?

Os 12 nervos cranianos foram apresentados no primeiro capítulo e continuam a serem citados ao longo deste livro. Este capítulo reunirá as informações mais importantes relacionadas com os nervos cranianos que você precisa saber. Leia-o na íntegra, consulte-o à medida que avança ou use-o para solidificar o que já aprendeu; você decide. Vamos discutir (1) a anatomia básica dos nervos cranianos – onde começam e onde terminam – de modo que você seja capaz de determinar onde eles podem ter problemas, (2) o que eles fazem, para que você possa entender o que ocorre quando são danificados, e (3) as lesões e patologias mais comuns dos nervos cranianos. Não discutiremos a patologia envolvendo os nervos cranianos VIII (discutida no Capítulo 5) ou IX, X, XI e XII (visto que os distúrbios que envolvem esses nervos raramente surgem na prática, com exceção das breves citações que já fizemos deles ao longo do texto).

Começaremos com uma visão geral da anatomia e das funções básicas dos nervos cranianos.

Noções básicas dos nervos cranianos

Com exceção do nervo olfatório (NC I) e do nervo óptico (NC II), todos os nervos cranianos fazem parte do sistema nervoso periférico (SNP). Dependendo do nervo específico, eles contêm componentes motores, sensitivos e/ou autonômicos e são responsáveis pela maioria das ações não cognitivas que fazemos com a cabeça: cheirar, ver, saborear, ouvir, mover os olhos, mastigar e engolir. Com exceção do nervo vago (NC X), que se estende do tronco encefálico até o tórax e o abdome, eles percorrem distâncias relativamente curtas a partir de seus núcleos (o conjunto de corpos celulares associados a cada nervo) até os locais onde suas funções se fazem necessárias.

Todos os núcleos dos nervos cranianos estão localizados no tronco encefálico, com exceção do nervo olfatório (NC I) e do nervo óptico (NC II), que se originam da cavidade nasal e da retina, respectivamente. Os componentes motores eferentes dos nervos cranianos estendem-se a partir de seus núcleos, saem do tronco encefálico e, por fim, fazem sinapse em seus alvos motores. Os componentes sensitivos aferentes entram no tronco encefálico (ou na cavidade nasal ou retina) e terminam em seus núcleos, trazendo informações sensitivas provenientes da face e da cabeça. O local onde os nervos cranianos entram e saem do cérebro é importante, visto que essa informação irá ajudá-lo a localizar quaisquer lesões. Por exemplo, se examinar a tabela a seguir, você entenderá por que, quando um paciente apresenta perda auditiva atraumática de início agudo, uma das primeiras coisas a considerar é um pequeno acidente vascular cerebral (AVC) pontino.

Saída/entrada do cérebro	Nervos cranianos
Cavidade nasal	I
Retina	II
Mesencéfalo	III, IV[a]
Ponte	V, VI, VII, VIII
Bulbo	IX, X, XII
Parte superior da medula espinal	XI

[a] O nervo craniano IV é o único nervo que sai *dorsalmente* do tronco encefálico. Trata-se também do único nervo (além de um ramo do nervo craniano III com o qual você não precisa se preocupar) que cruza a linha média; ele decussa para o lado contralateral imediatamente antes de sair do tronco encefálico.

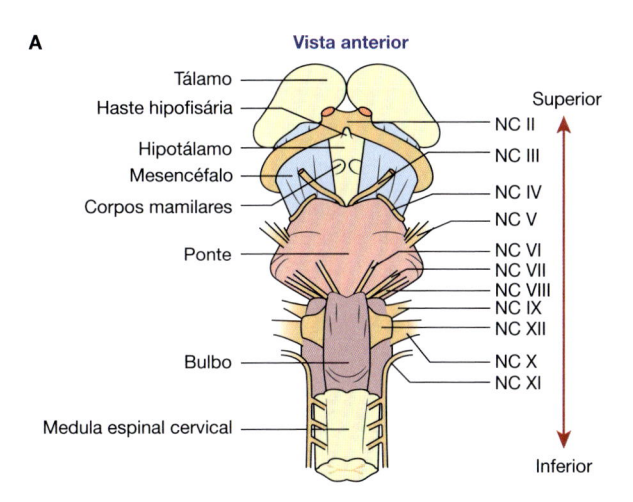

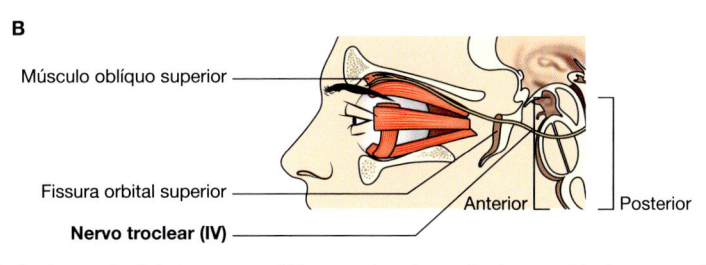

(A) Vista anterior (ou ventral) do tronco encefálico, mostrando a entrada e a saída dos nervos. (B) O quarto nervo craniano sai posteriormente (ou dorsalmente; assim, você não consegue visualizar a sua origem na imagem A), decussa e, em seguida, envolve a ponte para dirigir-se até seus alvos.

Os NC I, II e VIII são nervos sensitivos puros, enquanto os NC IV, VI, XI e XII são nervos motores puros. Os demais nervos cranianos consistem em uma combinação de funções sensitivas, motoras e autonômicas. A tabela a seguir tem muitas informações importantes, de modo que é pertinente que dedique alguns minutos para examiná-la. Porém, não se sinta na obrigação de memorizar tudo isso agora. Aprenda o que você precisa saber no momento apropriado; esta tabela está aqui para servir de referência.

Nervo craniano	Funções
Olfatório (NC I)	Sensitivo: olfação
Óptico (NC II)	Sensitivo: visão
Oculomotor (NC III)	Motor: movimento do globo ocular (retos superior, inferior e medial e o oblíquo inferior), elevação da pálpebra (levantador palpebral) Autonômico: constrição da pupila (músculo esfíncter da pupila), acomodação da pupila (músculo ciliar)
Troclear (NC IV)	Motor: movimento do globo ocular (músculo oblíquo superior)
Trigêmeo (NC V)	Sensitivo: sensibilidade facial (incluindo sensação, mas não paladar, dos dois terços anteriores da língua) Motor: movimento da mandíbula (músculos da mastigação)
Abducente (NC VI)	Motor: movimento do globo ocular (músculo reto lateral)
Facial (NC VII)	Motor: movimento facial, músculo estapédio (amortece o som) Sensitivo: sensação da orelha externa, paladar (dois terços anteriores da língua) Autonômico: lacrimal (lágrimas), glândulas submandibulares e sublinguais (saliva)
Vestibulococlear (NC VIII)	Sensitivo: audição, função vestibular
Glossofaríngeo (NC IX)	Motor: músculo estilofaríngeo (elevação da faringe e laringe) Sensitivo: parte superior da faringe e um terço posterior da sensação da língua, paladar (terço posterior da língua) Autonômico: glândula parótida (saliva), quimio e barorreceptores no seio carotídeo (ajuda a regular a pressão arterial e o pH)
Vago (NC X)	Motor: músculos do palato e da faringe, músculo cricotireóideo (o único músculo laríngeo não inervado pelo NC XI), músculo palatoglosso (o único músculo da língua não inervado pelo NC XII) Sensitivo: sensação de faringe, laringe e orelha externa, paladar (epiglote, faringe) Autonômico: vísceras toracoabdominais (coração, pulmões, trato digestivo), quimio e barorreceptores no arco da aorta (ajuda a regular a pressão arterial e o pH)
Acessório (NC XI)	Motor: músculo esternocleidomastóideo (rotação de crânio para o lado contralateral), trapézio (estabilização e elevação dos músculos da escápula), músculos intrínsecos da laringe
Hipoglosso (NC XII)	Motor: músculos intrínsecos da língua

Quadro 18.1 Inervação da língua

Pode parecer complicada e é, por qualquer motivo, frequentemente avaliada em exames. Então, vamos esclarecer.

- Motora (isso é fácil): NC XII.
- Sensitiva (isso não é tão difícil quanto parece):
  - Sensibilidade: NC V, IX, X.
  - Sabor: NC VII, IX, X.

	Dois terços anteriores	Terço posterior	Extremo posterior, epiglote
Paladar	NC VII	NC IX	NC X
Sensibilidade	NC V	NC IX	NC X

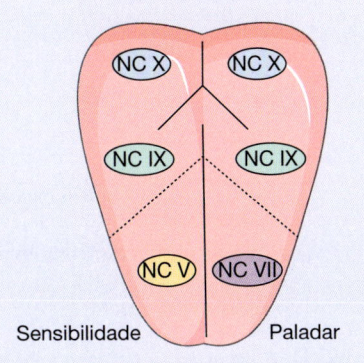

Mais uma maneira de visualizar a inervação sensitiva da língua. O terço posterior é inteiramente inervado pelo NC IX, e o extremo posterior e a epiglote, inteiramente pelo NC X.

Reflexos do tronco encefálico

Além das funções listadas anteriormente, os nervos cranianos também atuam em vários reflexos (apropriadamente conhecidos como reflexos dos nervos cranianos ou do tronco encefálico). Não são testados rotineiramente em pacientes no estado de vigília (com exceção do reflexo pupilar), porém constituem um componente crucial no exame de pacientes em coma e na avaliação de pacientes para possível morte cerebral (ver página 367).

Convém dedicar um minuto no *reflexo pupilar*, visto que o testamos com frequência e confiamos nas informações que ele fornece. A via apresentada a seguir explica por que ele é um reflexo *consensual*: isto é, por que, se você iluminar um olho, ambos os olhos se contraem.

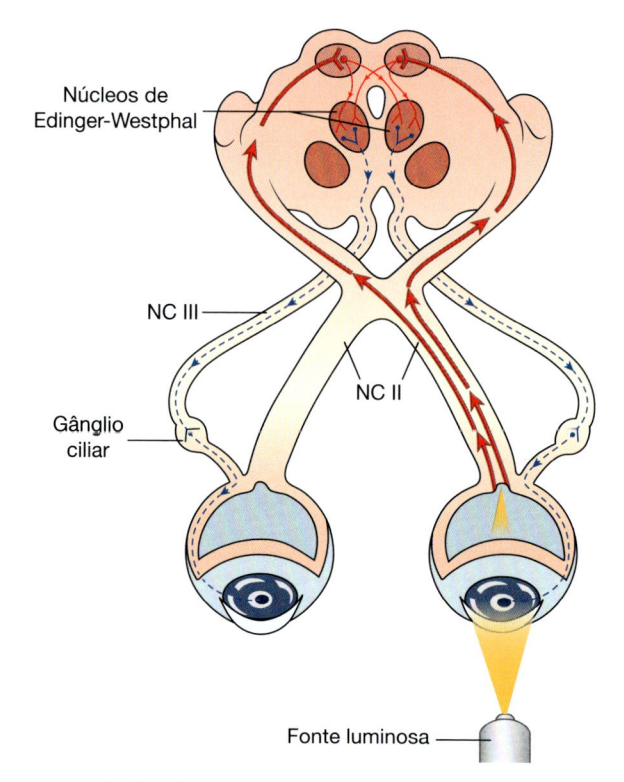

Via do reflexo pupilar, explicada no texto a seguir.

- **O ramo aferente: NC II.** A luz atinge a retina, e a informação é processada da camada mais externa (que inclui os fotorreceptores) para a mais interna, onde os axônios das células ganglionares seguem o seu trajeto juntos em uma camada de fibras nervosas até o disco do nervo óptico, onde saem da retina como nervo óptico. O nervo óptico segue o seu percurso até o quiasma óptico (localizado logo abaixo do hipotálamo e acima da hipófise, o quiasma óptico é o local onde as fibras retinianas nasais decussam para o lado contralateral; ver página 432) e, em seguida, continua como trato óptico. As fibras envolvidas na visão continuam até o tálamo e, a seguir, até o córtex occipital, porém aquelas envolvidas no reflexo pupilar separam-se para fazer sinapse nos denominados núcleos de Edinger-Westphal no mesencéfalo. A chave aqui é que o trato óptico de um olho faz sinapse em AMBOS os núcleos de Edinger-Westphal esquerdo e direito, o que ativa ambos os nervos eferentes esquerdo e direito, resultando em constrição pupilar bilateral.
- **O ramo eferente: NC III.** As fibras parassimpáticas que seguem o seu percurso dentro do NC III projetam-se dos núcleos de Edinger-Westphal para o gânglio ciliar, localizado logo atrás do globo ocular na parte posterior da órbita. A partir daqui, os nervos ciliares curtos estendem-se para o músculo esfíncter da pupila, causando constrição pupilar bilateral.

Quadro 18.2 Uma nota sobre anisocoria

O termo anisocoria descreve a condição na qual as pupilas esquerda e direita são de tamanho desigual. A anisocoria pode ser fisiológica (i.e., totalmente normal e benigna; a pupila maior pode até mudar de lado!) ou pode resultar de um problema estrutural ou neurológico. Você também deve sempre perguntar sobre o uso de medicamentos, em particular colírios que provocam contração ou dilatação da pupila.

As causas estruturais resultam de dano ao olho e incluem trauma, irite e glaucoma de ângulo fechado. Nesses casos, a anisocoria também está frequentemente associada a um formato anormal da pupila. As causas neurológicas envolvem dano ou distúrbios dos nervos que controlam a reatividade pupilar à luz.

O primeiro passo na avaliação de um paciente com anisocoria é determinar qual pupila é a pupila anormal, ou seja, a maior ou a menor. Se a pupila menor for anormal, a anisocoria deve ser mais proeminente no escuro; a pupila normal sofrerá dilatação adequada, enquanto a pupila afetada permanecerá pequena. Se a pupila maior for anormal, a anisocoria deve ser mais proeminente sob luz intensa; a pupila normal apresentará contração apropriada, enquanto a pupila afetada permanecerá dilatada. Para ajudar a entender as várias causas de anisocoria, lembre-se de que o tamanho das pupilas é controlado por dois grupos musculares opostos da íris: o músculo esfíncter da pupila (que contrai a pupila e é mediado pelo parassimpático) e o músculo dilatador da pupila (que dilata a pupila e é mediado pelo simpático).

As causas de miose unilateral (ou constrição pupilar) incluem:

- **Medicamentos.** Os medicamentos que estimulam o sistema nervoso parassimpático (frequentemente referidos como medicamentos "*colinérgicos*"; a *acetilcolina* é o neurotransmissor envolvido em todos os alvos parassimpáticos) causarão miose. Um exemplo importante é o colírio de pilocarpina. A pilocarpina é um agonista direto do receptor de acetilcolina que é usado para diminuir a pressão intraocular em pacientes com hipertensão ocular ou glaucoma franco.
- **Síndrome de Horner.** É causada por uma lesão ao longo da via simpática; ver página 310 para detalhes. Uma lesão da via simpática resulta em atividade parassimpática sem oposição, daí a ocorrência de miose.
- **Patologia ocular primária.** Pode ser resultado de cirurgia ocular anterior ou de irite, entre outros distúrbios.

As causas de midríase unilateral (ou dilatação pupilar) incluem:

- **Medicamentos.** Os medicamentos que estimulam o sistema nervoso simpático (simpaticomiméticos) ou que bloqueiam o sistema nervoso parassimpático (anticolinérgicos) causarão midríase. Entre eles, destacam-se os anticolinérgicos, como colírio de atropina e nebulizadores de ipratrópio (algumas vezes, o medicamento em aerossol infiltra-se no canto de um olho ou no outro), bem como simpaticomiméticos, como a fenilefrina tópica.
- **Paralisia do terceiro nervo craniano.** Ver a discussão na página 434.
- **Pupila tônica de Adie.** Trata-se de uma condição comum que afeta até 2 em 1.000 pessoas na população em geral, e as mulheres são mais frequentemente acometidas do que os homens. É o resultado de dano ao gânglio ciliar parassimpático que supre o olho. Os casos são, em sua maioria, idiopáticos (possivelmente causados por uma infecção viral indefinida), porém a condição também pode ser o resultado de um processo inflamatório, infeccioso ou neoplásico. A pupila

(Continua)

Quadro 18.2 Uma nota sobre anisocoria *(Continuação)*

afetada com frequência é dramaticamente maior que a outra pupila; quase não se contrai à luz (ou não o faz), porém apresenta boa contração à acomodação, quando, então, permanece tonicamente contraída, permanecendo pequena por muito mais tempo do que a do olho não afetado. Essa característica – reagir pouco à luz, mas bem à acomodação – é conhecida como *dissociação luz-perto*. A pupila de Adie idiopática é benigna e não requer tratamento.

- **Trauma ocular.** A lesão do músculo esfíncter da pupila pode resultar em midríase.

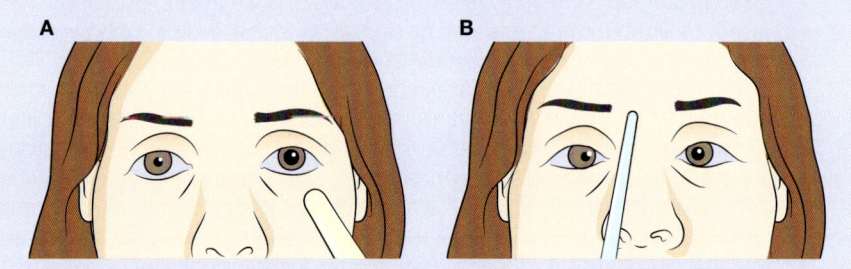

A   **B**

Uma pupila de Adie do lado esquerdo. (*A*) A pupila reage precariamente à luz direta, porém (*B*) reage bem à acomodação.

Entretanto, se você não se lembrar de mais nada do que foi discutido neste capítulo, lembre-se disto: *uma pupila dilatada e não reativa em um paciente com depressão da consciência deve levar imediatamente à suspeita de herniação cerebral* (ver página 363). E uma pupila dilatada em um paciente acordado, que fala e está normal nos demais aspectos? Não se trata de herniação. Em vez disso, considere as causas listadas neste quadro para uma possível explicação.

Outros reflexos importantes dos nervos cranianos a serem conhecidos incluem os reflexos corneano, lacrimal, mandibular, vestíbulo-ocular (ver página 144), nauseoso e do seio carotídeo.

	Aferente	Eferente	O que realmente ocorre
Pupilar	NC II	NC III (para o músculo esfíncter da pupila)	A luz intensa provoca contração das pupilas
Corneano	NC V	NC VII (para o músculo orbicular do olho)	O toque da córnea produz piscar do olho
Lacrimal	NC V	NC VII (para a glândula lacrimal)	O toque da córnea produz lacrimejamento
Mandibular	NC V (V3; ramo sensorial do massétér)	NC V (V3; ramo motor para o músculo massétér)	A percussão da mandíbula provoca sua contração
Vestíbulo-ocular	NC VIII	NC III (para os músculos oculomotores)	Estabiliza a visão durante o movimento da cabeça
Nauseoso	NC IX	NC X (para os músculos faríngeos)	A irritação na parte posterior da garganta produz contração dos músculos faríngeos
Do seio carotídeo	NC IX	NC X (para o coração)	A pressão no seio carotídeo resulta em bradicardia

Patologia comum dos nervos cranianos

Já discutimos vários desses distúrbios, porém vamos aproveitar essa oportunidade para sintetizar as informações que você já recebeu e explorar um pouco mais a sua fisiopatologia, apresentação e, quando relevante, tratamento.

Defeitos dos campos visuais

Para entender por que uma lesão dentro do tálamo pode causar hemianopsia homônima (i.e., um defeito do campo visual envolvendo as metades direita ou esquerda do campo visual de cada olho), enquanto uma lesão de localização ligeiramente mais alta no lobo parietal pode provocar quadrantanopsia inferior (i.e., um defeito no campo visual envolvendo o quadrante inferior direito ou o quadrante inferior esquerdo do campo visual de cada olho), precisamos analisar por alguns minutos a anatomia da via visual (observe como essas vias diferem daquelas envolvidas no reflexo pupilar).

Como o NC II sai do olho e da órbita:

- Conforme assinalado anteriormente, quando a luz atinge a retina, a informação é processada da camada mais externa (onde estão localizados os fotorreceptores) para a mais interna, onde os axônios das células ganglionares seguem o seu percurso juntos em uma camada de fibras nervosas até o disco do nervo óptico. Aqui, eles saem da retina e da órbita como nervo óptico.

Como o NC II entra no sistema nervoso central (SNC):

- À medida que entra no SNC, o NC II fica coberto de mielina produzida por oligodendrócitos. O NC II segue o seu percurso até o **quiasma óptico**, onde as fibras nasais da retina (ver o diagrama na página 432) decussam para o lado contralateral. As fibras temporais da retina não cruzam e permanecem no lado do cérebro a partir do qual se originaram. Existem, portanto, dois tratos ópticos que saem do quiasma óptico, cada um contendo fibras nasais contralaterais e fibras temporais ipsilaterais. Assim, cada trato óptico conduz fibras que suprem o campo visual contralateral de cada olho (i.e., o trato óptico direito supre o campo visual esquerdo de ambos os olhos, enquanto o trato óptico esquerdo supre o campo visual direito de ambos os olhos).
- Os **tratos ópticos** fazem sinapse no **núcleo do geniculado lateral** do tálamo.
- A partir desse local, as fibras dividem-se nas **radiações ópticas**; as que suprem o campo visual inferior seguem o seu trajeto dentro do lobo parietal, enquanto aquelas que suprem o campo visual superior seguem dentro do lobo temporal.
- As fibras juntam-se novamente no lobo occipital, no **córtex visual primário**. A partir desse local, estendem-se para áreas de associação visuais em todo o córtex, onde pistas visuais complexas são processadas e sintetizadas.

Se a sua cabeça ficou doendo depois de ler tudo isso, não o culpamos. Dedique um minuto para examinar o diagrama da via visual apresentado na sequência, que explica o trajeto da visão melhor do que as palavras poderiam fazê-lo. As lições mais importantes a considerar aqui são as seguintes:

- Lesões do próprio nervo óptico (lesões pré-quiasmáticas) resultam em defeitos visuais unilaterais (i.e., todo o campo visual de um olho está danificado).
- Lesões do trato óptico (lesões pós-quiasmáticas) resultam em defeitos bilaterais dos campos visuais (i.e., o campo visual esquerdo ou direito de *ambos* os olhos está danificado).

A via visual.

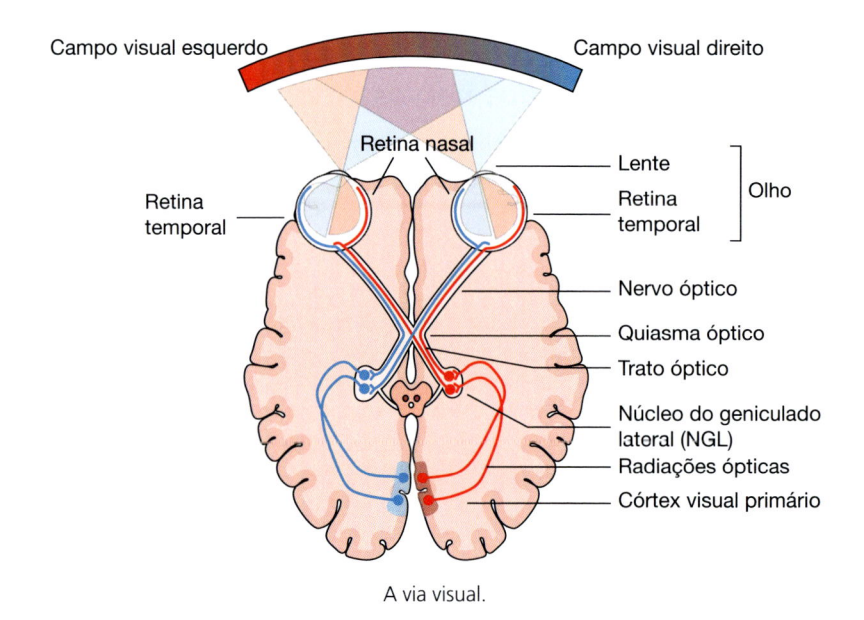

Agora você deve ser capaz de deduzir por que as lesões listadas a seguir resultam nos defeitos de campo visual associados.

Lesão	Defeito do campo visual	
Nervo óptico	Perda da visão unilateral	Uma lesão pré-quiasmática do nervo óptico afeta apenas um olho
Quiasma óptico	Hemianopsia bitemporal	Uma lesão no quiasma óptico acomete as fibras nasais bilaterais da retina (que suprem os campos visuais temporais bilaterais) à medida que cruzam
Trato óptico	Hemianopsia homônima	Uma lesão do trato óptico esquerdo resulta em perda do campo visual direito de ambos os olhos e vice-versa
Radiação temporal	Quadrantanopsia superior	As radiações temporais conduzem fibras retinianas inferiores, que suprem o campo visual superior

(Continua)

Lesão	Defeito do campo visual	(Continuação)
Radiação parietal	Quadrantanopsia inferior	As radiações parietais conduzem fibras retinianas superiores, que suprem o campo visual inferior
Córtex visual	Hemianopsia homônima	As radiações temporais e parietais reúnem-se no córtex occipital

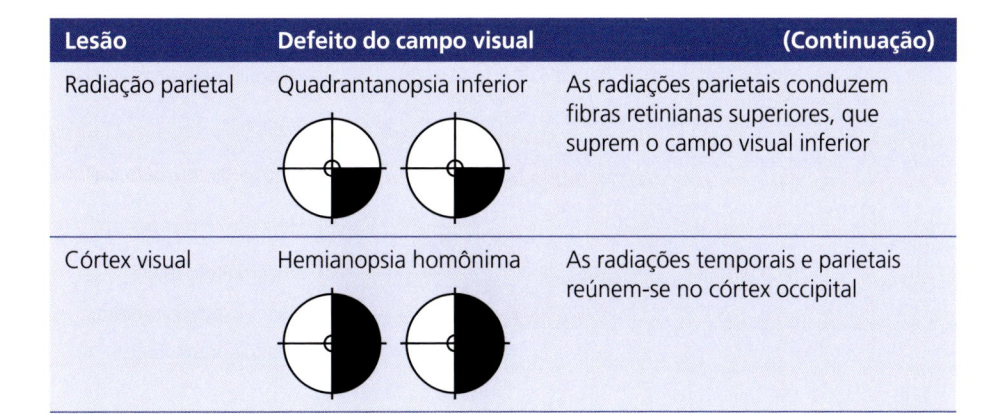

Um último ponto: se a lesão do córtex visual for causada por uma artéria cerebral posterior (ACP), provavelmente resultará em **preservação da mácula**, visto que a área do córtex dedicada à mácula (diferentemente daquela dedicada ao resto do campo visual, que é suprida apenas pela ACP) tem um suprimento sanguíneo duplo (ACP + artéria cerebral média [ACM] e, assim, é poupada da isquemia.

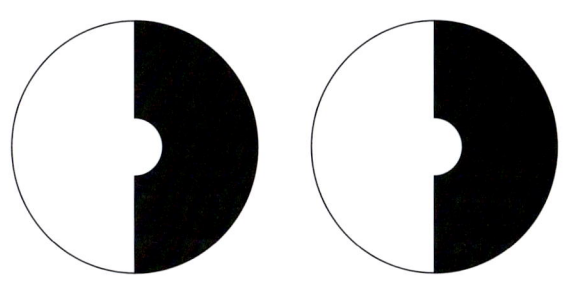

Preservação da mácula causada por infarto da ACP. A mácula é a área central da retina.

Paralisias oculomotoras (paralisias do terceiro, quarto e sexto nervos cranianos)

O terceiro, quarto e sexto nervos cranianos são responsáveis pela inervação dos músculos extraoculares ou extrínsecos do globo ocular (os músculos que controlam os movimentos oculares). A disfunção ou o dano a esses nervos são comuns e resultam em várias formas de movimentos oculares anormais e restritos (paralisias oculomotoras). A seguir, apresentamos uma tabela com o resumo dos seis músculos extrínsecos do globo ocular e a sua função:

Músculos extrínsecos do globo ocular	Função	Inervação
Reto superior	Elevação	NC III
Reto inferior	Depressão	NC III
Reto medial	Adução	NC III
Reto lateral	Abdução	NC VI
Oblíquo superior	Rotação medial, depressão	NC IV
Oblíquo inferior	Rotação lateral, elevação	NC III

A   Vista lateral do olho direito

- Músculo oblíquo superior
- Tróclea
- Tendão do músculo oblíquo superior
- Músculo reto superior
- Músculo reto lateral
- Músculo oblíquo inferior
- Músculo reto inferior

B   Vista anterior do olho direito

- Músculo reto superior
- Tróclea
- Músculo oblíquo superior
- Músculo reto lateral
- Músculo reto medial
- Músculo oblíquo inferior
- Músculo reto inferior

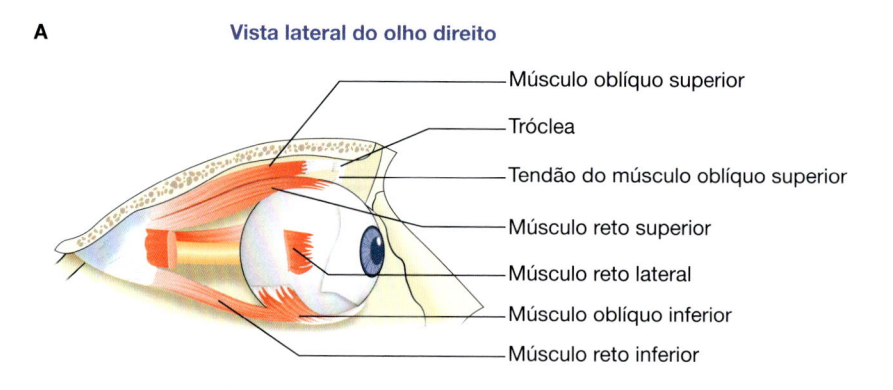

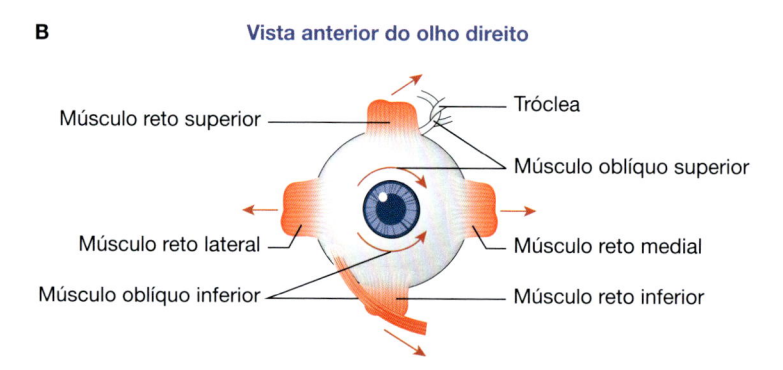

Vistas lateral (*A*) e anterior (*B*) dos seis músculos extrínsecos do globo ocular.

Paralisia do terceiro nervo craniano. Lesões em qualquer ponto ao longo do trajeto do terceiro nervo craniano, desde o seu núcleo no mesencéfalo até os músculos extraoculares que ele inerva dentro da órbita, podem resultar em paralisia do terceiro nervo craniano. Se lembrar a função do NC III, já saberá como uma paralisia desse nervo irá se manifestar. E lembre-se, além do NC IV, nenhum outro nervo craniano cruza a linha média; assim, todos os déficits são ipsilaterais à lesão.

- Um olho "para baixo e para fora". O NC III inerva os músculos reto superior, reto inferior e reto medial, bem como o músculo oblíquo inferior, porém talvez seja mais útil lembrar-se do que ele *não* inerva: o músculo oblíquo superior (que puxa o olho "para baixo e para dentro") e o músculo reto lateral (que puxa o olho "para fora"). Quando ocorre dano ao NC III, esses músculos "assumem o controle" e resultam em um olho que parece olhar "para baixo e para fora".
- Midríase. As fibras parassimpáticas do NC III inervam o músculo esfíncter da pupila, o músculo que contrai a pupila; por conseguinte, o dano a esse nervo resulta em dilatação pupilar.
- Ptose.[1] O NC III inerva o músculo levantador da pálpebra, que eleva a pálpebra; o seu dano resulta em queda da pálpebra, ou ptose.

---

[1] Para uma revisão das causas da ptose, consulte a página 309.

Os pacientes geralmente não percebem as anormalidades pupilares, porém queixam-se de diplopia (visão dupla) e pálpebra caída.

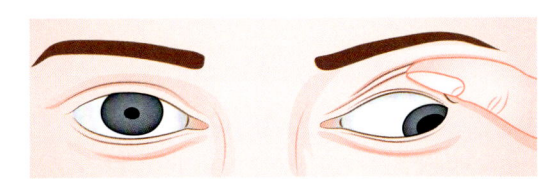

Paralisia do terceiro nervo craniano esquerdo. Observe a posição para baixo e para fora do olho, a pupila dilatada e a pálpebra caída.

A isquemia (frequentemente devido a doença microvascular causada por diabetes melito mal controlado) constitui a causa mais comum de paralisia do terceiro nervo craniano em adultos, porém a compressão do nervo por um aneurisma próximo é a situação mais temida. O terceiro nervo craniano segue o seu trajeto próximo à ACP (ver diagrama na página 49); a dilatação aneurismática da ACP ou da artéria comunicante posterior pode, portanto, comprimir o nervo.

Como as fibras parassimpáticas do NC III seguem o seu percurso na parte externa do nervo, a compressão do nervo deve sempre causar envolvimento pupilar (i.e., midríase). Por outro lado, a isquemia ou o infarto do nervo frequentemente poupam as fibras parassimpáticas, e as pupilas podem reagir normalmente. Se você observar uma paralisia completa do terceiro nervo craniano com envolvimento da pupila, a sua obrigação é solicitar um exame de imagem do vaso (tomografia computadorizada [TC] ou ressonância magnética [RM]) para descartar a possibilidade de aneurisma. A maioria dos livros didáticos afirma que você não precisa solicitar nenhum desses exames se a paralisia do terceiro nervo poupa a pupila, porém, ainda assim, solicitamos frequentemente o exame, se possível. Por quê? A anatomia é variável e os exames são imperfeitos, e o risco de não considerar um aneurisma supera os riscos de um exame potencialmente desnecessário.

Outras causas de paralisia do terceiro nervo craniano incluem trauma, neoplasia (tumor hipofisário, carcinomatose meníngea), migrânea oftalmoplégica, síndrome do seio cavernoso (ver página 441), distúrbios inflamatórios (síndrome de Guillain-Barré [SGB]; ver página 284) e herniação uncal (ver página 365). Vale ressaltar também que, embora a maioria das paralisias do terceiro nervo craniano causadas por isquemia seja periférica (i.e., afetando os axônios do próprio nervo, devido a doença microvascular), elas também podem ser centrais (devido a AVCs isquêmicos que afetam o núcleo mesencefálico do nervo).

O uso de tapa-olho em um dos olhos pode ser útil para aliviar a diplopia, porém o tratamento é direcionado para a etiologia subjacente. No caso de paralisia isquêmica do terceiro nervo craniano, não há tratamento específico além do controle dos fatores de risco cardiovasculares (diabetes melito, hipertensão e hiperlipidemia). A recuperação geralmente leva semanas a meses. Os déficits que persistem por 6 meses tendem a ser permanentes.

Paralisia do quarto nervo craniano As paralisias do quarto nervo craniano são menos comuns do que as do terceiro nervo. Os pacientes também se queixam de diplopia, porém o olho ao exame estará "para cima e para fora", devido à disfunção do músculo oblíquo superior (que, para lembrar, puxa o olho para baixo e para dentro). Uma inclinação da cabeça para o lado contralateral ajudará a corrigir a diplopia.

A maioria dos casos é congênita, mesmo aqueles que se manifestam na idade adulta. Embora os pacientes possam insistir que o problema é recente, ele resulta mais frequentemente de uma redução gradual da capacidade de compensar a diplopia. Como o quarto nervo craniano tem o maior trajeto intracraniano entre todos os nervos cranianos, ele também é particularmente suscetível a compressão por trauma, elevação da pressão intracraniana e outras lesões intracranianas.

Quadro 18.3 Diplopia

A diplopia, ou visão dupla, pode ser devida à disfunção ocular primária ou neurológica primária. Quando você atende um paciente que se queixa de diplopia, existe uma única pergunta que deve formular para resolver isso: *a visão dupla persiste quando o paciente fecha um olho ou o outro ou só está presente quando ambos os olhos estão abertos?* O primeiro caso (referido como diplopia monocular) é um problema ocular. Algo está errado no próprio olho. O segundo caso (diplopia binocular) é um problema neurológico. A diplopia "neurológica" é o resultado do desalinhamento ocular: um ou mais músculos extraoculares não estão funcionando adequadamente, e os olhos não estão emparelhados como deveriam. Por exemplo, se um paciente com paralisia do sexto nervo craniano esquerdo tentar olhar para a esquerda, o olho esquerdo ficará preso olhando para a frente, enquanto o olho direito apresentará adução completa para a esquerda. Isso provoca diplopia; os dois olhos são incapazes de focar no mesmo alvo. Todavia, não há nada inerentemente errado com o globo ocular esquerdo, e, portanto, quando o olho direito está fechado, a diplopia desaparece.

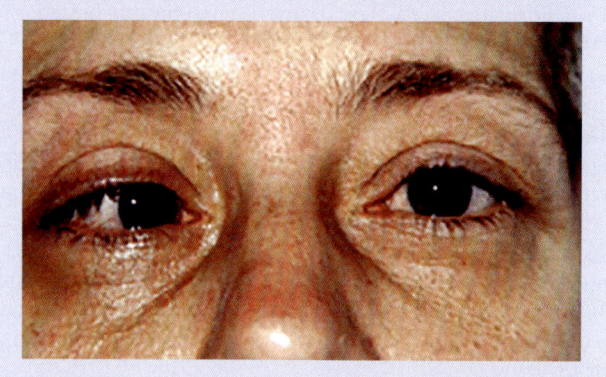

Paralisia do sexto nervo craniano esquerdo. (Reimpressa de Nelson L. *Pediatric Ophthalmology*. 2ª ed. Wolters Kluwer; 2018.)

A doença microvascular e a isquemia também podem causar paralisia do quarto nervo craniano. À semelhança das paralisias do terceiro nervo craniano, o tratamento é direcionado para a etiologia subjacente.

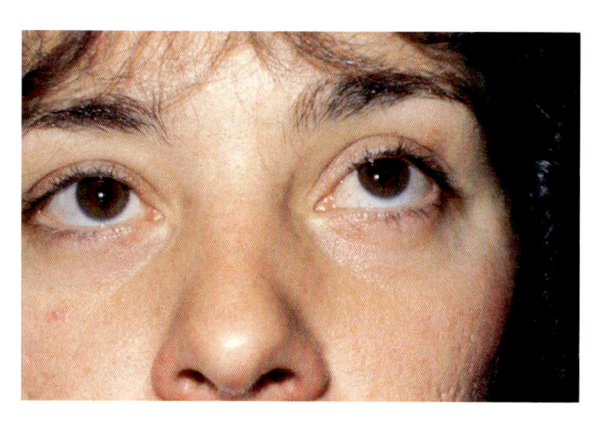

Paralisia do quarto nervo craniano esquerdo. (*Cortesia de Leonard B. Nelson, MD.*)

Paralisia do sexto nervo craniano A paralisia do sexto nervo craniano é a paralisia oculomotora mais comum que ocorre isoladamente. Mais uma vez, os pacientes apresentam diplopia, porém, no exame, são incapazes de realizar a abdução completa do olho afetado, devido à disfunção do músculo reto lateral.

As causas comuns incluem isquemia (que, mais uma vez, pode ser devido a uma doença microvascular que afeta os axônios do próprio nervo ou a AVC afetando o seu núcleo na ponte), trauma, neoplasia e pressão intracraniana elevada (que pode resultar em paralisia bilateral do sexto nervo craniano por tração dos nervos na base do crânio). O tratamento é direcionado à causa subjacente.

> **Quadro 18.4 O que aconteceu com a paralisia do quinto nervo craniano?**
> Você poderia estar se perguntando por que omitimos o quinto nervo craniano. A neuralgia do trigêmeo é, essencialmente, o equivalente sensitivo de uma paralisia do quinto nervo craniano e é discutida de forma detalhada no Capítulo 3 sobre cefaleia.

Paralisia do nervo facial (sétimo nervo craniano)

Introduzimos as paralisias do nervo facial no Capítulo 11, que trata das neuropatias periféricas. Agora discutiremos o problema mais profundamente. Quando consideramos a paralisia do nervo facial, precisamos distinguir entre lesões do neurônio motor superior (NMS) e do neurônio motor inferior (NMI). As paralisias faciais do NMS são causadas por lesões dos nervos que inervam o NC VII (i.e., os NMSs que seguem o seu trajeto entre o córtex motor e o núcleo do nervo facial no tronco encefálico). As paralisias faciais do NMI são devidas a lesões do próprio NC VII. Não fazemos essa distinção com outras paralisias de nervos cranianos, visto que todos os outros nervos cranianos (além do NC XII, que tem inervação predominantemente contralateral) são inervados bilateralmente, e, portanto, as lesões unilaterais do NMS não causam déficits.

A anatomia do núcleo motor do nervo facial é complicada. A parte do núcleo que inerva a porção superior da face recebe inervação do NMS bilateral; a parte que inerva a região inferior da face recebe apenas inervação do NMS contralateral. Como resultado, *uma lesão unilateral do NMS resulta em paralisia facial contralateral que poupa a fronte, enquanto uma lesão do NMI resulta em paralisia facial ipsilateral de toda a face.*

Além de fazer com que o dia de cada aluno fique um pouco pior, de que adianta aprender toda essa anatomia? Acontece que a capacidade de distinguir – e de distinguir rapidamente – entre lesões do NMS e do NMI do sétimo nervo craniano pode ser fundamental para diagnosticar a causa do déficit e determinar seu manejo subsequente.

A Lesão do NMI
(paralisia de Bell)

B Lesão do NMS
(lesão supranuclear)

Lesão do NMS

Núcleo do NC VII

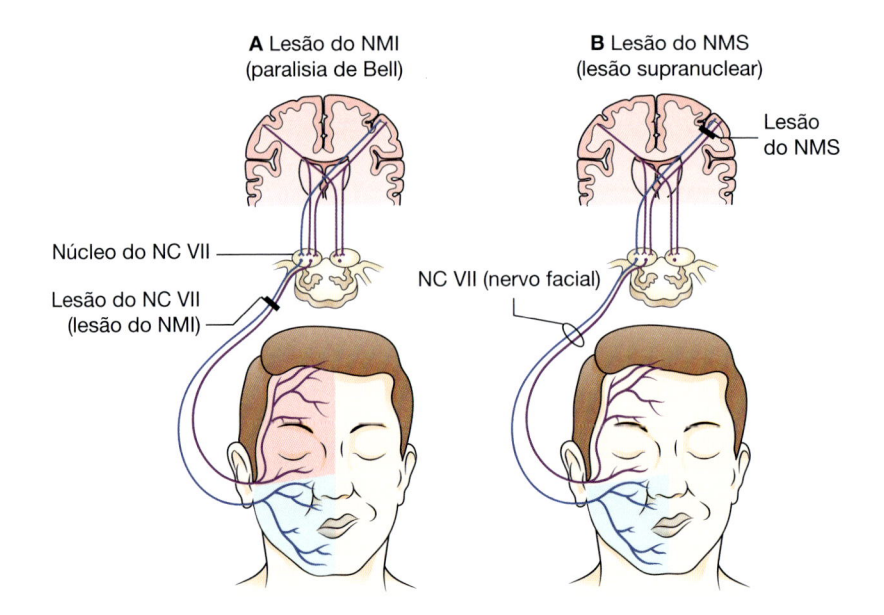

Lesão do NC VII
(lesão do NMI)

NC VII (nervo facial)

Paralisias do nervo facial do neurônio motor inferior *versus* superior. O envolvimento do NMI afeta toda a face, enquanto o envolvimento do NMS poupa a fronte.

Paralisia facial do neurônio motor superior. O AVC constitui a causa mais comum de paralisia facial do NMS; outras lesões expansivas que afetam as fibras motoras que se estendem até o núcleo do nervo facial, como tumores e abscessos, são causas menos comuns. Se um paciente apresentar paralisia facial que poupa a fronte, você deve pressupor que ele esteja sofrendo um AVC até provado o contrário e deve tratá-lo como tal. Entretanto, se a parte superior da face estiver envolvida, como é o caso de nosso paciente Stanley, descrito no início deste capítulo, que não consegue elevar totalmente a sobrancelha ou fechar o olho, você pode (na maioria das vezes) respirar fundo e relaxar. Todavia, tenha em mente que o AVC também pode causar paralisia facial do NMI. Por exemplo, infartos pontinos laterais podem envolver o núcleo do NC VII e manifestar-se com paralisia facial completa ipsilateral. Nesses casos, porém, há quase sempre outros déficits neurológicos (no caso de um infarto pontino lateral, podem incluir dormência facial ipsilateral, perda auditiva e síndrome de Horner, bem como dormência do corpo contralateral) que devem orientá-lo para o diagnóstico correto.

Paralisia facial do neurônio motor inferior. Este tipo de paralisia do nervo facial é muito mais comum do que a variante do NMS. As paralisias faciais isoladas do NMI são mais frequentemente idiopáticas e são designadas como *paralisia de Bell*. Acredita-se que o herpes-vírus simples tipo 2 (HVS-2) seja responsável pela maioria desses casos "idiopáticos", porém isso pode ser difícil de confirmar. Existem também causas autoimunes (particularmente a síndrome de Sjögren e a sarcoidose), causas neoplásicas e causas infecciosas (incluindo vírus da imunodeficiência humana [HIV, do inglês *human immunodeficiency virus*], doença de Lyme e herpes-zóster). Quando o herpes-zóster afeta o nervo facial, diz-se que o paciente tem *síndrome de Ramsay Hunt* (também conhecido coma herpes-zóster ótico); você normalmente verá a erupção vesicular característica do herpes-zóster perto da orelha. Independentemente da etiologia, a paralisia facial ipsilateral pode ser acompanhada de diminuição do paladar nos dois terços anteriores da língua, bem como hiperacusia (i.e., sons normais são percebidos como muito altos), devido ao envolvimento do músculo estapédio. A vertigem pode estar presente se o oitavo nervo craniano próximo também estiver afetado.

O diagnóstico de paralisia de Bell é clínico. Se a apresentação for simples, isto é, se não houver nenhum outro achado focal no exame de um paciente com envolvimento ipsilateral dos músculos faciais superiores e inferiores, o exame de imagem não é necessário. A maioria dos pacientes melhora e tem uma recuperação completa dentro de semanas a meses (ver o Quadro 18.5 para uma discussão sobre algumas complicações potenciais em longo prazo). Recomenda-se um ciclo curto de corticosteroides para pacientes que se apresentam logo após o início dos sintomas. Embora não haja nenhum benefício comprovado, o valaciclovir também é frequentemente prescrito para pacientes com sintomas graves; é bem tolerado, com poucos efeitos colaterais, e pode oferecer algum benefício adicional quando combinado com corticosteroides nessa população de pacientes. O uso de lubrificantes para os olhos ou tapa-olho pode ser útil na prevenção do ressecamento, e o paciente deve usar óculos de sol durante o dia para proteger o olho que não consegue fechar por completo.

Quadro 18.5 Sincinesia

Quando a ativação muscular voluntária causa contração simultânea e involuntária de outros músculos, o fenômeno é denominado sincinesia, que é uma sequela em longo prazo comum da paralisia do nervo facial. A sincinesia ocorre quando os axônios que se regeneram após dano ao nervo são direcionados para alvos incorretos e acabam inervando músculos incorretos. Um exemplo comum é a contração involuntária da pálpebra que ocorre com o sorriso voluntário: axônios mal direcionados que originalmente inervavam os músculos da boca regeneram para também inervar o músculo orbicular do olho e, assim, quando estimulados, causam tanto o sorriso quanto o fechamento das pálpebras. Outro exemplo é conhecido como "lágrimas de crocodilo", quando axônios que originalmente inervavam as glândulas salivares equivocadamente passam a inervar também as glândulas lacrimais, resultando em lágrimas durante a alimentação.

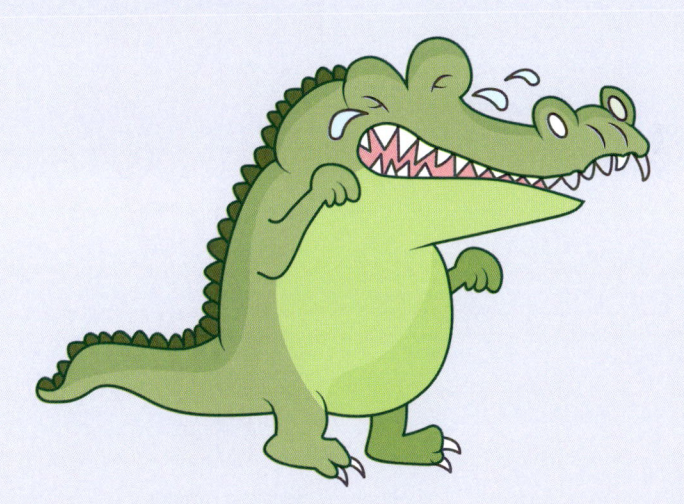

As lágrimas de crocodilo são um exemplo clássico de sincinesia. O termo "lágrimas de crocodilo" tem uma longa história e remonta à crença de que os crocodilos choravam – falsamente – antes de atacar sua presa. Infelizmente, isso é algo que nossos ancestrais erraram completamente.

Paralisia de múltiplos nervos cranianos

Há diversas doenças que podem resultar em paralisia de múltiplos nervos cranianos. Algumas "alvejam" os nervos cranianos de forma gradual e progressiva; outras danificam os nervos simultaneamente e de uma vez. É conveniente manter o seguinte diferencial em mente, visto que cada uma delas é um diagnóstico que não deve ser esquecido.

- **Infecções do SNC**, incluindo doença de Lyme, *Listeria*, sífilis e criptococo.
- **Doenças autoimunes**, como SGB e neurossarcoidose.
- **Neoplasia maligna.** A carcinomatose leptomeníngea (i.e., disseminação de células cancerosas para o líquido cerebrospinal [LCS], com envolvimento da pia-máter e aracnoide) é discutida de forma mais aprofundada no Capítulo 16.
- **Acidente vascular cerebral.** Os AVCs hemorrágicos e isquêmicos do tronco encefálico podem envolver e frequentemente envolvem várias combinações dos nervos cranianos inferiores (ver página 67). Uma rápida dica para lembrar: o núcleo do quinto nervo craniano é grande (o próprio nervo sai do tronco encefálico na ponte, porém o núcleo se estende do mesencéfalo até a parte superior da medula espinal cervical), e, portanto, ambos os AVCs pontino lateral e bulbar lateral podem causar perda de sensibilidade ipsilateral na face.

Núcleos dos nervos cranianos no tronco encefálico

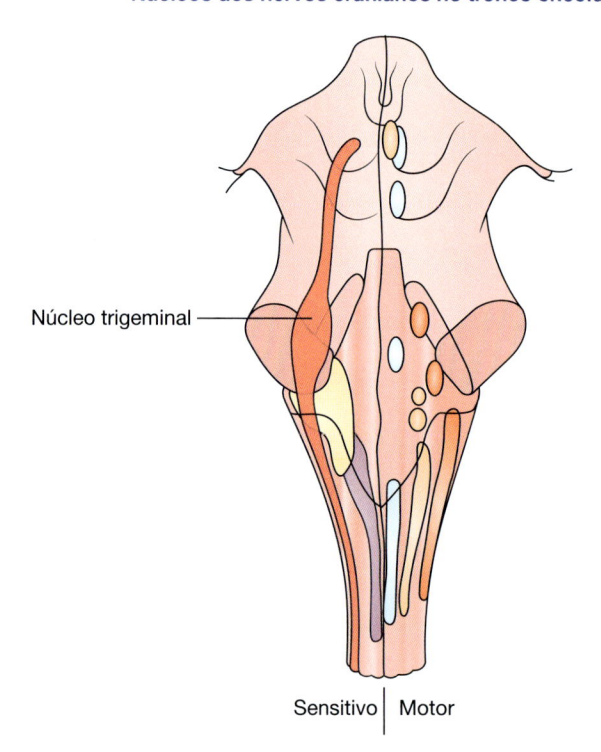

Núcleos dos nervos cranianos no tronco encefálico. Trata-se de uma imagem complicada, mas você deve se sentir livre para ignorar tudo, com exceção da grande estrutura vermelha que se estende desde o mesencéfalo até o bulbo e a parte superior da medula espinal cervical: este é o núcleo trigeminal.

- **Síndrome do seio cavernoso.** O seio cavernoso é uma coleção de seios durais que envolvem a hipófise. É atravessado pelos NC III, NC IV, V1 e V2 do NC V e NC VI que passam por ele, juntamente com a artéria carótida interna (ACI), as fibras simpáticas que suprem a face e a cabeça e as veias oftálmicas que drenam sangue do olho. Qualquer patologia dentro do seio, mais comumente trombose venosa cerebral, lesões expansivas e fístulas, pode resultar em disfunção de qualquer uma dessas estruturas. Os sintomas neurológicos clássicos incluem oftalmoplegia dolorosa (devido à paralisia de um ou mais músculos extraoculares; o músculo reto lateral, inervado pelo NC VI, é o mais comumente afetado), redução da sensibilidade maxilar e da córnea (devido ao envolvimento de V1 e V2), síndrome de Horner (devido ao dano simpático) e proptose (em decorrência do bloqueio das veias oftálmicas). A acuidade visual é preservada, visto que o NC II não atravessa o seio cavernoso.

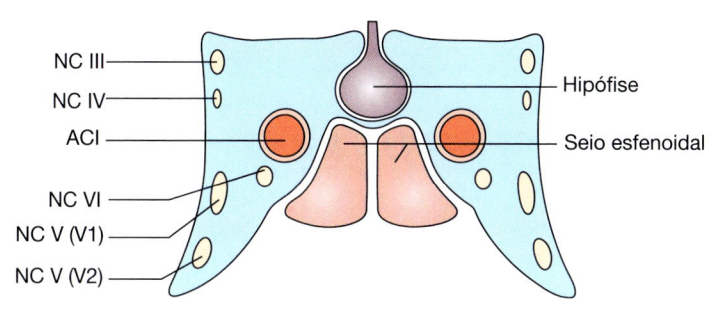

O conteúdo do seio cavernoso inclui NC III, NC IV, V1 e V2 de NC V, NC VI , a ACI, fibras simpáticas (que percorrem a superfície da artéria carótida interna) e as veias oftálmicas (não mostradas aqui).

Quadro 18.6 Síndrome de Tolosa-Hunt

A síndrome de Tolosa-Hunt caracteriza-se por inflamação granulomatosa idiopática do seio cavernoso. Na maioria das vezes, apresenta-se com cefaleia periorbital unilateral intensa e oftalmoplegia dolorosa. Pode ocorrer também síndrome de Horner. Em geral, os episódios sofrem resolução espontânea e, em seguida, recorrem a cada poucos meses a anos. A RM com contraste e, se necessário, a biópsia que revela inflamação granulomatosa podem ajudar a estabelecer o diagnóstico. Os esteroides em altas doses são muito eficazes e tendem a melhorar significativamente os sintomas dentro de alguns dias.

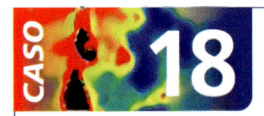

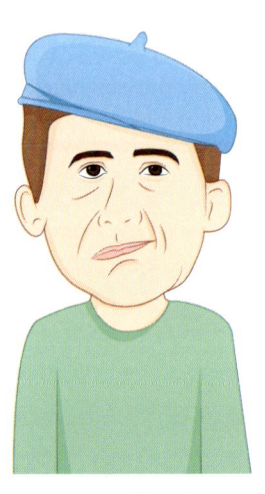

Acompanhamento de seu paciente: O exame de Stanley é consistente com paralisia facial do NMI. Como ele não apresenta nenhum outro sintoma neurológico, pode se sentir seguro em afirmar que ele tem paralisia de Bell, mais provavelmente devido a uma infecção herpética. Você tranquiliza o serviço de emergência dizendo não haver necessidade de exame de imagem ou de qualquer outro exame neurológico adicional e dá alta a Stanley com prescrição de um ciclo curto de corticosteroides e valaciclovir, bem como lubrificante ocular para ajudar a proteger o olho direito. Quando liga para ele 3 semanas depois para fazer o acompanhamento, ele diz que seus sintomas, embora não tenham desaparecido por completo, melhoraram muito e continuam melhorando a cada dia.

Você agora já sabe:

- Onde cada nervo craniano começa e termina e qual a função de cada um deles.
- As causas mais comuns de paralisia dos terceiro, quarto e sexto nervos cranianos, como elas se manifestam e como tratá-las.
- Como diferenciar entre paralisia facial do NMS e do NMI e por que isso é importante.
- O diagnóstico diferencial básico das paralisias de múltiplos nervos cranianos.

19 Isso é tudo o que existe?

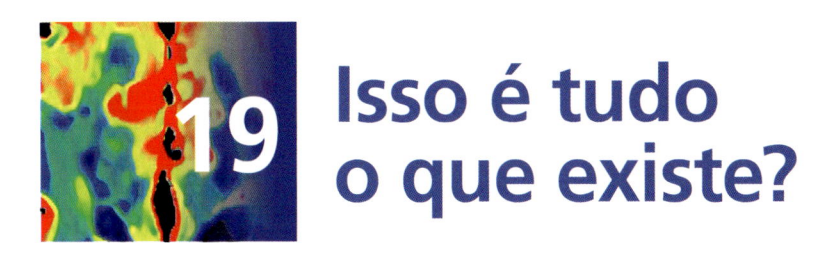

Bem, claro que não. Não há limite para a quantidade de conteúdo de neurologia que você pode armazenar em seu cérebro, se quiser, e certamente não pretendemos impedi-lo. Esperamos, entretanto, que este livro tenha contribuído para o seu progresso no caminho que leva ao nirvana neurológico. E, para muitos de vocês, este será realmente *O Único Livro de Neurologia de que Você Precisará*. Para outros, esperamos que este seja o início de uma grande aventura na exploração de um sistema orgânico que não apenas constitui uma importante fonte de boa saúde (quando funciona bem) e de uma série alarmante de doenças (quando a sua ignição falha), mas que também define, de fato, quem realmente somos.

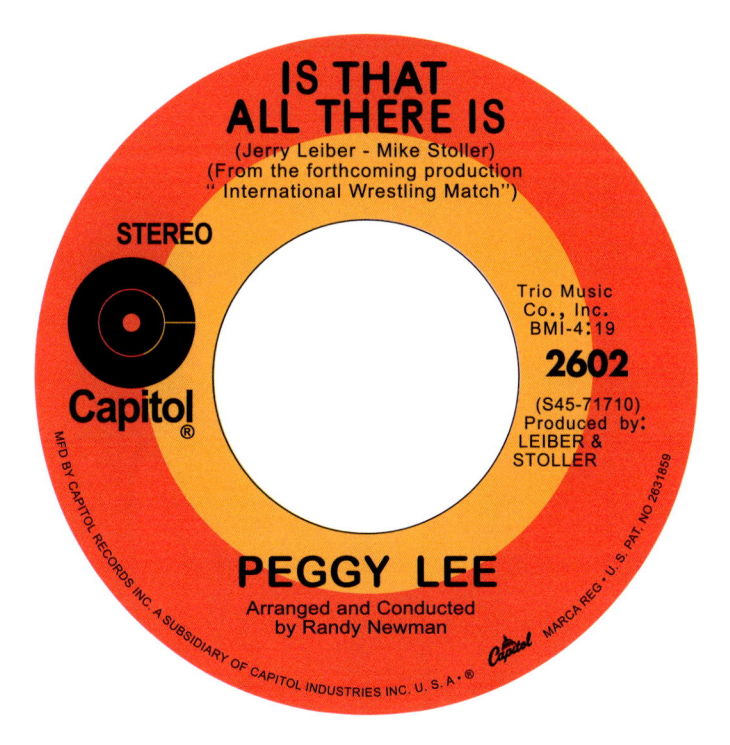

Cópia da gravação em 45 rpm de 1969 por Peggy Lee do clássico de Leiber e Stoller, *"Is That All There Is"* ("Isso é Tudo o Que Existe").

Portanto, dê um tapinha amigável em suas costas e pense no quanto você já aprendeu. Você agora é capaz de diagnosticar e proceder ao manejo de qualquer problema, desde acidentes vasculares cerebrais (AVCs) até esclerose múltipla (EM), desde convulsões até demência, concussão até neuropatias e tontura e migrânea até confusão. Você também passou a dominar o uso de sua caixa de ferramentas neurológicas, composta por uma cuidadosa anamnese e exame neurológicos, exame de sangue e do líquido cerebrospinal (LCS), exames de imagem e eletrodiagnóstico, e, assim, consegue desvendar e identificar grande parte do está ocorrendo com seus pacientes, não importa o quão obscuro ou complicado seja.

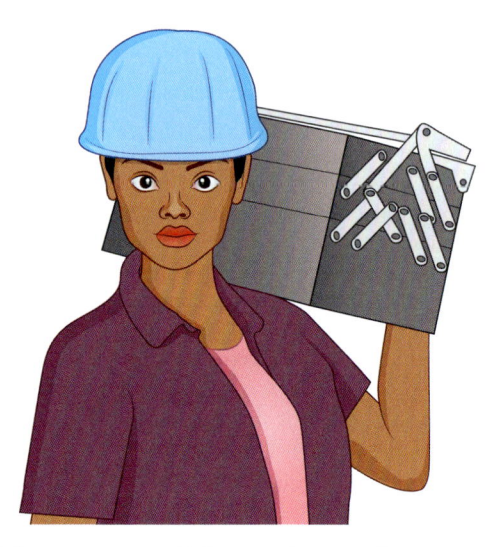

Não é uma caixa de ferramentas neurológicas propriamente dita, mas você entendeu a ideia.

Foi um verdadeiro privilégio e prazer ter passado todo esse tempo com você. Admiramos a sua paciência e coragem. Você trabalhou duro e demonstrou ter mais do que apenas *nervos* para acompanhar essa jornada do começo ao fim!

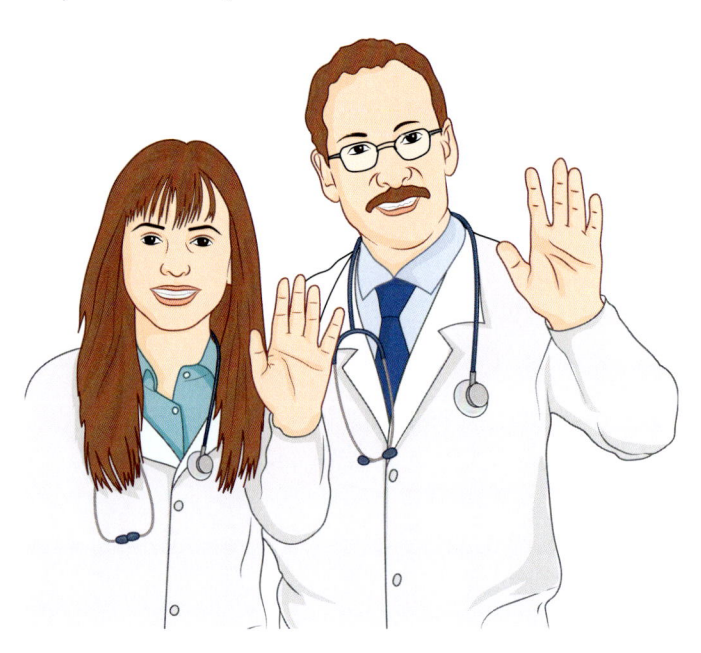

Índice

Nota: Os números das páginas seguidos de "*f*" indicam figuras "t" indicam tabelas e "*q*" quadros.

A

Abscesso epidural
  compressão aguda da medula espinal, 258-259
  medular, 229q
Abscessos cerebrais, 228-229, 228f
  abscesso epidural medular, 229q
  complicações, 229
  estudo de caso, 229
  fator de risco, 228
  ressonância magnética, 228, 228f
  tratamento, 229
Abstinência alcoólica, 380
Aceleração angular, 140
Aceleração linear, 140
Acetato de glatirâmer, esclerose múltipla, 246
ACG. *Ver* Arterite de células gigantes (ACG)
Acuidade visual, 16
ADEM. *Ver* Encefalomielite disseminada aguda (ADEM)
Adrenoleucodistrofia, 417q
Aducanumabe, 191, 192t
AEM. *Ver* Alteração do estado mental (AEM)
Afasia
  área de Broca, 59
  área de Wernicke, 59
  global, 60
  motora transcortical, 59
  sensitiva transcortical, 59
  versus encefalopatia, 375
Aferentes sensitivos, 4
Afeto pseudobulbar, 276
Agentes osmóticos hipertônicos, 361
Agonistas da dopamina, doença de Parkinson (DP), 339
Agrafestesia, 62
AGT. *Ver* Amnésia global transitória (AGT)
Albendazol, 225
Alelo epsilon 4 da apolipoproteína E (APOE4), 188
Alfa-sinucleína, 333
Alteração do estado mental (AEM)
  causas não neurológicas
    distúrbios metabólicos, 377-380
    envenenamento por metais pesados, 383-384
    hipoxia e hipercapnia, 384

    substâncias recreativas, 381-383
    superdosagem e abstinência de medicamentos, 380-381
    transtorno por uso de álcool, 380, 380q
  causas neurológicas, 376-377
  causas primárias do sistema nervoso central, 374
  estudo de caso, 374, 386
Alteração do nível de consciência, 77q
Alucinógenos, 381-382
Amantadina, 339
Amiloidose hereditária relacionada com a transtirretina (hATTR), 283
Amiotrofia
  diabética, 293
  neurálgica, 292
Amnésia global transitória (AGT), 200-201, 200f
Ampicilina, 210
Análise do líquido cerebrospinal (LCS)
  dissociação albuminocitológica, 285
  esclerose lateral amiotrófica (ELA), 277
  esclerose múltipla, 241
  meningite, 209
Anatomia cerebrovascular
  artéria do círculo de Willis, 50, 51f
  suprimento sanguíneo, 48-50
Anatomia da medula espinal
  cauda equina, 255
  cone medular, 255
  meninges, 255-256, 256f
  nervos, 255
  trato motor, 257
  vértebras, 254, 255f
  vias sensitivas, 257
Anéis de Kayser-Fleisher, 345f
Anel fibroso, 267q
Aneurismas de Charcot-Bouchard, 78
Angeíte primária do SNC (APSNC), 88
Angioceratoma, 411f
Angioedema orolingual, 72
Angiofibromas, 414
Angiografia por subtração digital com cateter, oclusão da artéria carótida interna, 85f
Angiomatose leptomeníngea ipsilateral, 416
Angiomiolipomas, 414

Angiopatia amiloide cerebral (AAC), 79
Angiorressonância magnética (angio-RM), doença de *moyamoya*, 58f
Anisocoria, 429-430
Anormalidades oculomotoras, esclerose múltipla, 239
Anosmia, 18
Anosognosia, 62
Anticonvulsivantes, migrânea, 101
Anticorpos monoclonais antipeptídeo relacionado com o gene da calcitonina (CGRP), 102q
  galcanezumabe, 102
Antidepressivos, migrânea, 101
Antieméticos, migrânea, 100
Antiepilépticos. *Ver* Fármacos antiepilépticos
Anti-hipertensivos, migrânea, 101
APOE4. *Ver* Alelo epsilon 4 da apolipoproteína E (APOE4)
Apoplexia pituitária, 120
Apraxia, 62
Aracnoide, 3, 4f
Arbovírus, 228
Artéria basilar, 49
Artéria cerebral posterior (ACP), 49
  AVC, 63-64
Artéria do círculo de Willis, 50, 51f
Artérias cerebrais anteriores (ACAs), 48
  AVC, 63-64
  oclusão, 260q
Artérias cerebrais médias (ACMs), 48
Artérias vertebrais, 49
Arterite de células gigantes (ACG)
  artéria temporal inflamada, 113f
  características clínicas, 112
  diagnóstico, 113
  marcadores inflamatórios, 113
Arterite temporal, 112-113
Astereognosia, 62
Asterixe, 349, 379
Astrocitomas, 393, 393f
Astrocitomas
  pilocíticos, 393
  subependimários de células gigantes, 414
Astrócitos, 391
Ataque isquêmico transitório (AIT), 47
  vertebrobasilar, 152

Aterosclerose de grandes artérias, 53, 54f
Atetose, 348
Atividade física, doença de Parkinson (DP), 340q
Atrofia
 de múltiplos sistemas, 343
 muscular progressiva, 278q
Auras, 165q
Autoanticorpo IgG antiaquaporina-4 (AQP4), 243
Autorregulação cerebral, 358q-359q
Avaliação cognitiva, 186-187, 187f
Avaliação Cognitiva de Montreal (MOCA), 15, 187f
AVC, 438
 condições que mimetizam, 76
 hematomas epidurais, 83q
 hematomas subdurais, 83
 hemorrágico, 76
  alteração do estado mental (AEM), 376
  hemorragia intracerebral (HIC), 76-80
  hemorragia subaracnóidea (HSA), 81-83
 isquemia, 47
 paralisias de múltiplos nervos cranianos, 440
 versus convulsões, 166
AVC cardioembólico, 52
AVC cortical
 afasia, 59-60
 agrafestesia, 62
 anosognosia, 62
 apraxia, 62
 astereognosia, 62
 defeitos dos campos visuais, 61
 negligência, 61
 olhar preferencial, 62
AVC criptogênico, 56
AVC da artéria basilar, 66, 66f
AVC da artéria cerebral média (ACM), 63-64
AVC embólico de origem indeterminada (ESUS), 55, 56f
AVC grande, 77q
AVC hemorrágico, 47
 alteração do estado mental (AEM), 376
 hemorragia intracerebral (HIC), 76-80
 hemorragia subaracnóidea (HSA), 81-83
AVC isquêmico, 47
 alteração do estado mental (AEM), 376
 alteração do nível de consciência, 77q
 aterosclerose de grandes artérias, 52, 53f
 etiologia
  aterosclerose de grandes artérias, 53, 54f

AVC cardioembólico, 52
 doença oclusiva de pequenos vasos, 54-55, 55f
 etiologia indeterminada, 55, 56q
 outra etiologia determinada, 55
síndromes
 acidentes vasculares cerebrais de ACA, ACM e ACP, 63-64
 AVC cortical, 59-62
 AVC da artéria basilar, 66, 66f
 AVC do tronco encefálico, 67-68
 AVC lacunar, 69
síndromes genéticas, 58
tratamento
 ativador do plasminogênio tecidual (tPA), 70
 em longo prazo, 75-76
 terapia trombolítica IV, 70-72
 trombectomia endovascular, 73, 74f-75f
AVCs ao despertar, 73
AVCs dos hemisférios bilaterais, 77q
AVCs lacunares, 55, 55f

B

Barreira hematencefálica, 3
Benzodiazepínico, alteração do estado mental (AEM), 380-381
Beribéri, 282
 seco, 282
 úmido, 282
Biópsia de artéria temporal, 113
Bloqueios dos nervos occipitais, 106
Borrelia burgdorferi, 211
Botulismo, 227-228, 316, 317q
Bradicinesia, 336-337
Bradifrenia, 337

C

CADASIL, 58q
Caixa de ferramentas neurológicas, 444
Campos visuais, 16
 cortes, 61
 defeitos, 431-432
Canabinoides, esclerose múltipla, 247
Canais semicirculares, 140
Capacidade vital (CV), 308q
Carbamazepina, 108, 175t
Carbidopa, doença de Parkinson (DP), 339
Carcinoma renal de células claras, 417
Carcinomatose leptomeníngea, 214, 299q, 402q, 440
Cardioembolismo, 57
Cardiomiopatia de Takotsubo, 82
Cauda equina, 255
Caudas durais, meningioma, 396, 396f
Cavernomas, 417
Caxumba, 211
Cefalalgia cardíaca, 118, 118f
Cefaleia
 cefaleias primárias. *Ver* Cefaleias primárias

cefaleias secundárias. *Ver* Cefaleias secundárias
concussão, 131
estudo de caso, 92, 122
idade avançada, 94
início, 94
meningite bacteriana, 206
migrânea episódica sem aura, 121
mudança de padrão, 94
na gravidez, 119q-120q
posicional, 94
ruptura de aneurisma da artéria comunicante posterior, 122
sinais de alerta, 93-94
sinais e sintomas neurológicos, 93
sintomas sistêmicos, 93
Cefaleia do tipo tensional, 104, 111, 121
Cefaleia em salvas, 105-106, 121
 versus migrânea, 106
Cefaleia episódica, 110-111
Cefaleia neuralgiforme unilateral de curta duração com hiperemia conjuntival e lacrimejamento (SUNCT), 105
Cefaleia neuralgiforme unilateral de curta duração com sintomas autonômicos (SUNA), 105
Cefaleia numular, 109
Cefaleia orgástica, 110
Cefaleia persistente diária desde o início (CPDI), 111
Cefaleia por uso excessivo de medicamentos (CUEM), 111-112, 111f, 112q
Cefaleia pós-punção lombar, 40
Cefaleia pós-traumática
 características, 119
 fatores de risco, 118
 tratamento, 119
Cefaleia sentinela, 81
Cefaleia sinusal, 107, 107f
Cefaleias de baixa pressão, 113-115
Cefaleias em trovoada, 94
Cefaleias primárias
 cefaleia do tipo tensional, 104
 cefaleia episódica versus crônica, 110-111
 cefaleia numular, 109
 cefaleia orgástica, 110
 cefaleia primária da tosse, 110
 cefaleia primária do exercício, 110
 cefaleia primária em facadas, 109
 cefaleia sinusal, 107, 107f
 cefaleias trigêmino-autonômicas (CTAs), 105-106
 migrânea
  alterações na ressonância magnética, 98, 98f
  características clínicas, 95-98
  etiologia, 95, 95f
  tratamento, 99-104
 neuralgia, 107-109

Cefaleias secundárias
  arterite de células gigantes (ACG), 112-113, 113f
  cefalalgia cardíaca, 118, 118f
  cefaleia por uso excessivo de medicamentos (CUEM), 111-112, 111f, 112q
  cefaleia pós-traumática, 118-119, 119f
  hipotensão intracraniana espontânea (HIE), 113-115
  pseudotumor cerebral, 115-117
  síndrome da encefalopatia posterior reversível (PRES), 117-118
Cefaleias trigêmino-autonômicas (CTAs)
  características autonômicas ipsilaterais, 105
  cefaleia em salvas, 105-106
  dor unilateral, 105
  hemicrania contínua, 106
  hemicrania paroxística, 105
  SUNCT e SUNA, 105
Células ependimárias, 391-392
Células espiraladas, 396, 396f
Células gliais, 8
Cérebro, 6
CFDs. *Ver* Crises focais disperceptivas (CFDs)
Choque medular, 262
Ciática, 296q-297q
Ciclo de vida da cisticercose, 225
Circulação anterior, 48
Circulação posterior, cérebro, 48-49, 49f
Cistos
  aracnoides, 401
  coloides, 400, 400f
  dermoides, 400
  epidermoides, 401
Claudicação
  da mandíbula, 112
  neurogênica, 270
Clobazam, 174t
Coccidioides, 212
Cognição social, 185
Coma, 368q
Compreensão, estado mental, 15
Compressão da medula espinal, aguda
  abscesso epidural, 258-259
  apresentação clínica, 259-261
  causas, 258-259
  exame, 262
  hematoma epidural, 259
  neoplasia maligna, 258
  tratamento, 257
  traumatismo, 258
  triagem e avaliação, 262-263
Comprometimento cognitivo
  avaliação cognitiva, 186-187, 187f
  comprometimento cognitivo leve (CCL), 186
  demência. Ver Demência
  envelhecimento, 184-185
  exames de laboratório, 188
  rastreamento, 186
Concussão
  alteração do estado mental, 129
  cérebro, 129, 130f
  dano axonal, 130
  encefalopatia traumática crônica (ETC), 134, 134f
  estudo de caso, 126, 135
  lesão em chicotada, 130
  lesão por explosão, 130
  relacionada a esportes, 131-132
  síndrome pós-concussional, 132-133, 133f
  sintomas e manejo, 129-130
  TC, 127f
  trauma grave, 126-129
Cone medular, 255
Conexões vestíbulo-oculares, 141
Contusão cerebral, 129, 130f
Contusões bifrontais extensas, 130f
Convulsões, 82, 414
  atônicas, 163
  clônicas, 16
  convulsões não epilépticas psicogênicas (CNEP), 180
  convulsões provocadas *versus* não provocadas, 157
  crise de ausência, 163
  de início focal, 163-164
  diagnóstico diferencial, 165-168
  distúrbios toxicometabólicos, 169
  EEG anormal, 157, 158
  esclerose tuberosa, 414
  estado pós-ictal, 376
  estudo de caso, 156
  etiologia, 168-173
  fármacos antiepilépticos (FAEs), 173-189
  gatilhos, 170
  generalizadas, 162-163
  lesão epileptogênica, 168
  medicamentos, 169, 170f
  mioclônicas, 163
  não provocadas, 157
  noturnas, 159, 161
  olhar preferencial, 167q
  primeira convulsão
    exame neurológico, 160
    exames laboratoriais, 160-161
    história de fatores de risco, 160
    TC sem contraste, 161
  síndrome de Sturge-Weber, 416
  síndromes, 170-173
  sintomáticas remotas, 158
  tônicas, 163
  versus acidente vascular cerebral, 166
  versus síncope, 165-166
Convulsões focais perceptivas (CFPs), 163-164
Convulsões generalizadas
  atônicas, 163
  clônicas, 163
  mioclônicas, 163
  tônicas, 163
  tônico-clônicas generalizadas (TCG), 162
Convulsões não epilépticas psicogênicas (CNEP), 180
Convulsões provocadas *versus* não provocadas, 157
Coordenação, exame neurológico, 14
Coreia
  de Sydenham, 346
  gravídica, 347
  hereditária benigna, 348
  movimentos de dança, 346f
Corpo caloso, 6
Corpos de Lewy, 333
Corpos psamomatosos, 396, 396f
Córtex visual primário, 431
Covid-19, 224-225
Craniofaringiomas
  adamantinomatosos, 397, *397f*
  papilares, 397, 397f
Crise miastênica, 314
Crises de ausência, 163
Crises focais disperceptivas (CFDs), 164, 165q
Cryptococcus meningitis, 212, 212f
CTA. *Ver* Cefaleias trigêmino-autonômicas (CTAs)
Cuidados neurointensivos
  edema cerebral, 355-357
  estudo de caso, 354, 370
  morte cerebral, 367-368
  pressão intracraniana elevada, 357-363
  síndrome de herniação, 363-366

D

DCJ. *Ver* Doença de Creutzfeldt-Jakob (DCJ)
DCL. *Ver* Demência por corpos de Lewy (DCL)
DDGs. *Ver* Doenças de depósito de glicogênio (DDGs)
Defeito pupilar aferente (DPA), *237q*
Deficiência de cobre, 269
Deficiência de maltase ácida, 412
Deficiência de miofosforilase, 412-413
Deficiência de tiamina, 380
Deficiência de vitamina B1 (tiamina), 282
Deficiência de vitamina B12 (cobalamina), 269-270, 281-283
Déficit neurológico focal, 32
Déficits cerebrais cognitivos, 239
Degeneração corticobasal, 343
Delirium, 375
Demência, 185-186
  alteração do estado mental (AEM), 377
  aspectos característicos, 198t
  demência frontotemporal (DFT), 195-196
  doença de Alzheimer, 188-192
  doença priônica, 196-198

estudo de caso, 184, 202
por corpos de Lewy, 193-194, 194f
rapidamente progressiva, 198q
reversível, 199-201
vascular, 192-193
versus delirium, 186
Demência frontotemporal (DFT)
  apresentação clínica, 195, 195f
  diagnóstico, 196
  histologia, 196
  tratamento, 196
  variante comportamental (DFTvc), 195
Demência frontotemporal variante comportamental (DFTvc), 195
Demência por corpos de Lewy (DCL), 193-194, 194f, 343
Demência rapidamente progressiva, 198q
Demência vascular, 192-193, 193q
Demências reversíveis
  amnésia global transitória (AGT), 200-201
  distúrbios metabólicos, 199
  hidrocefalia de pressão normal (HPN), 199-200
  transtornos psiquiátricos, 199
Depleção de volume, síncope ortostática, 152
Depressão cortical alastrante, 95f
Dermatomiosite, 307q. *Ver* Polimiosite e dermatomiosite
Dermátomo, 261q
Descompressão cirúrgica, pressão intracraniana elevada, 361
Desvio da úvula, 17
Desvio pronador, 23q
DFT. *Ver* Demência frontotemporal (DFT)
DFTvc. *Ver* Demência frontotemporal variante comportamental
Diabetes melito
  manifestações neurológicas periféricas, 299q
  polineuropatias sensitivo-motoras dependentes de comprimento, 281
Diátese hemorrágica, 79
Diplopia
  monocular, 436q
  neurológica, 436q
Diretrizes da International League Against Epilepsy (ILAE), 157
Disartria de mão inábil, 69
Discinesia tardia, 348
Disfunção extrapiramidal, 21f
Disfunção intestinal/vesical, compressão aguda da medula espinal, 260-261
Dismetria, 28
Dispositivos de neuromodulação, cirurgia para epilepsia, 176
Dissecção arterial cervicocefálica, 84, 85f
Dissociação albuminocitológica, 285

Distonia, 348-349, 349f
Distonias focais, 349
Distonias generalizadas, 349
Distribuição trigeminal, 105
Distrofia fascioescapuloumeral (DFEU), 324, 324f
Distrofia miotônica, 325
Distrofia muscular de Becker, 324q
Distrofia muscular de Duchenne (DMD), 323-324
Distrofias musculares
  distrofia fascioescapuloumeral (DFEU), 324, 324f
  distrofia miotônica, 325
  distrofia muscular de Duchenne (DMD), 323-324
Distúrbio comportamental do sono REM (DCSR), 351
Distúrbio do espectro da neuromielite óptica (DENMO), 243
Distúrbio do metabolismo do glicogênio, 325
Distúrbio do metabolismo dos lipídeos, 326
Distúrbio neurológico
  focal, 32
  possibilidades de diagnóstico, 33-44
Distúrbios cerebrovasculares
  AVC. *Ver* AVC isquêmico
  cefaleia na gravidez, 120
  dissecção arterial cervicocefálica, 84, 85f
  síndrome de vasoconstrição cerebral reversível (SVCR), 87, 87f
  trombose venosa cerebral (TVC), 85-86, 85f, 86f
  vasculite, 88, 89f
Distúrbios coreiformes, 346-348
  adquiridos, 347
  herdados, 347
Distúrbios do movimento
  discinesia tardia, 348
  distonia, 249f, 348-349
  distúrbios coreiformes e doença de Huntington, 346-348
  doença de Parkinson (DP). *Ver* Doença de Parkinson (DP)
  mioclonia, 349-350
  relacionados ao sono, 350-351
  síndrome de Tourette, 350
  tiques, 350
Distúrbios do movimento relacionados ao sono, 350-351
Distúrbios metabólicos
  convulsões, 169
  da medula espinal, 269-270, 269f
  encefalopatia hepática, 379
  encefalopatia urêmica, 380
  hipo e hipercalcemia, 377
  hipo e hiperglicemia, 377
  hipo e hipernatremia, 377
  hipo e hipertireoidismo, 379
Distúrbios tóxicos da medula espinal, 269-270, 269f

Divisão autônoma, sistema nervoso autônomo, 4
Divisão somática, sistema nervoso autônomo, 4
DMD. *Ver* Distrofia muscular de Duchenne (DMD)
Doença de Alzheimer
  apresentação clínica e diagnóstico, 190-191
  fatores de risco, 189
  genética, 188-189
  histologia, 189
  início precoce, 188, 189q
  início tardio, 188
  prevalência ao longo da vida, 188
  prevenção, 192
  tratamento, 191, 192t
Doença de Anderson, 412
Doença de Cori, 412
Doença de Creutzfeldt-Jakob (DCJ)
  diagnóstico, 197, 197f
  sintomas, 196
  transmitida e adquirida, 196-197
Doença de Huntington, 347
Doença de Lou Gehrig, 277
Doença de Lyme, 211, 223-224, 223f, 224q
Doença de McArdle, 412-413
Doença de Ménière, 145
Doença de Parkinson (DP)
  depressão, 333
  diagnóstico, 338, 338q
  diagnóstico diferencial
    parkinsonismo secundário, 344
    síndromes parkinsonianas atípicas, 342-344
    tremor, 341-342
  estudo de caso, 332, 351
  apresentação clínica
    bradicinesia, 336-337
    instabilidade postural, 337
    rigidez, 336
    tremor, 335, 335f
  etiologia, 333
  história familiar, 333
  idade, 334
  patologia, 334f
  prevalência, 332, 333
  prognóstico, 341
  sinais e sintomas, 338
  sintomas pré-motores, 338
  tratamento, 339-340, 340q, 340f
Doença de Pompe, 412
Doença de Pott, 214q
Doença de Refsum, 417q
Doença de Von Gierke, 412
Doença de Wilson, parkinsonismo secundário, 344
Doença degenerativa da coluna torácica, 270
Doença mitocondrial, 418-419
Doença oclusiva de pequenos vasos, 54-55

Índice **449**

Doença priônica
  doença de Creutzfeldt-Jakob (DCJ), 196-197, 197f
  insônia familiar fatal, 198
  kuru, 198
  síndrome de Gerstman-Straussler-Scheinker, 198
Doenças autoimunes, paralisia de múltiplos nervos cranianos, 440
Doenças da junção neuromuscular
  botulismo, 316, 317q
  estudo de caso, 304, 329
  intoxicação por organofosforados, 317
  miastenia *gravis*, 307-315
  miopatias, 317-328
  síndrome de Lambert-Eaton, 315-316
Doenças de depósito de glicogênio (DDGs), 411-412
Doenças de depósito lisossômico
  esfingolipidoses, 409, 410t
  mucopolissacaridoses, 411, 411t
Doenças e síndromes genéticas
  doença mitocondrial, 418-419
  doenças de depósito de glicogênio (DDGs), 411-412
  doenças de depósito lisossômico, 409-411
  doenças neurocutâneas, 413-417
  estudo de caso, 408, 420
Doenças neurocutâneas
  esclerose tuberosa (ET), 413
  neurofibromatose, 414-415, 414f
  síndrome de Sturge-Weber, 415-416
  síndrome de Von Hippel-Lindau, 416-417
Doenças peroxissomais, 417q-418q
Donepezila, 192t
Dor, exame sensitivo, 25
Dor radicular nas costas, 296q
Doutrina de Monro-Kellie, 357
DP. *Ver* Doença de Parkinson (DP)
Dura-máter, 3, 4f

E

Eculizumabe, miastenia *gravis*, 314
Edema cerebral
  citotóxico, 356
  intersticial, 356
  osmótico, 356
  vasogênico, 355
EEG. *Ver* Eletrencefalograma
Eferentes motores, 4
ELA. *Ver* Esclerose lateral amiotrófica (ELA)
Eletrencefalograma (EEG), 41-42
Eletrocardiograma (ECG), fibrilação atrial, 52f
Eletromiografia (EMG), 42
  miastenia *gravis*, 313, 313f
  polimiosite e dermatomiosite, 319

  polineuropatia desmielinizante inflamatória crônica (PDIC), 287-288
Emaranhados neurofibrilares, 190f
Embolia artério-arterial, 53
EMG. *Ver* Eletromiografia (EMG)
Encefalite, 204
  do tronco encefálico, 249
  herpética, 216, 217f
  límbica, 249, 249f
  sinais e sintomas, 216
  transmitida por artrópodes, 217-218, 218f
Encefalite autoimune
  diagnóstico, 250
  encefalite do tronco encefálico, 249
  encefalite límbica, 249, 249f
  encefalomielite, 250
  tratamento, 250
Encefalite de Bickerstaff, 287
Encefalite herpética, 216, 217f
Encefalite límbica, 249, 249f
Encefalite pelo vírus do Nilo Ocidental (WNV), 217-218, 218f
Encefalite transmitida por artrópodes, 217-218, 218f
Encefaloduroarteriossinangiose (EDAS), 58q
Encefalomielite, 250
Encefalomielite disseminada aguda (ADEM), 244
Encefalomiopatia mitocondrial com acidose láctica e episódios tipo acidente vascular cerebral (MELAS), 418
Encefalopatia, 223
  Covid-19, 225
  de Wernicke, 380, 380q
  desatenção, 375
  hepática, 379
  hipertensiva, 377
  hipertensiva, 76, 377
  traumática crônica (ETC), 134, 134f
  urêmica, 380
  versus afasia, 375
  versus delirium, 375
Endocardite infecciosa, 52, 76
Enterovírus não poliovírus, 228
Envenenamento por metais pesados, alteração do estado mental (AEM)
  por arsênio, 384
  por chumbo, 383
  por mercúrio, 384
Envenenamento por monóxido de carbono, 345q
Envolvimento meningovascular, neurossífilis, 220
Ependimoma, 392
Epilepsia. *Ver também* Convulsões
  estado de mal epiléptico, 177, 178, 179q
  morte súbita inesperada em pacientes epilépticos (SUDEP), 176q
  refratária, 176q

Epilepsia de ausência na infância, 171-172
Epilepsia mioclônica com fibras vermelhas rasgadas (MERRF), 419
Epilepsia mioclônica juvenil, 173
Epilepsia refratária (farmacorresistente), 176q
Escala de AVC do NIH (NIHSS), 63
Escala de Coma de Glasgow (GCS), 128t
Escala de Comprometimento da American Spinal Injury Association (ASIA), 262
Esclerose lateral amiotrófica (ELA), 196q
  diagnóstico, 277
  incidência, 275
  prognóstico, 277
  queixas sensitivas, 276
  simuladores e variantes, 278q
  sintomas, 275-276
  tratamento, 278
Esclerose lateral primária, 278q
Esclerose mesial temporal (EMT), 168
Esclerose múltipla
  diagnóstico, 233-235, 239-242, 240q
  diagnóstico diferencial, 242-244
  disseminada no espaço e no tempo, 234-235
  estudo de caso, 232, 250
  evolução clínica, 245, 245q
  exacerbação, 245, 245q
  fatores de risco, 234
  fisiopatologia, 233f
  gravidez, 248
  prognóstico, 247-248
  progressiva primária, 236
  recidiva, 245, 245q
  remitente recorrente, 235-236
  sinais e sintomas clínicos, 236-239
  tratamento, 245-247
Esclerose múltipla progressiva primária, 236
Esclerose múltipla remitente recorrente, 235-236
Esclerose tuberosa (ET), 413
Esfingolipidoses, 409, 410t
Eslicarbazepina, 175t
Espasmos infantis, 414
Espasticidade, 22
Espectros de fortificação, 97f
Espondilose, 270
Estabilização hemodinâmica, pressão intracraniana elevada, 360
Estado de mal epiléptico
  algoritmo para tratamento, 178
  alterações nos exames de imagem, 179q
  convulsivo, 177
  convulsivo generalizado *versus* focal, 178q
  miopatia por esteroides, 322
  não convulsivo, 177

Estado de mal epiléptico convulsivo, 177
Estado de mal epiléptico não convulsivo (EMENC), 177
Estado mental, exame neurológico, 14
Estado vegetativo persistente, 368q
Estenose cervical, 270, 278q
Estenose de carótida extracraniana sintomática, 76
Estenose lombar, 270
Esteroides, miastenia *gravis*, 314
Estimulação cerebral profunda, doença de Parkinson (DP), 340f
Estudos de condução nervosa (ECNs), 42
   miastenia *gravis*, 313, 313f
   polineuropatia desmielinizante inflamatória crônica (PDIC), 287-288
ESUS. *Ver* AVC embólico de origem indeterminada (ESUS)
ETC. *Ver* Encefalopatia traumática crônica (ETC)
Exame da marcha, 29-30
Exame de imagem de crânio
   exames de ressonância magnética, 35-37
   tomografias computadorizadas, 34
Exame do estado mental
   função intelectual, 15
   linguagem, 15
   nível de consciência, 14-15
   práxis, 15
Exame neurológico
   componentes, 14
   documentação, 30
   estado mental, 14-15, 15f
   exame da marcha, 29-30
   nervos cranianos, 16-18, 16f, 17f
   reflexos, 26, 27q, 28q
   sistema motor, 18-23
   sistema somatossensorial, 23-25
   teste de coordenação, 28-29
Exame neurológico da marcha, 14
Exame para mielopatia, 262
Exame sensitivo, 25
Exantema fulminante, meningococcemia, 208f
Exposição ao óxido nitroso, disfunção da medula espinal, 270
Extinção, 31

F

Fácies em máscara, doença de Parkinson (DP), 337, 337f
Fadiga, concussão, 131
FAEs. *Ver* Fármacos antiepilépticos (FAEs)
Fármacos antiepilépticos (FAEs), 161
   mecanismo de ação, 174-175t
   princípios, 173-174
Fasciculações da língua, 276
Fascículo arqueado, 60
Fenciclidina (PCP), 383
Fenitoína, 175t
Fenômeno de Kernohan, 365q
Feocromocitomas, 417
Ferramenta de avaliação da concussão nos esportes, 131
Fibrilação atrial, 52
Filamento terminal, 256
Forame oval patente (FOP), 52
Força expiratória positiva (FEP), 308q
Força inspiratória negativa (FIN), 308q
Força muscular, 22
Fraqueza
   causas, 304-306
   exame físico, 305
   exames de laboratório, 306
   história, 305
Fraqueza bilateral dos membros, 259
Fraqueza dos músculos flexores do pescoço, 308q
Função executiva, 185
Função intelectual, 15
Função motora perceptiva, 185
Fundoscopia, 16

G

Gabapentina, 175t
Galantamina, 192t
Galcanezumabe, cefaleia em salvas, 102q, 106
Giro pós-central, 18f
Giro pré-central, 18f
Glaucoma, 416
Glioblastoma em forma de borboleta, 393, 394f
Glioblastomas, 393, 394f
Gomas, 221
Gravidez
   cefaleia, 119q-120q
   esclerose múltipla, 248

H

Hamartomas, 413
Hanseníase
   fatores de risco, 226
   forma lepromatosa, 226, 227f
   forma tuberculoide, 226
Hemangioblastomas, 398, 416
Hematoma epidural, 83q, 259
Hematoma retroperitoneal, 293
Hematomas subdurais, 83
Hemianopsia homônima, 433t
Hemibalismo, 348q
Hemicrania paroxística, 105
Heminegligência, 31
Hemiparesia atáxica, 69
Hemisfério cerebral dominante, 59
Hemorragia intracerebral (HIC)
   etiologia, 78-79
   incidência, 76
   manejo, 79-80
   sintomas, 76-77
Hemorragia intracerebral (HIC) sintomática, 72

Hemorragia subaracnóidea (HSA), 94
   apresentação, 81
   diagnóstico, 81, 82f
   fatores de risco modificáveis, 81
   não traumática, 81
   taxas de mortalidade, 81
Hérnia de disco, 267q
Hérnia subfalcial, 364, 364f
Hérnia tonsilar, 366, 366f
Hérnia uncal, 365, 365f
Herniação tentorial central, 365, 366f
Herpes-zóster ótico, 148, 148f
HIC. *Ver* Hemorragia intracerebral (HIC)
Hidrocefalia, 82
Hidrocefalia de pressão normal (HPN), 199-200, 344
Hipercapnia, alteração do estado mental (AEM), 384
Hipertensão intracraniana idiopática (HII), 115, 120
Hipertensão intracraniana secundária
   acúmulo excessivo de LCS, 115
   características clínicas, 116
   diagnóstico, 116
   tratamento, 116-117
Hipertensão permissiva, 75
Hipertonia, 21, 336q
Hiperventilação, pressão intracraniana elevada, 361
Hipofonia, 337
Hiponatremia, 82
Hipoperfusão, 53
Hipotensão intracraniana espontânea (HIE)
   malformações de Chiari, 114q-115q
   pressão venosa elevada, 113
   punção lombar, 114
   ressonância magnética do cérebro, 114, 114f
   tratamento, 114
Hipotonia, 21
Hipoxia, alteração do estado mental (AEM), 384
Hipsarritmia, 171, 171f
História neurológica, 10-13
Homúnculo, 260q
HSA. *Ver* Hemorragia subaracnóidea (HSA)

I

Imagem de perfusão, 74q-75q
Imagem ponderada em difusão (DWI), 36, 37f
Imunoglobulina IV (IGIV), miastenia *gravis*, 314q
Inervação da língua, 427t
Infartos nas zonas de fronteira, 53, 54f
Infartos nas zonas de fronteira clássicos, 54f
Infecção pelo HIV
   complicações não infecciosas, 219
   leucoencefalopatia multifocal progressiva (LMP), 218

meningite, 210, 218
toxoplasmose, 218-219
transtorno neurocognitivo, 219
Infecções do sistema nervoso central (SNC)
abscessos cerebrais, 228-229, 228f
alteração do estado mental (AEM), 376
botulismo, 227-228
doença de Lyme, 223-225
encefalite, 215-218
hanseníase, 226-227
infecção por HIV, 218-219
meningite, 205-215
neurocisticercose (NCC), 225-226, 225f
neurossífilis, 220-222
paralisia de múltiplos nervos cranianos, 440
poliomielite, 227
Infecções fúngicas, meningite, 212, 213q
Infecções por espiroquetas, 211, 211f
Inflamação vascular difusa, 112
Inibidores da acetilcolinesterase
doença de Alzheimer, 191
miastenia *gravis*, 313
Inibidores da anidrase carbônica, hipertensão intracraniana secundária, 116
Inibidores da COMT, doença de Parkinson (DP), 339, 340q
Inibidores da MAO-B, doença de Parkinson (DP), 339, 340q
Inibidores de *checkpoint* (pontos de checagem), 403f
toxicidades neurológicas, 403q
Injeções de toxina botulínica, 317q, 349
Insônia, doença de Parkinson (DP), 338
Insônia familiar fatal, 198
Instabilidade postural, doença de Parkinson, 337
Insuficiência autonômica, síncope ortostática, 152
Intoxicação por organofosforados, 317
Invasão neoplásica, plexopatia lombossacral, 293
Isquemia, 47, 435
Istradefilina, doença de Parkinson (DP), 339

K
Kuru, 198

L
Lacosamida, 175t
Lamotrigina, 174t
Leptospira, 211
Leptospirose, 211
Lesão epileptogênica, 168
Lesão por golpe e contragolpe, 129

Lesões cerebrais com realce em anel, 220q
Lesões que ocupam espaço, cefaleia na gravidez, 120
Lesões que restringem a difusão, 37q
Leucoencefalopatia multifocal progressiva (LMP), 218, 219f
Levetiracetam, 174t
Levodopa, doença de Parkinson (DP), 339
Linfangioleiomiomatose, 413
Linguagem, 15
Líquido cerebrospinal (LCS), 4f
LMP. Ver Leucoencefalopatia multifocal progressiva (LMP)

M
Maconha, 381
Macroadenoma hipofisário, 398q
Malformações arteriovenosas (MAVs), 78-79
Malformações cavernosas, 79, 417q
Malformações de Chiari, 114q-115q
Malformações vasculares cerebrais, 78-79
Mancha vinho-do-Porto, 415, 415f
Manchas de café com leite, 414, 414f
Manchas de migrânea, 98
Manobra de Dix-Hallpike, 145, 146q-147q
Manobra de Epley, 145, 146q-147q
Marcha arrastada, 29
Marcha atáxica, 29
Marcha, exame neurológico, 14
Massa muscular, 21
MAVs. Ver Malformações arteriovenosas (MAVs)
Medicamentos antidopaminérgicos, parkinsonismo secundário, 344
Meduloblastoma, 395
MELAS. Ver Encefalomiopatia mitocondrial com acidose láctica e episódios tipo acidente vascular cerebral (MELAS)
Memantina, 192t
Meninges, 3, 4f, 255-256, 256f
Meningiomas, 396, 396f
Meningite, 204
bacteriana, 205-210
causas não infecciosas, 214-215
crônica, 215
infecção por HIV, 218
infecções fúngicas, 212, 213q
infecções por espiroquetas, 211, 211f
tuberculose, 213, 214f
viral, 210-211
Meningite asséptica
induzida por medicamentos, 214
infecções fúngicas, 212, 213q
infecções por espiroquetas, 211, 211f
neoplasia maligna, 214

tuberculose, 213, 214f
viral, 210-211
Meningite bacteriana
apresentação clínica, 205-207
causas, 207-209
diagnóstico, 209
prognóstico, 210
tratamento, 210
Meningite por enterovírus, 210
Meningite por Haemophilus influenzae, 208
Meningite por herpes-vírus, 210
Meningite por *Listeria monocytogenes*, 208
Meningite por *Pseudomonas*, 209
Meningite por *Streptococcus pneumoniae*, 208
Meningite tuberculosa, 213, 214q, 214f
Meningite viral
caxumba, 211
infecções transmitidas por mosquitos, 211
meningite por HIV, 210
por enterovírus, 210
por herpesvírus, 210
Meningoencefalite, 208
Meralgia parestésica, 298, 299q-300q
Merlina, 415
3,4-metilenodioxianfetamina (MDMA), 382-383
Método *"Chasing the dragon"* ("perseguindo o Dragão"), uso de heroína, 383
Miastenia *gravis*
crise miastênica, 314
diagnóstico, 312-313
fatigabilidade, 307
imunoglobulina IV (IGIV), 314q
induzida por fármacos, 311q
manifestações clínicas, 307-308
patogênese, 311, 311f
plasmaférese, 315q
timoma, 311, 312f
tratamento, 313-315
Midríase, 429q, 434
Mielina, 8
Mielite, 238, 238q
Mielite transversa
diagnóstico, 268, 268f
etiologias, 267
sintomas, 267
tratamento, 268
Mielite transversa longitudinalmente extensa (MTLE), 268
Migrânea
alterações na ressonância magnética, 98, 98f
características clínicas
auras, 96, 96f
fase de cefaleia, 97
pósdromo, 98
sintomas prodrômicos, 95, 96-97, 97f

etiologia, 95, 95f
tratamento
   agudo, 99-100, 100f
      bloqueios nervosos e dispositivos de neuromodulação, 104
      manejo do estilo de vida, 99
      opioides, 103
      serviço de emergência, 102, 103q
      tratamento preventivo, 100, 101t
   versus cefaleias em salvas, 106
   vertigem central, 150
Migrânea com aura do tronco encefálico, 150
Migrânea crônica, 110-111
Migrânea vestibular, 150
Miniexame do Estado Mental (MEEM), 15
Mioclonia, 163q, 349-350
Mioclonia epiléptica, 349
Mioclonia essencial, 163q, 349-350
Mioclonia fisiológica, 163q Pia-máter, 3, 4f
Mioclonia hípnica, 163q, 349
Mioclonia pós-anóxica, 349
Miomatose, 413
Miopatia do paciente crítico (MPC), 327-328
Miopatia necrosante imunomediada (MNIM), 306q, 321
Miopatia por estatinas, 321-322
Miopatias
   causas, 306-307
   inflamatórias, 318-321
   miopatia do paciente crítico (MPC), 327-328
   miopatias metabólicas, 325-326
   não inflamatórias, 321-327
   versus neuropatias, 318
Miopatias endócrinas, 322
Miopatias induzidas por fármacos, 321-322
Miopatias inflamatórias, 307q
   miopatia necrosante imunomediada, 321
   miosite por corpos de inclusão, 320-321
   polimiosite e dermatomiosite, 318-320
Miopatias metabólicas, 325-326
Miopatias mitocondriais, 326
Miopatias não inflamatórias
   distrofias musculares, 323-325
   doença viral e bacteriana, 322-323
   hereditárias, 323
   miopatias endócrinas, 322
   miopatias induzidas por fármacos, 321-322
Miose unilateral, 429q
Miosite por corpos de inclusão, 307q, 320-321, 320f
MNIM. Ver Miopatia necrosante imunomediada (MNIM)
MOCA. Ver Avaliação Cognitiva de Montreal (MOCA)

Modificação da dieta, epilepsia, 176q
Mononeurite múltipla, 279, 289-290, 289f
Mononeuropatia
   meralgia parestésica, 298
   neuropatia fibular e tibial, 295-296
   neuropatia ulnar, 295
   paralisia de Bell, 297-298, 297f
   síndrome do túnel do carpo (STC), 293-295
Morte cerebral, 367-368
Morte súbita inesperada em pacientes epilépticos (SUDEP), 176q
Movimentos da língua, 17
Movimentos extraoculares, 17
Movimentos faciais, 17
Movimentos periódicos dos membros do sono, 351
Moyamoya, 58q
MTLE. Ver Mielite transversa longitudinalmente extensa
Mucopolissacaridoses, 411, 411t
Mucormicose, 213
Músculos bulbares, miastenia gravis, 308
Músculos do pescoço, miastenia gravis, 308
Músculos dos membros, miastenia gravis, 308
Músculos extraoculares, 433, 434f
Músculos oculares, miastenia gravis, 307
Músculos respiratórios, miastenia gravis, 308
Mycobacterium leprae, 226

N

NAMA. Ver Neuropatia axonal motora aguda (NAMA)
NASMA. Ver Neuropatia axonal sensitivo-motora aguda (NASMA)
Natalizumabe, esclerose múltipla, 246
National Institute of Neurological Disorders and Stroke (NINDS), 63
NCC. Ver Neurocisticercose (NCC)
Negligência, 61
Neisseria meningitidis, 208
Nenhuma evidência de atividade da doença (NEAD), 247
Nervos cranianos
   ações não cognitivas, 16
   acuidade visual, 16
   anatomia, 16
   audição, 17
   campos visuais, 16
   desvio da úvula, 17
   encolher os ombros e virar o pescoço, 17
   funções, 426t
   fundoscopia, 16
   inervação da língua, 427t
   localização, 425
   membro eferente, 428
   movimentos da língua, 17
   movimentos extraoculares, 17

   movimentos faciais, 17
   núcleos, 440f
   ramo aferente, 428
   reflexos do tronco encefálico, 427-428, 428f, 430t
   reflexos pupilares, 16
   sensibilidade facial, 17
   tronco encefálico, 425f
Nervos cranianos, exame neurológico, 14
Nervos parassimpáticos, 4
Nervos simpáticos, 4
Neuralgia
   características, 107
   neuralgia do trigêmeo (NT), 108, 108q
   neuralgia occipital, 108-109, 109f
Neurite óptica
   bilateral, 238
   defeito pupilar aferente (DPA), 237q
   diagnóstico diferencial, 238
   exame fundoscópico, 236
Neurite vestibular, 145-146
Neuroblastoma cerebral, 395
Neurocisticercose (NCC), 225-226, 225f
Neurocisticercose intraparenquimatosa, 225
Neurocitomas centrais, 394, 394f
Neurofibroma cutâneo, 414f
Neurofibromatose, 414-415, 414f
Neuroma acústico, 149, 149q
Neurônio, 8-9, 8f
Neurônio motor inferior (NMI), 20q
   esclerose lateral amiotrófica (ELA), 276
   paralisia facial, 297, 438-439, 442
Neurônio multipolar, 8, 8f
Neurônio unipolar, 8, 8f
Neurônios motores superiores (NMSs), 20q
   esclerose lateral amiotrófica (ELA), 275
   paralisia facial, 438
Neuropatia autonômica, 299q
Neuropatia axonal motora aguda (NAMA), 286
Neuropatia axonal sensitivo-motora aguda (NASMA), 286
Neuropatia de fibras finas, 288, 289f
Neuropatia fibular, 295-296
Neuropatia motora multifocal (NMM), 278q
Neuropatia óptica hereditária de Leber, 419
Neuropatia periférica predominantemente sensitiva distal simétrica, 299q
Neuropatia sensitiva, 403
Neuropatia tibial, 295-296
Neuropatia ulnar, 295
Neuropatias periféricas, 282
   mononeurite múltipla, 279, 289-290

mononeuropatia, 279, 293-300
plexopatia, 279, 290-293
polineuropatia, 279-288
versus radiculopatia, 279
Neurossarcoidose, 244
Neurossífilis
  assintomática, 222
  diagnóstico, 222
  precoce, 220
  tardia, 221
  tratamento, 222
Neurotransmissores, 8
Nevo flâmeo, 415f
Nistagmo, 142, 142f
Nível de consciência, 14-15
Núcleos dos nervos cranianos, 67

O

Obscurecimento visual transitório, 116
Oclusão da artéria cerebral anterior (ACA) ázigos, 260q
Oclusão trombótica, 53
Ocrelizumabe, esclerose múltipla, 246
Oftalmoplegia, 380
Oftalmoplegia internuclear (OIN), 69, 232
OIN. *Ver* Oftalmoplegia internuclear (OIN)
Olhar preferencial, 32
  AVC cortical, 62
  convulsões, 167q
Oligodendrócitos, 391
Oligodendrogliomas, 392
Oncologia
  cistos, 400-401
  síndromes paraneoplásicas, 402-403
  tumores cerebrais. *Ver* Tumores cerebrais
  tumores gliais, 391-393
Opioides, migrânea, 103
Orelha interna, 140f
Órgãos otolíticos, 140
Osteomielite, 214q
Oxcarbazepina, 108, 175t

P

Pandisautonomia aguda, 287
Paralisia de Bell, 297-298, 297f, 438-439
Paralisia de Erb, 291, 291f
Paralisia de Klumpke, 292, 292f
Paralisia de múltiplos nervos cranianos, 299q-300q
Paralisia de nervo craniano (NC VI), 116
Paralisia de Todd, 166, 167q
Paralisia do carrapato, 286q
Paralisia do nervo facial (NC VII), 437, 438
Paralisia do sexto nervo craniano, 437
Paralisia do terceiro nervo craniano (NC III), 309q, 429q, 434-435, 435f
Paralisia periférica do nervo facial, 298

Paralisia supranuclear progressiva, 343, 343f
Paralisias do nervo craniano IV, 436-437, 436f
Paralisias oculomotoras
  músculos extraoculares, 433
  paralisia do quarto nervo craniano (NC IV), 436-437
  paralisia do sexto nervo craniano (NC VI), 437
  paralisia do terceiro nervo craniano (NC III), 434-435, 435f
Paraproteinemias, 282-283
Paresia geral, 221
Parkinsonismo secundário, 344
Patologia da medula espinal
  degeneração combinada subaguda, 269
  estenose lombar, 270
  estudo de caso, 271
  mielite transversa, 267-268, 268f
  síndromes
    distúrbios tóxicos/metabólicos da medula espinal, 269-270, 269f
    síndrome de Brown-Sequard, 263-264
    síndrome do cone medular e da cauda equina, 265-266
    síndrome medular anterior, 264
    síndrome medular central, 264
Patologia dos nervos cranianos
  defeitos de campo visual, 431-432
  paralisia do nervo facial (NC VII), 437-439
  paralisias de múltiplos nervos cranianos, 440-441
  paralisias oculomotoras, 433-437
PDIA. *Ver* Polirradiculoneuropatia desmielinizante inflamatória aguda (PDIA)
PDIC. *Ver* Polineuropatia desmielinizante inflamatória crônica (PDIC)
Penumbra, 75
Perda visual unilateral, 432t
Plasmaférese, miastenia *gravis*, 315q, 315f
Plexo braquial, 291f
Plexopatia braquial
  paralisia de Erb, 291, 291f
  paralisia de Klumpke, 292, 292f
  síndrome de Parsonage-Turner, 292
Plexopatia lombossacral idiopática, 293
Plexopatia lombossacral por radiação, 293
Plexopatias lombossacrais, 293
Polimialgia reumática, 112
Polimiosite e dermatomiosite
  biópsia, 319
  EMG, 319
  erupção heliotrópica facial clássica, 318f
  exames de laboratório, 319
  manifestações clínicas, 319

  patologias, 320f
  tratamento, 320
Polineuropatia desmielinizante inflamatória crônica (PDIC), 287
Polineuropatia do paciente crítico (PPC), 328
Polineuropatia simétrica distal, 219
Polineuropatias
  desmielinizantes inflamatórias, 284-287
  estudo de caso, 274
  neuropatia de fibras pequenas, 288, 289f
  sensitivomotoras dependentes de comprimento, 280-284
Polineuropatias desmielinizantes inflamatórias
  polineuropatia desmielinizante inflamatória crônica (PDIC), 287
  polirradiculoneuropatia desmielinizante inflamatória aguda (PDIA), 284-285
Polineuropatias sensitivomotoras dependentes de comprimento
  deficiência de vitamina B1 (tiamina), 282
  deficiência de vitamina B12 (cobalamina), 281-283
  déficits sensitivos, 280
  diabetes, 281
  etiologia, 281
  paraproteinemias, 282-283
  polineuropatia idiopática, 284
  síndrome de Charcot-Marie-Tooth (CMT), 283, 283f
Poliomielite, 227
Poliovírus, 227
Polirradiculoneuropatia desmielinizante inflamatória aguda (PDIA)
  diagnóstico, 285
  mimetismo molecular, 284
  sintomas, 285
  tratamento, 285
Polirradiculopatia, 299q
Postura decorticada, 361, 362q
Postura descerebrada, 361, 362q
Práxis, 15
Praziquantel, neurocisticercose, 225
Pregabalina, 175t
PRES. *Ver* Síndrome da encefalopatia posterior reversível (PRES)
Preservação da mácula, 433, 433f
Pré-síncope, 139
Pressão de perfusão cerebral (PPC), 358
Pressão intracraniana elevada
  causas e apresentação, 359-360
  fisiologia, 357
  manejo, 360-361, 361q-362q
  monitoramento invasivo da PIC, 362q
  pressão de perfusão cerebral (PPC), 358
  tumor cerebral, 357
Príons, 197, 197f

Processos neoplásicos, mononeurite múltipla, 290
Prognóstico após parada cardíaca, 368q-369q
Propriocepção, exame sensitivo, 25
Proteína ácida fibrilar glial, 392
    astrocitomas, 393, 393f
    células gliais, 391-392
    ependimoma, 392
    oligodendrogliomas, 392
    tumores gliais
Pseudotumor cerebral
    hipertensão intracraniana idiopática (IIII), 115
    hipertensão intracraniana secundária, 115-117
Ptose, 309q, 434
Punção lombar, 39
    complicações, 40
    contra-indicações, 40
    hipotensão intracraniana espontânea (HIE), 114
    indicações, 39
    neurossífilis, 222
    posição, 39-40
Pupila tônica de Adie, *429q*
Pupilas de Argyll Robertson, 221
Quadrantanopsia
    inferior, 433t
    superior, 432t
Quiasma óptico, 431

R

Rabdomiólise, 322, 326q-327q
Rabdomioma, 413
Radiações ópticas, 431
Radiculoneurite, 223
Radiculopatia, 270
Radiculopatia lombossacral, 297q
Ramo aferente, 428
Ramo eferente, 428
Recrudescência do AVC, 76
Reflexo consensual, 427
Reflexo de Babinski, 28q
Reflexo de Hoffmann, 28q
Reflexo plantar, 28q
Reflexo vestíbulo-ocular (RVO), 144q
Reflexos, 26, 27q, 28q
Reflexos, exame neurológico, 14
Reflexos pupilares, 16, 427, 428f
Regra 20-30-40, 308q
Relaxantes musculares, migrânea, 100
Repetição, estado mental, 15
Repouso cerebral, 131
Resposta de flexão tripla, 367f
Ressonância magnética (RM), 35-37
    abscesso epidural, 229q
    abscessos cerebrais, 228, 228f
    amnésia global transitória (AGT), 200-201, 200f
    astrocitomas, 393, 393f
    AVCs bilaterais de aparência embólica, 77q
    contraste IV, 38q

demência frontotemporal (DFT), 195, 195f
diagnóstico diferencial, 228
Doença de Creutzfeldt-Jakob (DCJ), 197, 197f
doença de Huntington, 347
edema citotóxico, 356f
encefalite herpética, 216, 217f
encefalite límbica, 249, 249f
esclerose lateral amiotrófica (ELA), 277
esclerose mesial temporal (EMT), 169f
esclerose múltipla, 235f, 239-241
estado de mal epiléptico, 179q
Fluid-attenuated inversion recovery sequences (FLAIR), 35, 35f
glioblastoma em "borboleta", 393, 394f
hidrocefalia de pressão normal (HPN), 199-200
hipertensão idiopática intracraniana, 116f
imagem ponderada por difusão (DWI), 36, 37f
leucoencefalopatia multifocal progressiva (LMP), 218, 219f
macroadenoma hipofisário, 398q
medula espinal
    compressão da medula cervical, 258f, 263
    compressão da medula espinal, 262f
    degeneração da medula espinal, 269f
    mielite transversa, 268
neurocitomas centrais, 394, 394f
paralisia supranuclear progressiva, 343, 343f
schwannoma vestibular, 149f
sequência do coeficiente de difusão aparente (ADC), 36q
sequências de, 35
sequências de gradiente-eco (GRE), 35
sequências de imagem ponderada em suscetibilidade (SWI), 35, 36f
sequências ponderadas em T1 e T2, 35, 35f
síndrome da encefalopatia posterior reversível (PRES), 117f, 118
síndrome de desmielinização osmótica (SDO), 377, 378f
síndrome medular lateral, 150f
tumores do ângulo pontocerebelar, 401
tumores neuroepiteliais disembrioplásicos (TNEDs), 395, 395f
Rigidez, 22
Rigidez de nuca, 206q, 206f
Rigidez, doença de Parkinson (DP), 336
Rigidez em roda dentada, 336f

Rituximabe, miastenia *gravis*, 314
Rivastigmina, 192t
RM. *Ver* Ressonância magnética (RM)

S

Schwannoma vestibular, 149, 149q
Schwannomas, 396-397, 397f
Schwannomas acústicos, 397, *397f*
SCI. *Ver* Síndrome clinicamente isolada (SCI)
SDO. *Ver* Síndrome de desmielinização osmótica (SDO)
Sedação, pressão intracraniana elevada, 360
Semeadura das meninges, 223
Sensibilidade facial, 17
Sequência do coeficiente de difusão aparente (ADC), 36q
Sequências de gradiente-eco (GRE), 35
Sequências de imagem ponderada em suscetibilidade (SWI), 35, 36f
Sequências de recuperação de inversão atenuada por fluido (FLAIR), 35, 35f
SGB. *Ver* Síndrome de Guillain-Barré (SGB)
Sífilis
    demência, 221
    meningite, 211
Sinal de Brudzinski, 206q, 206f
Sinal de Chvostek, 378q
Sinal de Kernig, 206q, 206f
Sinal de Lhermitte, 238, 238q
Sinal de Trousseau, 378q
Sinal do beija-flor, 343, 343f
Sinapse, 8, 9f
Sincinesia, 439q
Síncope, 139
    convulsiva, 151
    doença cardiopulmonar, 152
    ortostática, 152
    reflexa, 151-152
    situacional, 152
    vasovagal, 151-152
    versus convulsões, 165-166
Síncope ortostática, 152
Síncope reflexa, 151-152
Síncope situacional, 152
Síndrome antissintetase, 307q
Síndrome clinicamente isolada (SCI), 235
Síndrome da cauda equina, 265-266
Síndrome da encefalopatia posterior reversível (PRES)
    aumento da pressão arterial, 117
    exame de imagem, 118
    medicação imunossupressora, 117
    ressonância magnética, 117f
    sintomas, 118
    tratamento, 118
Síndrome da medula central, 264
Síndrome das pernas inquietas, 350
Síndrome de advertência capsular, 71
Síndrome de Anton, 65
Síndrome de Balint, 65

Síndrome de Brown-Sequard, 263-264
Síndrome de Charcot-Marie-Tooth (CMT), 283, 283f
Síndrome de Dejerine, 68
Síndrome de desmielinização osmótica (SDO), 377
Síndrome de Dravet, 172
Síndrome de Gerstmann, 65
Síndrome de Gerstman-Straussler-Scheinker, 198
Síndrome de Guillain-Barré (SGB), 218
  encefalite de Bickerstaff, 287
  neuropatia axonal motora aguda (NAMA), 286
  neuropatia axonal sensitivo-motora aguda (NASMA), 286
  neuropatia sensitiva pura, 287
  pandisautonomia aguda, 287
  paralisia do carrapato, 286q
  polirradiculoneuropatia desmielinizante inflamatória aguda, 284-285
  síndrome de Miller Fisher (SMF), 286-287
  vacina contra a gripe, 285
  variante faríngea-cervical-braquial, 286
  variantes, 284
Síndrome de Horner, 309q, 310q, 429q
Síndrome de Kearns-Sayre, 419
Síndrome de Korsakoff, 380
Síndrome de Lambert-Eaton, 315-316
Síndrome de Leigh, 419
Síndrome de Lennox-Gastaut, 172
Síndrome de Marie Foix, 68
Síndrome de Miller Fisher (SMF), 286-287
Síndrome de opsoclonia-mioclonia, 403
Síndrome de Parsonage-Turner, 292
Síndrome de polineuropatia, organomegalia, endocrinopatia, proteína monoclonal e alterações cutâneas (POEMS), 283
Síndrome de Ramsay Hunt, 148, 148f, 438
Síndrome de Sturge-Weber, 415-416
Síndrome de Susac, 244
Síndrome de Tolosa-Hunt, 441q
Síndrome de Tourette, 350
Síndrome de vasoconstrição cerebral reversível (SVCR), 87, 87f
Síndrome de Von Hippel-Lindau, 416-417
Síndrome de Wallenberg, 68, 150f
Síndrome de Waterhouse-Friderichsen, 208
Síndrome de West, 170-171
Síndrome de Zellweger, 417q
Síndrome do cone medular, 261, 265-266
Síndrome do desembarque, 151q

Síndrome do desfiladeiro torácico, 292q
Síndrome do encarceramento, 66
Síndrome do seio cavernoso, 300, 441
Síndrome do túnel do carpo (STC)
  compressão do nervo mediano, 294f
  dormência e parestesias, 294
  fatores de risco, 293-294
  manobras de diagnóstico, 294, 294f
  tratamento conservador, 295
Síndrome inflamatória de reconstituição imune (SIRI), 219
Síndrome medular
  anterior, 264
  lateral, 150f
Síndrome miastênica de Lambert-Eaton, 403
Síndrome pós-concussional (SPC)
  complicações, 133f
  sintoma persistente, 132
  TC normal, 132
  testes neuropsicológicos, 132
Síndrome pós-Lyme, 224
Síndrome radiologicamente isolada (SRI), 236
Síndromes de AVC lacunar, 69
Síndromes de herniação
  hérnia subfalcial, 364, 364f
  hérnia tentorial central, 365, 366f
  hérnia tonsilar, 366, 366f
  hérnia uncal, 365, 365f
  padrões de hérnia, 363, 364f
Síndromes paraneoplásicas
  degeneração cerebelar, 402-403
  encefalite, 402
  neuropatia sensitiva, 403
  síndrome de opsoclonia-mioclonia, 403
  síndrome miastênica de Lambert-Eaton, 403
Síndromes parkinsonianas atípicas
  atrofia de múltiplos sistemas, 343
  degeneração corticobasal, 343
  demência por corpos de Lewy, 343
  paralisia supranuclear progressiva, 343, 343f
Sinestesia, 382q
Sintomas autonômicos, doença de Parkinson (DP), 338
Sintomas bulbares, esclerose lateral amiotrófica (ELA), 276
Sintomas oculares, neurossífilis, 220
Sintomas óticos, neurossífilis, 220
Sistema de Graduação de Tumores da Organização Mundial da Saúde, 392q
Sistema de Pontuação de Erro de Equilíbrio, 131
Sistema extrapiramidal, 19
Sistema motor
  anatomia, 18
  força muscular, 22
  massa muscular, 21
  neurônios motores inferiores, 18, 20q

neurônios motores superiores, 18, 20q
sistema extrapiramidal, 19
tônus muscular, 21-22
trato corticospinal, 18
Sistema motor
  exame neurológico, 14
  extrapiramidal, 335q
Sistema nervoso, 5f
  sistema nervoso central, 3
  sistema nervoso periférico, 3
  sistema nervoso autônomo, 4-5
  eletrofisiologia, 8-9, 8f, 9f
Sistema nervoso central (SNC), 3
  linfoma, 398-399, 399f
  neoplasia maligna, 376
  vasculite, 88
Sistema nervoso periférico (SNP), 3
  doença de Lyme, 223
Sistema somatossensorial
  exame neurológico, 14
  exame sensitivo, 25
  trato espinotalâmico, 23
  via da coluna posterior/lemnisco medial, 23, 24f
Sistema ventricular, cérebro, 7, 7f
Sistema vestibular, 140-141
  canais semicirculares, 140
  conexões cerebelares, 141
  conexões vestíbulo-oculares, 141
  orelha interna, 140f
  órgãos otolíticos, 140
  vias neurológicas, 141f
SMF. *Ver* Síndrome de Miller Fisher (SMF)
SPC. *Ver* Síndrome pós-concussional (SPC)
SRI. *Ver* Síndrome radiologicamente isolada (SRI)
STC. *Ver* Síndrome do túnel do carpo (STC)
Substância branca, 6
Substância cinzenta, 6
Substâncias recreativas
  alucinógenos, 381-382
  fenciclidina (PCP), 383
  maconha, 381
  3,4-metilenodioxianfetamina (MDMA), 382-383
SUDEP. *Ver* Morte súbita inesperada em pacientes epilépticos (SUDEP)
Sulco central, 18f
Sumatriptana, migrânea, 100
SUNA. *Ver* Cefaleia neuralgiforme unilateral de curta duração com sintomas autonômicos
Superdosagem e abstinência de opioides
  alteração do estado mental (AEM), 381
Suprimento de sangue cerebral
  circulação anterior, 48
  circulação posterior, 48-49
SVCR. *Ver* Síndrome de vasoconstrição cerebral reversível (SVCR)

T

Tabes dorsalis, 221
TC. *Ver* Tomografia computadorizada (TC)
TE. *Ver* Tremor essencial (TE)
Teicopsia, 97f
Temperatura, exame sensitivo, 25
Tempo para o pico (TPP), 74
Tenecteplase (TNK), 70
Terapia imunossupressora, miastenia *gravis*, 314
Teste da bolsa de gelo, miastenia *gravis*, 312
Teste de apneia, 367
Teste de confrontação, 22, 22f
Teste de coordenação, 28-29
Teste de edrofônio, 312-313
Teste de inclinação, 143, 143f
Teste de Phalen, síndrome do túnel do carpo (STC), 294, 294f
Teste de Romberg, 25q
Teste de Tinel, 294
Teste de tração, doença de Parkinson, 337f
Teste de uma única respiração, 308q
Teste dedo-nariz, 28, 29f
Teste do impulso cefálico, 141-142, 142f
Teste HINTS, 146
Timectomia, 314
Timoma, 311, 312f
Tiques, 350
Tizanidina, migrânea, 100
TNEDs. *Ver* Tumores neuroepiteliais disembrionplásicos (TNEDs)
Tomografia computadorizada (TC)
    artéria do círculo de Willis, 50, 51f
    AVC da artéria cerebral média (ACM), 75
    compressão da medula espinal, 262f
    contraste IV, 38q
    do crânio, 34, 34f
    edema vasogênico, 356f
    hemorragia cerebelar, 78, 78f
    hemorragia intracerebral (HIC)
        pré e pós-hemicraniectomia descompressiva, 80f
    hemorragia subaracnóidea, 81, 82f
    linfoma primário do SNC, 399, 399f
    meningite, 209
Tontura
    concussão, 131
    desequilíbrio, 139
    estudo de caso, 138
    síncope, 151-152
    tontura, 139
    vertigem
        central, 150
        periférica, 141-149
Tônus muscular, 21-22

Topiramato, 174t
Toque leve, exame sensitivo, 25
Toxinas
    miopatia, 321
    parkinsonismo secundário, 344
Toxinas do canal de sódio dependente de voltagem, 8
Toxoplasmose, 218-219
Transtorno neurocognitivo associado ao HIV (HAND), 219
Transtorno por uso de álcool, 380, 380q
Transtornos de conversão, 32
Transtornos factícios, 32
Transtornos psiquiátricos, 199
Trato corticobulbar, 18q
Trato corticospinal, 18q, 19f
Trato de Lissauer, 24q
Trato espinotalâmico, 23
Tratos piramidais, 18q
Trauma ocular, 430q
Tremor
    diagnóstico diferencial, 342
    doença de Parkinson (DP), 335, 335f, 341
    essencial, 341
    fisiológico aumentado, 341
    funcional, 342
Treponema pallidum, 211
Tríade de Cushing, 360
Triptanas, migrânea, 99
Trombectomia
    endovascular, 73, 74f-75f
    mecânica, 73
Trombocitopenia trombótica imune induzida por vacina, 86
Trombose venosa cerebral (TVC), 85-86, 85f, 86f
    com trombocitopenia trombótica imune induzida por vacina, 86
    fatores de risco, 86
    seios venosos durais, 85
    sintomas, 86
    tratamento, 86
    venografias por RM/TC, 86
Tronco encefálico, 6
    AVC, 67-68
    e síndromes cerebelares, 239
    encefalite, 249
    reflexos, 427-428, 428f
Tuberculoma, 214q
Tumores cerebrais, 76, 79
    idade do paciente, 391
    localização e tamanho, 390
    primário
        craniofaringiomas, 397, 397f
        hemangioblastomas, 398
        linfoma do SNC, 398-399, 399f
        meningiomas, 396, 396f
        schwannomas, 396-397, 397f
        tumores gliais, 391-393

        tumores neuronais, 394-395
    Sistema de Classificação de Tumores da OMS, 392q
    tumores cerebrais metastáticos, 399q
    tumores de crescimento lento, 391
Tumores de base cortical, 390
Tumores do ângulo pontocerebelar, 401q
Tumores neuroectodérmicos primitivos (TNEPs), 395
Tumores neuroepiteliais, 394-395
Tumores neuroepiteliais disembrioplásicos (TNEDs), 395, 395f
Tumores neuronais
    neuroectodérmicos primitivos (TNEPs), 395
    neuroepiteliais, 394-395
Tumores pancreáticos, 417
Tumores selares e suprasselares, 398q
TVC. *Ver* Trombose venosa cerebral (TVC)

V

Vacinas meningocócicas e pneumocócicas, 207
Valproato de sódio, 174t
Varfarina, 71
Vasculite, 57, 88
    mononeurite múltipla, 290
Vasoespasmo, 82
Veias cerebrais e seios venosos, 85f
Verapamil, cefaleia em salvas, 106
Vertigem
    central, 150
    periférica, 141-149
Vertigem central
    infarto e esclerose múltipla, 150
    migrânea, 150
    versus vertigem periférica, 141-143
Vertigem periférica
    doença de Ménière, 145
    herpes-zóster ótico, 148, 148f
    neurite vestibular, 145-146
    principais características, 147
    schwannoma vestibular, 149, 149q
    versus vertigem central, 141-143
    vertigem posicional paroxística benigna (VPPB), 144-145
Vertigem posicional paroxística benigna (VPPB), 144-145
Via da coluna posterior/lemnisco medial, 23
Via de localização básica, 12, 12f
Via visual, 432f
Vibração, exame sensitivo, 25
Vírus SARS-CoV-2, 224-225, 224f
Vitamina D, esclerose múltipla, 247
Volume sanguíneo cerebral (VSC), 74q
VPPB. *Ver* vertigem posicional paroxística benigna (VPPB)